U0189614

新编临床常见病护理

主编　徐贝贝　刘　怡　毛素芳　黄　妮
　　　高照杰　刘　媛　朱文霞

中国海洋大学出版社
·青岛·

图书在版编目（CIP）数据

新编临床常见病护理 / 徐贝贝等主编. 一青岛：
中国海洋大学出版社，2021.10
ISBN 978-7-5670-2970-5

Ⅰ．①新… Ⅱ．①徐… Ⅲ．①常见病－护理 Ⅳ.
①R47

中国版本图书馆CIP数据核字（2021）第212619号

出版发行	中国海洋大学出版社			
社　　址	青岛市香港东路23号		邮政编码	266071
出 版 人	杨立敏			
网　　址	http://pub.ouc.edu.cn			
电子信箱	369839221@qq.com			
订购电话	0532-82032573（传真）			
策划编辑	韩玉堂			
责任编辑	韩玉堂		电　　话	0532-85902349
印　　制	朗翔印刷（天津）有限公司			
版　　次	2021年12月第1版			
印　　次	2021年12月第1次印刷			
成品尺寸	185 mm×260 mm			
印　　张	26			
字　　数	662千			
印　　数	1～1000			
定　　价	218.00元			

发现印装质量问题，请致电0535-5651533，由印刷厂负责调换。

前言

随着科学技术的高速发展,越来越多的新理论、新知识、新技术被运用到护理领域,极大地丰富了护理学的内容,加速了护理事业的发展。因此,时代要求护理工作者无论是在知识上、技术上,还是在个人修养上都应具备更高的素质。高素质的护理人才应具备处理复杂临床问题的能力、健康指导的能力、与人有效合作的能力、与人沟通的能力、独立分析和解决问题的能力、评判性思维的能力、获得信息和自学的能力、一定的科研能力。作为一名合格的护理工作者,必须不断更新观念,从多渠道获取专业知识和技能,不断完善自己,才能更好地为患者服务,帮助患者度过住院期间这个漫长的过程,从而提高患者的预后效果。因此,为了培养更多合格的护理工作者,提高现有护理从业人员的业务水平,特组织多位有丰富临床经验的护理专家共同编写了这本《新编临床常见病护理》。

本书从护理学基础出发,先简要叙述了基础护理知识;然后详细介绍了呼吸内科、消化内科、心内科、神经内科、普外科、骨科、妇产科、耳鼻咽喉科等各科常见病护理;最后阐述了血液透析护理的相关内容。全书内容丰富、重点突出,同时还结合了护理领域最新进展,既有理论性指导,又有护理的实际应用,集科学性、先进性和实用性于一体,是一本对护理工作者大有裨益的专业书籍,适合广大基层护理工作者参考阅读。

由于护理学内容繁多,加之我们的编写经验不足,书中不可避免存在疏漏不妥之处,恳请广大读者见谅,并望批评指正,以便再版时修正。

《新编临床常见病护理》编委会
2021 年 9 月

目录

第一章

生命体征的观察与护理

第一节 体 温

体温由三大营养物质糖、脂肪、蛋白质,氧化分解而产生。50%以上迅速转化为热能,近50%贮存于三磷酸腺苷(ATP)内,供机体利用,最终仍转化为热能散发到体外。正常人体的温度是由大脑皮质和丘脑下部体温调节中枢所调节(下丘脑前区为散热中枢,下丘脑后区为产热中枢),并通过神经、体液因素调节产热和散热过程,保持产热与散热的动态平衡,所以正常人有相对恒定的体温。

一、正常体温及生理性变化

(一)正常体温

通常说的体温是指机体内部的温度,即胸腔、腹腔、中枢神经的温度,又称体核温度,较高且稳定。皮肤温度称体表温度。临床上通常用测量口温、肛温、腋温来衡量体温。在这三个部位测得的温度接近身体内部的温度,且测量较为方便。三个部位测得的温度略有不同,口腔温度居中,直肠温度较高,腋下温度较低。同时在三个部位进行测量,其温度差一般不超过 1 ℃。这是由于血液在不断地流动,将热量很快地由温度较高处带往温度较低处,因而机体各部的温度一般差异不大。

体温的正常值不是一个具体的点,而是一个范围。机体各部位由于代谢率的不同,温度略有差异,常以口腔、直肠、腋窝的温度为标准,个体体温可以较正常的平均温度增减 0.3 ℃~0.6 ℃,健康成人的平均温度波动范围见表 1-1。

表 1-1 健康成人不同部位温度的波动范围

部位	波动范围
口腔	36.2 ℃~37.2 ℃
直肠	36.5 ℃~37.5 ℃
腋窝	36.0 ℃~37.0 ℃

（二）生理性变化

人的体温在一些因素的影响下,会出现生理性的变化,但这种体温的变化,往往是在正常范围内或是一闪而过的。

1.时间

人的体温 24 h 内的变动在 0.5 ℃～1.5 ℃,呈周期性变化。一般 2～6 时体温最低,14～18 时体温最高。这种昼夜的节律波动,与机体活动代谢的相应周期性变化有关。如长期从事夜间工作的人员,可出现夜间体温上升、日间体温下降的现象。

2.年龄

新生儿因体温调节中枢尚未发育完全,调节体温的能力差,体温易受环境温度影响而变化;婴幼儿由于代谢率高,体温可略高于成人;老年人代谢率较低,血液循环变慢,加上活动量减少,因此体温略低于成年人。

3.性别

一般来说,女性比男性有较厚的皮下脂肪层,维持体热能力强,故女性体温较男性高约0.3 ℃。并且女性的基础体温随月经周期出现规律变化,即月经来潮后逐渐下降,至排卵后,体温又逐渐上升。这种体温的规律性变化与血中孕激素及其代谢产物的变化有关。

4.环境温度

在寒冷或炎热的环境下,机体的散热受到明显的抑制或加强,体温可暂时性地降低或升高。另外,气流、个体暴露的范围大小亦影响个体的体温。

5.活动

任何需要耗力的劳动或运动活动,都使肌肉代谢增强,产热增加,体温升高。

6.饮食

进食的冷热可以暂时性地影响口腔温度,进食后由于食物的特殊动力作用,可以使体温暂时性地升高 0.3 ℃左右。

另外,强烈的情绪反应、冷热的应用以及个体的体温调节机制都对体温有影响,在测量体温的过程中要加以注意并能够做出解释。

（三）产热与散热

1.产热过程

机体产热过程是细胞新陈代谢的过程。人体通过化学方式产热,即食物氧化、骨骼肌运动、交感神经兴奋、甲状腺素分泌增多,以及体温升高均可提高新陈代谢率,而增加产热量。

2.散热过程

机体通过物理方式进行散热。机体大部分的热量通过皮肤的辐射、传导、对流、蒸发来散热;一小部分的热量通过呼吸、尿、粪便而散发于体外。当外界温度等于或高于皮肤温度时,蒸发就是人体唯一的散热形式。

（1）辐射:是热由一个物体表面通过电磁波的形式传至另一个与它不接触物体表面的一种形式。在低温环境中,它是主要的散热方式,安静时的辐射散热所占的百分比较大,可达总热量的60%。其散热量的多少与所接触物质的导热性能、接触面积和温差大小有关。

（2）传导:是机体的热量直接传给同它接触的温度较低的物体的一种散热方法,如冰袋、冰帽的使用。

（3）对流:是传导散热的特殊形式。对流是指通过气体或液体的流动来交换热量的一种散热方法。

（4）蒸发：由液态转变为气态，同时带走大量热量的一种散热方法，分为不显性出汗和发汗两种形式。

二、异常体温的观察

人体最高的耐受热为 40.6 ℃～41.4 ℃，低于 34 ℃ 或高于 43 ℃，则极少存活。升高超过 41 ℃，可引起永久性的脑损伤；高热持续在 42 ℃以上 24 h 常导致休克及严重并发症。所以对于体温过高或过低者应密切观察其病情变化，不能有丝毫的松懈。

（一）体温过高

体温过高又称发热，是由于各种原因使下丘脑体温调节中枢的功能障碍，产热增加而散热减少，导致体温升高超过正常范围。

1.原因

（1）感染性：如病毒、细菌、真菌、螺旋体、立克次体、支原体、寄生虫等感染引起的发热最多见。

（2）非感染性：无菌性坏死物质的吸收引起的吸收热、变态反应性发热等。

2.发热分类

以口腔温度为例，按照发热的高低将发热分为以下 4 种。

（1）低热：37.5 ℃～38 ℃。

（2）中等热：38.1 ℃～39 ℃。

（3）高热：39.1 ℃～41 ℃。

（4）超高热：41 ℃及以上。

3.发热过程

发热的过程常依疾病在体内的发展情况而定，一般分为 3 个阶段。

（1）体温上升期：特点是产热大于散热。主要表现：皮肤苍白、干燥无汗，患者畏寒、疲乏，体温升高，有时伴寒战。方式：骤升和渐升。骤升指体温在数小时内升至高峰，如肺炎球菌导致的肺炎；渐升指体温在数小时内逐渐上升，数天内达高峰，如伤寒。

（2）高热持续期：特点是产热和散热在较高水平上趋于平衡。主要表现：体温居高不下，皮肤潮红，呼吸加深加快，脉搏增快并有头痛、食欲缺乏、恶心、呕吐、口干、尿量减少等症状，甚至惊厥、谵妄、昏迷。

（3）体温下降期：特点是散热增加，产热趋于正常，体温逐渐恢复至正常水平。方式：骤降和渐降。主要表现：大量出汗、皮肤潮湿、温度降低为体温骤降。老年人易出现血压下降、脉搏细速、四肢厥冷等循环衰竭的休克症状。骤降指体温一般在数小时内降至正常，如大叶性肺炎、疟疾；渐降指体温在数天内降至正常，如伤寒、风湿热等。

4.热型

将不同的时间测得的体温绘制在体温单上，互相连接就构成体温曲线。各种体温曲线形状称为热型。有些发热性疾病有特殊的热型，通过观察体温曲线可协助诊断。但需注意，药物的应用可使热型变得不典型。常见的热型有以下 3 种。

（1）稽留热：体温持续在 39 ℃～40 ℃，达数天或数周，24 h 波动范围不超过 1 ℃。常见于大叶性肺炎、伤寒等急性感染性疾病的极期。

（2）弛张热：体温多在39 ℃以上，24 h体温波动幅度可超过2 ℃，但最低温度仍高于正常水平。常见于化脓性感染、败血症、浸润性肺结核、风湿热等疾病。

（3）间歇热：体温骤然升高达高峰后，持续数小时又迅速降至正常，经过一天或数天间歇后，体温又突然升高，如此有规律地反复发作，常见于疟疾。

（4）不规则热：发热不规律，持续时间不定。常见于流行性感冒、肿瘤等疾病引起的发热。

（二）体温过低

体温过低是指由于各种原因引起的产热减少或散热增加，导致体温低于正常范围，称为体温过低。当体温低于35 ℃时，称为体温不升。体温过低的原因如下。

（1）体温调节中枢发育未成熟：如早产儿、新生儿。

（2）疾病或创伤：见于失血性休克、极度衰竭等患者。

（3）药物中毒。

三、体温异常的护理

（一）体温过高

降温措施有物理降温、药物降温及针刺降温。

1.观察病情

加强对生命体征的观察，定时测量体温，一般每天测温4次，高热患者应4 h测温1次，待体温恢复正常3 d后，改为每天1～2次，同时观察脉搏、呼吸、血压、意识状态的变化；及时了解有关各种检查结果及治疗护理后病情好转还是恶化。

2.饮食护理

（1）补充高蛋白、高热量、高维生素、易消化的流质或半流质饮食，如粥、鸡蛋羹、面片汤、青菜、新鲜果汁等。

（2）多饮水，每天补充液量2 500～3 000 mL，必要时给予静脉点滴，以保证入量。

由于高热时，热量消耗增加，全身代谢率加快，蛋白质、维生素的消耗量增加，水分丢失增多，同时消化液分泌减少，胃肠蠕动减弱，所以宜及时补充水分和营养。

3.使患者舒适

（1）安置舒适的体位：让患者卧床休息，同时调整室温和避免噪声。

（2）口腔护理：每天早、晚刷牙，饭前、饭后漱口，不能自理者，可行特殊口腔护理。由于发热患者唾液分泌减少，口腔黏膜干燥，机体抵抗力下降，极易引起口腔炎、口腔溃疡，因此，口腔护理可预防口腔及咽部细菌繁殖。

（3）皮肤护理：发热患者退热期出汗较多，此时应及时擦干汗液并更换衣裤和大单等，以保持皮肤的清洁和干燥，防止皮肤继发性感染。

4.心理调护

注意患者的心理状态，对体温的变化给予合理的解释，以缓解患者紧张和焦虑的情绪。

（二）体温过低

（1）保暖：①给患者加盖衣被、毛毯、电热毯等或放置热水袋，注意小儿、老人、昏迷者，热水袋温度不宜过高，以防烫伤；②暖箱适用于体重低于2 500 g、胎龄不足35周的早产儿和低体重儿。

（2）给予热饮。

(3)监测生命体征:监测生命体征的变化,至少每小时测体温1次,直至恢复正常且保持稳定,同时观察脉搏、呼吸、血压、意识的变化。

(4)设法提高室温:维持室温在22 ℃~24 ℃为宜。

(5)积极宣教:教会患者避免导致体温过低的因素。

四、测量体温的技术

(一)体温计的种类及构造

1.水银体温计

水银体温计又称玻璃体温计,是最常用的、最普通的体温计。它是一种外标刻度以红线的真空玻璃毛细管。其刻度范围为35 ℃~42 ℃,每小格0.1 ℃,在37 ℃刻度处以红线标记,以示醒目。体温计一端贮存水银,当水银遇热膨胀后沿毛细管上升;因毛细管下端和水银槽之间有一凹陷,所以水银柱遇冷不致下降,以便检视温度。

根据测量部位的不同可将体温计分为口表、肛表、腋表。口表的水银端呈圆柱形,较细长;肛表的水银端呈梨形,较粗短,适合插入肛门;腋表的水银端呈扁平鸭嘴形。临床上口表可代替腋表使用。

2.其他

如电子体温计、感温胶片、可弃式化学体温计等。

(二)测体温的方法

1.目的

通过测量体温,判断体温有无异常了解患者的一般情况及疾病的发生,发展规律,为诊断、预防、治疗提供依据。

2.用物准备

(1)测温盘内备体温计(水银柱甩至35 ℃以下)、秒表、纱布、笔、记录本。

(2)若测肛温,另备润滑油、棉签、手套、卫生纸、屏风。

3.操作步骤

(1)洗手、戴口罩,备齐用物,携至床旁。

(2)核对患者并解释目的。

(3)协助患者取舒适卧位。

(4)测体温:根据病情选择合适的测温方法。①测腋温:擦干汗液,将体温计放在患者腋窝,紧贴皮肤屈肘,臂过胸,夹紧体温计。测量10 min后,取出体温计用纱布擦拭,读数。②测口温法:嘱患者张口,将口表汞柱端放于舌下热窝处。嘱患者闭嘴用鼻呼吸,勿用牙咬体温计。测量时间3~5 min。嘱患者张口,取出口表,用纱布擦拭并读数。③测肛温法:协助患者取合适卧位,露出臀部。润滑肛表前端,戴手套用手垫卫生纸分开臀部,轻轻插入肛表水银端3~4 cm。测量时间3~5 min并读数。用卫生纸擦拭肛表。

(5)记录,先记录在记录本上,再绘制在体温单上。

(6)整理床单位。

(7)消毒用过的体温计。

4.注意事项

(1)测温前应注意有无影响体温波动的因素存在,如30 min内有无进食、剧烈活动、冷热敷、坐浴等。

(2)体温值如与病情不符,应重复测量,必要时做肛温和口温对照复查。

(3)腋下有创伤、手术或消瘦夹不紧体温计者不宜测腋温;腹泻、肛门手术、心肌梗死的患者禁测肛温;精神异常、昏迷、婴幼儿等不能合作者及口鼻疾病或张口呼吸者禁测口温;进热食或面颊部热敷者,应间隔 30 min 后再测口温。

(4)对小儿、重症患者测温时,护士应守护在旁。

(5)测口温时,如不慎咬破体温计,应:①立即清除玻璃碎屑,以免损伤口腔黏膜;②口服蛋清或牛奶,以保护消化道黏膜并延缓汞的吸收;③病情允许者,进粗纤维食物,以加快汞的排出。

(三)体温计的消毒与检查

1.体温计的消毒

为防止测体温引起的交叉感染,保证体温计清洁,用过的体温计应消毒。

先将体温计分类浸泡于含氯消毒液内 30 min 后取出,再用冷开水冲洗擦干,放入清洁容器中备用。(集体测温后的体温计,用后全部浸泡于消毒液中)。

(1)5 min 后取出清水冲净,擦干后放入另一消毒液容器中进行第二次浸泡,半小时后取出清水冲净,擦干后放入清洁容器中备用。

(2)消毒液的容器及清洁体温计的容器每周进行 2 次高压蒸汽灭菌消毒,消毒液每天更换1 次,若有污染随时消毒。

(3)传染病患者应设专人体温计,单独消毒。

2.体温计的检查

在使用新的体温计前,或定期消毒体温计后,应对体温计进行校对,以检查其准确性。将全部体温计的水银柱甩至 35 ℃以下,同一时间放入已测好的 40 ℃水内,3 min 后取出检视。若体温计之间相差0.2 ℃以上或体温计上有裂痕者,取出不用。

(徐贝贝)

第二节 脉 搏

一、正常脉搏及生理性变化

(一)正常脉搏

随着心脏节律性收缩和舒张,动脉内的压力也发生周期性的波动,这种周期性的压力变化可引起动脉血管发生扩张与回缩的搏动,该搏动在浅表的动脉可触摸到,临床简称为脉搏。正常人的脉搏节律均匀、规则,间隔时间相等,每搏强弱相同且有一定的弹性,每分钟搏动的次数为60～100 次(即脉率)。脉搏通常与心率一致,是心率的指标。

(二)生理性变化

脉率受许多生理性因素影响而发生一定范围的波动,随年龄的增长而逐渐减慢,到高龄时逐渐增加。

1.年龄

一般新生儿、幼儿的脉率较成人快,通常平均脉率相差 5 次/分钟。

2.性别

同龄女性比男性快。

3.情绪

兴奋、恐惧、发怒时脉率增快,忧郁睡眠时则慢。

4.活动

一般人运动、进食后脉率会加快;休息、禁食则相反。

5.药物

兴奋剂可使脉搏增快,镇静剂、洋地黄类药物可使脉搏减慢。

二、异常脉搏的观察

(一)脉率异常

1.速脉

速脉指成人脉率在安静状态下超过 100 次/分钟,又称为心动过速。见于高热、甲状腺功能亢进症(甲亢,由于代谢率增加而使脉率增快)、贫血或失血等患者。正常人可有窦性心动过速,为一过性的生理现象。

2.缓脉

缓脉指成人脉率在安静状态下低于 60 次/分钟,又称心动过缓。见于颅内压增高、病窦综合征、二度以上房室传导阻滞,或服用某些药物如地高辛、普尼拉明、利血平、普萘洛尔等可出现缓脉。正常人可有生理性窦性心动过缓,多见于运动员。

(二)脉律异常

脉搏的搏动不规则,间隔时间不等,时长时短,称为脉律异常。

1.间歇脉

间歇脉指在一系列正常均匀的脉搏中出现一次提前而较弱的脉搏,其后有一较正常延长的间歇(即代偿性间歇),亦称期前收缩。见于各种器质性心脏病或洋地黄中毒的患者;正常人在过度疲劳、精神兴奋、体位改变时也偶尔出现间歇脉。

2.脉搏短绌

脉搏短绌指同一单位时间内脉率少于心率。绌脉是由于心肌收缩力强弱不等,有些心排血量少的搏动可发出心音,但不能引起周围血管搏动,导致脉率少于心率。特点为脉律完全不规则,心率快慢不一,心音强弱不等。多见于心房纤颤者。

(三)强弱异常

1.洪脉

当心排血量增加,血管充盈度和脉压较大时,脉搏强大有力,称洪脉。多见于高热、甲状腺功能亢进症、主动脉瓣关闭不全等患者;运动后、情绪激动时也常触到洪脉。

2.细脉

当心排血量减少,外周动脉阻力较大,动脉充盈度降低时,脉搏细弱无力,扪之如细丝,称细脉或丝脉。多见于心功能不全,大出血、主动脉瓣狭窄和休克、全身衰竭的患者,是一种危险的脉象。

3.交替脉

节律正常而强弱交替时出现的脉搏,称为交替脉。交替脉是提示左心衰竭的重要体征。常见于高血压性心脏病、急性心肌梗死、主动脉瓣关闭不全等患者。

4.水冲脉

脉搏骤起骤落,急促而有力有如洪水冲涌,故名水冲脉。主要见于主动脉瓣关闭不全、动脉导管未闭、甲状腺功能亢进症、严重贫血患者,检查方法是将患者前臂抬高过头,检查者用手紧握患者手腕掌面,可明显感知。

5.奇脉

在吸气时脉搏明显减弱或消失为奇脉。其产生主要与吸气时、左心室的搏出量减少有关。常见于心包积液、缩窄性心包炎等患者,是心包压塞的重要的体征之一。

(四)动脉壁异常

动脉壁弹性减弱,动脉变得迂曲不光滑,有条索感,如按在琴弦上为动脉壁异常,多见于动脉硬化的患者。

三、测量脉搏的技术

(一)部位

临床上常在靠近骨骼的大动脉测量脉搏,最常用最方便的是桡动脉,患者也乐于接受。

其次为颞动脉、颈动脉、肱动脉、腘动脉、足背动脉和股动脉等。如怀疑患者心搏骤停或休克时,应选择大动脉为诊脉点,如颈动脉,股动脉。

(二)测脉搏的方法

1.目的

通过测量脉搏,判断脉搏有无异常,也可间接了解心脏的情况,观察相关疾病发生、发展规律,为诊断、治疗提供依据。

2.准备

治疗盘内备带秒钟的表、笔、记录本及听必要时带诊器。

3.操作步骤

(1)洗手、戴口罩,备齐用物,携至床旁。

(2)核对患者,解释目的。

(3)协助患者取坐位或半坐卧位,手臂放在舒适位置,腕部伸展。

(4)以示指、中指、无名指的指端按在桡动脉表面,压力大小以能清楚地触及脉搏为宜,注意脉律、强弱、动脉壁的弹性。

(5)一般情况下30 s所测得的数值乘以2,心脏病患者脉率异常者、危重患者则应以1 min记录。

(6)协助患者取舒适体位。

(7)记录在将脉搏绘制在体温单上。

4.注意事项

(1)诊脉前患者应保持安静,剧烈运动后应休息20～30 min再测。

(2)偏瘫患者应选择健侧肢体测量。

(3)脉搏细、弱难以测量时,用听诊器测心率。

（4）脉搏短细的患者,应由两名护士同时测量,一人听心率,另一人测脉率,一人发出"开始""停止"的口令,记数 1 min,以分数式记录即心率/脉率,若心率每分钟 120 次,脉率 90 次,即应写成120/90 次/分钟。

（杨　慧）

第三节　呼　吸

一、正常呼吸及生理性变化

（一）正常呼吸

机体不断地从外界环境摄取氧气并将二氧化碳排出体外的气体交换过程称为呼吸。它是维持机体新陈代谢和功能活动所必需的生理过程之一。一旦呼吸停止,生命也将终止。

正常成人在安静状态下呼吸是自发的,节律规则,均匀无声且不费力,每分钟 16～20 次。

（二）生理性变化

呼吸受许多因素的影响,在不同生理状态下,正常人的呼吸也会在一定范围内波动,见表 1-2。

表 1-2　各年龄段呼吸频率

年龄	呼吸频率（次/分钟）
新生儿	30～40
婴儿	20～45
幼儿	20～35
学龄前儿童	20～30
学龄儿童	15～25
青少年	15～20
成人	12～20
老年人	12～18

1.年龄

年龄越小,呼吸频率越快。

2.性别

同年龄的女性呼吸频率比男性稍快,如新生儿的呼吸约为 44 次/分钟。

3.运动

肌肉的活动可使呼吸系统加快,呼吸也因说话、唱歌、哭、笑以及吞咽、排泄等动作有所改变。

4.情绪

强烈的情绪变化,如害怕、恐惧、愤怒、紧张等会刺激呼吸中枢,导致屏气或呼吸加快。

5.其他

如环境温度升高或海拔增加,均会使呼吸加快加深。

二、异常呼吸的观察

(一)频率异常

1.呼吸过速

呼吸过速指呼吸频率超过 24 次/分钟,但仍有规则,又称气促。多见于高热、疼痛、甲状腺功能亢进症的患者。一般体温每升高 1 ℃,呼吸频率增加 3～4 次/分钟。

2.呼吸过慢

呼吸过慢指呼吸频率缓慢,低于 12 次/分钟。多见于麻醉药或镇静剂过量、颅脑疾病等呼吸中枢受抵制者。

(二)节律异常

1.潮式呼吸(陈-施呼吸)

潮式呼吸其表现为呼吸由浅慢到深快,达高潮后又逐渐变浅变慢,经过 5～30 s 的暂停,又重复出现上述状态的呼吸,呈潮水般涨落。发生机制:由于呼吸中枢兴奋性减弱,血中正常浓度的二氧化碳不能引起呼吸中枢兴奋,只有当缺氧严重、动脉血二氧化碳分压增高到一定程度,才能刺激呼吸中枢,使呼吸加强;当积聚的二氧化碳呼出后,呼吸中枢失去有效刺激,呼吸逐渐减弱甚至停止。多见于脑炎、尿毒症等患者,常表现呼吸衰竭。一些老年人在深睡时也可出现潮式呼吸,是脑动脉硬化的表现。

2.间断呼吸(比奥呼吸)

有规律地呼吸几次后,突然停止呼吸,间隔一个短时期后又开始呼吸,如此反复交替。其产生机制与潮式呼吸一样,但预后更严重,常在临终前发生。见于颅内病变或呼吸系统中枢衰竭的患者。

3.点头呼吸

在呼吸时,头随呼吸上下移动,患者已处于昏迷状态,是呼吸中枢衰竭的表现。

4.叹气式呼吸

间断一段时间后做一次大呼吸,伴叹气声。偶然的一次叹气是正常的,可以扩张小肺泡,多见于精神紧张、神经官能征患者。如反复发作叹气式呼吸,是临终前的表现。

(三)深浅度异常

1.深度呼吸

深度呼吸又称库斯莫(Kussmaulis)呼吸,是一种深长而规则的大呼吸。常见于尿毒症、糖尿病等引起的代谢性酸中毒的患者。由于增加的氢离子浓度刺激呼吸感受器引起,有利于排出较多的二氧化碳调节血液中酸碱平衡。

2.浅快呼吸

呼吸浅表而不规则,有时呈叹息样。见于呼吸肌麻痹、胸肺疾病、休克患者,也可见于濒死的患者。

(四)声音异常

1.鼾声呼吸

由于气管或大支气管内有分泌物积聚,呼吸深大带鼾声。多见于昏迷或神经系统疾病的患者。

2.蝉鸣样呼吸

由于细支气管、小支气管堵塞,吸气时出现高调的蝉鸣音,多因声带附近有异物阻塞,使空气进入发生困难所致。多见于支气管哮喘、喉头水肿等患者。

（五）呼吸困难

呼吸困难是指因呼吸频率、节律或深浅度的异常,导致气体交换不足,机体缺氧。患者自感空气不足、胸闷、呼吸费力,表现为焦虑、烦躁、鼻翼翕动、口唇发紫等,严重者不能平卧。

三、呼吸的测量

（一）目的

通过测量呼吸,观察、评估患者的呼吸状况。以协助诊断,为预防、诊断、康复、护理提供依据。

（二）准备

治疗盘内备秒表、笔、记录本、棉签（必要时）。

（三）操作步骤

（1）测量脉搏后,护士仍保持诊脉手势,观察患者的胸、腹起伏情况及呼吸的节律、性质、声音、深浅,呼出气体有无特殊气味,呼吸运动是否对称等。

（2）以胸（腹）部一起一伏为一次呼吸,计数 1 min。正常情况下测 30 s。

（3）将呼吸次数绘制于体温单上。

（四）注意事项

（1）尽量去除影响呼吸的各种生理性因素,在患者精神松弛的状态下测量。

（2）由于呼吸受意识控制,所以测呼吸时,不应使患者察觉。

（3）呼吸微弱或危重患者,可用少许棉花置其鼻孔前,观察棉花纤维被吹动的次数,计数 1 min。

（4）小儿、呼吸异常者应测 1 min。

（李　芳）

第四节　血　压

血压是指血液在血管内流动时对血管壁的侧压力。一般是指动脉血压,如无特别注明均指肱动脉的血压。当心脏收缩时,主动脉压急剧升高,至收缩中期达最高值,此时的动脉血压称收缩压。当心室舒张时,主动脉压下降,至心舒末期达动脉血压的最低值,此时的动脉血压称舒张压。

一、正常血压及生理性变化

（一）正常血压

在安静状态下,正常成人的血压范围为:(12.0～18.5)/(8.0～11.9)kPa,脉压为 4.0～5.3 kPa。

血压的计量单位,过去多用 mmHg(毫米汞柱),后改用国际统一单位 kPa(千帕斯卡)。目前仍用 mmHg(毫米汞柱)。两者换算公式:1 kPa≈7.5 mmHg、1 mmHg≈0.133 kPa。

(二)生理性变化

在各种生理情况下,动脉血压可发生各种变化,影响血压的生理因素有以下几种。

1.年龄

随着年龄的增长血压逐渐增高,以收缩压增高较显著。儿童血压的计算公式为:

$$收缩压=80+年龄\times2$$
$$舒张压=收缩压\times2/3$$

2.性别

青春期前的男女血压差别不显著。成年男子的血压比女性高 0.7 kPa(5 mmHg);绝经期后的女性血压又逐渐升高,与男性差不多。

3.昼夜和睡眠

血压在上午 8~10 h 达全天最高峰,之后逐渐降低;午饭后又逐渐升高,下午 4~6 h 出现全天次高值,然后又逐渐降低;至入睡后 2 h,血压降至全天最低值;早晨醒来又迅速升高。睡眠欠佳时,血压稍增高。

4.环境

寒冷时血管收缩,血压升高;气温高时血管扩张,血压下降。

5.部位

一般右上肢血压常高于左上肢,下肢血压高于上肢。

6.情绪

紧张、恐惧、兴奋及疼痛均可引起血压增高。

7.体重

血压正常的人发生高血压的危险性与体重增加呈正比。

8.其他

吸烟、劳累、饮酒、药物等都对血压有一定的影响。

二、异常血压的观察

(一)高血压

目前基本上采用1999 年世界卫生组织(WHO)和国际抗高血压联盟(ISH)高血压治疗指南的高血压定义,即在未服抗高血压药的情况下,成人收缩压≥18.7 kPa(约 140 mmHg)和(或)舒张压≥12.0 kPa(约 90 mmHg)者。95%的患者为病因不明的原发性高血压,多见于动脉硬化、肾炎、颅内压增高等,最易受损的部位是心、脑、肾、视网膜。

(二)低血压

一般认为血压低于 12.0/8.0~6.7 kPa(约 90/60~50 mmHg)正常范围且有明显的血容量不足表现如脉搏细速、心悸、头晕等,即可诊断为低血压。常见于休克、大出血等。

(三)脉压异常

脉压增大多见于主动脉瓣关闭不全、主动脉硬化等;脉压减小多见于心包积液、缩窄性心包炎等。

三、血压的测量

(一)血压计的种类和构造

1.水银血压计

水银血压计分立式和台式两种,其基本结构都包括输气球、调节空气的阀门、袖带、能充水银的玻璃管、水银槽几部分。袖带的长度和宽度应符合标准:宽度比被测肢体的直径宽20%,长度应能包绕整个肢体。充水银的玻璃管上标有刻度,范围为0～40.0 kPa(约0～300 mmHg),每小格表示0.3 kPa(约2 mmHg);玻璃管上端和大气相通,下端和水银槽相通。当输气球送入空气后,水银由玻璃管底部上升,水银柱顶端的中央凸起可指出压力的刻度。水银血压计测得的数值相当准确。

2.弹簧表式血压计

弹簧表式血压计由一袖带与有刻度2.7～4.0 kPa(约20～30 mmHg)的圆盘表相连而成,表上的指针指示压力。此种血压计携带方便,但欠准确。

3.电子血压计

电子血压计袖带内有一换能器,可将信号经数字处理,在显示屏上直接显示收缩压、舒张压和脉搏的数值。此种血压计操作方便,清晰直观,不需听诊器,使用方便、简单,但欠准确。

(二)测血压的方法

1.目的

通过测量血压有无异常,了解循环系统的功能状况,为诊断、治疗提供依据。

2.准备

听诊器、血压计、记录纸、笔。

3.操作步骤

(1)测量前,让患者休息片刻,以消除活动或紧张因素对血压的影响;检查血压计,如袖带的宽窄是否适合患者、玻璃管有无裂缝、橡胶管和输气球是否漏气等。

(2)向患者解释,以取得合作。患者取坐位或仰卧,被侧肢体的肘臂伸直、掌心向上,肱动脉与心脏在同一水平。坐位时,肱动脉平第4肋软骨;卧位时,肱动脉平腋中线。如手臂低于心脏水平,血压会偏高;手臂高于心脏水平,血压会偏低。

(3)放平血压计于上臂旁,打开水银槽开关,将袖带平整地缠于上臂中部,袖带的松紧以能放入一指为宜,袖带下缘距肘窝2～3 cm。如测下肢血压,袖带下缘距腘窝3～5 cm。将听诊器胸件置于腘动脉搏动处,记录时注明下肢血压。

(4)戴上听诊器,关闭输气球气门,触及肱动脉搏动。将听诊器胸件放在肱动脉搏动最明显的地方,但勿塞入袖带内,以一手稍加固定。

(5)挤压输气球囊打气至肱动脉搏动音消失,水银柱又升高2.7～4.0 kPa(约20～30 mmHg)后,以每秒0.5 kPa(约4 mmHg)左右的速度放气,使水银柱缓慢下降,视线与水银柱所指刻度平行。

(6)在听诊器中听到第一声动脉音时,水银柱所指刻度即为收缩压;当搏动音突然变弱或消失时,水银柱所指的刻度即为舒张压。当变音与消失音之间有差异时,或危重者应记录两个读数。

(7)测量后,驱尽袖带内的空气,解开袖带。安置患者于舒适卧位。

(8)将血压计右倾 45°,关闭气门,气球放在固定的位置,以免压碎玻璃管;关闭血压计盒盖。

(9)用分数式即:收缩压/舒张压 mmHg 记录测得的血压值,如 14.7/9.3 kPa(约110/70 mmHg)。

4.注意事项

(1)测血压前,要求安静休息 20～30 min,如运动、情绪激动、吸烟、进食等可导致血压偏高。

(2)血压计要定期检查和校正,以保证其准确性,切勿倒置或震动。

(3)打气不可过猛、过高,如水银柱里出现气泡,应调节或检修,不可带着气泡测量。

(4)如所测血压异常或血压搏动听不清时,需重复测量。先将袖带内气体排尽,使水银柱降至"0",稍等片刻再行第二次测量。

(5)对偏瘫、一侧肢体外伤或手术后患者,应在健侧手臂上测量。

(6)排除影响血压值的外界因素,如袖带太窄、袖带过松、放气速度太慢测得的血压值偏高,反之,则血压值偏低。

(7)长期测血压应做到四定:定部位、定体位、定血压计、定时间。

(朱文霞)

第五节　瞳　　孔

正常瞳孔双侧等大、等圆,直径为 2～5 mm。瞳孔的改变在临床上有重要意义,尤其是对神经内、外科患者。瞳孔的变化是人体生理病理状态的重要体征,有时根据瞳孔变化,可对临床某些危重疑难病症做出判断和神经系统的定位分析。

一、异常性瞳孔扩大

(一)双侧瞳孔扩大

两侧瞳孔直径持续在 6 mm 以上,为病理状态。如昏迷患者双侧瞳孔散大,对光反应消失并伴有生命体征明显变化,常为临终前瞳孔表现;枕骨大孔疝患者双侧瞳孔先缩小后散大,直径超过 6 mm,对光反应迟钝或消失;应用阿托品类药物时双侧瞳孔可扩大超过 6 mm,伴有阿托品化的一些表现;另外,还见于双侧动眼神经、视神经损害,脑炎、脑膜炎、青光眼等疾病。

(二)一侧瞳孔扩大

一侧瞳孔直径大于 6 mm。常见于小脑幕切迹疝,病侧瞳孔直径先缩小后散大;单侧动眼神经、视神经受损害;艾迪综合征中表现为一侧瞳孔散大,只有在暗处强光持续照射瞳孔,才出现缓慢收缩,光照停止后瞳孔缓慢散大(艾迪瞳孔或强直瞳孔);还见于海绵窦综合征,结核性脑膜炎,眶尖综合征等多种疾病。

二、异常性瞳孔缩小

(一)双侧瞳孔缩小

双侧瞳孔直径小于 2 mm,见于有机磷、镇静安眠药物的中毒,脑桥、小脑、脑室出血的患者。

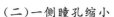

（二）一侧瞳孔缩小

单侧瞳孔直径小于 2 mm。见于小脑幕切迹疝的早期；由脑血管病、延髓、脑桥、颈髓病变引起的霍纳征（Horner sign），表现为一侧瞳孔缩小、眼裂变小、眼球内陷、伴有同侧面部少汗；另外，由神经梅毒、多发性硬化眼部带状疱疹等引起的阿罗瞳孔，表现为一侧瞳孔缩小，对光反应消失，调节反射存在。

（三）两侧瞳孔大小不等

两侧瞳孔大小不等是颅内病变指征，如脑肿瘤、脑出血、脑疝等。

（四）瞳孔对光反应改变

瞳孔对光反射的迟钝或消失。常见于镇静安眠药物中毒、颅脑外伤、脑出血、脑疝等疾病，是病情加重的表现。

（朱文霞）

第二章

清 洁 护 理

第一节 口 腔 护 理

口腔是病原微生物侵入人体的主要途径之一。正常人口腔中有大量的细菌存在,其中有些是致病菌。当人体抵抗力降低,饮水、进食量少,咀嚼及舌的活动减少,唾液分泌不足,自洁作用受影响时,细菌可乘机在温、湿度适宜的口腔中迅速繁殖,引起口臭、口腔炎症、溃疡、腮腺炎、中耳炎等疾病;甚至通过血液、淋巴,导致其他脏器感染;长期使用抗生素的患者,由于菌群失调可诱发口腔内真菌感染。口腔护理是保持口腔清洁、预防疾病的重要措施之一,所以,护理人员应正确地评估和判断患者的口腔卫生状况,及时给予相应的护理措施和必要的卫生指导。

一、评估

详细了解患者的口腔状况及卫生习惯,以便准确判断患者现存的或潜在的口腔健康问题,为制订护理计划、采取恰当护理措施提供可靠依据,从而减少口腔疾病的发生。

（一）口腔状况

正常人口唇红润,口腔黏膜光洁、完整、呈淡红色,舌苔薄白,牙齿、牙龈无疼痛,口腔无异味。评估患者时,要观察其口唇、口腔黏膜、牙龈、舌、软腭的色泽、湿润度与完整性,有无干裂、出血、溃疡、疱疹及肿胀,有无舌面积垢;牙齿是否齐全,有无义齿、龋齿、牙垢;有无异常口腔气味等。

（二）自理能力

患者口腔清洁的自理能力,有无意识障碍,有无躯体移动障碍或肢体活动障碍,有无吞咽障碍。

（三）口腔卫生保健知识

了解患者对保持口腔卫生、预防口腔疾病相关知识的掌握程度。主要包括有无良好的刷牙习惯、刷牙方法是否正确、是否能选择合适的口腔清洁用具、是否能正确地护理义齿等。

（四）义齿佩戴情况

观察义齿是否合适。取下义齿,观察义齿内套有无结石、牙斑或食物残渣等,并检查义齿表面有无裂痕和破损。

二、口腔保健与健康教育

口腔保健与健康教育旨在帮助患者掌握口腔保健知识,养成良好的口腔卫生清洁习惯,预防口腔疾病。

（一）口腔卫生习惯

养成每天晨起、晚上临睡前刷牙,餐后漱口的习惯;睡前不应进食对牙齿有刺激性或腐蚀性的食物;减少食物中糖类及碳水化合物的含量。

（二）口腔清洁方法

1.牙刷洁牙法

(1)刷牙工具选择:宜选用大小合适、刷毛软硬适中、表面光滑的牙刷。由于牙刷刷毛软化、散开、弯曲时清洁效果不佳,且易致牙龈损伤,故应及时更换牙刷,最好每月更换1次。牙膏应不具腐蚀性,且不宜常用一种,应轮换使用。

(2)刷牙方法:将牙刷的毛面轻轻放于牙齿及牙龈沟上,刷毛与牙齿成45°角,快速环形来回震颤刷洗;每次只刷2～3颗牙,刷完一处再刷邻近部位。前排牙齿的内面可用牙刷毛面的前端震颤刷洗;刷咬合面时,刷毛与牙齿平行来回震颤刷洗(图2-1)。

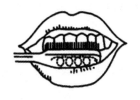

A.牙齿外表面的刷牙方法　　　　　B.牙齿内表面的刷牙方法

图2-1　刷牙方法

2.牙线剔牙法

牙线多用丝线、尼龙线、涤纶线等。取牙线40 cm,两端绕于两手中指,指间留14～17 cm牙线,两手拇指、示指配合动作控制牙线,用拉锯式方法轻轻将牙线越过相邻牙接触点,将线压入牙缝,然后用力将线弹出,每个牙缝反复数次即可(图2-2),每天剔牙2次,餐后更好。

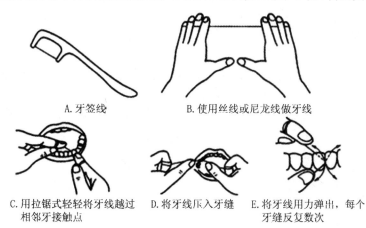

A.牙签线　　　　　　B.使用丝线或尼龙线做牙线

C.用拉锯式轻轻将牙线越过　　D.将牙线压入牙缝　　E.将牙线用力弹出,每个
　相邻牙接触点　　　　　　　　　　　　　　　　　　　　牙缝反复数次

图2-2　牙线剔牙法

3.义齿的护理

义齿俗称"假牙"。佩戴义齿可增进咀嚼功能、利于发音并保持良好面部形象,但长时间佩戴义齿则可能对软组织与骨质产生压力,且义齿易于积聚食物碎屑,不利于口腔卫生。对佩戴义齿

者应告知以下事项。

(1)义齿在初戴1～2周若有疼痛,应去医院复查。如遇义齿松动、脱落、破裂、折断,但未变形时,应将损坏的部件保存好。全口义齿应每隔3～6个月去医院检查1次。

(2)义齿的承受力有限,佩戴者最好不要吃带硬壳的东西;糯米、软糖之类的食品要少吃,以防止将义齿粘住,使之脱离牙床。

(3)义齿应白天佩戴,晚间取下,并定时清洗。佩戴和取下义齿前后应洗净双手;取时先取上腭部分,再取下腭义齿;取下后用牙刷刷洗义齿的各面,再用冷水冲洗干净,然后让患者漱口后戴上。暂时不用的义齿可泡于盛有冷开水的杯中并加盖,每天换水1次。不可将义齿泡在热水或乙醇内,以免义齿变色、变形和老化。

(4)患者昏迷期间不宜佩戴义齿。应由护士协助取下,刷洗干净后浸泡在冷开水中保存。

三、口腔护理技术

根据患者情况,临床上对禁食、昏迷、高热、鼻饲、大手术后及口腔疾病等患者常采用特殊口腔护理。一般每天进行口腔护理2～3次。

(一)目的

(1)保持口腔清洁、湿润,预防口腔感染等并发症,以保证口腔正常功能。

(2)去除牙垢和口臭,增进食欲,保证患者舒适。

(3)观察口腔黏膜、舌苔和特殊口腔气味,提供患者病情变化的动态信息,以协助诊断。

(二)评估

1.患者的身心状态

患者的病情、意识和自理能力,能否配合操作,有无经接触传播疾病,有无口腔健康问题,有无活动性义齿,口腔卫生习惯与保健知识掌握程度。

2.环境

温度是否适宜,场地是否宽敞,光线是否充足。

3.护士

手部皮肤黏膜的完整性。

4.用物

用物是否齐全适用,漱口液是否符合病情需要。常用漱口溶液及其作用见表2-1。

表 2-1　常用漱口溶液及其作用

名称	作用
0.9%氯化钠注射液	清洁口腔,预防感染
0.02%呋喃西林溶液	清洁口腔,广谱抗菌
1%～3%过氧化氢溶液	抗菌除臭,用于口腔有溃烂、出血者
1%～4%碳酸氢钠溶液	改变细菌生长环境,用于真菌感染
2%～3%硼酸溶液	酸性防腐剂,抑制细菌生长
0.1%醋酸溶液	用于铜绿假单胞菌感染
0.08%甲硝唑溶液	用于厌氧菌感染
复方硼砂溶液(朵贝尔溶液)	除臭、抑菌

（三）计划

1.患者准备

患者理解口腔护理的目的、方法及注意事项，口唇干裂的清醒患者应预先用饮水管吸温开水含漱，以湿润口唇，避免张口时出血。

2.环境准备

环境宽敞、明亮，移去障碍物以便于操作。

3.用物准备

（1）治疗盘内铺无菌治疗巾内备：治疗碗2个（内盛含有漱口溶液的棉球若干个、弯血管钳1把、镊子1把）、压舌板、治疗巾、纱布（一次性口腔护理包内有以上物品，漱口溶液临时倒取）、弯盘、漱口杯、吸水管、棉签、手电筒，必要时备张口器。

（2）根据病情准备相应的漱口液。

（3）按需备外用药。常用的有液状石蜡、锡类散、冰硼散、新霉素、西瓜霜等。

（4）必要时备手套。

4.护士准备

衣帽整洁，洗手，戴口罩。

（四）实施

特殊患者口腔护理步骤见表2-2。

表2-2 特殊口腔护理

流程	步骤详解	要点与注意事项
1.至床旁		
（1）核对	备齐用物，携至床旁放妥，核对	◇昏迷患者必须核对腕带
（2）解释	向患者及其家属解释操作配合及注意事项。与清醒患者约定操作不适时，示意停止操作的手势	◇取得患者的信任、理解与配合
（3）安置体位	协助患者侧卧或将头偏向一侧，面向护士	◇避免误吸多余水分，且便于操作
（4）观察	①颌下铺治疗巾，弯盘置于口角旁（图2-3）	◇保护枕头、床单、患者衣服不被沾湿
	②湿润口唇，嘱患者张口，一手持手电筒，一手用压舌板轻轻撑开颊部，观察口腔情况	◇昏迷、牙关紧闭者用开口器张口，放置时应从臼齿处放入
（5）取义齿	有活动义齿者，协助取下义齿浸泡内冷水杯内。	◇取义齿前应戴手套
2.操作		
（1）助漱口	①酌情戴手套	◇患者有接触传播疾病或操作者手上有伤口时，操作前应戴手套
	②协助患者用吸水管吸漱口液漱口	◇昏迷患者禁用漱口液漱口，以防患者将溶液吸入呼吸道内
（2）依序擦洗	①嘱患者咬合上下齿，用压舌板撑开一侧颊部，用弯血管钳夹取含漱口液的棉球，纵向擦洗牙齿外侧，从磨牙至门齿（图2-4）	◇棉球不宜过湿，以不滴水为宜 ◇一次只能夹取1个棉球且要夹紧 ◇擦洗顺序为先上后下，由里到外，1个棉球只擦1遍

流程	步骤详解	要点与注意事项
	②同法擦洗对侧	◇擦洗时动作宜轻,避免钳尖触及牙龈或口腔黏膜,对凝血功能差者尤应注意
	③嘱患者张口,依次擦洗一侧牙齿的上内侧面、上咬合面、下内侧面、下咬合面,再弧形擦洗颊部	
	④同法擦洗对侧	◇勿触及咽部、软腭,以免引起恶心
	⑤弧形擦洗硬腭	
	⑥由内向外擦洗舌面、舌下襞周围,弧形擦洗硬腭	
(3)漱口	①擦洗完毕后协助患者漱口后,用纸巾擦去口角处水渍	◇昏迷患者禁忌漱口
	②必要时协助患者佩戴义齿	
(4)观察上药	再次观察口腔情况,检查口腔是否清洁酌情使用外用药	◇可用冰硼散、锡类散、西瓜霜等涂在溃疡处;口唇干裂可涂液状石蜡
3.操作后整理	①撤去治疗巾协助患者取舒适卧位,整理床单位	◇保持患者舒适,病房整洁、美观
	②清理用物,洗手,记录	

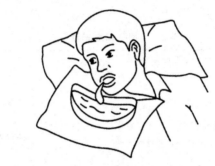

图 2-3　弯盘置于口角

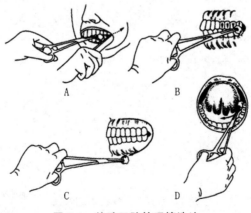

图 2-4　特殊口腔护理擦洗法

(五)评价

(1)护患沟通良好,患者获得口腔保健与护理的知识,主动配合操作。

(2)操作安全、顺利,患者口腔清洁,感觉舒适无异味,未发生误吸窒息。

(3)护士操作规范,动作快捷轻柔,未损伤患者口腔黏膜及牙龈。

(4)护士观察仔细,判断正确,及时获得患者病情变化的动态信息。

（六）健康教育

(1)向患者介绍口腔护理的目的、配合方法及注意事项,嘱患者保持口腔清洁卫生,避免感染。

(2)若有不适及时告诉护士,切勿自行用药,或用力摩擦。

(3)长期使用抗生素或激素类药物者,应注意观察口腔是否有真菌感染。

（七）其他注意事项

(1)昏迷患者口腔护理前后须清点棉球数量,以免棉球遗落口腔引起误吸窒息。

(2)按消毒隔离原则处置传染病患者的用物。

（徐双林）

第二节 头发护理

保持头发的清洁、整齐是人们日常清洁卫生的一项重要内容。头面部是人体皮脂腺分布最多的部位。皮脂、汗液伴灰尘形成的污垢常黏附于毛发和头皮上,散发难闻气味,还可诱发脱发和其他头皮疾病。经常梳理和清洁头发,可以及时清除头皮屑及污垢,保持良好的外观,维护良好的个人形象,保持愉悦舒适的心情。同时,经常梳理和按摩头皮还能促进头部血液循环,增进上皮细胞的营养,促进头发生长,预防感染。因此,当患者生活自理能力下降时,护士应帮助或协助其进行头发护理。

一、头发和头皮评估

详细了解患者的头发和头皮的卫生状况,以便准确判断患者现存的或潜在的头部皮肤健康问题,为制订护理计划,采取恰当护理措施提供可靠依据,从而减少头皮疾病的发生。

健康的头发有光泽、浓密适度、分布均匀、清洁无头屑。评估时注意观察毛发的分布、颜色、密度、长度、脆性与韧性、干湿度、卫生情况等,注意毛发有无光泽,发质是否粗糙,尾端有无分叉,头发有无虱、虮。头皮是否清洁,有无瘙痒、抓痕、擦伤等情况。

二、头发护理技术

（一）床上梳发

长期卧床的患者,由于病重不能自行梳理头发,应帮助患者梳理头发以增进患者的舒适感。

1.目的

(1)去除脱落的头发和头皮屑,保持头发清洁整齐,感觉舒适。

(2)刺激头皮,促进头部血液循环,促进头发的生长和代谢,增强抵抗力。

(3)维持患者良好的外观,增强患者的自信心,维护其自尊。

(4)建立良好的护患关系。

2.方法

(1)核对解释:备齐用物,携至床旁放妥,向患者及其家属解释操作配合及注意事项。

(2)铺治疗巾:可坐起患者协助其坐起,铺治疗巾于肩上。卧床者铺治疗巾于枕头上,协助患者将头转向一侧。

(3)梳发:将头发从中间梳向两边。一手握住一股头发,一手持梳,从上至下,由发根梳至发梢(图 2-5)。若头发打结,可将头发缠绕于指上,由发梢开始梳理,逐渐向上梳至发根;或用 30％乙醇湿润打结处,再小心梳顺,同法梳理对侧。

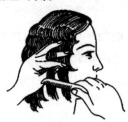

图 2-5　梳发

(4)束发:根据患者喜好,将长发编辫或扎成束。

(5)整理:将脱落头发缠绕成团置于纸袋中,撤下治疗巾,协助患者取舒适卧位,整理床单位,清理用物,洗手,记录。

3.注意事项

(1)梳头应尽量使用圆钝齿的梳子,以防损伤头皮,不可强行梳理,避免患者疼痛或脱发。

(2)发辫不可扎得过紧,以免产生疼痛。

(二)床上洗发

对于自理能力不足而不能自行洗发的患者,帮助其洗发能增进舒适感,促进患者健康。根据患者的卫生习惯和头发的卫生状况决定洗发次数。

1.目的

(1)去除头皮屑和污垢,保持头发清洁整齐,维持患者良好的外观,并使其感觉舒适,促进身心健康。

(2)刺激并按摩头皮,促进头部血液循环,促进头发的生长和代谢,增强抵抗力。

(3)为建立良好的护患关系搭建桥梁。

2.评估

(1)患者的病情及头发卫生状况:患者的头发清洁度,有无头虱或虮卵;患者的病情对洗发护理是否有特殊要求,患者的意识状态和自理程度能否配合操作,是否需要排大小便。

(2)环境:温度是否适宜,光线是否充足。

(3)用物:患者自己有无面盆、毛巾、浴巾、梳子、洗发水等用物。

3.计划

(1)患者准备:排空大小便,取舒适的体位,理解床上洗发的目的、方法及注意事项,主动配合操作。

(2)环境准备:环境宽敞、明亮,调节室温,关好门窗,移去障碍物以便于操作,冬季关门窗,调节室温至 22 ℃～26 ℃,必要时使用屏风。

(3)用物准备(以马蹄形垫法洗发为例):①小橡胶单、眼罩或纱布、安全别针、棉球 2 只、弯盘、纸袋和电吹风等。橡胶马蹄形垫或浴毯卷扎马蹄形垫、水壶内盛 40 ℃～45 ℃热水、盛水桶。②若患者自备相关物品,如梳子、洗发液、毛巾、大毛巾、小镜子、发夹或橡皮筋和护肤霜等,应尊重患者的选择。

(4)护士准备:熟悉护发的相关知识和床上洗发的操作技术,衣帽整洁,仪表端庄,态度和蔼,洗手,戴口罩。

4.实施

床上洗发步骤见表 2-3。

表 2-3　床上洗发

流程	步骤详解	要点与注意事项
1.床旁准备		
(1)核对解释	备齐用物,携至床旁放妥,核对,向患者及其家属解释操作配合方法及注意事项	◇确认患者无误;取得患者的信任、理解与配合
(2)安置体位	移开床旁桌、椅,协助患者取斜角仰卧,双腿屈膝	
(3)围毛巾	松开患者衣领向内反折,将毛巾围于颈部,用安全别针或胶布固定	◇冬季注意保暖防止患者受凉;保护患者衣服不被沾湿
(4)垫巾移枕	垫小橡胶单及浴巾于枕上,移枕于肩下	◇保护床单枕头及盖被不被沾湿
(5)垫马蹄形垫	置马蹄形垫于枕头上方床沿,将头置于马蹄形垫内	
(6)保护耳目	用棉球塞两耳,眼罩或纱布遮盖双眼	◇操作中防止水流入眼部和耳内
2.洗发		
(1)湿发	松开头发梳顺,试水温后用热水充分湿润头发	◇清醒患者可请其确定水温是否合适
(2)洁发	倒洗发液于手掌,均匀涂遍头发,由发际向头顶揉搓头发和按摩头皮	◇按摩能促进头部血液循环;揉搓力度要适中,用指腹按摩,不用指尖搔抓
(3)冲净	用热水冲洗头发,至洗净为止(图 2-6)	◇头发上若残留洗发液,会刺激头皮和头发
3.撤用物	①解下颈部毛巾包住头发,一手托住头部,一手撤去马蹄形垫	◇若颈部毛巾潮湿,应另换干燥毛巾
	②将枕头、橡胶单、浴巾一并从肩下移至床头正中,协助患者卧于床正中及枕上	
	③除去眼罩及耳内棉花,酌情协助洗脸,酌情使用护肤霜	
4.干发	①解下包发毛巾,初步擦干	◇及时擦干,避免着凉
	②用浴巾揉搓头发,再用梳子梳理,用电吹风吹干,梳理成型	
5.操作后整理	①撤去用物并整理	◇确保患者舒适整洁
	②协助患者取舒适体位,整理床单位	
	③将脱落的头缠绕成团置纸袋中,投入垃圾桶	
	④洗手,记录	

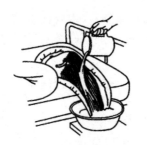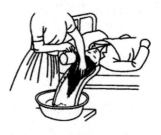

图 2-6 马蹄形垫洗发法

5.评价

(1)护患沟通良好,患者主动配合。

(2)护士操作规范,动作轻柔、安全、顺利,衣服、床单位未被沾湿,水未流入眼部和耳内。

(3)患者自觉舒适,无受凉、头皮牵扯疼痛或其他异常情况。

6.健康教育

(1)向患者介绍床上洗发的目的、配合方法及注意事项。

(2)告诉患者操作中若有胸闷、气促和畏寒等不适应及时告诉护士。

(3)家庭陪床时,可指导家属掌握为卧床患者洗发的知识和技能。

7.其他注意事项

(1)洗发过程中应密切观察患者病情变化,如有异常应立即停止操作。

(2)护士在操作过程中,应运用人体力学原理,注意节时省力。

(3)洗发时间不宜过久,防头部充血,引起不适。

(4)病情危重和极度虚弱的患者,不宜洗发。

(三)灭头虱法

虱由接触传染,寄生于人体可致局部皮肤瘙痒,抓伤皮肤可致感染,还可传播疾病,如流行性斑疹伤寒、回归热。发现患者有虱,应立即灭虱,以使患者舒适,预防患者之间相互传染和预防疾病传播。

1.灭头虱常用药液

(1)30%含酸百部酊剂:取百部 30 g 放入瓶中,加 50%乙醇 100 mL(或 65°白酒 100 mL),再加入纯乙酸 1 mL,盖严,48 h 后即制得此药。

(2)30%百部含酸煎剂:取百部 30 g,加水 500 mL 煮 30 min,以双层纱布过滤,将药液挤出。将药渣再次加水 500 mL 煮 30 min,再以双层纱布过滤挤出药液。将两次煎得的药液合并浓缩至 100 mL,冷却后加入纯乙酸 1 mL 或食醋 30 mL,即制得 30%百部含酸煎剂。

(3)白翎灭虱香波:市场有售,其成分是 1%二氯苯醚菊酯,可用于灭虱。使用时,将香波涂遍头发,反复揉搓 10 min,用清水洗净即可。3 d 后,按同法再次清洗 1 次,直至头虱清除为止。

2.灭头虱的方法

(1)护士洗手穿隔离衣,戴口罩,备齐用物,携至床旁放妥。

(2)向患者及其家属解释口腔护理的目的、操作配合方法及注意事项,取得合作。协助患者取舒适的体位。

(3)戴手套,按洗发法将头发分成若干股,用纱布蘸药液,按顺序擦遍头发,并用手反复揉搓 10 min 以上,使之浸透全部头发。再给患者戴上帽子包住所有头发,以避免药液挥发,保证药效。

24 h后,取下帽子,用篦子篦去死虱和虮,并洗净头发。

(4)灭虱毕,脱下手套,更换患者的衣裤被服,将污衣物装入布口袋内。

(5)脱去隔离衣,装入布口袋,扎好袋口。

(6)整理床单位,协助患者取舒适卧位,清理用物。

3.注意事项

(1)必要时,灭虱前动员患者剪短头发以便于彻底灭虱。剪下的头发装入纸袋内焚烧。

(2)防止药液玷污患者面部及眼部。

(3)注意观察患者的用药反应,如发现仍有活虱,须重复用药。

(刘 怡)

第三节 皮肤护理

皮肤与其附属物构成皮肤系统。皮肤是人体最大的器官,由表皮、真皮和皮下组织三层组成;皮肤的附属物包括毛发、汗腺、皮脂腺等。皮肤具有保护机体、调节体温、吸收、分泌、排泄及感觉等功能。完整的皮肤具有天然的屏障作用,可避免微生物入侵。皮肤的新陈代谢迅速,其代谢产物如皮脂、汗液及表皮碎屑等,能与外界细菌及尘埃结合形成污垢,黏附于皮肤表面,如不及时清除,可刺激皮肤,造成皮肤瘙痒,降低皮肤的抵抗力,以致破坏其屏障作用,成为微生物入侵的门户,造成各种感染和其他并发症。

健康的皮肤护理可满足患者身体清洁的需要,促进生理和心理的舒适,增进健康。因此,对于卧床患者或自理能力缺陷的患者,护士应帮助其进行皮肤护理。

一、评估

一个人的皮肤状况可反映其健康状况,皮肤的各种变化可反映机体的变化,为诊断和护理提供依据。护士评估患者的皮肤时应仔细检查,同时还应注意体位、环境等因素对评估准确性的影响。

(一)皮肤的颜色和温湿度

评估皮肤的颜色和温湿度,可以了解皮肤的血液循环情况和有无疾病,并为疾病的诊断提供依据,如皮肤苍白、湿冷,提示患者有休克的可能。

(二)皮肤的感觉和弹性

通过触摸可评估患者皮肤的感觉功能和弹性,当皮肤对温度、触摸等存在感觉障碍,提示皮肤具有广泛或局限性损伤。

(三)皮肤的完整性和清洁度

主要检查皮肤有无损伤,损伤的部位和范围;皮肤的清洁度可以通过皮肤的气味、皮肤的污垢油脂等情况来进行评估。

二、皮肤护理技术

(一)淋浴和盆浴

淋浴和盆浴适用于全身情况良好可以自行完成沐浴过程的患者,护士可根据患者的自理能力提供适当帮助。

1.目的

(1)去除皮肤污垢,保持皮肤清洁,使患者感觉舒适,促进健康。

(2)促进皮肤的血液循环,增强皮肤的排泄功能和对外界刺激的敏感性,预防皮肤感染和压疮等并发症的发生。

(3)促进患者肌肉放松,增加活动,满足其身心需要。

(4)为护士提供观察患者并建立良好护患关系的机会。

2.方法

(1)向患者及其家属解释沐浴的目的,取得合作。

(2)关闭浴室门窗,调节室温在 22 ℃～26 ℃,水温在 40 ℃～45 ℃。

(3)备齐用物,携带用物送患者进浴室,向患者交代有关事项。例如,调节水温的方法,呼叫铃的应用;不宜用湿手接触电源开关;浴室不宜闩门,以便发生意外时护士可以及时入内;用物放于易取之处。

(4)将"正在使用"的标志牌挂于浴室门上。

(5)注意患者入浴时间,如时间过久应予询问,以防发生意外;当呼叫铃响时,护士应询问或敲门后再进入浴室,协助患者解决相关问题。

3.注意事项

(1)进餐 1 h 后方能沐浴,以免影响消化。

(2)水不宜太热,室温不宜太高,时间不宜过长,以免发生晕厥或烫伤等意外。若遇患者发生晕厥,应立即抬出,平卧、保暖,并配合医师共同处理。

(3)妊娠 7 个月以上的孕妇禁用盆浴。创伤、衰弱、患心脏病需要卧床休息的患者,均不宜淋浴或盆浴。传染病患者的淋浴,根据病种按隔离原则进行沐浴。

(二)床上擦浴

床上擦浴适用于病情较重、长期卧床、活动受限和生活不能自理的患者。

1.目的

(1)去除皮肤污垢,保持皮肤清洁,使患者感觉舒适,促进健康。

(2)促进皮肤的血液循环,增强皮肤的排泄功能和对外界刺激的敏感性,预防皮肤感染和压疮等并发症的发生。

(3)促进患者肌肉放松,增加活动,满足其身心需要。

(4)观察患者情况,促进肢体活动,防止肌萎缩和关节僵硬等并发症发生。

2.评估

(1)患者:患者的病情、意识状态、自理程度和皮肤卫生状况、清洁习惯,患者及其家属对皮肤清洁卫生知识的了解程度和要求,是否需要大小便,对皮肤清洁剂有无特殊要求。

(2)环境:温度是否适宜,场地是否宽敞,光线是否充足,有无床帘或窗帘等遮挡设备。

(3)用物:用物是否备齐。

3.计划

(1)患者准备:理解操作目的,知晓操作配合方法,主动配合操作。按需给予便盆。

(2)环境准备:关闭门窗,调节室温 24 ℃ 左右,拉上窗帘或床帘,或用屏风遮挡维护患者自尊。

(3)用物准备:备脸盆,水桶 2 个(一个盛热水,另一个盛污水);清洁衣裤、清洁被服、大毛巾、浴巾、香皂、小剪刀、梳子、爽身粉、小毛巾 2 条、50%乙醇。必要时备便盆、便盆布。

(4)护士准备:衣帽整洁,剪短指甲,洗手,戴口罩,手套,熟悉床上擦洗的操作技术。

4.实施

床上擦浴步骤见表 2-4。

5.评价

(1)护患沟通良好,患者主动配合。

(2)护士操作规范,动作轻稳、协调,床单位未湿。

(3)患者感觉舒适,未受凉,对操作满意。

6.健康教育

(1)向患者介绍床上擦浴的目的、配合方法及注意事项,嘱患者保持皮肤清洁卫生,避免感染。

(2)教育患者经常观察皮肤,预防感染和压疮等并发症的发生。

7.其他注意事项

(1)擦浴过程中应注意保暖,操作一般应在 15~30 min 完成,以防患者受凉和劳累。

(2)护士在操作过程中,应运用人体力学原理,注意节时省力。

表 2-4　床上擦浴

流程	步骤详情	要点与注意事项
1.至床旁		
(1)核对解释	备齐用物,携至床旁放妥,核对,向患者及其家属解释操做配合及注意事项	◇患者无误,取得患者的信任、理解与配合
(2)安置体位	①酌情放平床头及床尾支架,松开床尾盖被	◇注意保暖,并保护患者隐私
	②协助患者移近护士侧并取舒适体位,保持平衡	◇确保患者舒适,同时注意省力
2.擦洗		
(1)脸、颈	①将脸盆放于床旁桌上,倒入温水至 2/3 满,并测试水温	◇温水可以促进血液循环和身体舒适,防止受凉
	②将微湿温热小毛巾包在手上呈手套状(图 2-7),一手扶托患者头顶部,另一手擦洗患者脸及颈部	◇避免指甲戳伤患者
	③先用温热毛巾的不同部分分别擦拭患者两眼,由内眦向外眦擦拭	◇避免交叉感染;不用肥皂,防引起眼部刺激症状;注意洗净耳后、耳郭等处,酌情使用肥皂
	④再依次擦洗额部、颊部、鼻翼、耳后、下颌,直至颈部	
	⑤用较干毛巾依次再擦洗 1 遍	
(2)上肢、双手	①协助患者脱上衣	◇先脱近侧,后脱远侧;如有外伤,先脱健侧,后脱患侧
	②用浴毯遮盖身体	◇尽量减少暴露,注意保护患者隐私,注意保暖,防止受凉
	③在近侧上肢下铺大毛巾	◇避免擦洗时沾湿床单位
	④移去近侧上肢上的浴毯,一手托患者手臂,另一手用涂浴皂的湿毛巾擦洗,由近心端到远心端	◇注意洗净肘部和腋窝等皮肤皱褶处

流程	步骤详情	要点与注意事项
	⑤再用湿毛巾擦去皂液,清洗毛巾后再擦洗,最后用浴巾边按摩边擦干	
	⑥同法擦洗另一侧	◇酌情换水
	⑦浸泡双手于盆内热水中,洗净、擦干	◇酌情换水,需要时修剪指甲
(3)胸、腹	①将浴巾盖于患者的胸腹部	◇更换清洁用水;女性患者应注意擦净乳房下皱褶处和脐部;擦洗过程中注意观察病情,若患者出现寒战、面色苍白等情况,应立即停止擦洗,给予适当处理;擦洗时还应观察皮肤有无异常
	②一手掀起浴巾,另一手包裹湿毛巾擦洗胸腹部	
(4)背	①协助患者侧卧,背向护士,铺浴巾于患者身下,浴毯遮盖背部	◇更换清洁用水
	②依次擦洗后颈部、背部和臀部	◇擦洗后酌情按摩受压部位
	③协助患者穿衣,平卧	◇先穿远侧;如有伤口,先穿患侧
(5)下肢	①协助患者脱裤,铺浴巾于患者腿下	◇酌情换水
	②擦洗腿部,由近心端到远心端	◇擦洗时应尽量减少暴露,注意保护患者隐私
	③同法擦洗另一侧	
	④协助患者屈膝,置橡胶单、浴巾和足盆于患者足下	◇换水、换盆、换毛巾
	⑤逐一浸泡、洗净和擦干双脚	
(6)会阴	①铺浴巾于患者臀下	◇换水、换盆、换毛巾
	②协助或指导患者冲洗会阴	◇女性患者应由前向后清洗
	③为患者换上清洁的裤子	
3.整理	①酌情为患者梳发、更换床单等	
	②整理床单位	
	③安置患者于舒适卧位,开窗通风	
	④清理用物,洗手,记录	

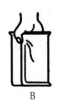

A   B   C

图 2-7　包小毛巾法

（黄　妮）

第 三 章

呼吸内科常见病护理

第一节 急性呼吸道感染

急性呼吸道感染通常包括急性上呼吸道感染和急性气管-支气管炎。急性上呼吸道感染是鼻腔、咽或喉部急性炎症的总称。常见病原体为病毒,仅有少数由细菌引起。本病全年皆可发病,但冬春季节多发,具有一定的传染性,有时引起严重的并发症,应积极防治。急性气管-支气管炎是指感染、物理、化学、过敏等因素引起的气管-支气管黏膜的急性炎症。可由急性上呼吸道感染蔓延而来。多见于寒冷季节或气候多变时,或气候突变时多发。

一、护理评估

（一）病因及发病机制

1.急性上呼吸道感染

急性上呼吸道感染有 70％～80％由病毒引起。其中主要包括流感病毒、副流感病毒、呼吸道合胞病毒、腺病毒、鼻病毒等。由于感染病毒类型较多,又无交叉免疫,人体产生的免疫力较弱且短暂,同时在健康人群中有病毒携带者,故一个人可有多次发病。细菌感染占 20％～30％,可直接或继病毒感染之后发生,以溶血性链球菌最为多见,其次为流感嗜血杆菌、肺炎球菌和葡萄球菌等,偶见革兰氏阴性杆菌。当全身或呼吸道局部防御功能降低时,尤其是年老体弱或有慢性呼吸道疾病者更易患病,原先存在于上呼吸道或外界侵入的病毒和细菌迅速繁殖,引起本病。通过含有病毒的飞沫或被污染的用具传播,引起发病。

2.急性气管-支气管炎

（1）感染:由病毒、细菌直接感染,或急性上呼吸道病毒（如腺病毒、流感病毒）、细菌（如流感嗜血杆菌、肺炎链球菌）感染迁延而来,也可在病毒感染后继发细菌感染。亦可为衣原体和支原体感染。

（2）物理、化学性因素:过冷空气、粉尘、刺激性气体或烟雾的吸入使气管-支气管黏膜受到急性刺激和损伤,引起本病。

（3）变态反应:花粉、有机粉尘、真菌孢子等的吸入以及对细菌蛋白质过敏等,均可引起气管-支气管的变态反应。寄生虫（如钩虫、蛔虫的幼虫）移行至肺,也可致病。

（二）健康史

有无受凉、淋雨、过度疲劳等使机体抵抗力降低等情况，应注意询问本次起病情况，既往健康情况，有无呼吸道慢性疾病史等。

（三）身体状况

1.急性上呼吸道感染

急性上呼吸道感染主要症状和体征个体差异大，根据病因不同可有不同类型，各型症状、体征之间无明显界定，也可互相转化。

（1）普通感冒：又称急性鼻炎或上呼吸道卡他，以鼻咽部卡他症状为主要表现，俗称"伤风"。成人多为鼻病毒所致，起病较急，初期有咽干、咽痒或咽痛，同时或数小时后有打喷嚏、鼻塞、流清水样鼻涕，2～3 d后分泌物变稠，伴咽鼓管炎可引起听力减退，伴流泪、味觉迟钝、声嘶、少量咳嗽、低热不适、轻度畏寒和头痛。检查可见鼻腔黏膜充血、水肿、有分泌物，咽部轻度充血。如无并发症，一般经5～7 d痊愈。

流行性感冒（简称流感）则由流感病毒引起，起病急，鼻咽部症状较轻，但全身症状较重，伴高热、全身酸痛和眼结膜炎症状。而且常有较大或大范围的流行。

流行性感冒应及早应用抗流感病毒药物：起病1～2 d内应用抗流感病毒药物治疗，才能取得最佳疗效。目前抗流感病毒药物包括离子通道 M_2 阻滞剂和神经氨酸酶抑制剂两类。离子通道 M_2 阻滞剂包括金刚烷胺和金刚乙胺，主要对甲型流感病毒有效。金刚烷胺类药物是治疗甲型流感的首选药物，有效率达70%～90%。金刚烷胺的不良反应有神经质、焦虑、注意力不集中和轻微头痛等中枢神经系统不良反应，一般在用药后几小时出现，金刚乙胺的毒副作用较小。胃肠道反应主要为恶心和呕吐，停药后可迅速消失。肾功能不全的患者需要调整金刚烷胺的剂量，对于老年人或肾功能不全者需要密切监测不良反应。神经氨酸酶抑制剂：奥司他韦（商品名达菲），作用机制是通过干扰病毒神经氨酸酶保守的唾液酸结合位点，从而抑制病毒的复制，对 A（包括 H5N1）和 B 不同亚型流感病毒均有效。奥司他韦成人每次口服75 mg，每天2次，连服5 d，但须在症状出现2 d内开始用药。奥司他韦不良反应少，一般为恶心、呕吐等消化道症状，也有腹痛、头痛、头晕、失眠、咳嗽、乏力等不良反应的报道。

（2）病毒性咽炎和喉炎：临床特征为咽部发痒、不适和灼热感、声嘶、讲话困难、咳嗽、咳嗽时咽喉疼痛，无痰或痰呈黏液性，有发热和乏力，伴有咽下疼痛时，常提示有链球菌感染，体检发现咽部明显充血和水肿、局部淋巴结肿大且触痛，提示流感病毒和腺病毒感染，腺病毒咽炎可伴有眼结膜炎。

（3）疱疹性咽峡炎：主要由柯萨奇病毒 A 引起，夏季好发。有明显咽痛、常伴有发热，病程约一周。体检可见咽充血，软腭、腭垂、咽和扁桃体表面有灰白色疱疹及浅表溃疡，周围有红晕。多见儿童，偶见于成人。

（4）咽结膜热：常为柯萨奇病毒、腺病毒等引起。夏季好发，游泳传播为主，儿童多见。表现为发热、咽痛、畏光、流泪、咽及结膜明显充血。病程为4～6 d。

（5）细菌性咽-扁桃体炎多由溶血性链球菌感染所致，其次为流感嗜血杆菌、肺炎球菌、葡萄球菌等引起。起病急，咽痛明显、伴畏寒、发热，体温超过39 ℃。检查可见咽部明显充血，扁桃体充血肿大，其表面有黄色点状渗出物，颌下淋巴结肿大伴压痛，肺部无异常体征。

本病如不及时治疗可并发急性鼻窦炎、中耳炎、急性气管-支气管炎。部分患者可继发病毒性心肌炎、肾炎、风湿热等。

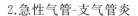

2.急性气管-支气管炎

急性气管-支气管炎起病较急,常先有急性上呼吸道感染的症状,继之出现干咳或少量黏液性痰,随后可转为黏液脓性或脓性痰液,痰量增多,咳嗽加剧,偶可痰中带血。全身症状一般较轻,可有发热,38 ℃左右,多于3～5 d后消退。咳嗽、咳痰为最常见的症状,常为阵发性咳嗽,咳嗽、咳痰可延续2～3周才消失,如迁延不愈,则可演变为慢性支气管炎。呼吸音常正常或增粗,两肺可听到散在干、湿性啰音。

(四)实验室及其他检查

1.血常规

病毒感染者白细胞正常或偏低,淋巴细胞比例升高;细菌感染者白细胞计数和中性粒细胞增高,可有核左移现象。

2.病原学检查

可做病毒分离和病毒抗原的血清学检查,确定病毒类型,以区别病毒和细菌感染。细菌培养及药物敏感试验,可判断细菌类型,并可指导临床用药。

3.X线检查

胸部X线多无异常改变。

二、主要护理诊断及医护合作性问题

(一)舒适的改变

鼻塞、流涕、咽痛、头痛与病毒和(或)细菌感染有关。

(二)潜在并发症

鼻窦炎、中耳炎、心肌炎、肾炎、风湿性关节炎。

三、护理目标

患者躯体不适缓解,日常生活不受影响;体温恢复正常;呼吸道通畅;睡眠改善;无并发症发生或并发症被及时控制。

四、护理措施

(一)一般护理

注意隔离患者,减少探视,避免交叉感染。患者咳嗽或打喷嚏时应避免对着他人。患者使用的餐具、痰盂等用具应按规定消毒,或用一次性器具,回收后焚烧弃去。多饮水,补充足够的热量,给予清淡易消化、高热量、丰富维生素、富含营养的食物。避免刺激性食物,戒烟、酒。患者以休息为主,特别是在发热期间。部分患者往往因剧烈咳嗽而影响正常的睡眠,可给患者提供容易入睡的休息环境,保持病室适宜温度、湿度和空气流通。保证周围环境安静,关闭门窗。指导患者运用促进睡眠的方式,如睡前泡脚、听音乐等。必要时可遵医嘱给予镇咳、祛痰或镇静药物。

(二)病情观察

关注疾病流行情况、鼻咽部发生的症状、体征及血常规和X线胸片改变。注意并发症,如耳痛、耳鸣、听力减退、外耳道流脓等提示中耳炎;如头痛剧烈、发热、伴脓涕、鼻窦有压痛等提示鼻窦炎;如在恢复期出现胸闷、心悸、眼睑水肿、腰酸和关节痛等提示心肌炎、肾炎或风湿性关节炎,应及时就诊。

（三）对症护理

1.高热护理

体温超过 37.5 ℃,应 4 h 测体温 1 次,观察体温过高的早期症状和体征,体温突然升高或骤降时,应随时测量和记录,并及时报告医师。体温＞39 ℃时,要采取物理降温。降温效果不好可遵照医嘱选用适当的解热剂进行降温。患者出汗后应及时处理,保持皮肤的清洁和干燥,并注意保暖。鼓励多饮水。

2.保持呼吸道通畅

清除气管、支气管内分泌物,减少痰液在气管、支气管内的聚积。指导患者采取舒适的体位进行有效咳嗽。观察咳痰情况,如痰液较多且黏稠,可嘱患者多饮水,或遵照医嘱给予雾化吸入治疗,以湿润气道、利于痰液排出。

（四）用药护理

1.对症治疗

选用抗感冒复合剂或中成药减轻发热、头痛,减少鼻、咽充血和分泌物,如对乙酰氨基酚(扑热息痛)、银翘解毒片等。干咳者可选用右美沙芬、喷托维林(咳必清)等;咳嗽有痰可选用复方氯化铵合剂、溴己新(必嗽平),或雾化祛痰。咽痛者可含服喉片或草珊瑚片等。气喘者可用平喘药,如特布他林、氨茶碱等。

2.抗病毒药物

早期应用抗病毒药有一定疗效,可选用利巴韦林、奥司他韦、金刚烷胺、吗啉胍和抗病毒中成药等。

3.抗菌药物

如有细菌感染,最好根据药物敏感试验选择有效抗菌药物治疗,常可选用大环内酯类、青霉素类、氟喹诺酮类及头孢菌素类。

根据医嘱选用药物,告知患者药物的作用、可能发生的不良反应和服药的注意事项,如按时服药;应用抗生素者,注意观察有无迟发变态反应发生;对于应用解热镇痛药者注意避免大量出汗引起虚脱等。发现异常及时就诊等。

（五）心理护理

急性呼吸道感染预后良好,多数患者于 1 周内康复,仅少数患者可因咳嗽迁延不愈而发展为慢性支气管炎,患者一般无明显心理负担。但如果咳嗽较剧烈,加之伴有发热,可能会影响患者的休息、睡眠,进而影响工作和学习,个别患者产生急于缓解咳嗽等症状的焦虑情绪。护理人员应与患者进行耐心、细致的沟通,通过对病情的客观评价,解除患者的心理顾虑,建立治疗疾病的信心。

（六）健康指导

1.疾病知识指导

帮助患者和家属掌握急性呼吸道感染的诱发因素及本病的相关知识,避免受凉、过度疲劳,注意保暖;外出时可戴口罩,避免寒冷空气对气管、支气管的刺激。积极预防和治疗上呼吸道感染,症状改变或加重时应及时就诊。

2.生活指导

平时应加强耐寒锻炼,增强体质,提高机体免疫力。有规律生活,避免过度劳累。室内空气保持新鲜、阳光充足。少去人群密集的公共场所。戒烟、酒。

五、护理评价

患者舒适度改善;睡眠质量提高;未发生并发症或发生后被及时控制。

（刘　怡）

第二节　肺　炎

肺炎是指终末气道、肺泡和肺间质的炎症,可由病原微生物、理化因素、免疫损伤、过敏及药物因素所致,其中最常见的是细菌性肺炎。临床上表现为发热、寒战、胸痛、咳嗽和咳脓痰,X线胸片上可见至少一处不透光阴影。

一、病因与发病机制

当各种因素导致呼吸道局部和全身免疫防御系统受损时,病原体可经以下途径侵入下呼吸道引起肺炎:空气吸入、血行播散、邻近部位的感染直接蔓延、上呼吸道定植菌的误吸。

二、临床表现

肺炎的症状变化较大,可轻可重,决定于3个主要因素:局部炎症程度,肺部炎症的播散和全身炎症反应程度。

（一）症状

常见症状为咳嗽、咳痰或原有呼吸道症状加重,并出现脓性痰或血痰,伴或不伴胸痛。重症患者有呼吸困难、呼吸窘迫。

（二）体征

肺实变时有典型的体征,如叩诊浊音、语颤增强和支气管呼吸音等。并发胸腔积液者,患侧胸部叩诊浊音、语颤减弱、呼吸音减弱。

三、辅助检查

（一）实验室检查

1.血常规

白细胞计数和中性粒细胞明显升高,且呈核左移现象,或胞质内有毒性颗粒。

2.细菌检查

痰涂片或培养有助于明确病原体。

3.血和胸腔积液培养

肺炎患者血和痰培养分离到相同细菌,可确定为肺炎的病原菌。胸腔积液培养到的细菌则基本可认为是肺炎的致病菌。

4.其他

经皮细针吸检和开胸肺活检、尿抗原试验、血清学检查、血气分析等。

（二）影像学检查

胸部X线征象可为肺炎发生的部位、严重程度和病原学提供重要线索。CT对揭示病变性质、隐匿部位病变和其他伴随改变(胸腔积液、纵隔和肺内淋巴结肿大)有帮助。B超用于探测胸腔积液和贴近胸壁的肺实质病灶,可指导穿刺抽液和经胸壁穿刺活检。

四、治疗要点

抗感染治疗是肺炎治疗的关键环节,包括经验性治疗和抗病原体治疗。前者主要根据患者流行病学资料和临床表现与影像特征,选择可能覆盖病原体的抗菌药物;后者根据呼吸道或肺组织标本的培养和药物敏感试验结果,选择体外试验敏感的抗菌药物。肺炎的抗菌药物治疗应尽早进行,一旦怀疑为肺炎即马上给予首剂抗菌药物。

肺炎链球菌肺炎首选青霉素G,葡萄球菌肺炎可选用耐青霉素酶的半合成青霉素或头孢菌素,肺炎支原体肺炎首选大环内酯类抗生素,肺炎衣原体肺炎首选红霉素,病毒性肺炎可选用利巴韦林、阿昔洛韦等病毒抑制剂。

五、护理措施

（一）一般护理

1.运动与休息

卧床休息,减少活动,以减少组织对氧的需要,帮助机体组织修复。应尽量将治疗和护理集中在同一时间内完成,以保证患者有足够的休息时间。

2.饮食

给予高热量、高蛋白和富含维生素的流质或半流质饮食,并鼓励患者进食。对不能进食者,必要时用鼻饲补充营养,以弥补代谢的消耗。鼓励患者多饮水,每天摄入量在1～2 L。需静脉补液者,滴速不宜过快,以免引起肺水肿。

3.口腔护理

高热患者,唾液分泌减少,口腔黏膜干燥,口腔内食物残渣易发酵,促使细菌繁殖。同时机体抵抗力下降及维生素缺乏,易引起口唇干裂、口唇疱疹、口腔炎症、溃疡。应在清晨、餐后及睡前协助患者漱口,或用漱口液清洁口腔,口唇干裂可涂润滑油保护。

（二）病情观察

观察患者的神志、生命体征、皮肤、黏膜、尿量等变化,尤其是关注儿童、老人、久病体弱者的病情变化。及时发现早期休克征象,协助医师及时采取救治措施。准确记录出入液量,估计患者的组织灌流情况。按医嘱执行导尿术及做中心静脉压测定。

（三）对症护理

1.发热的护理

高热时一般先用物理降温,如枕部冷敷、温水擦浴,若体温未下降可给予药物降温,降温半小时后测体温。患者寒战时注意保暖,适当增加盖被,大量出汗者应及时更换衣服和盖被,并注意保持皮肤的清洁干燥。

2.低氧的护理

根据血气分析结果给予吸氧,维持$PaO_2 > 8.0$ kPa(约60 mmHg)有助于改善组织器官的缺氧状态。常用的吸氧方法包括鼻导管吸氧法、面罩吸氧法、正压给氧法。高浓度($>60\%$)长时间给氧可损害脑、心、肺、肾等器官,在肺部可引起肺泡间质水肿、肺泡上皮增生、肺透明膜形成、肺出血等,也可引起早产儿、新生儿眼晶体后纤维增生症,影响视力,所以吸氧时应注意防止氧中毒。

3.咳嗽、咳痰的护理

(1)有效咳嗽:适用于清醒且配合的患者。①有效咳嗽的方法:患者尽可能采用坐位,先进行深而慢的腹式呼吸 5～6 次,深吸气至膈肌完全下降,屏气 3～5 s,身体前倾,从胸腔进行 2～3 次短促有力的咳嗽,同时收缩腹肌,或用手按压上腹部或双手环抱一个枕头于腹部,有利于膈肌上升帮助痰液咳出;②也可取俯卧屈膝位,借助膈肌、腹肌收缩,增加腹压,咳出痰液;③指导患者经常变换体位有利于痰液咳出;④对于胸痛患者,可用双手或枕头轻压伤口两侧以减轻伤口带来的疼痛。疼痛剧烈时可遵医嘱给予镇痛药,30 分钟后指导患者进行有效咳嗽。

(2)气道湿化:适用于痰液黏稠不易咳出者。应用气道湿化的注意事项:①湿化时间不宜过长,一般以 10～20 min 为宜,湿化时间过长可引起黏膜水肿和气道狭窄,甚至诱发支气管痉挛、加重水、钠潴留;②湿化温度宜在 35 ℃～37 ℃,温度过高易灼伤呼吸道,损害气道黏膜纤毛运动;温度过低可诱发哮喘、寒战反应;③吸入过程中避免降低吸入氧浓度;④治疗后及时鼓励患者咳嗽、咳痰或协助翻身、叩背;⑤湿化器应按照规定消毒,专人专用,以预防呼吸道疾病的交叉感染。

(3)胸部叩击:适宜久病体弱、长期卧床、排痰无力者,禁用于未经引流的气胸、肋骨骨折、有病理性骨折史、咯血、低血压及肺水肿等患者。叩击者两手手指弯曲并拢,掌侧呈杯状,以手腕力量,从肺底自下而上,由外向内,迅速而有节律地叩击胸壁,震动气道,每一肺叶叩击 1～3 min,120～180 次/分钟。注意事项:①叩击前看影像资料或听诊肺部呼吸音明确痰液潴留部位;②用单层薄布保护胸廓部位,叩击时避开乳房、心脏、骨突部位(如脊柱、肩胛骨、胸骨)及衣物拉链、纽扣等;③叩击力量要适中,以不引起患者疼痛为宜,每次叩击 5～15 min,在餐后两小时至餐前 30 min 进行,以避免治疗中发生呕吐;④操作后协助患者咳痰,复查肺部呼吸音及啰音的变化。

(4)体位引流:适宜于有大量痰液排出不畅的患者;禁用于有明显呼吸困难和发绀者、近 1～2 周内曾有大咯血史、严重心血管疾病或年老体弱不能耐受者。原则上抬高病变部位,引流支气管开口向下。

(5)机械吸痰:适用于无力咳痰,意识障碍或建立人工气道者。①在吸痰前、后适当提高吸氧浓度,使用密闭式吸痰系统,预防吸痰中出现低氧血症;②每次吸引时间<15 s,两次抽吸间隔时间>3 min;③严格无菌操作,避免呼吸道交叉感染。

(四)用药的护理

1.抗生素治疗的护理

(1)用药前询问药物过敏史,严格遵照药品说明书进行药物皮肤试敏。

(2)应严格遵照医嘱及药品说明书配制和使用抗生素,避免发生药物不良反应:如发热,皮疹,胃肠道不适,肝、肾毒性,耳毒性等,发现异常及时报告。

(3)用药过程中密切观察有无变态反应,对于患者从未使用的抗生素,首次输液速度宜慢,以免发生变态反应,如患者突然出现呼吸困难、血压下降、意识障碍,应立即停药并报告医师,做好抢救准备。

(4)长期、大量使用抗生素的患者应监测肝、肾功能。

2.感染性休克患者治疗用药的护理

(1)扩充有效循环血容量:①根据患者生命体征、年龄、基础疾病、心功能情况、出入液量及中心静脉压水平决定补液速度及补液量。若血压低、中心静脉压<0.5 kPa(约5 cmH₂O)应迅速补液;中心静脉压达到或超过1.0 kPa(约10 cmH₂O)时,输液速度不宜过快,以免诱发急性心力衰竭。②下列证据提示血容量已经补足。口唇红润、肢端温暖、收缩压>12.0 kPa(约90 mmHg)、脉压>4.0 kPa(约30 mmHg)、尿量>30 mL/h。③若血容量已经基本补足,尿比重<1.018及尿量<20 mL/h应及时报告医师,警惕急性肾衰竭的发生。

(2)纠正酸中毒:酸中毒是由于组织缺氧所致。纠正酸中毒可以加强心肌收缩力,增强血管对升压药的反应,改善微循环。常用5%碳酸氢钠溶液静脉滴注,因其配伍禁忌较多,应单独输入。

(3)血管活性药物的应用:应用血管活性药物应根据血压的变化调整滴速,维持收缩压在12.0~13.3 kPa(约90~100 mmHg)为宜,注意控制输液速度。输液过程中要防止药液外渗,以免局部组织缺血坏死。

(五)心理护理

高热、咳嗽、咳痰、呼吸困难等症状会给患者带来很大的精神压力。因此,要注意评估肺炎对患者日常生活、工作或学习的影响,以及患者能否适应疾病所带来的角色转变,观察其情绪变化,向患者讲解肺炎的患病及治疗过程、预后及防治知识,并列举成功的治疗案例,使患者树立康复的信心。

(六)健康指导

1.住院期间健康指导

(1)向患者宣传有关肺炎的基本知识。

(2)保证充足的休息时间,增加水和营养的摄入,以增加机体对感染的抵抗能力。

(3)体温高或需要痰液引流的患者应给予相应的护理指导。

(4)指导使用抗生素者若有不适应及时通知医护人员,以免发生变态反应。

(5)为减少唾液污染,指导患者漱口后采集深咳痰液,室温下两小时内送检。

2.出院指导

(1)出院后继续用药者,应嘱其遵医嘱按疗程服药,若更换抗生素应注意迟发变态反应,出现发热、心率增快、咳嗽、咳痰、胸痛等症状时,应及时就诊。

(2)指导患者病情好转后,注意锻炼身体,加强耐寒锻炼;天气变化时随时增减衣服,避免受凉、淋雨、酗酒以及吸烟,预防上呼吸道感染。

(3)预防接种肺炎链球菌疫苗和(或)流感疫苗可减少某些特定人群罹患肺炎的机会。

(刘　怡)

第三节　慢性支气管炎

慢性支气管炎是由于感染或非感染因素引起气管、支气管黏膜及其周围组织的慢性非特异性炎症。临床以咳嗽、咳痰或伴有喘息反复发作为特征,每年持续3个月以上,且连续2年以上。

一、病因和发病机制

慢性支气管炎的病因极为复杂,迄今尚有许多因素还不够明确,往往是多种因素长期相互作用的综合结果。

（一）感染

病毒、支原体和细菌感染是本病急性发作的主要原因。病毒感染以流感病毒、鼻病毒、腺病毒和呼吸道合胞病毒常见;细菌感染以肺炎链球菌、流感嗜血杆菌和卡他莫拉菌及葡萄球菌常见。

（二）大气污染

化学气体如氯气、二氧化氮、二氧化硫等刺激性烟雾,空气中的粉尘等均可刺激支气管黏膜,使呼吸道清除功能受损,为细菌入侵创造条件。

（三）吸烟

吸烟为本病发病的主要因素。吸烟时间的长短与吸烟量决定发病率的高低,吸烟者的患病率较不吸烟者高 2～8 倍。

（四）过敏因素

喘息型支气管患者,多有过敏史。患者痰中嗜酸性粒细胞和组胺的含量及血中 IgE 明显高于正常。此类患者实际上应属慢性支气管炎合并哮喘。

（五）其他因素

气候变化,特别是寒冷空气对慢支的病情加重有密切关系。自主神经功能失调,副交感神经功能亢进,老年人肾上腺皮质功能减退,慢性支气管炎的发病率增加。维生素 C 缺乏,维生素 A 缺乏,易患慢性支气管炎。

二、临床表现

（一）症状

患者常在寒冷季节发病,出现咳嗽、咳痰,尤以晨起显著,白天多于夜间。病毒感染痰液为白色黏液泡沫状,继发细菌感染,痰液转为黄色或黄绿色黏液脓性,偶可带血。慢性支气管炎反复发作后,支气管黏膜的迷走神经感受器反应性增高,副交感神经功能亢进,可出现过敏现象而发生喘息。

（二）体征

早期多无体征。急性发作期可有肺底部闻及干、湿性啰音。喘息型支气管炎在咳嗽或深吸气后可闻及哮鸣音,发作时有广泛哮鸣音。

（三）并发症

(1)阻塞性肺气肿:为慢性支气管炎最常见的并发症。

(2)支气管肺炎:慢性支气管炎蔓延至支气管周围肺组织中,患者表现寒战、发热、咳嗽加剧、痰量增多且呈脓性;白细胞总数及中性粒细胞增多;X 线胸片显示双下肺野有斑点状或小片阴影。

(3)支气管扩张症。

三、诊断

（一）辅助检查

1.血常规

白细胞总数及中性粒细胞数可升高。

2.胸部 X 线

单纯型慢性支气管炎，X 线片检查阴性或仅见双下肺纹理增多、增粗、模糊、呈条索状或网状。继发感染时为支气管周围炎症改变，表现为不规则斑点状阴影，重叠于肺纹理之上。

3.肺功能检查

早期病变多在小气道，常规肺功能检查多无异常。

（二）诊断要点

凡咳嗽、咳痰或伴有喘息，每年发作持续 3 个月，连续 2 年或 2 年以上者，并排除其他心、肺疾病（如肺结核、肺尘埃沉着病、支气管哮喘、支气管扩张症、肺癌、肺脓肿、心脏病、心功能不全等）、慢性鼻咽疾病后，即可诊断。如每年发病不足 3 个月，但有明确的客观检查依据（如胸部 X 线片、肺功能等）亦可诊断。

（三）鉴别诊断

1.支气管扩张

多于儿童或青年期发病，常继发于麻疹、肺炎或百日咳后，并有咳嗽、咳痰反复发作的病史，合并感染时痰量增多，并呈脓性或伴有发热，病程中常反复咯血。在肺下部周围可闻及不易消散的湿性啰音。晚期重症患者可出现杵状指（趾）。胸部 X 线上可见双肺下野纹理粗乱或呈卷发状。薄层高分辨 CT（HRCT）检查有助于确诊。

2.肺结核

活动性肺结核患者多有午后低热、消瘦、乏力、盗汗等中毒症状。咳嗽痰量不多，常有咯血。老年肺结核的中毒症状多不明显，常被慢性支气管炎的症状所掩盖而误诊。胸部 X 线上可发现结核病灶，部分患者痰结核菌检查可获阳性。

3.支气管哮喘

支气管哮喘常为特质性患者或有过敏性疾病家族史，多于幼年发病。一般无慢性咳嗽、咳痰史。哮喘多突然发作，且有季节性，血和痰中嗜酸性粒细胞常增多，治疗后可迅速缓解。发作时双肺布满哮鸣音，呼气延长，缓解后可消失，且无症状，但气道反应性仍增高。慢性支气管炎合并哮喘的患者，病史中咳嗽、咳痰多发生在喘息之前，迁延不愈较长时间后伴有喘息，且咳嗽、咳痰的症状多较喘息更为突出，平喘药物疗效不如哮喘等可资鉴别。

4.肺癌

肺癌多发生于 40 岁以上男性，并有多年吸烟史的患者，刺激性咳嗽常伴痰中带血和胸痛。X 线胸片检查肺部常有块影或反复发作的阻塞性肺炎。痰脱落细胞及支气管镜等检查，可明确诊断。

5.慢性肺间质纤维化

慢性咳嗽，咳少量黏液性非脓性痰，进行性呼吸困难，双肺底可闻及爆裂音（Velcro 啰音），严重者发绀并有杵状指。X 线胸片见中下肺野及肺周边部纹理增多紊乱呈网状结构，其间见弥漫性细小斑点阴影。肺功能检查呈限制性通气功能障碍，弥散功能减低，PaO_2 下降。肺活检是确诊的手段。

四、治疗

(一)急性发作期及慢性迁延期的治疗

以控制感染、祛痰、镇咳为主,同时解痉平喘。

1.抗感染药物

及时、有效、足量,感染控制后及时停用,以免产生细菌耐药或二重感染。一般患者可按常见致病菌用药。可选用青霉素 G 80×10⁴ U 肌内注射;复方磺胺甲噁唑(SMZ),每次 2 片,2 次/天;阿莫西林 2~4 g/d,3~4 次口服;氨苄西林 2~4 g/d,分 4 次口服;头孢氨苄 2~4 g/d 或头孢拉定1~2 g/d,分 4 次口服;头孢呋辛 2 g/d 或头孢克洛 0.5~1 g/d,分 2~3 次口服。亦可选择新一代大环内酯类抗生素,如罗红霉素,0.3 g/d,2 次口服。抗菌治疗疗程一般 7~10 d,反复感染病例可适当延长。严重感染时,可选用氨苄西林、环丙沙星、氧氟沙星、阿米卡星、奈替米星或头孢菌素类联合静脉滴注给药。

2.祛痰镇咳药

刺激性干咳者不宜单用镇咳药物,否则痰液不易咳出。可给盐酸溴环己胺醇 30 mg 或羧甲基半胱氨酸 500 mg,3 次/天口服。乙酰半胱氨酸(富露施)及氯化铵甘草合剂均有一定的疗效。α-糜蛋白酶雾化吸入亦有消炎祛痰的作用。

3.解痉平喘

解痉平喘主要为解除支气管痉挛,利于痰液排出。常用药物为氨茶碱 0.1~0.2 g,8 次/小时口服;丙卡特罗50 mg,2 次/天;特布他林 2.5 mg,2~3 次/天。慢性支气管炎有可逆性气道阻塞者应常规应用支气管舒张剂,如异丙托溴铵(异丙阿托品)气雾剂、特布他林等吸入治疗。阵发性咳嗽常伴不同程度的支气管痉挛,应用支气管扩张药后可改善症状,并有利于痰液的排出。

(二)缓解期的治疗

应以增强体质,提高机体抗病能力和预防发作为主。

(三)中药治疗

采取扶正固本原则,按肺、脾、肾的虚实辨证施治。

五、护理措施

(一)常规护理

1.环境

保持室内空气新鲜,流通,安静,舒适,温湿度适宜。

2.休息

急性发作期应卧床休息,取半卧位。

3.给氧

持续低流量吸氧。

4.饮食

给予高热量、高蛋白、高维生素易消化饮食。

(二)专科护理

(1)解除气道阻塞,改善肺泡通气。及时清除痰液,神志清醒患者应鼓励咳嗽,痰稠不易咯出时,给予雾化吸入或雾化泵药物喷入,减少局部淤血水肿,以利痰液排出。危重体弱患者,定时更换体位,叩击背部,使痰易于咯出,餐前应给予胸部叩击或胸壁震荡。方法:患者取侧卧位,护士两手手指并拢,手背隆起,指关节微屈,自肺底由下向上,由外向内叩拍胸壁,震动气管,边拍边鼓励患者咳嗽,以促进痰液的排出,每侧肺叶叩击 3～5 min。对神志不清者,可进行机械吸痰,需注意无菌操作,抽吸压力要适当,动作轻柔,每次抽吸时间不超过 15 s,以免加重缺氧。

(2)合理用氧减轻呼吸困难。根据缺氧和二氧化碳潴留的程度不同,合理用氧,一般给予低流量、低浓度、持续吸氧,如病情需要提高氧浓度,应辅以呼吸兴奋剂刺激通气或使用呼吸机改善通气,吸氧后如呼吸困难缓解、呼吸频率减慢、节律正常、血压上升、心率减慢、心律正常、发绀减轻、皮肤转暖、神志转清、尿量增加等,表示氧疗有效。若呼吸过缓,意识障碍加深,需考虑二氧化碳潴留加重,必要时采取增加通气量措施。

(刘　怡)

第四节　支气管哮喘

支气管哮喘简称哮喘,是气道的一种慢性变态反应性炎症性疾病。气道炎症由多种炎症细胞、气道结构细胞和细胞组分参与。这种炎症常伴随引起气道反应性增强和出现广泛多变的可逆性气流受限,并引起反复发作性的喘息、气急、胸闷和(或)咳嗽等症状,常在夜间和(或)清晨发作、加剧,多数患者可自行缓解或经治疗缓解。

一、病因与发病机制

(一)病因

1.遗传因素

哮喘患者亲属患病率高于群体患病率,且亲缘关系越近,患病率越高,具有家族积聚现象;患者病情越严重,其亲属患病率也越高。

2.环境因素

环境因素主要包括室内变应原(尘螨、家养宠物、蟑螂)、室外变应原(花粉、真菌)、职业性变应原(油漆、饲料、活性染料)、食物(鱼、虾、蟹、蛋类、牛奶)、药物(普萘洛尔、阿司匹林、抗生素)和非变应原性因素,如气候变化、运动、吸烟、肥胖、妊娠、胃食管反流等。

(二)发病机制

气道免疫-炎症机制、神经调节机制及其相互作用。

二、临床表现

(一)症状

(1)发作性伴有哮鸣音的呼气性呼吸困难或发作性胸闷和咳嗽。严重者可呈坐位或端坐呼吸,干咳或咳大量白色泡沫痰,甚至出现发绀等。"日轻夜重"是哮喘的特征之一。

(2)仅以咳嗽为唯一症状称为咳嗽变异性哮喘;运动时出现上述症状称为运动性哮喘;以胸闷为唯一症状的称为胸闷变异性哮喘。

（二）体征

发作时胸部呈过度充气状态，双肺可闻及广泛的哮鸣音，呼气音延长。但在轻度哮喘或非常严重哮喘发作时，哮鸣音可不出现，表现为"沉默肺"。

（三）并发症

气胸、纵隔气肿、肺不张，长期反复发作和感染可并发慢性支气管炎、肺气肿、支气管扩张症、间质性肺炎、肺纤维化和肺源性心脏病。

三、辅助检查

（一）实验室检查

1.痰液

痰涂片可见较多嗜酸性粒细胞。

2.血气分析

严重发作时表现为呼吸性碱中毒。如重症哮喘，病情进一步发展，气道阻塞严重，表现为呼吸性酸中毒；如缺氧明显，可合并代谢性酸中毒。

3.特异性变应原的检测

血液、皮肤点刺、吸入变应原试验有助于病因诊断。

（二）胸部 X 线/CT 检查

哮喘发作早期可见两肺透亮度增加，呈过度充气状态，如并发感染，可见肺纹理增加及炎性浸润阴影。

（三）呼吸功能检查

1.通气功能

哮喘发作时有关呼气流速度全部指标均显著下降。

2.支气管激发试验

只适用于第一秒用力呼气量（FEV_1）在正常预计值的 70% 以上的患者。激发试验阳性：FEV_1 下降 ≥20%。常用吸入激发剂为醋甲胆碱、组胺。

3.支气管舒张试验

用以测定气道可逆性。舒张试验阳性：①FEV_1 较用药前增加 ≥12%，且其绝对值增加 ≥200 mL；②PEF 较治疗前增加 60 L/min 或 ≥20%。常用吸入型的支气管舒张药有沙丁胺醇、特布他林等。

4.呼气流速峰值（PEF）及其变异率测定

发作时 PEF 下降。气道气流受限可逆性改变的特点：昼夜或 24 h 内 PEF 变异率 ≥20%。

四、治疗要点

防治哮喘最有效的方法是找到引起哮喘发作的变应原或其他非特异刺激因素，并立即脱离。使用控制和缓解哮喘发作的药物，如糖皮质激素、β_2 受体激动剂、茶碱类、抗胆碱药、LT（白三烯）调节剂、抗 IgE 抗体等，还可采取特异性和非特异性免疫疗法，进行积极的哮喘管理，早日控制哮喘症状，提高患者生活质量。

哮喘治疗的目标是长期控制症状、预防未来风险的发生，即在使用最小有效剂量药物治疗或不用药物的基础上，能使患者与正常人一样生活、学习和工作。

五、护理措施

(一)一般护理

(1)室内环境:舒适、安静、冷暖适宜。保持室内空气流通,避免患者接触变应原,如花草、尘螨、花露水、香水等,扫地和整理床单位时可请患者室外等候,或采取湿式清洁方法,避免尘埃飞扬。病房避免使用皮毛、羽绒或蚕丝织物等。

(2)卧位与休息:急性发作时协助患者取坐位或半卧位,以增加舒适度,利于膈肌的运动,缓解呼气性呼吸困难。端坐呼吸的患者为其提供床旁桌支撑,以减少体力消耗。

(二)饮食护理

大约20%的成年患者和50%的患儿是因不适当饮食而诱发或加重哮喘,因此应给予患者营养丰富、清淡、易消化、无刺激的食物。若能找出与哮喘发作有关的食物,如鱼、虾、蟹、蛋类、牛奶等应避免食用。某些食物添加剂如酒石黄和亚硝酸盐可诱发哮喘发作,应引起注意。

(三)用药护理

治疗哮喘的药物分为控制性药物和缓解性药物。控制性药物是指需要长期每天规律使用,主要用于治疗气道慢性炎症,达到哮喘临床控制目的;缓解性药物指按需使用的药物,能迅速解除支气管痉挛,从而缓解哮喘症状。哮喘发作时禁用吗啡和大量镇静剂,以免抑制呼吸。

1.糖皮质激素

糖皮质激素简称激素,是目前控制哮喘最有效的药物。激素给药途径包括吸入、口服、静脉应用等。吸入性糖皮质激素由于其局部抗感染作用强、起效快、全身不良反应少(黏膜吸收、少量进入血液),是目前哮喘长期治疗的首选药物。常用药物有布地奈德、倍氯米松等。通常需规律吸入1~2周方能控制。吸药后嘱患者清水含漱口咽部,可减少不良反应的发生。长期吸入较大剂量激素者,应注意预防全身性不良反应。布地奈德雾化用混悬液制剂,经压缩空气泵雾化吸入,起效快,适用于轻、中度哮喘急性发作的治疗。吸入激素无效或需要短期加强治疗的患者可采用泼尼松和泼尼松龙等口服制剂,症状缓解后逐渐减量,然后停用或改用吸入剂。不主张长期口服激素用于维持哮喘控制的治疗。口服用药宜在饭后服用,以减少对胃肠道黏膜的刺激。重度或严重哮喘发作时应及早静脉给予激素,可选择琥珀酸氢化可的松或甲泼尼龙。无激素依赖倾向者,可在3~5 d内停药;有激素依赖倾向者应适当延长给药时间,症状缓解后逐渐减量,然后改口服或吸入剂维持。

2.β_2 肾上腺素受体激动剂

短效 β_2 肾上腺素受体激动剂为治疗哮喘急性发作的首选药物。有吸入、口服和静脉3种制剂,首选吸入给药。常用药物有沙丁胺醇和特布他林。吸入剂包括定量气雾剂(MDI)、干粉剂和雾化溶液。短效 β_2 受体激动剂应按需间歇使用,不宜长期、单一大剂量使用,因为长期应用可引起 β_2 受体功能下降和气道反应性增高,出现耐药性。主要不良反应有心悸、骨骼肌震颤、低钾血症等。长效 β_2 受体激动剂与吸入性糖皮质激素联合是目前最常用的哮喘控制性药物。常用的有普米克都保(布地奈德/福莫特罗干粉吸入剂)、舒利迭(氟替卡松/沙美特罗干粉吸入剂)。

3.茶碱类

具有增强呼吸肌的力量以及增强气道纤毛清除功能等,从而起到舒张支气管和气道抗感染作用,并具有强心、利尿、扩张冠状动脉、兴奋呼吸中枢等作用,是目前治疗哮喘的有效药物之一。氨茶碱和缓释茶碱是常用的口服制剂,尤其后者适用于夜间哮喘症状的控制。静脉给药主要用于重症和危重症哮喘。注射茶碱类药物应限制注射浓度,速度不超过 0.25 mg/(kg·min),以防不良反应发生。其主要不良反应包括恶心、呕吐、心律失常、血压下降及尿多,偶可兴奋呼吸中枢,严重者可引起抽搐乃至死亡。由于茶碱的"治疗窗"窄以及茶碱代谢存在较大个体差异,有条件的应在用药期间监测其血药浓度。发热、妊娠、小儿或老年,患有肝、心、肾功能障碍及甲状腺功能亢进症者尤须慎用。合用西咪替丁、喹诺酮类、大环内酯类药物等可影响茶碱代谢而使其排泄减慢,尤应观察其不良反应的发生。

4.胆碱 M 受体拮抗剂

分为短效胆碱 M 受体拮抗剂(维持 4～6 h)和长效胆碱 M 受体拮抗剂(维持 24 h)两种制剂。异丙托溴铵是常用的短效制剂,常与 β_2 受体激动剂联合雾化应用,代表药可比特(异丙托溴铵/沙丁胺醇)。少数患者可有口苦或口干等不良反应。噻托溴铵是长效胆碱 M 受体拮抗剂选择性 M_1、M_2 受体拮抗剂,目前主要用于哮喘合并慢性阻塞性肺疾病以及慢性阻塞性肺疾病患者的长期治疗。

5.白三烯拮抗剂

通过调节白三烯的生物活性而发挥抗感染作用,同时舒张支气管平滑肌,是目前除吸入性糖皮质激素外唯一可单独应用的哮喘控制性药物,尤其适用于阿司匹林哮喘、运动性哮喘和伴有过敏性鼻炎哮喘患者的治疗。常用药物为孟鲁司特和扎鲁司特。不良反应通常较轻微,主要是胃肠道症状,少数有皮疹、血管性水肿、转氨酶升高,停药后可恢复正常。

(四)病情观察

(1)哮喘发作时,协助取舒适卧位,监测生命体征、呼吸频率、血氧饱和度等指标,观察患者喘息、气急、胸闷或咳嗽等症状,是否出现三凹征,辅助呼吸肌参与呼吸运动,语言沟通困难,大汗淋漓等中重度哮喘的表现。当患者不能讲话,嗜睡或意识模糊,胸腹矛盾运动,哮鸣音减弱甚至消失,脉率变慢或不规则,严重低氧血症和高碳酸血症时,需转入 ICU 行机械通气治疗。

(2)注意患者有无鼻咽痒、咳嗽、打喷嚏、流涕、胸闷等哮喘早期发作症状,对于夜间或凌晨反复发作的哮喘患者,应注意是否存在睡眠低氧表现,睡眠低氧可以诱发喘息、胸闷等症状。

(五)健康指导

(1)对哮喘患者进行哮喘知识教育,寻找变应原,有效改变环境,避免诱发因素,要贯穿整个哮喘治疗全过程。

(2)指导患者定期复诊、检测肺功能,做好病情自我监测,掌握峰流速仪的使用方法,记哮喘日记。与医师、护士共同制订防止复发、保持长期稳定的方案。

(3)掌握正确吸入技术,如沙丁胺醇气雾剂、信必可都保、舒利迭的使用方法。知晓药物的作用和不良反应的预防。

(4)帮助患者养成规律生活习惯,保持乐观情绪,避免精神紧张、剧烈运动、持续的喊叫等过度换气动作。

(5)熟悉哮喘发作的先兆表现,如打喷嚏、咳嗽、胸闷、喉结发痒等,学会在家中自行监测病情变化并进行评定。以及哮喘急性发作时进行简单的紧急自我处理方法,例如吸入沙丁胺醇气雾剂 1～2 喷、布地奈德 1～2 吸,缓解喘憋症状,尽快到医院就诊。

(刘　怡)

第五节　支气管扩张

支气管扩张是由于急、慢性呼吸道感染和支气管阻塞后,反复发生支气管炎症,致使支气管壁结构破坏,引起的支气管异常和持久性扩张。主要症状为慢性咳嗽,咳大量脓性痰和(或)反复咯血。

一、病因与发病机制

(一)支气管-肺组织感染和支气管阻塞

(1)支气管-肺组织感染包括细菌、真菌、分枝杆菌、病毒感染等。

(2)支气管阻塞包括外源性压迫、肿瘤、异物、黏液阻塞等,可导致肺不张。两者相互影响,促使支气管扩张的发生和发展。

继发于肺结核的多见于上肺叶;继发于支气管肺组织感染病变的支气管扩张常见于下肺,尤以左下肺多见。

(二)先天性发育障碍和遗传因素

原发性免疫缺陷病或继发性免疫缺陷病、先天性疾病(α_1-抗胰蛋白酶缺乏、纤毛缺陷、囊性纤维化)、先天性结构缺损(黄甲综合征、软骨缺陷)、移植术后等会损伤宿主气道清除机制和防御功能,使其清除分泌物的能力下降,易发生感染和炎症。

(三)支气管外部的牵拉作用

肺组织的慢性感染或结核病灶愈合后的纤维组织牵拉,也可导致支气管扩张。

二、临床表现

(一)症状

持续或反复的咳嗽、咳痰或咳脓痰(痰量估计:轻度,少于 10 mL/d;中度,10～150 mL/d;重度,多于 150 mL/d),反复咯血,如有反复肺部感染,可出现发热、乏力、食欲缺乏等慢性感染中毒症状。感染时痰液静置后分层:上层为泡沫,下悬脓性成分,中层为混浊黏液,下层为坏死组织沉淀物。如患者仅以反复咯血为唯一症状则为干性支气管扩张。

(二)体征

早期或干性支气管扩张肺部体征可无异常,病变重或继发感染时,在下胸部、背部可闻及固定而持久的局限性粗湿啰音,有时可闻及哮鸣音,部分患者伴有杵状指(趾)。出现肺气肿、肺源性心脏病等并发症时有相应体征。

三、辅助检查

(一)实验室检查

痰液检查显示含有丰富的中性粒细胞、多种微生物,痰涂片及细菌培养结果可指导抗生素治疗。

(二)影像学检查

胸部 X 线检查示囊状支气管扩张的气道表现为显著的囊腔,纵切面可显示"双轨征",横切面显示"环形阴影",并可见气道壁增厚。胸部 CT 检查横断显示扩张的支气管。

（三）其他检查

纤维支气管镜检查有助于发现患者的出血、扩张或阻塞部位。肺功能检查可以证实有弥漫性支气管扩张或相关的阻塞性肺病导致的气流受限。

四、治疗要点

支气管扩张的治疗原则是保持呼吸道通畅,控制感染,改善气流受限,处理咯血,积极治疗基础疾病,必要时手术治疗。

五、护理措施

（一）一般护理

(1)保持口腔清洁,指导患者咳嗽后、进食前后漱口。备好痰杯,记录痰量。咯血患者根据出血情况,备好负压吸引装置。

(2)卧位与休息:患者取舒适体位或坐位,指导有效咳嗽、咳痰。咯血患者取侧卧位或半卧位,头偏向一侧。

（二）饮食护理

给予高热量、高蛋白质、富含维生素饮食,避免冰冷食物诱发咳嗽,少食多餐,保证充足的饮水量,每天 1 500 mL 以上。咯血患者宜进食温凉软食,避免食用过硬食物。

（三）保持呼吸道通畅

评估患者状态行体位引流,即利用重力作用促进呼吸道分泌物流入气道,排出体外。

(1)引流前做好准备及患者的宣教,监测生命体征,听诊肺部明显病变部位,引流前 15 min 遵医嘱给予支气管舒张剂。备好排痰用纸巾或可弃去的一次性容器。

(2)引流体位:根据患者耐受情况,原则上抬高病灶部位的体位,使引流支气管开口向下。有利于潴留的分泌物随重力作用流入支气管和气管排出。

(3)引流时间:结合患者的状况,每天 1～3 次,每次 15～20 min,一般在饭前或清晨。

(4)引流时观察患者有无出汗、脉搏细弱、头晕、疲劳、面色苍白等症状,如患者出现心率超过 120 次/分钟、心律失常、高血压、低血压、眩晕或发绀,立刻停止并通知医师。

(5)引流过程中,指导患者做腹式呼吸,辅以胸部叩击或震荡。

(6)引流结束后协助患者取舒适卧位,漱口,观察痰液性质、颜色、量,做好记录。给予清水或漱口剂漱口,保持口腔清洁减少呼吸道感染的机会。

（四）用药护理

遵医嘱使用支气管舒张剂、祛痰剂、抗生素等,观察用药物后的反应。雾化吸入后协助叩背排痰、排痰机排痰。支气管扩张剂可改善气流受限并帮助清除分泌物,对伴有气道高反应及可逆性气流受限的患者常有明显疗效。化痰药物以及振动、拍背及体位引流等胸部物理治疗均有助于清除气道分泌物。为改善分泌物清除,应强调体位引流和雾化吸入乙酰半胱氨酸,后者可降低痰液黏稠度,使痰液液化,易于咳出。

（五）病情观察

监测生命体征,观察咳嗽,痰液的量、颜色、气味和黏稠度,与体位的关系,痰液静置后是否有分层现象,记录 24 h 痰液排出量。观察咯血的颜色、性质、量。注意患者是否有发热、乏力、贫血等全身症状,病情严重时患者可有发绀、气促等表现。对大咯血及意识不清的患者,观察有无窒息征象。

(六)健康指导

(1)指导患者学会有效咳嗽、胸部叩击、雾化吸入、体位引流的方法,保持引流通畅。戒烟,避免烟雾和灰尘刺激。

(2)预防感冒,合理饮食,增强机体抵抗力,建立良好生活习惯,劳逸结合,必要时可给予预防接种。一旦发现症状加重,及时就医。

(3)学会感染、咯血等症状的监测,记录每天痰量,观察痰液的颜色、咳痰的难易程度,早期发现感染征兆,如痰量增加,脓性成分增多,应及时就诊。

(4)有低氧的患者,指导其正确进行家庭氧疗。

(刘　怡)

第六节　肺　脓　肿

肺脓肿是由多种病原菌引起的肺部化脓性感染,早期为肺组织的化脓性炎症,继而坏死、液化,由肉芽组织包绕形成脓肿。其临床特征为高热、咳嗽和大量脓臭痰。多发于壮年男性及年老体弱有基础疾病者。

一、病因及病理

肺脓肿的发生和发展,常有3个因素:即细菌感染,支气管阻塞和全身抵抗力下降。临床常见的病因有两大类:血源感染和气管感染。血源感染主要由败血症及脓毒血症引起,病变广泛常为多发,主要采用药物治疗;气管感染主要来自呼吸道或上消化道带有细菌的分泌物,在睡眠、昏迷、酒醉、麻醉或癫痫发作、脑血管意外之后,被吸入气管和肺内,造成小支气管阻塞,在人体抵抗力减低的情况下,就会诱发肺脓肿。

支气管阻塞远侧端的肺段发生肺不张及炎变,继而引起肺段血管栓塞产生肺组织坏死及液化,周围的胸膜肺组织发生炎性反应,终于形成一个有一定范围的脓肿。脓肿形成后,经过急性和亚急性阶段,如支气管引流不通畅,感染控制不彻底,则逐步转入慢性阶段。在感染的反复发作,交错衍变的过程中,受累肺及支气管既有破坏,又有组织修复;既有肺组织的病变,又有支气管胸膜的病变;既有急性炎症,又有慢性炎症。主要表现为肺组织内的一个脓腔,周围有肺间质炎症及不同程度的纤维化,相关的支气管产生不同程度的梗阻和扩张。

慢性肺脓肿有以下3个特征:①脓肿部位开始时多居有关肺段或肺叶的表浅部;②脓腔总是与一个或一个以上的小支气管相通;③脓肿向外蔓延扩展,到晚期则不受肺段、肺叶界限的限制,而可跨段、跨叶,形成相互沟通的多房腔的破坏性病灶。慢性肺脓肿由于胸膜粘连,粘连中形成侧支循环,血流方向是自血压较高的胸壁体循环流向血压较低的肺循环。临床在其体表部可听到收缩期加重的连续性血管杂音。凡有此杂音者术中出血量较大,应有充分补血和止血技术方面的准备。慢性肺脓肿患者经久咳嗽、咯血、脓痰,全身有中毒症状,营养状况不良,呼吸功能受损,有贫血、消瘦、浮肿、杵状指等。

二、临床表现

(1)发病急骤,畏寒、高热,体温达 39 ℃～40 ℃,伴有咳嗽,咳黏液痰或黏液脓性痰。

(2)炎症累及胸膜可出现患侧胸痛,病变范围大时,可有气促。常伴有精神不振、全身乏力和食欲减退。

(3)痰的性质:①感染不能及时控制,可于发病的 10～14 d,突然咳出大量脓臭痰及坏死组织,每天量可达 300～500 mL;②典型的痰液呈黄绿色、脓性,有时带血,留置分层。咳出大量脓痰后,体温开始下降,全身症状开始好转;③厌氧菌感染时,痰带腥臭味。

(4)体征:病变大而表浅者,可闻及支气管呼吸音;病变累及胸膜,有胸膜摩擦音或胸腔积液。慢性肺脓肿,常伴有杵状(趾)指、贫血和消瘦。

三、诊断

除分析病史、症状及体格检查外,必须进行 X 线检查。胸部平片可见肺部空洞性病灶,壁厚、常有气液面,周围有浸润及条索状阴影,伴胸膜增厚,支气管造影对有无合并支气管扩张及病变切除的范围都有很大帮助。对有进食呛咳者应行碘油或钡餐食管造影检查,明确有无食管气管瘘;若需与肺癌鉴别时需做支气管镜取活组织检查。

四、治疗

肺脓肿病期在 3 个月以内者,应采用全身及药物治疗,包括抗生素全身应用及体位引流,局部滴药、喷雾及气管镜吸痰等。经上述治疗无效则考虑外科手术治疗。急性肺脓肿的感染细菌包括厌氧菌,一般均对青霉素敏感,肺脓肿的致病厌氧菌中,仅脆弱类杆菌对青霉素不敏感,而对林可霉素、克林霉素和甲硝唑敏感。青霉素可根据病情,一般(12～24)×10⁵ U/d,病情严重者可用到 $10×10^6$ U/d 静脉滴注,以提高坏死组织中的药物浓度。体温一般在治疗 3～10 d 内降至正常,然后可改为肌内注射。如青霉素疗效不佳,改用林可霉素 1.8～3 g/d 静脉滴注,或克林霉素 0.6～1.8 g,或甲硝唑 0.4 g,每天 3 次口服或静脉滴注。当疗效不佳时,要注意根据细菌培养的药物敏感试验结果选用抗菌药物。痰液引流是提高疗效的措施,身体状况较好者可采取体位引流排痰,使脓肿处于最高位置。经有效的抗菌药物治疗,大多数患者可痊愈。少数患者疗效不佳,需考虑手术治疗,其手术适应证为肺脓肿病程超过 3 个月,内科治疗不能减少脓腔,并有反复感染、大咯血经内科治疗无效,伴有支气管胸膜瘘或脓胸经抽吸冲洗脓液疗效不佳者。

五、护理诊断

(一)体温过高

与肺组织炎症性坏死有关。

(二)清理呼吸道无效

与脓痰积聚有关。

(三)营养失调,低于机体需要量

与肺部感染导致机体消耗增加有关。

(四)气体交换受损

与气道内痰液积聚、肺部感染有关。

六、护理措施

(1)保持室内空气流通、阳光充足。进食高热量、高蛋白、高维生素等营养丰富的食物。

(2)指导有效咳嗽:肺脓肿的患者咳痰量大,协助患者经常活动和变换体位,以利痰液排出。鼓励患者增加液体摄入量,以促进体内的水化作用,使脓痰稀释而易于咳出。

(3)观察痰液变化:①准确记录24 h痰液排出量,静置后是否分层;②发现血痰时,应及时报告医师;若痰中血量较多,应严密观察病情变化,防止大咯血或窒息的突然发生,准备好急救用物,嘱患者头偏向一侧,最好取患侧卧位,必要时可行体位引流。

(4)口腔护理:肺脓肿患者因高热时间较长、咳大量脓臭痰,利于细菌繁殖;大量抗生素的应用,易诱发真菌感染。因此要在晨起、饭后、体位引流后、临睡前协助患者漱口及刷牙,保持口腔清洁、湿润。

七、健康教育

(1)指导患者及家属熟悉肺脓肿发生、发展、治疗和有效预防的知识。积极治疗肺炎、肺外化脓性病变,不挤压痈、疖,防止血源性肺脓肿的发生。

(2)教会患者做深呼吸、体位引流、有效的咳嗽,嘱患者多饮水以稀释痰液,利于痰的排出,保持呼吸道的通畅。

(3)保持口腔清洁,晨起、饭后、体位引流后、晚睡前要漱口、刷牙,防止污染分泌物误吸入下呼吸道。彻底治疗口腔、上呼吸道慢性感染病灶,如龋齿、化脓性扁桃体炎、鼻窦炎、牙周溢脓等,以防止病灶分泌物吸入肺内,诱发感染。

(4)保持室内适宜的温度与湿度,注意保暖,避免受凉。养成规律的生活,增加营养物质的摄入,戒烟、酒。

(5)肺脓肿患者的抗生素治疗需时较长,向患者讲解抗生素等药物的用药疗程、方法、不良反应,了解其重要性,遵从治疗计划。发现异常及时就诊。

(刘　怡)

第七节　呼吸衰竭

呼吸衰竭是指各种原因引起的肺通气和(或)换气功能严重障碍,以致在静息状态下亦不能维持足够的气体交换,导致低氧血症伴(或不伴)高碳酸血症,从而引起一系列病理生理改变和相应临床表现的综合征。

一、病因与发病机制

(一)常见的病因

气道阻塞性病变;肺组织病变;肺血管疾病;胸廓与胸膜病变;神经肌肉病变等导致低氧血症和高碳酸血症。

(二)呼吸衰竭对机体的影响

呼吸衰竭时发生的低氧血症和高碳酸血症,通常先引起各系统器官的功能和代谢发生一系列代偿适应反应,以改善组织的供氧,调节酸碱平衡和适应已经发生改变的内环境。当呼吸衰竭进入严重阶段时,则出现代偿不全,表现为各系统器官严重的功能和代谢紊乱直至衰竭。

1.对中枢神经系统的影响

(1)缺氧对中枢神经系统的影响:①通常完全停止供氧4～5 min可引起不可逆的脑损害;②PaO_2降至8.0 kPa(约60 mmHg),可引起注意力不集中、视力下降和智力减退;③降至5.3～6.7 kPa(约40～50 mmHg)可致头痛、烦躁不安、定向力和记忆力障碍、精神错乱、嗜睡、谵妄等;④低于4.0 kPa(约30 mmHg)可引起意识丧失,甚至昏迷;⑤低于2.7 kPa(约20 mmHg)数分钟可致神经细胞不可逆性损伤。

(2)二氧化碳增加对中枢神经系统的影响:①轻度二氧化碳增加,对皮质下层刺激加强,间接引起皮质兴奋;②二氧化碳潴留可影响脑细胞代谢,降低脑细胞兴奋性,抑制大脑皮质活动,使中枢神经处于麻醉状态(又称二氧化碳麻醉)。

(3)肺性脑病:由于缺氧和二氧化碳潴留导致的神经精神障碍综合征。

2.对呼吸系统的影响

(1)缺氧对呼吸中枢产生的直接作用是抑制作用,PaO_2<4.0 kPa(约30 mmHg),抑制作用占优势;PaO_2<8.0 kPa(约60 mmHg),主要通过颈动脉窦和主动脉体化学感受器,反射性兴奋呼吸中枢,但若缺氧缓慢加重,反射作用会较迟钝。

(2)二氧化碳是强有力的呼吸中枢兴奋剂,$PaCO_2$轻度增加时,通气量可明显增加,但$PaCO_2$>10.7 kPa(约80 mmHg),会对呼吸中枢产生抑制和麻醉作用。

3.对循环系统的影响

缺氧和二氧化碳潴留均可引起反射性心率加快、心肌收缩力增强、心排血量增加,最终致肺源性心脏病,严重心律失常或心脏骤停。长期慢性缺氧可导致心肌纤维化、心肌硬化。$PaCO_2$轻、中度升高,皮下浅表毛细血管和小静脉扩张。

4.对消化系统和肾功能的影响

缺氧可直接或间接损害肝细胞,使丙氨酸氨基转移酶升高;也使肾血管痉挛、肾血流量减少,导致肾功能不全;严重缺氧可出现胃肠黏膜糜烂、坏死、溃疡和出血。

5.对酸碱平衡和电解质的影响

严重缺氧造成高钾血症和细胞内酸中毒。急性二氧化碳潴留使血pH迅速下降,加重酸中毒;慢性二氧化碳潴留时,造成低氯血症。

二、临床表现

除呼吸衰竭原发病的症状和体征外,主要是缺氧和二氧化碳潴留引起的呼吸困难和多脏器功能障碍。

(一)呼吸困难

急性呼吸衰竭早期表现为呼吸频率加快,重者出现"三凹征";中枢性呼吸衰竭表现为潮式呼吸或间歇呼吸等;慢性呼吸衰竭轻者表现为呼吸费力伴呼气延长,重者呼吸浅快;并发二氧化碳麻醉时转为浅慢呼吸或潮式呼吸。

（二）发绀

$SaO_2 < 90\%$时,在口唇、甲床等处出现发绀。发绀程度与还原血红蛋白含量相关,红细胞增多者发绀更明显,贫血者不明显。

（三）精神神经症状

急性呼吸衰竭可迅速出现精神错乱、狂躁、昏迷、抽搐等症状。慢性呼吸衰竭随二氧化碳潴留表现为先兴奋后抑制现象,兴奋可表现为烦躁不安、失眠、昼夜颠倒,抑制表现为神志淡漠、肌肉震颤、间歇抽搐、昏睡、昏迷、腱反射减弱或消失等。

（四）循环系统表现

早期出现心率增快、血压升高、心排血量增多致洪脉,后期可并发肺源性心脏病,出现右心衰竭的表现,可出现少尿以及二氧化碳潴留而导致的外周浅表静脉充盈、皮肤充血、温暖多汗、搏动性头痛。

（五）消化和泌尿系统表现

严重呼吸衰竭可损害肝、肾功能,出现应激性溃疡、上消化道出血。

三、辅助检查

（一）实验室检查

在海平面、标准大气压、静息状态、呼吸空气条件下,动脉血气分析 $PaO_2 < 8.0$ kPa(约60 mmHg),或伴 $PaCO_2 > 6.7$ kPa(约 50 mmHg)。

（二）影像学检查

胸部 X 线、CT 和放射性核素肺通气/灌注扫描、肺血管造影等有助于分析呼吸衰竭的原因。

（三）其他

肺功能检测有助于判断原发病的种类和严重程度,纤维支气管镜检查可以明确大气道情况、取得病理学证据。

四、治疗要点

治疗原则为在保持呼吸道通畅的前提下,迅速纠正缺氧、二氧化碳潴留和酸碱失衡所致的代谢紊乱,积极治疗原发病,消除诱因及防治多器官功能损害。

(1)保持呼吸道通畅:包括清除呼吸道分泌物及异物,缓解支气管痉挛,建立人工气道。

(2)氧疗:急性呼吸衰竭氧疗的原则是保证 PaO_2 迅速提高到 8.0 kPa(约 60 mmHg)或脉搏容积血氧饱和度(SpO_2)$> 90\%$的前提下,尽量减低吸氧浓度。Ⅰ型呼吸衰竭可给予较高浓度($FiO_2 > 35\%$)吸氧;Ⅱ型呼吸衰竭应给予低浓度($FiO_2 < 35\%$)持续吸氧。

(3)增加通气量、改善二氧化碳潴留:原则是保持气道通畅,适当提高 FiO_2,可应用呼吸兴奋剂,常用药有尼可刹米、洛贝林。必要时给予机械通气。

(4)积极纠正酸碱平衡失调。

(5)其他:包括积极的病因治疗,重症患者抢救和监测,预防和治疗并发症。

五、护理措施

（一）一般护理

(1)急性呼吸衰竭患者绝对卧床,充分保证患者休息。慢性呼吸衰竭患者能代偿时可下地活动。

（2）保持呼吸道通畅：鼓励患者咳嗽、咳痰，更换体位，多饮水；危重患者定时翻身、拍背，帮助排痰，如建立人工气道者，应加强气道管理，适时吸痰；意识清楚者可遵医嘱雾化吸入。

（3）遵医嘱合理氧疗：Ⅰ型呼吸衰竭患者给予较高浓度氧（>35%），使 PaO_2 迅速升至 8.0～10.7 kPa（约60～80 mmHg），或 SaO_2>90%，Ⅱ型呼吸衰竭患者给予低浓度（<35%）持续吸氧，使 PaO_2 控制在 8.0 kPa（约 60 mmHg），或 SaO_2 在 90% 或略高。用氧过程中观察患者意识、发绀程度、尿量、呼吸、心率等变化。如意识转清楚、发绀减轻、尿量增多、心率减慢、呼吸正常、皮肤变暖，提示氧疗有效；如意识障碍加深或呼吸过度表浅、缓慢，提示二氧化碳潴留加重。

（二）饮食护理

鼓励患者进食营养丰富、高蛋白、高热量、高维生素、易消化食物，少量多餐，多吃新鲜水果、蔬菜，多饮水，增加纤维素，控制糖类，预防便秘引起的呼吸困难；不能进食者鼻饲饮食。

（三）用药护理

（1）使用呼吸兴奋剂时，保持呼吸道通畅，输入速度严格遵医嘱，不宜过快，用药后注意呼吸频率、幅度、意识及动脉血气分析变化，以便调节剂量，如出现恶心、呕吐、烦躁、面肌抽搐，及时通知医师。

（2）应用糖皮质激素患者警惕细菌和真菌二重感染，定期检查口腔黏膜有无真菌感染并给予相应处理。

（3）抗生素治疗时，为保证疗效，一定浓度的药液应在要求的时间内滴入。

（4）应用茶碱类药物时注意速度不宜过快，浓度不宜过高，密切观察是否出现恶心、呕吐、心律失常，甚至心室颤动。

（5）禁用对呼吸有抑制作用的药物，如吗啡；烦躁不安、夜间失眠患者，慎用镇静剂，以免引起呼吸抑制。

（四）并发症护理

1.肺性脑病

早期表现为烦躁不安、答非所问、嗜睡，进而出现意识模糊、昏迷、大小便失禁等。密切观察生命体征、意识、皮肤黏膜、球结膜、尿量变化；危重患者取半卧位，定时翻身、拍背，协助排痰，备好吸痰器和抢救物品；建立人工气道者，做好人工气道护理。

2.消化道出血

观察呕吐物及粪便颜色、性状，判断有无消化道出血。如发现有消化道出血，应及时通知医师，采取相应措施。

（五）病情观察

（1）密切观察患者呼吸频率、节律及深度的变化，使用辅助呼吸机呼吸情况，呼吸困难程度等。

（2）监测缺氧及二氧化碳潴留情况，如发绀、球结膜水肿等有无改善。

（3）监测心率、心律及血压等有无改善，必要时进行血流动力学监测。

（4）观察患者意识及神经精神症状，如有异常及时通知医师。

（5）监测动脉血气分析和生化检查结果，了解有无电解质紊乱和酸碱平衡失调。

（6）观察、记录每小时尿量及液体出入平衡情况。

（六）健康指导

（1）疾病知识指导：向患者及家属讲解疾病的发生、发展和转归，根据患者的具体情况指导患者制订合理的活动与休息计划，教会患者避免氧耗量较大的活动，并在活动过程中增加休息。使用气雾剂患者教会其正确使用方法。

（2）教会患者有效呼吸和咳嗽、咳痰技术，提高患者的自我护理能力，延缓肺功能恶化；指导并教会患者及家属合理家庭氧疗的方法及注意事项。

（3）用药指导：告知患者药物、剂量、用法和注意事项。

（4）饮食采取少量多餐，进高蛋白、高维生素、易消化软食。

（5）劝告戒烟，加强营养，提高机体抵抗力，积极预防上呼吸道感染和对呼吸道的刺激因素，如有感冒、咳嗽加剧、痰液增多等，及时就医，以免加重病情。

（6）注意保暖，季节交替和流感季节减少外出，少去公共场合。

（刘　怡）

第八节　慢性阻塞性肺疾病

慢性阻塞性肺疾病是一种具有气流受限特征的肺部疾病，气流受限不完全可逆，呈进行性发展，但是可以预防和治疗，主要累及肺部，也可以引起肺外各器官的损害。

一、病因与发病机制

（一）个体因素

遗传因素（如 α_1-抗胰蛋白酶缺乏等）、哮喘和气道高反应性是慢性阻塞性肺疾病的危险因素。

（二）环境因素

吸烟、职业性粉尘和化学物质、空气污染、生物燃料烟雾、感染。

二、临床表现

（一）症状

本病起病缓慢、病程较长。主要症状是呼吸困难；慢性咳嗽；咳痰；喘息和胸闷；其他，如体重下降、食欲缺乏等。

（二）体征

早期体征可无异常，随着疾病进展出现桶状胸、呼吸浅快，严重者可有缩唇呼吸、胸腹矛盾运动、前倾坐位等；叩诊呈过清音、心浊音界缩小、肺下界和肝浊音界下降；听诊两肺呼吸音减弱，呼气延长，部分患者可闻及干性啰音和（或）湿性啰音。

（三）并发症

慢性阻塞性肺疾病可并发慢性呼吸衰竭、自发性气胸、慢性肺源性心脏病。

三、辅助检查

(一)实验室检查

动脉血气分析早期无异常,随病情进展可出现低氧血症、高碳酸血症、酸碱平衡失调等,用于判断呼吸衰竭的类型。慢性阻塞性肺疾病并发细菌感染时,血白细胞升高,核左移。痰培养可能检出病原菌。

(二)影像学检查

早期胸片可无变化,可逐渐出现肺纹理增粗、紊乱等非特异性改变。可出现肺气肿改变,其对慢性阻塞性肺疾病诊断特异性不高,可作为确定肺部并发症及鉴别其他肺部疾病的检查。

(三)肺功能检查

肺功能检查是判断气流受限的主要客观指标。吸入支气管扩张剂后 $FEV_1/FVC<70\%$,可确定为持续气流受限。肺总量(TLC)、功能残气量(FRC)、残气量(RV)升高,肺活量(VC)减低,表明肺过度充气。

四、治疗要点

(一)稳定期治疗

(1)教育与劝导吸烟的患者戒烟,脱离粉尘环境。

(2)药物治疗。①支气管舒张药:短期应用可以缓解症状,长期规律应用可预防和减轻症状,常选用沙丁胺醇、沙美特罗、异丙托溴铵等定量吸入剂,茶碱缓(控)释片;②祛痰药:盐酸氨溴索或羧甲司坦;③对 $FEV_1<50\%$ 预计值并有并发症或反复加重的慢性阻塞性肺疾病患者可规律性吸入糖皮质激素。

(3)长期家庭氧疗:对慢性阻塞性肺疾病慢性呼吸衰竭者可提高生活质量和生存率。目标是在海平面水平、静息状态下、患者 $PaO_2>8.0$ kPa(约 60 mmHg)和(或) SaO_2 升至 90%。长期家庭氧疗的指征是:① $PaO_2\leqslant7.3$ kPa(约 55 mmHg)或 $SaO_2\leqslant88\%$,有或没有高碳酸血症;② PaO_2 7.3~9.3 kPa(约 55~70 mmHg)或 $SaO_2<89\%$,并有肺动脉高压、心力衰竭所致的水肿或红细胞增多症,持续低流量鼻导管吸氧,1~2 L/min,每天 15 h 以上。

(4)康复治疗:呼吸生理治疗、肌肉训练、营养支持、精神治疗和教育等。

(5)外科治疗:肺大泡切除、肺减容术、支气管镜肺减容术、肺移植术。

(二)急性加重期治疗

根据病情严重程度决定门诊或住院治疗。给予控制性氧疗;给予抗生素、糖皮质激素、支气管舒张药、祛痰药等;对症处理,必要时可使用机械通气治疗。

五、护理措施

(一)一般护理

(1)卧位与休息:患者取舒适体位,指导有效咳嗽、咳痰。急性期以休息为主,极重度患者宜采取身体前倾位。

(2)持续氧疗:发生低氧血症者可鼻导管吸氧,流量 1~2 L/min,使患者在静息状态下,$PaO_2>8.0$ kPa(约 60 mmHg)和(或) SaO_2 升至 90%,避免吸氧浓度过高而引起二氧化碳潴留现象,加重呼吸衰竭。

（二）饮食护理

结合患者的饮食习惯,给予高蛋白、高维生素、高热量、清淡、易消化的饮食,补充适宜的水分,避免进食产气食物及饮料,以免腹胀,影响呼吸。

（三）用药护理

长期规律吸入糖皮质激素与长效 β_2 肾上腺受体激动剂的复合制剂,联合吸入长效胆碱受体拮抗剂是控制慢性阻塞性肺疾病症状的主要治疗方法。代表药:普米克都保(布地奈德加福莫特罗),舒利迭(丙酸氟替卡松加沙美特罗),胆碱 M 受体拮抗剂思力华(噻托溴铵)。有严重喘息症状者可给予雾化吸入治疗,如短效 β_2 肾上腺受体激动剂(特布他林或沙丁胺醇 $500\sim1\ 000\ \mu g$),或短效胆碱受体拮抗剂(异丙托溴铵 $250\sim500\ \mu g$)。也可联合吸入糖皮质激素,如布地奈德、丙酸倍氯米松。采用空气压缩雾化器,振动筛孔雾化器。雾化吸入治疗后要开窗通风,以降低空气中的药物气溶胶。治疗过程中观察药物疗效及患者的感受,鼓励有效咳痰,协助叩背、变动体位。

1.β_2 肾上腺素受体激动剂

根据起效时间和持续时间的不同分为短效 β_2 受体激动剂(维持 $4\sim6\ h$)和长效 β_2 受体激动剂(维持 $10\sim12\ h$)两种,过量或不恰当的使用可能导致严重的不良反应,如骨骼肌震颤、头疼、外周血管舒张及轻微的代谢性心率加速。罕见变态反应包括血管神经性水肿、荨麻疹、支气管痉挛、低血压、虚脱等。

2.胆碱 M 受体拮抗剂

根据起效时间和持续时间的不同分为短效胆碱 M 受体拮抗剂与长效胆碱 M 受体拮抗剂两种,其不良反应主要有头痛、恶心、口干、心动过速、心悸、眼部调节障碍、胃肠动力障碍和尿潴留等。老年男性患者应尤其注意前列腺问题。

3.吸入性糖皮质激素

吸入性糖皮质激素是目前最强的控制气道炎症药物。激素通过对炎症反应所必需的细胞和分子产生影响而发挥抗感染作用。吸入激素对全身的影响轻微,不良反应主要包括声嘶、溃疡、咽部疼痛不适、舌部和口腔刺激、口干、反射性的咳嗽和口腔假丝酵母菌病。通过吸入治疗后清水漱口可减少以上局部不良反应的发生。

4.其他

根据医嘱准确、及时给予抗生素,按要求合理调整静脉滴速。

（四）并发症护理

1.慢性呼吸衰竭

严密观察患者缺氧及二氧化碳潴留的症状和体征,遵医嘱予以无创呼吸机辅助通气。协助叩背排痰,雾化吸入保持气道通畅。

2.自发性气胸

观察患者突然加重的呼吸困难表现,并伴有明显的缺氧,患侧听诊呼吸音减弱或消失。给予患侧卧位,提高吸氧流量,严密观察生命体征,做好胸腔闭式引流的物品准备。

（五）病情观察

(1)监测生命体征及血氧饱和度,注意观察呼吸频率、节律,呼吸困难程度,如出现明显的呼吸困难,辅助呼吸肌活动加强,三凹征(胸骨上窝、锁骨上窝、肋间隙吸气时凹陷),呼吸频率持续在 30 次/分钟以上,$PaO_2<8.0\ kPa$(约 $60\ mmHg$)和(或)SaO_2 低于 90%,应警惕急性呼吸衰竭的发生。

（2）观察缺氧及二氧化碳潴留的症状，如口唇、甲床、皮肤发绀程度，有无球结膜水肿，烦躁、躁动、夜间失眠而白天嗜睡（昼夜颠倒现象）等慢性呼吸衰竭征象。注意观察意识状态，如出现意识淡漠、肌肉震颤或扑翼样震颤、间歇抽搐、昏睡甚至昏迷等，提示肺性脑病的发生。

（3）观察咳嗽、咳痰症状，痰液的颜色、痰量，有无痰中带血，咳痰难易程度。监测动脉血气分析、水、电解质平衡情况，发现问题及时处理。

（六）呼吸功能锻炼

指导恢复期患者进行缩唇呼吸、腹式呼吸、使用吸气助力器等呼吸训练，以增强呼吸肌的肌力和耐力，改善呼吸功能。保持呼吸道通畅，学会有效咳嗽、咳痰，及时咳出气道内的分泌物，观察痰液的性质、量及颜色的变化，做好记录。

（七）健康指导

（1）避免诱发因素，劝导戒烟、控制职业粉尘和环境污染、减少有害气体及刺激性气体的吸入等，注意保暖，防止受凉感冒，保持空气流通，维持适宜温湿度。

（2）遵医嘱合理用药，坚持规律吸入支气管扩张剂及糖皮质激素，避免滥用药物。定期做肺功能检查。

（3）坚持长期家庭氧疗，提高患者生活质量和劳动能力。对重度慢性阻塞性肺疾病患者，一般鼻导管吸氧，氧流量 $1\sim2$ L/min，持续时间 >15 h/d。向家属做好宣教：①了解氧疗目的；②注意用氧安全，供氧设备周围严禁烟火；③吸氧导管定期更换，防止堵塞或氧化；④监测氧流量，避免随意调整氧流量；⑤防治感染，氧疗装置要定期更换、清洁和消毒。

（4）在医师及护士指导下制订个体化锻炼计划，坚持呼吸功能锻炼。合理饮食，改善营养状况，提高机体抵抗力，补充适宜的水分。

（5）预防感冒和慢性支气管炎的急性发作，根据实际情况，进行流感疫苗接种。如出现呼吸困难、咳嗽、咳痰增多、黄痰、发热等症状应及时就诊。

（刘　怡）

第九节　急性呼吸窘迫综合征

急性呼吸窘迫综合征（acute respiratory distress syndrome，ARDS）是指严重感染、创伤、休克等非心源性疾病过程中，肺毛细血管内皮细胞和肺泡上皮细胞损伤造成弥漫性肺间质及肺泡水肿，导致的急性低氧性呼吸功能不全或衰竭，属于急性肺损伤（acute lung injury，ALI）的严重阶段。以肺容积减少、肺顺应性降低、严重的通气/血流比例失调为病理生理特征。临床上表现为进行性低氧血症和呼吸窘迫，肺部影像学表现为非均一性的渗出性病变。本病起病急、进展快、死亡率高。

ALI 和 ARDS 是同一疾病过程中的两个不同阶段，ALI 代表早期和病情相对较轻的阶段，而 ARDS 代表后期病情较为严重的阶段。发生 ARDS 时患者必然经历过 ALI，但并非所有的 ALI 都要发展为 ARDS。引起 ALI 和 ARDS 的原因和危险因素很多，根据肺部直接和间接损伤对危险因素进行分类，可分为肺内因素和肺外因素。肺内因素是指致病因素对肺的直接损伤，包括：①化学性因素，如吸入毒气、烟尘、胃内容物及氧中毒等；②物理性因素，如肺挫伤、放射性损伤等;③生物性因素,如重症肺炎。肺外因素是指致病因素通过神经体液因素间接引起肺损伤,包括严重休克、感染中毒症、严重非胸部创伤、大面积烧伤、大量输血、急性胰腺炎、药物或麻醉品中毒等。ALI 和 ARDS 的发生机制非常复杂,目前尚不完全清楚。多数学者认为,ALI 和 ARDS 是由多种炎性细胞、细胞因子和炎性介质共同参与引起的广泛肺毛细血管急性炎症性损伤过程。

一、临床特点

ARDS 的临床表现可以有很大差别,取决于潜在疾病和受累器官的数目和类型。

(一)症状体征

(1)发病迅速:ARDS 多发病迅速,通常在发病因素攻击(如严重创伤、休克、败血症、误吸)后 12~48 h 发病,偶尔有长达 5 d 者。

(2)呼吸窘迫:是 ARDS 最常见的症状,主要表现为气急和呼吸频率增快,呼吸频率大多在 25~50 次/分钟。其严重程度与基础呼吸频率和肺损伤的严重程度有关。

(3)咳嗽、咳痰、烦躁和神志变化:ARDS 可有不同程度的咳嗽、咳痰,可咳出典型的血水样痰,可出现烦躁、神志恍惚。

(4)发绀:是未经治疗 ARDS 的常见体征。

(5)ARDS 患者也常出现呼吸类型的改变,主要为呼吸浅快或潮气量的变化。病变越严重,这一改变越明显,甚至伴有吸气时鼻翼翕动及三凹征。在早期自主呼吸能力强时,常表现为深快呼吸,当呼吸肌疲劳后,则表现为浅快呼吸。

(6)早期可无异常体征,或仅有少许湿啰音;后期多有水泡音,亦可出现管状呼吸音。

(二)影像学表现

1.X 线胸片

早期病变以间质性为主,胸部 X 线片常无明显异常或仅见血管纹理增多,边缘模糊,双肺散在分布的小斑片状阴影。随着病情进展,上述的斑片状阴影进一步扩展,融合成大片状,或两肺均匀一致增加的毛玻璃样改变,伴有支气管充气征,心脏边缘不清或消失,称为"白肺"。

2.胸部 CT

与 X 线胸片相比,胸部 CT 尤其是高分辨 CT(HRCT)可更为清晰地显示出肺部病变分布、范围和形态,为早期诊断提供帮助。由于肺毛细血管膜通透性一致性增高,引起血管内液体渗出,两肺斑片状阴影呈现重力依赖性现象,还可出现变换体位后的重力依赖性变化。在 CT 上表现为病变分布不均匀:①非重力依赖区(仰卧时主要在前胸部)正常或接近正常;②前部和中间区域呈毛玻璃样阴影;③重力依赖区呈现实变影。这些提示肺实质的实变出现在受重力影响最明显的区域。无肺泡毛细血管膜损伤时,两肺斑片状阴影均匀分布,既不出现重力依赖现象,也无变换体位后的重力依赖性变化。这一特点有助于与感染性疾病鉴别。

(三)实验室检查

1.动脉血气分析

$PaO_2 < 8.0$ kPa(约 60 mmHg),有进行性下降趋势,在早期 $PaCO_2$ 多不升高,甚至可因过度通气而低于正常;早期多为单纯呼吸性碱中毒;随病情进展可合并代谢性酸中毒,晚期可出现呼吸性酸中毒。氧合指数较动脉氧分压更能反映吸氧时呼吸功能的障碍,而且与肺内分流量有良好的相关性,计算简便。氧合指数参照范围为 53.2~66.5 kPa(约 400~500 mmHg),在 ALI 时

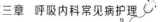

≤40.0 kPa(约 300 mmHg),ARDS 时≤26.7 kPa(约 200 mmHg)。

2.血流动力学监测

通过漂浮导管,可同时测定并计算肺动脉压(PAP)、肺动脉楔压(PAWP)等,不仅对诊断、鉴别诊断有价值,而且对机械通气治疗亦为重要的监测指标。肺动脉楔压一般＜1.6 kPa (约 12 mmHg),若＞2.4 kPa(约 18 mmHg),则支持左侧心力衰竭的诊断。

3.肺功能检查

ARDS 发生后呼吸力学发生明显改变,包括肺顺应性降低和气道阻力增高,肺无效腔/潮气量是不断增加的,肺无效腔/潮气量增加是早期 ARDS 的一种特征。

二、诊断及鉴别诊断

1999 年,中华医学会呼吸病学分会制订的诊断标准如下。

(1)有 ALI 和(或)ARDS 的高危因素。

(2)急性起病、呼吸频数和(或)呼吸窘迫。

(3)低氧血症:ALI 时氧合指数≤40.0 kPa(约 300 mmHg);ARDS 时氧合指数≤26.7 kPa (约200 mmHg)。

(4)胸部 X 线检查显示两肺浸润阴影。

(5)肺动脉楔压≤2.4 kPa(约 18 mmHg)或临床上能除外心源性肺水肿。

符合以上 5 项条件者,可以诊断 ALI 或 ARDS。必须指出,ARDS 的诊断标准并不具有特异性,诊断时必须排除大片肺不张、自发性气胸、重症肺炎、急性肺栓塞和心源性肺水肿(表 3-1)。

表 3-1　ARDS 与心源性肺水肿的鉴别

类别	ARDS	心源性肺水肿
特点	高渗透性	高静水压
病史	创伤、感染等	心脏疾病
双肺浸润阴影	＋	＋
重力依赖性分布现象	＋	＋
发热	＋	可能
白细胞增多	＋	可能
胸腔积液	－	＋
吸纯氧后分流	较高	可较高
肺动脉楔压	正常	高
肺泡液体蛋白	高	低

三、急症处理

ARDS 是呼吸系统的一个急症,必须在严密监护下进行合理治疗。治疗目标是改善肺的氧合功能,纠正缺氧,维护脏器功能和防治并发症。治疗措施如下。

(一)氧疗

应采取一切有效措施尽快提高 PaO$_2$,纠正缺氧。可给高浓度吸氧,使 PaO$_2$≥8.0 kPa

（约 60 mmHg)或 $SaO_2 \geqslant 90\%$。轻症患者可使用面罩给氧,但多数患者需采用机械通气。

（二)去除病因

病因治疗在 ARDS 的防治中占有重要地位,主要是针对涉及的基础疾病。感染是 ALI 和 ARDS 常见原因也是首位高危因素,而 ALI 和 ARDS 又易并发感染。如果 ARDS 的基础疾病是脓毒症,除了清除感染灶外,还应选择敏感抗生素,同时收集痰液或血液标本分离培养病原菌和进行药敏试验,指导下一步抗生素的选择。一旦建立人工气道并进行机械通气,即应给予广谱抗生素,以预防呼吸道感染。

（三)机械通气

机械通气是最重要的支持手段。如果没有机械通气,许多 ARDS 患者会因呼吸衰竭在数小时至数天内死亡。机械通气的指征目前尚无统一标准,多数学者认为一旦诊断为 ARDS,就应进行机械通气。在 ALI 阶段可试用无创正压通气,使用无创机械通气治疗时应严密监测患者的生命体征及治疗反应。神志不清、休克、气道自洁能力障碍的 ALI 和 ARDS 患者不宜应用无创机械通气。如无创机械通气治疗无效或病情继续加重,应尽快建立人工气道,行有创机械通气。

为了防止肺泡萎陷,保持肺泡开放,改善氧合功能,避免机械通气所致的肺损伤,目前常采用肺保护性通气策略,主要措施包括以下两方面。

1.呼气末正压

适当加用呼气末正压可使呼气末肺泡内压增大,肺泡保持开放状态,从而达到防止肺泡萎陷,减轻肺泡水肿,改善氧合功能和提高肺顺应性的目的。应用呼气末正压应首先保证有效循环血容量足够,以免因胸内正压增加而降低心排血量,而减少实际的组织氧运输;呼气末正压先从低水平 0.3～0.5 kPa(约 3～5 cmH_2O)开始,逐渐增加,直到 $PaO_2 > 8.0$ kPa(约 60 mmHg)、$SaO_2 > 90\%$ 时的呼气末正压水平,一般呼气末正压水平为 0.5～1.8 kPa(约 5～18 cmH_2O)。

2.小潮气量通气和允许性高碳酸血症

ARDS 患者采用小潮气量(6～8 mL/kg)通气,使吸气平台压控制在 3.0～3.4 kPa(约 30～35 cmH_2O)以下,可有效防止因肺泡过度充气而引起的肺损伤。为保证小潮气量通气的进行,可允许一定程度的二氧化碳潴留[$PaCO_2$ 一般不宜高于 10.7～13.3 kPa(约 80～100 mmHg)]和呼吸性酸中毒(pH7.25～7.30)。

（四)控制液体入量

在维持血压稳定的前提下,适当限制液体入量,配合利尿药,使出入量保持轻度负平衡(每天 500 mL 左右),使肺脏处于相对"干燥"状态,有利于肺水肿的消除。液体管理的目标是在最低[0.7～1.1 kPa(约5～8 mmHg)]的肺动脉楔压下维持足够的心排血量及氧运输量。在早期可给予高渗晶体液,一般不推荐使用胶体液。存在低蛋白血症的 ARDS 患者,可通过补充清蛋白等胶体溶液和应用利尿药,有助于实现液体负平衡,并改善氧合。若限液后血压偏低,可使用多巴胺和多巴酚丁胺等血管活性药物。

（五)加强营养支持

营养支持的目的在于不但纠正现有的患者的营养不良,还应预防患者营养不良的恶化。营养支持可经胃肠道或胃肠外途径实施。如有可能应尽早经胃肠补充部分营养,不但可以减少补液量,而且可获得经胃肠营养的有益效果。

（六)加强护理、防治并发症

有条件时应在 ICU 中动态监测患者的呼吸、心律、血压、尿量及动脉血气分析等,及时纠正

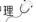

酸碱失衡和电解质紊乱。注意预防呼吸机相关性肺炎的发生,尽量缩短病程和机械通气时间,加强物理治疗,包括体位、翻身、拍背、排痰和气道湿化等。积极防治应激性溃疡和多器官功能障碍综合征。

（七）其他治疗

糖皮质激素、肺泡表面活性物质替代治疗、吸入一氧化氮在 ALI 和 ARDS 的治疗中可能有一定价值,但疗效尚不肯定。不推荐常规应用糖皮质激素预防和治疗 ARDS。糖皮质激素既不能预防 ARDS 的发生,对早期 ARDS 也没有治疗作用。ARDS 发病＞14 d 应用糖皮质激素会明显增加病死率。感染性休克并发 ARDS 的患者,如合并肾上腺皮质功能不全,可考虑应用替代剂量的糖皮质激素。肺表面活性物质,有助于改善氧合,但是还不能将其作为 ARDS 的常规治疗手段。

四、急救护理

在救治 ARDS 过程中,精心护理是抢救成功的重要环节。护士应做到及早发现病情,迅速协助医师采取有力的抢救措施。密切观察患者生命体征,做好各项记录,准确完成各种治疗,备齐抢救器械和药品,防止机械通气和气管切开的并发症。

（一）护理目标

(1)及早发现 ARDS 的迹象,及早有效地协助抢救。维持生命体征稳定,挽救患者生命。

(2)做好人工气道的管理,维持患者最佳气体交换,改善低氧血症,减少机械通气并发症。

(3)采取俯卧位通气护理,缓解肺部压迫,改善心脏的灌注。

(4)积极预防感染等各种并发症,提高救治成功率。

(5)加强基础护理,增加患者舒适感。

(6)减轻患者心理不适,使其合作、平静。

（二）护理措施

(1)及早发现病情变化 ARDS 通常在疾病或严重损伤的最初 24～48 h 后发生。首先出现呼吸困难,通常呼吸浅快。吸气时可存在肋间隙和胸骨上窝凹陷。皮肤可出现发绀和斑纹,吸氧不能使之改善。

护士发现上述情况要高度警惕,及时报告医师,进行动脉血气和胸部 X 线等相关检查。一旦诊断考虑 ARDS,立即积极治疗。若没有机械通气的相应措施,应尽早转至有条件的医院。患者转运过程中应有专职医师和护士陪同,并准备必要的抢救设备,氧气必不可少。若有指征行机械通气治疗,可以先行气管插管后转运。

(2)迅速连接监测仪,密切监护心率、心律、血压等生命体征,尤其是呼吸的频率、节律、深度及血氧饱和度等。观察患者意识、发绀情况、末梢温度等。注意有无呕血、黑粪等消化道出血的表现。

(3)氧疗和机械通气的护理治疗 ARDS 最紧迫问题在于纠正顽固性低氧,改善呼吸困难,为治疗基础疾病赢得时间。需要对患者实施氧疗甚至机械通气。

严密监测患者呼吸情况及缺氧症状。若单纯面罩吸氧不能维持满意的血氧饱和度,应予辅助通气。首先可尝试采用经面罩持续气道正压吸氧等无创通气,但大多需要机械通气吸入氧气。遵医嘱给予高浓度氧气吸入或使用呼气末正压呼吸(positive end expiratory pressure,PEEP)并根据动脉血气分析值的变化调节氧浓度。

使用 PEEP 时应严密观察,防止患者出现气压伤。PEEP 是在呼气终末时给予气道以一恒定正压使之不能回复到大气压的水平。可以增加肺泡内压和功能残气量改善氧合,防止呼气使肺泡萎陷,增加气体分布和交换,减少肺内分流,从而提高 PaO_2。由于 PEEP 使胸腔内压升高,静脉回流受阻,致心搏减少,血压下降,严重时可引起循环衰竭,另外正压过高,肺泡过度膨胀、破裂有导致气胸的危险。所以在监护过程中,注意 PEEP 观察有无心率增快、突然胸痛、呼吸困难加重等相关症状,发现异常立即调节 PEEP 压力并报告医师处理。

1)帮助患者采取有利于呼吸的体位,如端坐位或高枕卧位。

2)人工气道的管理有以下几方面。

妥善固定气管插管,观察气道是否通畅,定时对比听诊双肺呼吸音。经口插管者要固定好牙垫,防止阻塞气道。每班检查并记录导管刻度,观察有无脱出或误入一侧主支气管。套管固定松紧适宜,以能放入一指为准。

气囊充气适量:充气过少易产生漏气,充气过多可压迫气管黏膜导致气管食管瘘,可以采用最小漏气技术,用来减少并发症发生。方法:用 10 mL 注射器将气体缓慢注入,直至在喉及气管部位听不到漏气声,向外抽出气体每次 0.25～0.5 mL,至吸气压力到达峰值时出现少量漏气为止,再注入 0.25～0.5 mL 气体,此时气囊容积为最小封闭容积,气囊压力为最小封闭压力,记录注气量。观察呼吸机上气道峰压是否下降及患者能否发音说话,长期机械通气患者要观察气囊有无破损、漏气现象。

保持气道通畅:严格无菌操作,按需适时吸痰。过多反复抽吸会刺激黏膜,使分泌物增加。先吸气道再吸口、鼻腔,吸痰前给予充分气道湿化、翻身叩背、吸纯氧 3 min,吸痰管最大外径不超过气管导管内径的 1/2,迅速插吸痰管至气管插管,感到阻力后撤回吸痰管 1～2 cm,打开负压边后退边旋转吸痰管,吸痰时间不应超过 15 s。吸痰后密切观察痰液的颜色、性状、量及患者心率、心律、血压和血氧饱和度的变化,一旦出现心律失常和呼吸窘迫,立即停止吸痰,给予吸氧。

3)用加温湿化器对吸入气体进行湿化,根据病情需要加入盐酸氨溴索、异丙托溴铵等,每天 3 次雾化吸入。湿化满意标准为痰液稀薄、无泡沫、不附壁能顺利吸出。

4)呼吸机使用过程中注意电源插头要牢固,不要与其他仪器共用一个插座;机器外部要保持清洁,上端不可放置液体;开机使用期间定时倒掉管道及集水瓶内的积水,集水瓶安装要牢固;定时检查管道是否漏气、有无打折、压缩机工作是否正常。

(4)维持有效循环,维持出入液量轻度负平衡。循环支持治疗的目的是恢复和提供充分的全身灌注,保证组织的灌流和氧供,促进受损组织的恢复。在能保持酸碱平衡和肾功能前提下达到最低水平的血管内容量。①护士应迅速帮助完成该治疗目标。选择大血管,建立 2 个以上的静脉通道,正确补液,改善循环血容量不足。②严格记录出入量、每小时尿量。出入量管理的目标是在保证血容量、血压稳定前提下,24 h 出量大于入量 1 000 mL,利于肺内水肿液的消退。充分补充血容量后,护士遵医嘱给予利尿剂,消除肺水肿。观察患者对治疗的反应。

(5)俯卧位通气护理:由仰卧位改变为俯卧位,可使 75% ARDS 患者的氧合改善。可能与血流重新分布,改善背侧肺泡的通气,使部分萎陷肺泡再膨胀达到"开放肺"的效果有关。随着通气/血流比例的改善进而改善了氧合。但存在血流动力学不稳定、颅内压增高、脊柱外伤、急性出血、骨科手术、近期腹部手术、妊娠等为禁忌实施俯卧位。①患者发病 24～36 h 后取俯卧位,翻身前给予纯氧吸入 3 min。预留足够的管路长度,注意防止气管插管过度牵拉致脱出。②为减少特殊体位给患者带来的不适,用软枕垫高头部 15°～30°,嘱患者双手放在枕上,并在髋、膝、踝部放软枕,1～2 h 更换 1 次软枕的位置,4 h 更换 1 次体位,同时考虑患者的耐受程度。③注意血压变化,因俯卧位时支撑物放置不当,可使腹压增加,下腔静脉回流受阻而引起低血压,必要时在翻身前提高吸氧浓度。④注意安全、防坠床。

(6)预防感染的护理:①注意严格无菌操作,每天更换气管插管切口敷料,保持局部清洁干燥,预防或消除继发感染;②加强口腔及皮肤护理,以防护理不当而加重呼吸道感染及发生压疮;③密切观察体温变化,注意呼吸道分泌物的情况。

(7)心理护理,减轻恐惧,增加心理舒适度:①评估患者的焦虑程度,指导患者学会自我调整心理状态,调控不良情绪。主动向患者介绍环境,解释治疗原则,解释机械通气、监测及呼吸机的报警系统,尽量消除患者的紧张感;②耐心向患者解释病情,对患者提出的问题要给予明确、有效和积极的信息,消除心理紧张和顾虑;③护理患者时保持冷静和耐心,表现出自信和镇静;④如果患者由于呼吸困难或人工通气不能讲话,可提供纸笔或以手势与患者交流;⑤加强巡视,了解患者的需要,帮助患者解决问题;⑥帮助并指导患者及家属应用松弛疗法、按摩等。

(8)营养护理:ARDS 患者处于高代谢状态,应及时补充热量和高蛋白、高脂肪营养物质。能量的摄取既应满足代谢的需要,又应避免糖类的摄取过多,蛋白摄取量一般为每天1.2～1.5 g/kg。

尽早采用肠内营养,协助患者取半卧位,充盈气囊,证实胃管在胃内后,用加温器和输液泵匀速泵入营养液。若有肠鸣音消失或胃潴留,暂停鼻饲,给予胃肠减压。一般留置 5～7 d 后拔除,更换到对侧鼻孔,以减少鼻窦炎的发生。

(三)健康指导

在疾病的不同阶段,根据患者的文化程度做好有关知识的宣传和教育,让患者了解病情的变化过程。

(1)提供舒适安静的环境以利于患者休息,指导患者正确卧位休息,讲解由仰卧位改变为俯卧位的意义,尽可能减少特殊体位给患者带来的不适。

(2)向患者解释咳嗽、咳痰的重要性,指导患者掌握有效咳痰的方法,鼓励并协助患者咳嗽、排痰。

(3)指导患者自己观察病情变化,如有不适及时通知医护人员。

(4)嘱患者严格按医嘱用药,按时服药,不要随意增减药物剂量及种类。服药过程中,需密切观察患者用药后反应,以指导用药剂量。

(5)出院指导指导患者出院后仍以休息为主,活动量要循序渐进,注意劳逸结合。此外,患者病后生活方式的改变需要家人的积极配合和支持,应指导患者家属给患者创造一个良好的身心休养环境。出院后 1 个月内来院复查 1～2 次,出现情况随时来院复查。

(刘　怡)

第十节 肺 癌

一、概述

肺癌大多数起源于支气管黏膜上皮,因此也称支气管肺癌,是肺部最常见的恶性肿瘤。肺癌的发生与环境的污染及吸烟密切相关,肺部慢性疾病、人体免疫功能低下、遗传因素等对肺癌的发生也有一定影响。根据肺癌的生物学行为及治疗特点,将肺癌分为小细胞肺癌、鳞癌、腺癌、大细胞癌。根据肿瘤的位置分为中心型肺癌及周边型肺癌。肺癌转移途径有直接蔓延、淋巴结转移、血行转移及种植性转移。

二、诊断

(一)症状

肺癌的临床症状根据病变的部位、肿瘤侵犯的范围、是否有转移及肺癌副癌综合征全身表现不同而异,最常见的症状是咳嗽、咯血、气短、胸痛和消瘦,其中以咳嗽和咯血最常见,咳嗽的特征往往为刺激性咳嗽、无痰;咯血以痰中夹血丝或混有粉红色的血性痰液为特征,少数患者咯血可出现整口的鲜血,肺癌在胸腔内扩散侵犯周围结构可引起声音嘶哑、Hornet 综合征、吞咽困难和肩部疼痛。当肺癌侵犯胸膜和心包时可能表现为胸腔积液和心包积液,肿瘤阻塞支气管可引起阻塞性肺炎而发热,上腔静脉综合征往往是肿瘤或转移的淋巴结压迫上腔静脉所致。小细胞肺癌常见的副癌综合征主要表现恶病质、高血钙和肺性骨关节病或非恶病质患者清/球蛋白倒置、高血糖和肌肉分解代谢增加等。

(二)体征

1.一般情况

以消瘦和低热为常见。

2.专科检查

如前所述,肺癌的体征根据其病变的部位、肿瘤侵犯的范围、是否有转移及副癌综合征全身表现不同而异。肿瘤阻塞支气管可致一侧或叶肺不张而使该侧肺呼吸音消失或减弱,肿瘤阻塞支气管可继发肺炎出现发热和肺部啰音,肿瘤侵犯胸膜或心包造成胸腔或心包积液出现相应的体征,肿瘤淋巴转移可出现锁骨上、腋下淋巴结增大。

(三)检查

1.实验室检查

痰涂片检查找癌细胞是肺癌诊断最简单、最经济、最安全的检查,由于肺癌细胞的检出阳性率较低,因此往往需要反复多次的检查,并且标本最好是清晨首次痰液立即检查。肺癌的其他实验室检查往往是非特异性的。

2.特殊检查

(1)X线摄片:可见肺内球形灶,有分叶征、边缘毛刺状,密度不均匀,部分患者见胸膜凹陷征(兔耳征),厚壁偏心空洞,肺内感染、肺不张等。

(2)CT检查:已成为常规诊断手段,特别是对位于肺尖部、心后区、脊柱旁、纵隔后等隐蔽部位的肿瘤的发现有益。

(3)MRI检查:在于分辨纵隔及肺门血管,显示隐蔽部的淋巴结,但不作为首选。

(4)痰细胞学:痰细胞学检查阳性率可达80%,一般早晨血性痰涂片阳性率高,至少需连查3次以上。

(5)支气管镜检查:可直接观察气管、主支气管、各叶、段管壁及开口处病变,可活检或刷检取分泌物进行病理学诊断,对手术范围及术式的确定有帮助。

(6)其他:①经皮肺穿刺活检适用于周围型肺内占位性病变的诊断,可引起血胸、气胸等并发症;②对于有胸腔积液者,可经胸穿刺抽液离心检查,寻找癌细胞;③PET对于肺癌鉴别诊断及有无远处转移的判断准确率可达90%,但目前价格昂贵;④其他诊断方法如放射性核素扫描、淋巴结活检、胸腔镜下活检术等,可根据病情及条件酌情采用。

(四)诊断要点

(1)有咳嗽、咯血、低热和消瘦的病史和长期吸烟史;晚期患者可出现声音嘶哑、胸腔积液及锁骨淋巴结肿大。

(2)影像学检查:有肺部肿块并具有恶性肿瘤的影像学特征。

(3)病理学检查:发现癌细胞。

(五)鉴别诊断

1.肺结核

(1)肺结核球:易与周围型肺癌混淆。肺结核球多见于青年,一般病程较长,发展缓慢。病变常位于上叶尖后段或下叶背段。在X线片上肿块影密度不均匀,可见到稀疏透光区和钙化点,肺内常另有散在性结核病灶。

(2)粟粒型肺结核:易与弥漫型细支气管肺泡癌混淆。粟粒型肺结核常见于青年,全身毒性症状明显,抗结核药物治疗可改善症状,病灶逐渐吸收。

(3)肺门淋巴结结核:在X线片上肺门肿块影可能误诊为中心型肺癌。肺门淋巴结结核多见于青少年,常有结核感染症状,很少有咯血。

2.肺部炎症

(1)支气管肺炎:早期肺癌产生的阻塞性肺炎,易被误诊为支气管肺炎。支气管肺炎发病较急,感染症状比较明显。X线片上表现为边界模糊的片状或斑点状阴影,密度不均匀,且不局限于一个肺段或肺叶。经抗菌药物治疗后,症状迅速消失。肺部病变吸收也较快。

(2)肺脓肿:肺癌中央部分坏死液化形成癌性空洞时,X线片上表现易与肺脓肿混淆。肺脓肿在急性期有明显感染症状,痰量多,呈脓性,X线片上空洞壁较薄,内壁光滑,常有液平面,脓肿周围的肺组织或胸膜常有炎性变。支气管造影空洞多可充盈,并常伴有支气管扩张。

3.肺部其他肿瘤

(1)肺部良性肿瘤:如错构瘤、纤维瘤、软骨瘤等有时需与周围型肺癌鉴别。一般良性肿瘤病程较长,生长缓慢,临床上大多没有症状。X线片上呈现接近圆形的块影,密度均匀,可以有钙化点,轮廓整齐,多无分叶状。

(2)支气管腺瘤:是一种低度恶性肿瘤。发病年龄比肺癌轻,女性发病率较高。临床表现与肺癌相似,常反复咯血。X线片表现有时也与肺癌相似。经支气管镜检查,诊断未能明确者宜尽早做剖胸探查术。

4.纵隔淋巴肉瘤

纵隔淋巴肉瘤可与中心型肺癌混淆。纵隔淋巴肉瘤生长迅速,临床上常有发热和其他部位浅表淋巴结肿大。在 X 线片上表现为两侧气管旁和肺门淋巴结肿大。对放射疗法高度敏感,小剂量照射后即可见到肿块影缩小。纵隔镜检查亦有助于明确诊断。

三、治疗

治疗肺癌的方法主要有外科手术治疗、放射治疗(以下简称放疗)、化学治疗(以下简称化疗)、中医中药治疗以及免疫治疗等。尽管 80% 的肺癌患者在明确诊断时已失去手术机会,但手术治疗仍然是肺癌最重要和最有效的治疗手段。然而,目前所有的各种治疗肺癌的方法效果均不能令人满意,必须适当地联合应用,进行综合治疗以提高肺癌的治疗效果。具体的治疗方案应根据肺癌的分级和 TNM 分期、病理细胞学类型、患者的心肺功能和全身情况以及其他有关因素等,进行认真详细地综合分析后再做决定。

(一)手术治疗

手术治疗的目的是彻底切除肺部原发癌肿病灶和局部及纵隔淋巴结,并尽可能保留健康的肺组织。

肺切除术的范围决定于病变的部位和大小。对周围型肺癌,一般施行肺叶切除术;对中心型肺癌,一般施行肺叶或一侧全肺切除术。有的病例,癌变位于一个肺叶内,但已侵及局部主支气管或中间支气管,为了保留正常的邻近肺叶,避免行一侧全肺切除术,可以切除病变的肺叶及一段受累的支气管,再吻合支气管上下切端,临床上称为支气管袖状肺叶切除术。如果相伴的肺动脉局部受侵,也可同时做部分切除,端端吻合,此手术称为支气管袖状肺动脉袖状肺叶切除术。

手术治疗效果:非小细胞肺癌、T_1 或 $T_2N_0M_0$ 病例经手术治疗后,约有半数的患者能获得长期生存,有的报道其 5 年生存率可达 70% 以上。Ⅱ期及Ⅲ期病例生存率则较低。据统计,我国目前肺癌手术的切除率为 85%~97%,术后 30 d 死亡率在 2% 以下,总的 5 年生存率为 30%~40%。

手术禁忌证:①远处转移,如脑、骨、肝等器官转移(即 M_1 患者);②心、肺、肝、肾功能不全,全身情况差的患者;③广泛肺门、纵隔淋巴结转移,无法清除者;④严重侵犯周围器官及组织,估计切除困难者;⑤胸外淋巴结转移,如锁骨上(N_3)等,肺切除术应慎重考虑。

(二)放疗

放疗是局部消灭肺癌病灶的一种手段。临床上使用的主要放疗设备有 ^{60}Co 治疗机和加速器等。

在各种类型的肺癌中,小细胞癌对放射疗法敏感性较高,鳞癌次之,腺癌和细支气管肺泡癌最低。通常是将放射疗法、手术与药物疗法综合应用,以提高治愈率。临床上常采用的是手术后放射疗法。对癌肿或肺门转移病灶未能彻底切除的患者,于手术中在残留癌灶区放置小的金属环或金属夹做标记,便于术后放疗时准确定位。一般在术后 1 个月左右患者健康状况改善后开始放射疗法,剂量为 40~60 Gy,疗程约为 6 周。为了提高肺癌病灶的切除率,有的病例可手术前进行放疗。

晚期肺癌病例,并有阻塞性肺炎、肺不张、上腔静脉阻塞综合征或骨转移引起剧烈疼痛者以及癌肿复发的患者,也可进行姑息性放射疗法,以减轻症状。

放射疗法可引起倦乏、胃纳减退、低热、骨髓造血功能抑制、放射性肺炎、肺纤维化和癌肿坏死液化空洞形成等放射反应和并发症,应给予相应处理。

下列情况一般不宜施行放疗:①健康状况不佳,呈现恶病质者;②高度肺气肿放疗后将引起呼吸功能代偿不全者;③全身或胸膜、肺广泛转移者;④癌变范围广泛,放疗后将引起广泛肺纤维化和呼吸功能代偿不全者;⑤癌性空洞或巨大肿瘤,后者放疗将促进空洞形成。

对于肺癌脑转移患者,若颅内病灶较局限,可采用 γ 刀放疗,有一定的缓解率。

（三）化疗

有些分化程度低的肺癌,特别是小细胞癌,疗效较好。化学疗法作用遍及全身,临床上可以单独应用于晚期肺癌病例,以缓解症状,或与手术、放射等疗法综合应用,以防止癌肿转移复发,提高治愈率。

常用于治疗肺癌的化学药物有环磷酰胺、氟尿嘧啶、丝裂霉素、阿霉素、表阿霉素、丙卡巴肼(甲基苄肼)、长春碱、甲氨蝶呤、洛莫司汀(环己亚硝脲)、顺铂、卡铂、紫杉醇等。应根据肺癌的类型和患者的全身情况合理选用药物,并根据单纯化疗还是辅助化疗选择给药方法、决定疗程的长短以及哪几种药物联合应用、间歇给药等,以提高化疗的疗效。

需要注意的是,目前化学药物对肺癌疗效仍然较低,症状缓解期较短,不良反应较多。临床应用时,要掌握药物的性能和剂量,并密切观察不良反应。出现骨髓造血功能抑制、严重胃肠道反应等情况时要及时调整药物剂量或暂缓给药。

（四）中医中药治疗

按患者临床症状、脉象、舌苔等表现,应用辨证论治法则治疗肺癌,一部分患者的症状得到改善,生存期延长。

（五）免疫治疗

近年来,通过实验研究和临床观察,发现人体的免疫功能状态与癌肿的生长发展有一定关系,从而促使免疫治疗的应用。免疫治疗的具体措施有以下几种。

1.特异性免疫疗法

用经过处理的自体肿瘤细胞或加用佐剂后,皮下接种进行治疗。此外尚可应用各种白介素、肿瘤坏死因子、肿瘤核糖核酸等生物制品。

2.非特异性免疫疗法

用卡介苗、短小棒状杆菌、转移因子、干扰素、胸腺素等生物制品,或左旋咪唑等药物以激发和增强人体免疫功能。

当前肺癌的治疗效果仍不能令人满意。由于治疗对象多属晚期,其远期生存率低,预后较差。因此,必须研究和开展以下几方面的工作,以提高肺癌治疗的总体效果:①积极宣传,普及肺癌知识,提高肺癌诊断的警惕性,研究和探索早期诊断方法,提高早期发现率和诊断率;②进一步研究和开发新的有效药物,改进综合治疗方法;③改进手术技术,进一步提高根治性切除的程度和同时最大范围地保存正常肺组织的技术;④研究和开发分子生物学技术,探索肺癌的基因治疗技术,使之能有效地为临床服务。

四、护理措施

（一）做好心理支持,克服恐惧绝望心理

当患者得知自己患肺癌时,会面临巨大的身心应激,而心理应对结果会对疾病产生明显的积极或消极影响,护士通过多种途径给患者及家属提供心理与社会支持。根据患者的性别、年龄、职业、文化程度、性格等,多与其交谈,耐心倾听患者诉说,尽量解答患者提出的问题和提供有益的信息,帮助患者正确估计所面临的情况,让其了解肺癌的有关知识及将接受的治疗、患者和家属应如何配合、在治疗过程中的注意事项,请治愈患者现身说法,增强对治疗的信心,积极应对癌症的挑战,与疾病做斗争。

(二)保持呼吸道通畅,做好咳嗽、咳痰的护理

分析患者病情,判断引起呼吸困难的原因,根据不同病因,采取不同的护理措施。

(1)如肿瘤转移至胸膜,可产生大量胸腔积液,导致气体交换面积减少,引起呼吸困难,要配合医师及时行胸腔穿刺置管引流术。

(2)若患者肺部感染痰液过多、纤毛功能受损、机体活动减少,或放疗、化疗导致肺纤维化,痰液黏稠,无力咳出而出现呼吸困难,应密切观察咳嗽、咳痰情况,详细记录痰液的色、量、质,正确收集痰标本,及时送检,为诊断和治疗提供可靠的依据,并采取以下护理措施。①提供整洁、舒适的环境,减少不良刺激,病室内维持适宜的温度(18 ℃～20 ℃)和湿度(50％～60％),以充分发挥呼吸道的自然防御功能;避免尘埃与烟雾等刺激,对吸烟的患者与其共同制订有效的戒烟计划;注意患者的饮食习惯,保持口腔清洁,避免油腻、辛辣等刺激性食物,一般每天饮水 1 500 mL以上,可保证呼吸道黏膜的湿润和病变黏膜的修复,利于痰液稀释和排除。②促进有效排痰:指导患者掌握有效咳嗽的正确方法:患者坐位,双脚着地,身体稍前倾,双手环抱一个枕头。进行数次深而缓慢的腹式呼吸,深吸气末屏气,然后缩唇,缓慢地通过口腔尽可能呼气(降低肋弓、使腹部往下沉)。在深吸一口气后屏气 3～5 s,身体前倾,从胸腔进行 2～3 次短促有力的咳嗽,张口咳出痰液,咳嗽时收缩腹肌,或用自己的手按压上腹部,帮助咳嗽,有效咳出痰液。湿化和雾化疗法:湿化疗法可达到湿化气道、稀释痰液的目的。适用于痰液黏稠和排痰困难者。常用湿化液有蒸馏水、生理盐水、低渗盐水。临床上常在湿化的同时加入药物以雾化方式吸入。可在雾化液中加入痰溶解剂、抗生素、平喘药等,达到祛痰、消炎、止咳、平喘的作用。胸部叩击与胸壁震荡:适用于肺癌晚期长期卧床、体弱、排痰无力者,禁用于肺癌伴肋骨转移、咯血、低血压、肺水肿等患者。操作前让患者了解操作的意义、过程、注意事项,以配合治疗,肺部听诊,明确病变部位。叩击时避开乳房、心脏和骨突出部位及拉链、纽扣部位。患者侧卧,叩击者两手手指并拢,使掌侧呈杯状,以手腕力量,从肺底自下而上、由外向内、迅速而有节律地叩击胸壁,震动气道,每一肺叶叩击1～3 min,120～180 次/分钟,叩击时发出一种空而深的拍击音则表明手法正确。胸壁震荡法时,操作者双手掌重叠置于欲引流的胸壁部位,吸气时手掌随胸廓扩张慢慢抬起,不施加压力,从吸气最高点开始,在整个呼气期手掌紧贴胸壁,施加一定的压力并做轻柔的上下抖动,即快速收缩和松弛手臂和肩膀,震荡胸壁 5～7 次,每一部位重复 6～7 个呼吸周期,震荡法在呼气期进行,且紧跟叩击后进行。叩击力量以患者不感到疼痛为宜,每次操作时间 5～15 min,应在餐后 2 h至餐前30 min完成,避免治疗中呕吐。操作后做好口腔护理,除去痰液气味,观察痰液情况,复查肺部呼吸音及啰音变化。③机械吸痰:适用于意识不清、痰液黏稠无力咳出、排痰困难者。可经患者的口、鼻腔、气管插管或气管切开处进行负压吸痰,也可配合医师用纤维支气管镜吸出痰液。

(三)对于咯血或痰中带血的患者

应予以耐心解释,消除其紧张情绪,嘱患者轻轻将气管内存留的积血咯出,以保持呼吸道通畅,咯血时不能屏气,以免诱发喉头痉挛,血液引流不畅导致窒息。小量咯血者宜进少量凉或温的流质饮食,多饮水,多食富含纤维素食物,以保持大便通畅,避免排便时腹压增加而咯血加重;密切观察咯血的量、色,大咯血时,护理方法见应急措施。大量咯血不止者,可采用丝线固定双腔

球囊漂浮导管经纤支镜气道内置入治疗大咯血的方法(详见应急措施);同时做好应用垂体后叶素的护理,静脉滴注速度勿过快,以免引起恶心、便意、心悸、面色苍白等不良反应,监测血压、血氧饱和度;冠心病患者、高血压病患者及孕妇忌用;配血备用,可酌情适量输血。

（四）疼痛的护理

(1)采取各种护理措施减轻疼痛。提供安静的环境,调整舒适的体位,小心搬动患者,避免拖、拉、拽动作,滚动式平缓地给患者变换体位,必要时支撑患者各肢体,指导、协助胸痛患者用手或枕头护住胸部,以减轻深呼吸、咳嗽或变换体位所引起的胸痛;胸腔积液引起的疼痛,可嘱患者患侧卧位,必要时用宽胶布固定胸壁,以减少胸部活动幅度,减轻疼痛;采用按摩、针灸、经皮肤电刺激止痛穴位或局部冷敷等,以降低疼痛的敏感性。

(2)药物止痛,按医嘱用药,根据患者疼痛再发时间,提前按时用药,在应用镇痛药期间,注意预防药物的不良反应,如便秘、恶心、呕吐、镇静和精神紊乱等,嘱患者多进食富含纤维素的蔬菜和水果,缓解和预防便秘。

(3)患者自控镇痛,可自行间歇性给药,做到个体化给药,增加了患者自我照顾和对疼痛的自主控制能力。

（五）饮食支持护理

根据患者的饮食习惯,给予高蛋白、高热量、高维生素、易消化饮食,调配好食物的色、香、味,以刺激食欲,创造清洁舒适、愉快的进餐环境,促进食欲。病情危重者应采取喂食、鼻饲或静脉输入脂肪乳、复方氨基酸和含电解质的液体。对于有大量胸腔积液的患者,应酌情输血、血浆或清蛋白,以减少胸腔积液的产生,补充癌肿或大量抽取胸腔积液等因素所引起的蛋白丢失,增强机体抗病能力。有吞咽困难者应给予流质饮食,进食宜慢,取半卧位以免发生吸入性肺炎或呛咳,甚至窒息。

（六）做好口腔护理

向患者讲解放疗、化疗后口腔唾液腺分泌减少,pH 下降,易发生口腔真菌感染和牙周病,使其理解保持口腔卫生的重要性,以便主动配合。患者睡前及三餐后进行口腔护理;戒烟酒,以防刺激黏膜;忌食辛辣及可能引起黏膜创伤的食物,如带刺或碎骨头的食物,用软牙刷刷牙,勿用牙签剔牙,并延期牙科治疗,防止黏膜受损;进食后,用盐水或复方硼砂溶液漱口,控制真菌感染;口唇涂润滑剂,保持黏膜湿润,黏膜口腔溃疡,按医嘱应用表面麻醉剂止痛。

（七）化疗药物毒性反应的护理

1.骨髓抑制反应的护理

化疗后机体免疫力下降,发生感染、出血。护士接触患者之前要认真洗手,严格执行无菌操作,避免留置尿管或肛门指检,预防感染;告知患者不可到公共场所或接触感冒患者;在做全身卫生处置时,要特别注意易感染部位,如鼻腔、口腔、肛门、会阴等,各部位使用毛巾要分开,以免交叉感染;监测体温,观察皮肤温度、色泽、气味,早期发现感染征象;当白细胞总数降至 $1 \times 10^9/L$ 时,做好保护性隔离。对血小板计数小于 $50 \times 10^9/L$ 时,密切观察有无出血倾向,采取预防出血的措施,避免患者外出活动,防止身体受挤压或外伤,保持口腔、鼻腔清洁湿润,勿用手抠鼻痂、牙签剔牙,尽量减少穿刺次数,穿刺后应实施局部较长时间按压,必要时,遵医嘱输血小板控制出血。

2.恶心呕吐的护理

化疗期间如患者出现恶心呕吐,按医嘱给予止吐药,嘱患者深呼吸,勿大动作转动身体,给予高营养清淡易消化的饮食,少食多餐,不催促患者进食,忌食辛辣等刺激性食物,戒烟酒,不要摄入加香料、肉汁和油腻的食物,建议平时咀嚼口香糖或含糖果,加强口腔护理去除口腔异味。对已有呕吐患者灵活掌握进食时间,可在其间歇期进食,多饮清水,多食薄荷类食物及冷食等。

3.静脉血管的保护

在给化疗药时,要选择合适的静脉,给化疗药前,先观察是否有回血,强刺激性药物护士应在床旁监护,或采用静脉留置针及中小静脉插管;观察药物外渗的早期征象,如穿刺部位疼痛、烧灼感、输液速度减慢、无回血、药液外渗,应立即停止输注,应用地塞米松加利多卡因局部封闭,24 h内给予冷敷,50%硫酸镁湿敷,24 h后可给予热敷。

4.应用化疗药后

常出现脱发,影响患者形象,增加其心理压力,护士要告诉患者脱发是暂时的,停药后头发会再生,鼓励其诉说自己的感受,帮助其调整外观的变化,让患者戴假发或帽子、头巾遮挡,改善自我形象,夜间睡眠可佩戴发帽,减轻头发掉在床上而至的心理不适;指导患者头发的护理,如动作轻柔减少头发梳、刷、洗、烫等,可用中性洗发护发素。

五、健康教育

(1)宣传吸烟对健康的危害,提倡不吸烟或戒烟,并注意避免被动吸烟。

(2)对肺癌高危人群要定期进行体检,早期发现肿瘤,早期治疗。

(3)改善工作和生活环境,防止空气污染。

(4)给予患者和家属心理上的支持,使之正确认识肺癌,增强治疗信心,维持生命质量。

(5)督促患者坚持化疗或放疗,告诉患者出现呼吸困难、咯血或疼痛加重时应立即到医院就诊。

(6)指导患者加强营养支持,合理安排休息,适当活动,保持良好精神状态,避免呼吸道感染以调整机体免疫力,增强抗病能力。

(7)对晚期癌肿转移患者,要指导家属对患者临终前的护理,告知患者及家属对症处理的措施,使患者平静地走完人生最后一程。

（刘　怡）

第四章

消化内科常见病护理

第一节　反流性食管炎

反流性食管炎(reflux esophagitis,RE)是指胃、十二指肠内容物反流入食管所引起的食管黏膜炎症、糜烂、溃疡和纤维化等病变,甚至引起咽喉、气道等食管以外的组织损害。其发病男性多于女性,男女比例为(2～3)∶1,发病率为1.92%。随着年龄的增长,食管下段括约肌收缩力的下降,胃、十二指肠内容物自发性反流,而使老年人反流性食管炎的发病率有所增加。

一、病因与发病机制

(一)抗反流屏障削弱

食管下括约肌是指食管末端3～4 cm长的环形肌束。正常人静息时压力为1.3～4.0 kPa(约10～30 mmHg),为一高压带,防止胃内容物反流入食管。由于年龄的增长,机体老化导致食管下括约肌的收缩力下降引起食物反流。一过性食管下括约肌松弛也是反流性食管炎的主要发病机制。

(二)食管清除作用减弱

正常情况下,一旦发生食物的反流,大部分反流物通过1～2次食管自发和继发性的蠕动性收缩将食管内容物排入胃内,即容量清除,剩余的部分则由唾液缓慢地中和。老年人食管蠕动缓慢和唾液产生减少,影响了食管的清除作用。

(三)食管黏膜屏障作用下降

反流物进入食管后,可以凭借食管上皮表面黏液、不移动水层和表面HCO_3^-、复层鳞状上皮等构成上皮屏障,以及黏膜下丰富的血液供应构成的后上皮屏障,发挥其抗反流物对食管黏膜损伤的作用。随着机体老化,食管黏膜逐渐萎缩,黏膜屏障作用下降。

二、护理评估

(一)健康史

询问患者的饮食结构及习惯、有无长期服用药物史。

（二）身体评估

1.反流症状

反酸、反食、反胃（指胃内容物在无恶心和不用力的情况下涌入口腔）、嗳气等，多在餐后明显或加重，平卧或躯体前屈时易出现。

2.反流物引起的刺激症状

胸骨后或剑突下烧灼感、胸痛、吞咽困难等。常由胸骨下段向上伸延，常在餐后 1 h 出现，平卧、弯腰或腹压增高时可加重。反流物刺激食管痉挛导致胸痛，常发生在胸骨后或剑突下。严重时可为剧烈刺痛，可放射到后背、胸部、肩部、颈部、耳后，有的酷似心绞痛的特点。

3.其他症状

咽部不适，有异物感、棉团感或堵塞感，可能与酸反流引起食管上段括约肌压力升高有关。

4.并发症

（1）上消化道出血：因食管黏膜炎症、糜烂及溃疡可以导致上消化道出血。

（2）食管狭窄：食管炎反复发作致使纤维组织增生，最终导致瘢痕性狭窄。

（3）Barrett 食管：在食管黏膜的修复过程中，食管-贲门交界处 2 cm 以上的食管鳞状上皮被特殊的柱状上皮取代，称之为 Barrett 食管。Barrett 食管发生溃疡时，又称 Barrett 溃疡。Barrett食管是食管癌的主要癌前病变，其腺癌的发生率较正常人高 30～50 倍。

（三）辅助检查

1.内镜检查

内镜检查是反流性食管炎最准确、最可靠的诊断方法，能判断其严重程度和有无并发症，结合活检可与其他疾病相鉴别。

2. 24 h 食管 pH 监测

应用便携式 pH 记录仪在生理状态下对患者进行 24 h 食管 pH 连续监测，可提供食管是否存在过度酸反流的客观依据。在进行该项检查前 3 d，应停用抑酸药与促胃肠动力的药物。

3.食管吞钡 X 线检查

对不愿意接受或不能耐受内镜检查者行该检查。严重患者可发现阳性 X 线征。

（四）心理-社会状况

反流性食管炎长期持续存在，病情反复、病程迁延，因此患者会出现食欲缺乏，体重下降，导致患者心情烦躁、焦虑；合并消化道出血时会使患者紧张、恐惧。应注意评估患者的情绪状态及对本病的认知程度。

三、常见护理诊断及问题

（一）疼痛

胸痛与胃食管黏膜炎性病变有关。

（二）营养失调

低于机体需要量与害怕进食、消化吸收不良等有关。

（三）有体液不足的危险

体液不足的危险与合并消化道出血引起活动性体液丢失、呕吐及液体摄入量不足有关。

（四）焦虑

焦虑与病情反复、病程迁延有关。

（五）知识缺乏

缺乏对反流性食管炎病因和预防知识的了解。

四、诊断要点与治疗原则

（一）诊断要点

临床上有明显的反流症状；内镜下有反流性食管炎的表现，食管过度酸反流的客观依据即可做出诊断。

（二）治疗原则

以药物治疗为主，对药物治疗无效或发生并发症者可做手术治疗。

1.药物治疗

目前多主张采用递减法，即开始使用质子泵抑制剂加促胃肠动力药，迅速控制症状，待症状控制后再减量维持。

（1）促胃肠动力药：目前主要常用的药物是西沙必利。常用量为每次 5～15 mg，每天 3～4 次，疗程8～12周。

（2）抑酸药。①H_2 受体拮抗剂（H_2RA）：西咪替丁 400 mg、雷尼替丁 150 mg、法莫替丁 20 mg，每天2次，疗程 8～12 周；②质子泵抑制剂（PPI）：奥美拉唑 20 mg、兰索拉唑 30 mg、泮托拉唑 40 mg、雷贝拉唑 10 mg 和埃索美拉唑 20 mg，每天 1 次，疗程 4～8 周；③抗酸药：仅用于症状轻、间歇发作的患者作为临时缓解症状用。反流性食管炎有并发症或停药后很快复发者，需要长期维持治疗。H_2RA、西沙必利、PPI 均可用于维持治疗，其中以 PPI 效果最好。维持治疗的剂量因患者而异，以调整至患者无症状的最低剂量为合适剂量。

2.手术治疗

手术为不同术式的胃底折叠术。手术指征为：①严格内科治疗无效；②虽经内科治疗有效，但患者不能忍受长期服药；③经反复扩张治疗后仍反复发作的食管狭窄；④确证由反流性食管炎引起的严重呼吸道疾病。

3.并发症的治疗

（1）食管狭窄：大部分狭窄可行内镜下食管扩张术治疗。扩张后予以长程 PPI 维持治疗可防止狭窄复发。少数严重瘢痕性狭窄需行手术切除。

（2）Barrett 食管：药物治疗是预防 Barrett 食管发生和发展的重要措施，必须使用 PPI 治疗及长期维持。

五、护理措施

（一）一般护理

为减少平卧时及夜间反流可将床头抬高 15～20 cm。避免睡前 2 h 内进食，白天进餐后亦不宜立即卧床。应避免食用使食管下括约肌压力降低的食物和药物，如高脂肪、巧克力、咖啡、浓茶及硝酸甘油、钙拮抗剂等。应戒烟及禁酒。减少一切影响腹压增高的因素，如肥胖、便秘、紧束腰带等。

（二）用药护理

遵医嘱给予药物治疗，注意观察药物的疗效及不良反应。

1.H₂受体拮抗剂

药物应在餐中或餐后即刻服用,若需同时服用抗酸药,则两药应间隔 1 h 以上。若静脉给药应注意控制速度,过快可引起低血压和心律失常。西咪替丁对雄性激素受体有亲和力,可导致男性乳腺发育、阳痿以及性功能紊乱,应做好解释工作。该药物主要通过肾排泄,用药期间应监测肾功能。

2.质子泵抑制剂

奥美拉唑可引起头晕,应嘱患者用药期间避免开车或做其他必须高度集中注意力的工作。兰索拉唑的不良反应包括荨麻疹、皮疹、瘙痒、头痛、口苦、肝功能异常等,轻度不良反应不影响继续用药,较严重时应及时停药。泮托拉唑的不良反应较少,偶可引起头痛和腹泻。

3.抗酸药

该药在饭后 1 h 和睡前服用。服用片剂时应嚼服,乳剂给药前应充分摇匀。

抗酸剂应避免与奶制品、酸性饮料及食物同时服用。

(三)饮食护理

(1)指导患者有规律地定时进餐,饮食不宜过饱,选择营养丰富、易消化的食物。避免摄入过咸、过甜、过辣的刺激性食物。

(2)制订饮食计划:与患者共同制定饮食计划,指导患者及家属改进烹饪技巧,增加食物的色、香、味,刺激患者食欲。

(3)观察并记录患者每天进餐次数、量、种类,以了解其摄入营养素的情况。

六、健康指导

(一)疾病知识的指导

向患者及家属介绍本病的有关病因,避免诱发因素。保持良好的心理状态,平时生活要有规律,合理安排工作和休息时间,注意劳逸结合,积极配合治疗。

(二)饮食指导

指导患者加强饮食卫生和饮食营养,养成有规律的饮食习惯;避免过冷、过热、辛辣等刺激性食物及浓茶、咖啡等饮料;嗜酒者应戒酒。

(三)用药指导

根据病因及病情进行指导,嘱患者长期维持治疗,介绍药物的不良反应,如有异常及时复诊。

(李 芳)

第二节 上消化道大出血

一、疾病概述

(一)概念和特点

上消化道出血是指屈氏韧带以上的消化道,包括食管、胃、十二指肠、胰腺、胆管等病变引起的出血,以及胃空肠吻合术的空肠病变引起的出血。上消化道大出血是指数小时内失血量超过

1 000 mL 或循环血容量的 20％,主要表现为呕血和(或)黑便,常伴有血容量减少而引起急性周围循环衰竭,是临床的急症,严重者可导致失血性休克而危及生命。

近年来,本病的诊断和治疗水平有很大的提高,临床资料统计显示,约 80％～85％急性上消化道大出血患者短期内能自行停止,仅 15％～20％患者出血不止或反复出血,最终死于出血并发症,其中急性非静脉曲张性上消化道出血的发病率在我国仍居高不下,严重威胁人民的生命健康。

(二)相关病理生理

上消化道出血多起因于消化性溃疡侵蚀胃基底血管导致其破裂而引发出血。出血后逐渐影响周围血液循环量,如因出血量多引起有效循环血量减少,进而引发血液循环系统代偿,以致血压降低、心悸、出汗,这急需即刻处理。出血处可能因血块形成而自动止血,但也可能再次出血。

(三)上消化道出血的病因

上消化道出血的病因包括溃疡性疾病、炎症、门脉高压、肿瘤、全身性疾病等。临床上最常见的病因是消化性溃疡,其他依次为急性糜烂出血性胃炎、食管胃底静脉曲张破裂和胃癌。现将病因归纳列述如下。

1.上消化道疾病

(1)食管疾病、食管物理性损伤、食管化学性损伤。

(2)胃、十二指肠疾病:消化性溃疡、Zollinger-Ellison 综合征、胃癌等。

(3)空肠疾病:胃肠吻合术后空肠溃疡、空肠克罗恩病。

2.门静脉高压引起的食管胃底静脉曲张破裂出血

(1)各种病因引起的肝硬化。

(2)门静脉阻塞:门静脉炎、门静脉血栓形成、门静脉受邻近肿块压迫。

(3)肝静脉阻塞:如 Budd-Chiari 综合征。

3.上消化道邻近器官或组织的疾病

(1)胆管出血:胆囊或胆管结石、胆管蛔虫、胆管癌、肝癌、肝脓肿或肝血管瘤破入胆管等。

(2)胰腺疾病:急慢性胰腺炎、胰腺癌、胰腺假性囊肿、胰腺脓肿等。

(3)其他:纵隔肿瘤或囊肿破入食管、主动脉瘤、肝或脾动脉瘤破入食管等。

4.全身性疾病

(1)血液病:白血病、血友病、再生障碍性贫血、DIC 等。

(2)急性感染:脓毒症、肾综合征出血热、钩端螺旋体病、重症肝炎等。

(3)脏器衰竭:尿毒症、呼吸衰竭、肝衰竭等。

(4)结缔组织病:系统性红斑狼疮、结节性多动脉炎、皮肌炎等。

5.诱因

(1)服用水杨酸类或其他非甾体抗炎药物或大量饮酒。

(2)应激相关胃黏膜损伤:严重感染、休克、大面积烧伤、大手术、脑血管意外等应激状态下,会引起应激相关胃黏膜损伤。应激性溃疡可引起大出血。

(四)临床表现

上消化道大量出血的临床表现主要取决于出血量及出血速度。

1.呕血与黑便

呕血与黑便是上消化道出血的特征性表现。上消化道出血之后,均有黑粪。出血部位在幽门以上者常有呕血。若出血量较少、速度慢亦可无呕血。反之,幽门以下出血如出血量大,速度快,可因血反流入胃腔引起恶心、呕吐而表现为呕血。

呕血多棕褐色呈咖啡渣样,如出血量大,未经胃酸充分混合即呕出,则为鲜红色或有血块。黑粪呈柏油样,黏稠而发亮,当出血量大,血液在肠内推进快,粪便可呈暗红甚至鲜红色。

2.失血性周围循环衰竭

急性大量失血由于循环血容量迅速减少而导致周围循环衰竭。一般表现为头昏、心慌、乏力,突然起立发生晕厥、肢体冷感、心率加快、血压偏低等。严重者呈休克状态。

3.发热

大量出血后,多数患者在 24 h 内出现低热,持续 3~5 d 后降至正常。发热原因可能与循环血量减少和周围循环衰竭导致体温调节中枢功能紊乱等因素有关。

4.氮质血症

上消化道大量出血后,由于大量血液蛋白质的消化产物在肠道被吸收,血中尿素氮浓度可暂时增高,称为肠源性氮质血症。一般于一次出血后数小时血尿素氮开始上升,24~48 h 达到高峰,一般不超过 14.3 mmol/L(40 mg/dL),3~4 d 后降至正常。

5.贫血和血象

急性大量出血后均有失血性贫血。但在出血的早期,血红蛋白浓度、红细胞计数与血细胞比容可无明显变化。在出血后,组织液渗入血管内,使血液稀释,一般经 3~4 h 以上才出现贫血,出血后 24~72 h 血液稀释到最大限度。贫血程度取决于失血量外,还和出血前有无贫血、出血后液体平衡状态等因素相关。

急性出血患者为正细胞正色素性贫血,在出血后骨髓有明显代偿性增生,可暂时出现大细胞性贫血,慢性失血则呈小细胞低色素性贫血。出血 24 h 内网织红细胞即见增高,出血停止后逐渐降至正常。白细胞计数在出血后 2~5 h 轻至中度升高,血止后 2~3 d 才恢复正常。但在肝硬化患者中,如同时有脾功能亢进,则白细胞计数可不升高。

(五)辅助检查

1.实验室检查

测定红细胞、白细胞和血小板计数,血红蛋白浓度、血细胞比容、肝肾功能、大便隐血检查等(以了解其病因、诱因及潜在的护理问题)。

2.内镜检查

出血后 24~48 h 内行急诊内镜检查,可以直接观察出血部位,明确出血的病因,同时对出血灶进行止血治疗是上消化道出血病因诊断的首选检查方法。。

3.X 线钡餐检查

对明确病因亦有价值。主要适用于不宜或不愿进行内镜检查者或胃镜检查未能发现出血原因,需排除十二指肠降段以下的小肠段有无出血病灶者。

4.其他

放射性核素扫描或选择性动脉造影如腹腔动脉、肠系膜上动脉造影帮助确定出血部位,适用于内镜及 X 线钡剂造影未能确诊而又反复出血者。不能耐受 X 线、内镜或动脉造影检查的患者,可作吞线试验,根据棉线有无沾染血迹及其部位,可以估计活动性出血部位。

(六)治疗原则

上消化道大量出血为临床急症,应采取积极措施进行抢救。迅速补充血容量,纠正水电解质失衡,预防和治疗失血性休克,给予止血治疗,同时积极进行病因诊断和治疗。

药物治疗:包括局部用药和全身用药两部分。

1.局部用药

经口或胃管注入消化道内,对病灶局部进行止血,主要如下。

(1)8～16 mg 去甲肾上腺素溶于 100～200 mL 冰盐水口服,强烈收缩出血的小动脉而止血,适用于胃、十二指肠出血。

(2)口服凝血酶,经接触性止血,促使纤维蛋白原转变为纤维蛋白,加速血液凝固,近年来被广泛应用于局部止血。

2.全身用药

经静脉进入体内,发挥止血作用。

(1)抑制胃酸分泌药:对消化性溃疡和急性胃黏膜损伤引起的出血,常规给予 H_2 受体拮抗剂或质子泵阻滞剂,以提高和保持胃内较高的 pH,有利于血小板聚集及血浆凝血功能所诱导的止血过程。常用药物:西咪替丁 200～400 mg,6 h 1 次;雷尼替丁 50 mg,6 h 1 次;法莫替丁 20 mg,12 h 1 次;奥美拉唑 40 mg,12 h 1 次。急性出血期均为静脉用药。

(2)降低门静脉压力药。①血管升压素及其拟似物:为常用药物,其机制是收缩内脏血管,从而减少门静脉血流量,降低门静脉及其侧支循环的压力。用法为血管升压素0.2 U/min 持续静脉滴注,视治疗反应,可逐渐加至 0.4 U/min。同时用硝酸甘油静脉滴注或含服,以减轻大剂量用血管升压素的不良反应,并且硝酸甘油有协同降低门静脉压力的作用。②生长抑素及其拟似物:止血效果好,可明显减少内脏血流量,并减少奇静脉血流量,而奇静脉血流量是食管静脉血流量的标志。14 肽天然生长抑素,用法为首剂 250 μg 缓慢静脉注射,继以 250 μg/h持续静脉滴注。人工合成剂奥曲肽,常用首剂 100 μg 缓慢静脉注射,继以 25～50μg/h持续静脉滴注。

(3)促进凝血和抗纤溶药物:补充凝血因子如静脉注入纤维蛋白原和凝血酶原复合物对凝血功能异常引起出血者有明显疗效。抗血纤溶芳酸和 6-氨基己酸有对抗或抑制纤维蛋白溶解的作用。

二、护理评估

(一)一般评估

1.生命体征

大量出血患者因血容量不足,外周血管收缩,体温可能偏低,出血后 2 d 内多有发热,一般不超过38.5 ℃,持续 3～5 d;脉搏增快(＞120 次/分钟)或细速;呼吸急促、浅快;血压降低,收缩压降至 10.7 kPa(约 80 mmHg)以下,甚至可持续下降至测不出,脉压减少,小于 4.0 kPa(约 30 mmHg)。

2.患者主诉

有无头晕、乏力、心慌、气促、冷、口干口渴等症状。

3.相关记录

呕血颜色、量,皮肤、尿量、出入量、黑便颜色和量等记录结果。

(二)身体评估

1.头颈部

上消化道大量出血,有效循环血容量急剧减少,患者可出现精神萎靡、嗜睡、表情淡漠、烦躁不安、意识模糊甚至昏迷。

2.腹部

(1)有无肝脾大,如果脾大、蜘蛛痣、腹壁静脉曲张或有腹水者,提示肝硬化门脉高压食管静脉破裂出血;肝大、质地硬、表面凹凸不平或有结节,提示肝癌。

(2)腹部肿块的质地软硬度、如果质地硬、表面凹凸不平或有结节应考虑胃、胰腺、肝胆肿瘤。

(3)中等量以上的腹水可有移动性浊音。

(4)肠鸣音活跃,肠蠕动增强,肠鸣音达10次/分钟以上,但音调不特别高调,提示有活动性出血。

(5)直肠和肛门有无结节、触痛和肿块、狭窄等异常情况。

3.其他

(1)出血部位与出血性质的评估:上消化道出血不包括口、鼻、咽喉等部位出血及咯血,应注意鉴别。出血部位在幽门以上,呕血及黑粪可同时发生,而幽门以下部位出血,多以黑粪为主。下消化道出血较少时,易被误认为是上消化道出血。下消化道出血仅有便血,无呕血,粪便鲜红、暗红或有血块,患者常感下腹部疼痛等不适感。进食动物血、肝,服用骨炭、铁剂、铋剂或中药也可使粪便发黑,但黑而无光泽。

(2)出血量的评估:粪便隐血试验阳性,表示每天出血量大于5 mL;出现黑便时表示每天出血量在50~70 mL,胃内积血量达250~300 mL,可引起呕血;急性出血量<400 mL时,组织液及脾脏贮血补充失血量,可无临床表现,若大量出血数小时内失血量超过1 000 mL或循环血容量的20%,引起急性周围循环衰竭,导致急性失血性休克而危及患者生命。

(3)失血程度的评估:失血程度除按出血量评估外,还应根据全身状况来判断。失血的表现多伴有全身症状,表现为:①轻度失血,失血量达全身总血量10%~15%,患者表现为皮肤苍白、头晕、怕冷,血压可正常但有波动,脉搏稍快,尿量减少;②中度失血,失血量达全身总血量20%以上,患者表现为口干、眩晕、心悸,血压波动、脉压变小,脉搏细数,尿量减少;③重度失血,失血量达全身总血量30%以上,患者表现为烦躁不安、意识模糊、出冷汗、四肢厥冷、血压显著下降、脉搏细数超过120次/分钟,尿少或尿闭,重者失血性休克。

(4)出血是否停止的评估:①反复呕血,呕吐物由咖啡色转为鲜红色,黑便次数增多且粪便稀薄色泽转为暗红色,伴肠鸣音亢进;②周围循环衰竭的表现经充分补液、输血仍未见明显改善,或暂时好转后又恶化,血压不稳,中心静脉压不稳定;③红细胞计数、血细胞比容、血红蛋白测定不断下降,网织红细胞计数持续增高;④在补液足够、尿量正常时,血尿素氮升高;⑤门脉高压患者的脾脏大,因出血而暂时缩小,如不见脾脏恢复肿大,提示出血未止。

(三)心理-社会评估

患者发生呕血与黑便时都可导致患者紧张、烦躁不安、恐惧、焦虑等反应。病情危重者,患者可出现濒死感,而此时其家属表现伤心状态,使患者出现较强烈的紧张及恐惧感。慢性疾病或全身性疾病致反复呕血与黑便者,易使患者对治疗和护理失去信心,表现为护理工作上不合作。患者及其家庭对疾病的认识态度影响患者的生活质量,影响其工作、学习、社交等活动。

(四)辅助检查结果评估

1.血常规

上消化道出血后均有急性失血性贫血;出血后6~12 h红细胞计数、血红蛋白浓度及血细胞

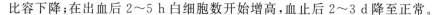

比容下降;在出血后 2～5 h 白细胞数开始增高,血止后 2～3 d 降至正常。

2.血尿素氮测定

呕血的同时因部分血液进入肠道,血红蛋白的分解产物在肠道被吸收,故在出血数小时后尿素氮开始不升,24～48 h 可达高峰,持续时间不等,与出血时间长短有关。

3.粪便检查

隐血试验阳性,但检查前需禁止食动物血、肝、绿色蔬菜等 3～4 d。

4.内镜检查

直接观察出血的原因和部位,黏膜皱襞迂曲可提示胃底静脉曲张曲张。

(五)常用药物治疗效果的评估

1.输血

输血前评估患者的肝功能,肝功能受损宜输新鲜血,因库存血含氨量高易诱发肝性脑病。同时要评估患者年龄、病情、周围循环动力学及贫血状况,注意因输液、输血过快、过多导致肺水肿,原有心脏病或老年患者必要时可根据中心静脉压调节输液量。

2.血管升压素

滴注速度应准确,并严密观察有无出现腹痛、血压升高、心律失常、心肌缺血,甚至发生心肌梗死等不良反应。评估是否药液外溢,一旦外溢用 50% 硫酸镁湿敷,因该药有抗利尿作用,突然停用血管升压素会引起反射性尿液增多,故应观察尿量并向家属做好解释工作。同时,孕妇、冠心病、高血压禁用血管升压素。

3.凝血酶

口服凝血酶时评估有无有恶心、头昏等不良反应,并指导患者更换体位。此药不能与酸碱及重金属等药物配伍,应现用现配,若出现过敏现象应立即停药。

4.镇静剂

评估患者的肝功能,肝病患者忌用吗啡、巴比妥类等强镇静药物。

三、主要护理诊断/问题

(一)体液不足

与上消化道大量出血有关。

(二)活动无耐力

与上消化道出血所致周围循环衰竭有关。

(三)营养失调

低于机体需要量:与急性期禁食及贫血有关。

(四)恐惧

与急性上消化道大量出血有关。

(五)知识缺乏

缺乏有关出血的知识及防治的知识。

(六)潜在并发症

休克、急性肾衰竭。

四、护理措施

(一)一般护理

1.休息与体位

少量出血者应卧床休息,大出血时绝对卧床休息,取平卧位并将下肢略抬高,以保证脑部供血。呕吐时头偏向一侧,防止窒息或误吸。指导患者坐起、站起时动作要缓慢,出现头晕、心慌、出汗时立即卧床休息并告知护士。病情稳定后,逐渐增加活动量。

2.饮食护理

急性大出血伴恶心、呕吐者应禁食。少量出血无呕吐者,可进食温凉、清淡流质食物。出血停止后改为营养丰富、易消化、无刺激性半流质、软食,少量多餐逐渐过渡到正常饮食。食管胃底静脉曲张破裂出血者避免粗糙、坚硬、刺激性食物,且应细嚼慢咽。防止损伤曲张静脉而再次出血。

3.安全护理

轻症患者可起身稍做活动,可上厕所大小便。但应注意有活动性出血时,患者常因有便意而至厕所,在排便时或便后起立时晕厥,因此必要时由护士陪同如厕或暂时改为在床上排泄。重症患者应多巡视,用床栏加以保护。

(二)病情观察

上消化道大量出血时,有效循环血容量急剧减少,可导致休克或死亡,所以要严密监测。①精神和意识状态:是否精神萎靡、嗜睡、表情淡漠、烦躁不安、意识模糊甚至昏迷;②生命体征:体温不升或发热,呼吸急促、脉搏细弱、血压降低、脉压变小、必要时行心电监护;③周围循环状况:观察皮肤和甲床色泽,肢体温暖或是湿冷,周围静脉特别是颈静脉充盈情况;④准确记录24 h出入量,测每小时尿量,应保持尿量大于 30 mL/h,并记录呕吐物和粪便的性质、颜色及量;⑤定期复查红细胞计数、血细胞比容、血红蛋白、网织红细胞计数、血尿素氮、粪潜血,以了解贫血程度、出血是否停止。

(三)用药护理

立即建立静脉通道,遵医嘱迅速、准确地实施输血、输液、各种止血治疗及用药等抢救措施,并观察治疗效果及不良反应。血管升压素可引起腹痛、血压升高、心律失常、心肌缺血,甚至发生心肌梗死,故滴注速度应准确,并严密观察不良反应。同时,孕妇、冠心病、高血压禁用血管升压素。肝病患者忌用吗啡、巴比妥类药物,宜输新鲜血,因库存血含氨量高,易诱发肝性脑病。

(四)三腔两囊管护理

插管前应仔细检查,确保三腔气囊管通畅,无漏气,并分别做好标记,以防混淆,备用。插管后检查管道是否在胃内,抽取胃液,确定管道在胃内分别向胃囊和食管囊注气,将食管引流管、胃管连接负压吸引器,定时抽吸,观察出血是否停止,并记录引流液的性状及量。并做好留置三腔气囊管期间的护理和拔管出血停止后的观察及拔管。

(五)心理护理

护理人员应关心、安慰患者尤其是反复出血者。解释各项检查、治疗措施,耐心细致地解答患者或家属的提问,消除他们的疑虑。同时,经常巡视,大出血时陪伴患者,以减轻患者的紧张情绪。抢救工作应迅速而不忙乱,使其产生安全感、信任,保持稳定情绪,帮助患者消除紧张恐惧心理,更好地配合治疗及护理。

（六）健康教育

1.疾病知识指导

应帮助患者和家属掌握有关疾病的病因和诱因,以及预防、治疗和护理知识,以减少再度出血的危险。并且指导患者及家属学会早期识别出血征象及应急措施。

2.饮食指导

合理饮食是避免诱发上消化道出血的重要措施。注意饮食卫生和规律饮食;进食营养丰富、易消化的食物,避免粗糙、刺激性食物,或过冷、过热、产气多的食物、饮料,禁烟、浓茶、咖啡等对胃有刺激的食物。

3.生活指导

生活起居要有规律,劳逸结合,情绪乐观,保证身心愉悦,避免长期精神紧张。应在医师指导下用药,同时,慢性病者应定期门诊随访。

4.自我观察

教会患者出院后早期识别出血征象及应急措施:出现头晕、心悸等不适,或呕血、黑便时,立即卧床休息,保持安静,减少身体活动;呕吐时取侧卧位以免误吸;立即送医院治疗。

5.及时就诊的指标

(1)有呕血和黑便。

(2)出现血压降低、头晕、心悸等不适。

五、护理效果评估

(1)患者呕血和黑便停止,生命体征正常。

(2)患者活动耐受力增加,活动时无晕厥、跌倒危险。

(3)患者置管期间患者无窒息、意外吸入、食管胃底黏膜无溃烂、坏死。

(4)患者体重逐渐恢复正常,营养状态良好。

（黄　妮）

第三节　消化性溃疡

消化性溃疡主要指发生于胃和十二指肠的慢性溃疡,即胃溃疡和十二指肠溃疡,因溃疡的形成与胃酸/胃蛋白酶的消化作用有关而得名。临床以慢性病程、周期性发作和节律性上腹部疼痛为主要特点。消化性溃疡是消化系统的常见病,我国总发病率为10％～12％,秋冬和冬春之交好发。临床上十二指肠溃疡较胃溃疡多见,两者之比约为3∶1。男性患病较女性多见,男女之比为(3～4)∶1。十二指肠溃疡好发于青壮年,胃溃疡的发病年龄高峰比十二指肠溃疡约晚10年。

一、病因及诊断检查

（一）致病因素

1.幽门螺杆菌感染

大量研究表明幽门螺杆菌感染是消化性溃疡的主要病因,尤其是十二指肠溃疡。其机制尚未完全阐明,可能是幽门螺杆菌感染通过直接或间接作用于胃、十二指肠黏膜,使黏膜屏障作用削弱,胃酸分泌增加,引起局部炎症和免疫反应,导致胃、十二指肠黏膜损害和溃疡形成。

2.胃酸和胃蛋白酶

消化性溃疡的最终形成是由于胃酸/胃蛋白酶对黏膜的自身消化所致。胃酸分泌增多不仅破坏胃黏膜屏障,还能激活胃蛋白酶,从而降解蛋白质分子,损伤黏膜,故胃酸在溃疡的形成过程中起关键作用,是溃疡形成的直接原因。

3.非甾体抗炎药

如阿司匹林、吲哚美辛、糖皮质激素等可直接作用于胃、十二指肠黏膜,损害黏膜屏障,还可抑制前列腺素合成,削弱其对黏膜的保护作用。

4.其他因素

(1)遗传:O型血人群的十二指肠溃疡发病率高于其他血型。

(2)吸烟:烟草中的尼古丁成分可引起胃酸分泌增加、幽门括约肌张力降低、胆汁及胰液反流增多,从而削弱胃肠黏膜屏障。

(3)胃十二指肠运动异常:胃排空增快,可使十二指肠壶腹部酸负荷增大;胃排空延缓,可引起十二指肠液反流入胃,增加胃黏膜侵袭因素。

总之,胃酸/胃蛋白酶的损害作用增强和(或)胃、十二指肠黏膜防御/修复机制减弱是本病发生的根本环节。但胃和十二指肠溃疡发病机制也有所不同,胃溃疡的发病主要是防御/修复机制减弱,十二指肠溃疡的发病主要是损害作用增强。

(二)身体状况

临床表现轻重不一,部分患者可无症状或症状较轻,或以出血、穿孔等并发症为首发表现。典型的消化性溃疡有如下临床特点。①慢性病程:病史可达数年至数十年;②周期性发作:发作与缓解交替出现,发作常有季节性,多在秋冬和冬春之交好发;③节律性上腹部疼痛:腹痛与进食之间有明显的相关性和节律性。

1.症状

(1)上腹部疼痛:为本病的主要症状,疼痛部位多位于中上腹,可偏右或偏左。疼痛性质可为钝痛、胀痛、灼痛、剧痛或饥饿不适感。多数患者疼痛有典型的节律性,胃溃疡疼痛常在餐后1 h内发生,至下次餐前消失,即进食-疼痛-缓解,故又称饱食痛;十二指肠溃疡疼痛常在两餐之间发生,至下次进餐后缓解,即疼痛-进食-缓解,故又称空腹痛或饥饿痛,部分患者也可出现午夜痛。

(2)其他:可有反酸、嗳气、恶心、呕吐、腹胀、食欲缺乏等消化不良的症状,或有失眠、多汗等自主神经功能失调的表现,病程长者可出现消瘦、体重下降和贫血。

2.体征

溃疡发作期上腹部可有局限性轻压痛,胃溃疡压痛点常位于剑突下稍偏左,十二指肠溃疡压痛点多在剑突下稍偏右。缓解期无明显体征。

3.并发症

(1)出血:是最常见的并发症。出血引起的临床表现取决于出血的量和速度,轻者仅表现为呕血与黑粪,重者可出现休克征象。

(2)穿孔:急性穿孔是最严重的并发症,常见诱因有饮食过饱、饮酒、劳累、服用非甾体抗炎药等。表现为突发的剧烈腹痛,迅速蔓延至全腹,并出现腹肌紧张、弥漫性腹部压痛、反跳痛、肝浊音界缩小或消失、肠鸣音减弱或消失等体征,部分患者出现休克。慢性穿孔的症状不如急性穿孔剧烈,往往表现为腹痛节律的改变,常放射至背部。

(3)幽门梗阻:多由十二指肠溃疡或幽门管溃疡引起。溃疡急性发作时炎症水肿可引起暂时性梗阻,慢性溃疡愈合后形成瘢痕可致永久性梗阻。主要表现为上腹胀痛,餐后明显,频繁大量呕吐,呕吐物含酸性发酵宿食。严重呕吐可致脱水和低氯低钾性碱中毒,常继发营养不良和体重减轻。上腹部空腹振水音、胃蠕动波及插胃管抽液量超过 200 mL 是幽门梗阻的特征性表现。

(4)癌变:少数胃溃疡可发生癌变。对有长期胃溃疡病史、年龄在 45 岁以上、胃溃疡上腹痛的节律性消失、症状顽固且经严格内科治疗无效、粪便隐血试验持续阳性者,应考虑癌变,需进一步检查和定期随访。

(三)心理-社会状况

由于本病病程长、周期性发作和节律性腹痛,会使患者产生紧张、焦虑或抑郁等情绪,当并发出血、穿孔或癌变时,易产生恐惧心理。

(四)实验室及其他检查

1.胃镜及胃黏膜活组织检查

胃镜及胃黏膜活组织检查是确诊消化性溃疡首选的检查方法。胃镜检查可直接观察溃疡部位、病变大小和性质,还可在直视下取活组织做病理学检查及幽门螺杆菌检测。

2.X 线钡剂检查

龛影是溃疡的 X 线检查直接征象,对溃疡有确诊价值;激惹和变形等间接征象,提示可能有溃疡的发生。

3.幽门螺杆菌检测

幽门螺杆菌检测是消化性溃疡诊断的常规检查项目,因为有无幽门螺杆菌感染决定治疗方案的选择。

4.粪便隐血试验

隐血试验阳性提示溃疡活动期,胃溃疡患者如隐血试验持续阳性,提示癌变的可能。

二、护理诊断及医护合作性问题

(1)疼痛:腹痛与胃酸刺激溃疡面、引起化学性炎症或并发穿孔等有关。

(2)营养失调(低于机体需要量):与疼痛所致摄食减少或频繁呕吐有关。

(3)焦虑:与溃疡反复发作、迁延不愈或出现并发症使病情加重有关。

(4)潜在并发症:出血、穿孔、幽门梗阻、癌变。

(5)缺乏溃疡病防治知识。

三、治疗及护理措施

(一)治疗要点

本病的治疗目的是消除病因、控制症状、促进溃疡愈合、防止复发和防治并发症。

1.一般治疗

注意休息,劳逸结合,饮食规律,戒烟、酒,消除紧张、焦虑情绪,停用或慎用非甾体抗炎药等。

2.药物治疗

(1)降低胃酸药物:有碱性抗酸药和抑制胃酸分泌药两大类。

1)碱性抗酸药:如氢氧化铝、铝碳酸镁及其复方制剂等,能中和胃酸,缓解疼痛,因其疗效差、不良反应较多,现很少应用。

2)抑制胃酸分泌的药物:①H_2受体拮抗药是目前临床使用最为广泛的抑制胃酸分泌、治疗消化性溃疡的药物。常用药物有西咪替丁、雷尼替丁和法莫替丁等,4~6周为1个疗程。②质子泵抑制药是目前最强的抑制胃酸分泌药物,其解除溃疡疼痛,促进溃疡愈合的效果优于H_2受体拮抗药,且能抑制幽门螺杆菌的生长。常用药物有奥美拉唑、兰索拉唑和泮托拉唑等,疗程一般为6~8周。

(2)保护胃黏膜药物:常用硫糖铝、枸橼酸铋钾和米索前列醇。

(3)根除幽门螺杆菌药物:对于有幽门螺杆菌感染的消化性溃疡,无论初发或复发、活动或静止、有无并发症,均应予以根除幽门螺杆菌治疗。

3.手术治疗

对于大量出血经内科治疗无效、急性穿孔、瘢痕性幽门梗阻、胃溃疡疑有癌变、正规内科治疗无效的顽固性溃疡者可选择手术治疗。

(二)护理措施

1.病情观察

密切观察患者腹痛的规律和特点,与进食、服药的关系,呕吐物及粪便的颜色和性状;监测生命体征及腹部体征的变化。观察患者有无出血、穿孔、幽门梗阻和癌变征象,一旦发现及时通知医师,并配合做好各项护理工作。

2.生活护理

(1)适当休息:溃疡活动期且症状较重或有并发症者,应适当休息。

(2)饮食护理:基本要求同慢性胃炎。指导患者进餐定时定量、少食多餐、细嚼慢咽。选择营养丰富、易消化,低脂、适量蛋白质的食物,如脱脂牛奶、鸡蛋和鱼等;主食以面食为主,因其柔软、含碱且易消化,不习惯于面食则以软米饭或米粥代替;避免辛辣、油炸、过酸、过咸食物及浓茶、咖啡等刺激食物和饮料,以减少胃酸分泌。

3.药物治疗的护理

严格遵医嘱用药,注意观察药物的疗效及不良反应,并告知患者用药的注意事项。

(1)碱性抗酸药:应在饭后1h和睡前服用,避免与奶制品、酸性食物及饮料同服。氢氧化铝凝胶能阻碍磷的吸收,引起磷缺乏症,长期大量服用还可引起严重便秘;服用镁制剂可引起腹泻。

(2)H_2受体拮抗药:应在餐中或餐后即刻服用,也可将一日的剂量在睡前顿服,若与抗酸药联用时,两药间隔1h以上。静脉给药时要注意控制速度,避免低血压和心律失常的发生。长期大量应用西咪替丁可出现男性乳房肿胀、性欲减退、腹泻、眩晕、头痛、肌肉痉挛或肌痛、皮疹、脱发,偶见粒细胞减少、精神错乱等。

(3)质子泵抑制药:奥美拉唑可引起头晕,告知患者服药期间避免从事注意力高度集中的工作;兰索拉唑的主要不良反应有荨麻疹、皮疹、瘙痒、头痛、口干、肝功能异常等,不良反应严重时应及时停药;泮托拉唑的不良反应较少,偶有头痛和腹泻。

(4)保护胃黏膜药物:硫糖铝片应在餐前1h服用,可有便秘、口干、皮疹、眩晕、嗜睡等不良反应;米索前列醇可引起子宫收缩,孕妇禁用。

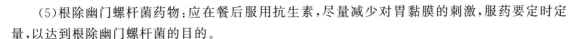

(5)根除幽门螺杆菌药物:应在餐后服用抗生素,尽量减少对胃黏膜的刺激,服药要定时定量,以达到根除幽门螺杆菌的目的。

4.并发症的护理

(1)穿孔:急性穿孔时,禁食并胃肠减压,做好术前准备工作;慢性穿孔时,密切观察疼痛的性质,指导患者遵医嘱用药。

(2)幽门梗阻:观察患者呕吐物的性状,准确记录出入液量,重者禁食禁水、胃肠减压,及时纠正水、电解质、酸碱平衡紊乱。

(3)出血:出血患者按出血护理常规护理。

5.心理护理

正确评估患者及家属的心理反应,告知患者及家属,经过正规治疗和积极预防,溃疡是可以痊愈的,并说明不良情绪会诱发和加重病情,使患者树立信心,消除紧张、恐惧心理。指导患者心理放松,转移注意力,保持乐观的情绪。

6.健康指导

(1)疾病知识指导:向患者及家属介绍导致溃疡发生及加重的相关因素;指导患者生活规律,保持乐观的心态,保证充足的睡眠和休息,适当锻炼,提高机体抵抗力;建立合理的饮食习惯和结构,戒除烟酒,避免摄入刺激性食物。

(2)用药指导:指导患者严格遵医嘱正确服药,学会观察药物疗效和不良反应,不可自行停药和减量,以避免溃疡复发;忌用或慎用对胃黏膜有损害的药物,如阿司匹林、咖啡因、糖皮质激素等;若用药后腹痛节律改变或出现并发症应及时就医。

(黄 妮)

第四节 慢 性 胃 炎

慢性胃炎是指由多种原因引起的胃黏膜慢性炎症。其发病率在各种胃病中居首位,男性多于女性,各个年龄段均可发病,且随年龄增长发病率逐渐增高。慢性胃炎的分类方法很多,2000年全国慢性胃炎研讨会共识意见中采纳了国际上新悉尼系统的分类方法,将慢性胃炎分为浅表性(又称非萎缩性)、萎缩性和特殊类型3大类。慢性浅表性胃炎是指不伴有胃黏膜萎缩性改变的慢性炎症,幽门螺杆菌感染是其主要病因;慢性萎缩性胃炎是指胃黏膜已经发生了萎缩性改变,常伴有肠上皮化生,又分为多灶萎缩性胃炎和自身免疫性胃炎两大类;特殊类型胃炎种类很多,临床上较少见。

一、病因及诊断检查

(一)致病因素

1.幽门螺杆菌感染

幽门螺杆菌感染是慢性浅表性胃炎最主要的病因。幽门螺杆菌具有鞭毛,其分泌的黏液素可直接侵袭胃黏膜,释放的尿素酶可分解尿素产生 NH_3 中和胃酸,使幽门螺杆菌在胃黏膜定居和繁殖,同时可损伤上皮细胞膜;幽门螺杆菌产生的细胞毒素还可引起炎症反应和菌体壁诱导自身免疫反应的发生,导致胃黏膜慢性炎症。

2.饮食因素

高盐饮食,长期饮烈酒、浓茶、咖啡,摄取过热、过冷、过于粗糙的食物等,均易引起慢性胃炎。

3.自身免疫

患者血液中存在自身抗体,如抗壁细胞抗体和抗内因子抗体,可使壁细胞数目减少,胃酸分泌减少或缺失,还可使维生素 B_{12} 吸收障碍导致恶性贫血。

4.其他因素

各种原因引起的十二指肠液反流入胃,削弱或破坏胃黏膜的屏障功能;老年胃黏膜退行性病变;胃黏膜营养因子缺乏,如促胃液素(胃泌素)缺乏;服用非甾体抗炎药等,均可引起慢性胃炎。

(二)身体状况

慢性胃炎起病缓慢,病程迁延,常反复发作,缺乏特异性症状。由幽门螺杆菌感染引起的慢性胃炎患者多数无症状;部分患者有上腹不适、腹部隐痛、腹胀、食欲缺乏、恶心和呕吐等消化不良的表现;少数患者可有少量上消化道出血;自身免疫性胃炎患者可出现明显厌食、体重减轻和贫血。体格检查可有上腹部轻压痛。

(三)心理-社会状况

病情反复、病程迁延不愈可使患者出现烦躁、焦虑等不良情绪。

(四)实验室及其他检查

1.胃镜及活组织检查

胃镜及活组织检查是诊断慢性胃炎最可靠的方法。慢性浅表性胃炎可见红斑(点、片状或条状)、黏膜粗糙不平、出血点或出血斑;慢性萎缩性胃炎可见黏膜呈颗粒状、黏膜血管显露、色泽灰暗、皱襞细小。

2.幽门螺杆菌检测

可通过侵入性(如快速尿素酶试验、组织学检查和幽门螺杆菌培养等)和非侵入性(如^{13}C 或^{14}C 尿素呼气试验、粪便幽门螺杆菌抗原检测和血清学检查等)方法检测幽门螺杆菌。

3.胃液分析

自身免疫性胃炎时,胃酸缺乏;多灶萎缩性胃炎时,胃酸分泌正常或偏低。

4.血清学检查

自身免疫性胃炎时,血清抗壁细胞抗体和抗内因子抗体可呈阳性,血清胃泌素水平明显升高;多灶萎缩性胃炎时,血清胃泌素水平正常或偏低。

二、护理诊断及医护合作性问题

(一)疼痛
腹痛与胃黏膜炎性病变有关。

(二)营养失调
营养失调与厌食、消化吸收不良等有关。

(三)焦虑
焦虑与病情反复、病程迁延有关。

(四)潜在并发症
癌变。

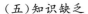

（五）知识缺乏

缺乏对慢性胃炎病因和预防知识的了解。

三、治疗及护理措施

（一）治疗要点

治疗原则是积极祛除病因，根除幽门螺杆菌感染，对症处理，防治癌前病变。

1.病因治疗

根除幽门螺杆菌感染：目前多采用的治疗方案是以胶体铋剂或质子泵抑制药为基础加上两种抗生素的三联治疗方案。如常用奥美拉唑或枸橼酸铋钾，与阿莫西林及甲硝唑或克拉霉素3种药物联用，2周为1个疗程。治疗失败后再治疗比较困难，可换用两种抗生素，或采用胶体铋剂和质子泵抑制药合用的四联疗法。

其他病因治疗：因非甾体抗炎药引起者，应立即停药并给予制酸药或硫糖铝；因十二指肠液反流引起者，应用硫糖铝或氢氧化铝凝胶吸附胆汁；因胃动力学改变引起者，应给予多潘立酮或莫沙必利等。

2.对症处理

有胃酸缺乏和贫血者，可用胃蛋白酶合剂等以助消化；对于上腹胀满者，可选用胃动力药、理气类中药；有恶性贫血时可肌内注射维生素 B_{12}。

3.胃黏膜异型增生的治疗

异型增生是癌前病变，应定期随访，给予高度重视。对不典型增生者可给予维生素C、维生素E、β-胡萝卜素、叶酸和微量元素硒预防胃癌的发生；对已经明确的重度异型增生可手术治疗，目前多采用内镜下胃黏膜切除术。

（二）护理措施

1.病情观察

主要观察有无上腹不适、腹胀、食欲缺乏等消化不良的表现；观察腹痛的部位、性质，呕吐物与大便的颜色、量及性状；评估实验室及胃镜检查结果。

2.饮食护理

（1）营养状况评估：观察并记录患者每天进餐次数、量和品种，以了解机体的营养摄入状况。定期监测体重，监测血红蛋白浓度、血清蛋白等有关营养指标的变化。

（2）制定饮食计划：①与患者及其家属共同制定饮食计划，以营养丰富、易消化、少刺激为原则；②胃酸低者可适当食用刺激胃酸分泌或酸性的食物，如浓肉汤、鸡汤、山楂、食醋等；胃酸高者应指导患者避免食用酸性和多脂肪食物，可进食牛奶、菜泥、面包等；③鼓励患者养成良好的饮食习惯，进食应规律，少食多餐，细嚼慢咽；④避免摄入过冷、过热、过咸、过甜、辛辣和粗糙的食物，戒除烟酒；⑤提供舒适的进餐环境，改进烹饪技巧，保持口腔清洁卫生，以促进患者的食欲。

3.药物治疗的护理

（1）严格遵医嘱用药，注意观察药物的疗效及不良反应。

（2）枸橼酸铋钾：宜在餐前半小时服用，因其在酸性环境中方起作用；服药时要用吸管直接吸入，防止将牙齿、舌染黑；部分患者服药后出现便秘或黑粪，少数患者有恶心、一过性血清转氨酶升高，停药后可自行消失，极少数患者可能出现急性肾衰竭。

（3）抗菌药物：服用阿莫西林前应详细询问患者有无青霉素过敏史，用药过程中要注意观察有无变态反应的发生;服用甲硝唑可引起恶心、呕吐等胃肠道反应及口腔金属味、舌炎、排尿困难等不良反应,宜在餐后半小时服用。

(4)多潘立酮及西沙必利:应在餐前服用,不宜与阿托品等解痉药合用。

4.心理护理

护理人员应主动安慰、关心患者,向患者说明不良情绪会诱发和加重病情,经过正规的治疗和护理慢性胃炎可以康复。

5.健康指导

向患者及家属介绍本病的有关知识、预防措施等;指导患者避免诱发因素,保持愉快的心情,生活规律,养成良好的饮食习惯,戒除烟酒;向患者介绍服用药物后可能出现的不良反应,指导患者按医嘱坚持用药,定期复查,如有异常及时复诊。

(黄　妮)

第五节　炎症性肠病

炎症性肠病是一种病因不明的肠道慢性非特异性炎症性疾病。包括溃疡性结肠炎(ulcerative colitis,UC)和克罗恩病(Crohn's disease,CD)。一般认为,UC 和 CD 是同一疾病的不同亚类,组织损伤的基本病理过程相似,但可能由于致病因素不同,发病的具体环节不同,最终导致组织损害的表现不同。

一、溃疡性结肠炎

UC 是一种病因不明的直肠和结肠慢性非特异性炎症性疾病。病变主要位于大肠的黏膜与黏膜下层。主要症状有腹泻、黏液脓血便和腹痛,病程漫长,病情轻重不一,常反复发作。本病多见于 20～40 岁,男女发病率无明显差别。

(一)病理

病变主要位于直肠和乙状结肠,可延伸到降结肠,甚至整个结肠。病变一般仅限于黏膜和黏膜下层,少数重症者可累及肌层。活动期黏膜呈弥漫性炎症反应,可见水肿、充血与灶性出血,黏膜脆弱,触之易出血。由于黏膜与黏膜下层有炎性细胞浸润,大量中性粒胞在肠腺隐窝底部聚集,形成小的隐窝脓肿。当隐窝脓肿融合破溃,黏膜即出现广泛的浅小溃疡,并可逐渐融合成不规则的大片溃疡。结肠炎症在反复发作的慢性过程中,大量新生肉芽组织增生,常出现炎性息肉。黏膜因不断破坏和修复,丧失其正常结构,并且由于溃疡愈合形成瘢痕,黏膜肌层与肌层增厚,使结肠变形缩短,结肠袋消失,甚至出现肠腔狭窄。少数患者有结肠癌变,以恶性程度较高的未分化型多见。

(二)临床分型

临床上根据本病的病程、程度、范围和病期进行综合分型。

1.根据病程经过分型

(1)初发型:无既往史的首次发作。

(2)慢性复发型:最多见,发作期与缓解期交替。

（3）慢性持续型：病变范围广，症状持续半年以上。

（4）急性暴发型：少见，病情严重，全身毒血症状明显，易发生大出血和其他并发症。

上述后3型可相互转化。

2.根据病情程度分型

（1）轻型：多见，腹泻每天4次以下，便血轻或无，无发热、脉速，贫血轻或无，血沉正常。

（2）重型：腹泻频繁并有明显黏液脓血便，有发热、脉速等全身症状，血沉加快、血红蛋白下降。

（3）中型：介于轻型和重型之间。

3.根据病变范围分型

可分为直肠炎、直肠乙状结肠炎、左半结肠炎、全结肠炎以及区域性结肠炎。

4.根据病期分型

可分为活动期和缓解期。

（三）临床表现

起病多数缓慢，少数急性起病，偶见急性暴发起病。病程长，呈慢性经过，常有发作期与缓解期交替，少数症状持续并逐渐加重。

1.症状

（1）消化系统表现：主要表现为腹泻与腹痛。①腹泻为最主要的症状，黏液脓血便是本病活动期的重要表现。腹泻主要与炎症导致大肠黏膜对水钠吸收障碍以及结肠运动功能失常有关。粪便中的黏液或黏液脓血，为炎症渗出和黏膜糜烂及溃疡所致。排便次数和便血程度可反映病情程度，轻者每天排便2～4次，粪便呈糊状，可混有黏液、脓血，便血轻或无，重者腹泻每天可达10次以上，大量脓血，甚至呈血水样粪便。病变限于直肠和乙状结肠的患者，偶有腹泻与便秘交替的现象，此与病变直肠排空功能障碍有关。②腹痛，轻者或缓解期患者多无腹痛或仅有腹部不适，活动期有轻或中度腹痛，为左下腹的阵痛，亦可涉及全腹。有疼痛-便意-便后缓解的规律，大多伴有里急后重，为直肠炎症刺激所致。若并发中毒性巨结肠或腹膜炎，则腹痛持续且剧烈。③其他症状可有腹胀、食欲缺乏、恶心、呕吐等。

（2）全身表现：中、重型患者活动期有低热或中等度发热，高热多提示有并发症或急性暴发型。重症患者可出现衰弱、消瘦、贫血、低清蛋白血症、水和电解质平衡紊乱等表现。

（3）肠外表现：本病可伴有一系列肠外表现，包括口腔黏膜溃疡、结节性红斑、外周关节炎、坏疽性脓皮病、虹膜睫状体炎等。

2.体征

患者呈慢性病容，精神状态差，重者呈消瘦贫血貌。轻者仅有左下腹轻压痛，有时可触及痉挛的降结肠和乙状结肠。重症者常有明显腹部压痛和鼓肠。若有反跳痛、腹肌紧张、肠鸣音减弱等应注意中毒性巨结肠和肠穿孔等并发症。

（四）护理

1.护理目标

患者大便次数减少，粪质正常；腹痛缓解，营养改善，体重恢复，未发生并发症，焦虑减轻。

2.护理措施

（1）一般护理。①休息与活动：在急性发作期或病情严重时均应卧床休息，缓解期适当休息，注意劳逸结合。②合理饮食：指导患者食用质软、易消化、少纤维素又富含营养、有足够热量的食物,以利于吸收、减轻对肠黏膜的刺激并供给足够的热量,以维持机体代谢的需要。避免食用冷饮、水果、多纤维的蔬菜及其他刺激性食物,忌食牛乳和乳制品。急性发作期患者,应进流质或半流质饮食,病情严重者应禁食,按医嘱给予静脉高营养,以改善全身状况。应注意给患者提供良好的进餐环境,避免不良刺激,以增进患者食欲。

(2)病情观察:观察患者腹泻的次数、性质,腹泻伴随症状,如发热、腹痛等,监测粪便检查结果。严密观察腹痛的性质、部位以及生命体征的变化,以了解病情的进展情况,如腹痛性质突然改变,应注意是否发生大出血、肠梗阻、中毒性巨结肠、肠穿孔等并发症。观察患者进食情况,定期测量患者的体重,监测血红蛋白、血清电解质和清蛋白的变化,了解营养状况的变化。

(3)用药护理:遵医嘱给予柳氮磺吡啶(SASP)、糖皮质激素、免疫抑制剂等治疗,以控制病情,使腹痛缓解。注意药物的疗效及不良反应,如应用 SASP 时,患者可出现恶心、呕吐、皮疹、粒细胞减少及再生障碍性贫血等。应嘱患者餐后服药,服药期间定期复查血象,应用糖皮质激素者,要注意激素不良反应,不可随意停药,防止反跳现象,应用硫唑嘌呤或巯嘌呤时患者可出现骨髓抑制的表现,应注意监测白细胞计数。

(4)心理护理:安慰鼓励患者,向患者解释病情,使患者以平和的心态应对疾病,自觉地配合治疗。

(5)健康指导。①心理指导:由于病情反复发作,迁延不愈,常给患者带来痛苦,尤其是排便次数的增加,给患者的精神和日常生活带来很多困扰,易产生自卑、忧虑,甚至恐惧心理。应鼓励患者以平和的心态应对疾病,积极配合治疗。②指导患者合理饮食及活动:指导患者食用质软、易消化、少纤维素又富含营养、有足够热量的食物,避免食用冷饮、水果、多纤维的蔬菜及其他刺激性食物,忌食牛乳和乳制品。在急性发作期或病情严重时均应卧床休息,缓解期适当休息,注意劳逸结合。③用药指导:嘱患者坚持治疗,不要随意更换药物或停药。教会患者识别药物的不良反应,出现异常症状要及时就诊,以免耽搁病情。

3.护理评价

患者腹泻、腹痛缓解,营养改善,体重恢复。

二、克罗恩病

CD 是一种病因尚不十分清楚的胃肠道慢性炎性肉芽肿性疾病。病变多见于末段回肠和邻近结肠,但从口腔至肛门各段消化道均可受累,呈节段性或跳跃式分布。临床上以腹痛、腹泻、体重下降、腹块、瘘管形成和肠梗阻为特点,可伴有发热等全身表现以及关节、皮肤、眼、口腔黏膜等肠外损害。本病有终生复发倾向,重症患者迁延不愈,预后不良。

(一)病理

病变表现为同时累及回肠末段与邻近右侧结肠者,只涉及小肠者,局限在结肠者。病变可涉及口腔、食管、胃、十二指肠,但少见。

大体形态上,克罗恩病特点为:①病变呈节段性或跳跃性,而不呈连续性。②黏膜溃疡早期呈鹅口疮样溃疡,随后溃疡增大、融合,形成纵行溃疡和裂隙溃疡,将黏膜分割呈鹅卵石样外观。③病变累及肠壁全层,肠壁增厚变硬,肠腔狭窄。

组织学上,克罗恩病的特点为:①非干酪性肉芽肿,由类上皮细胞和多核巨细胞构成,可发生在肠壁各层和局部淋巴结。②裂隙溃疡,呈缝隙状,可深达黏膜下层甚至肌层。③肠壁各层炎症,伴固有膜底部和黏膜下层淋巴细胞聚集、黏膜下层增宽、淋巴管扩张及神经节炎等。肠壁全层病变致肠腔狭窄,可发生肠梗阻。溃疡穿孔引起局部脓肿,或穿透至其他肠段、器官、腹壁,形成内瘘或外瘘。肠壁浆膜纤维素渗出、慢性穿孔均可引起肠粘连。

（二）临床分型

区别本病不同临床情况,有助全面估计病情和预后,制订治疗方案。

1.临床类型

依疾病行为分型,可分为狭窄型(以肠腔狭窄所致的临床表现为主)、穿通型(有瘘管形成)和非狭窄非穿通型(炎症型)。各型可有交叉或互相转化。

2.病变部位

参考影像和内镜结果确定,可分为小肠型、结肠型、回结肠型。如消化道其他部分受累亦应注明。

3.严重程度

根据主要临床表现的程度及并发症计算 CD 活动指数(CDAI),用于疾病活动期与缓解期区分、病情严重程度估计(轻、中、重度)和疗效评定。

（三）临床表现

起病大多隐匿、缓渐,从发病早期症状出现至确诊往往需数月至数年。病程呈慢性,长短不等的活动期与缓解期交替,有终生复发倾向。少数急性起病,可表现为急腹症,酷似急性阑尾炎或急性肠梗阻。腹痛、腹泻和体重下降三大症状是本病的主要临床表现。但本病的临床表现复杂多变,这与临床类型、病变部位、病期及并发症有关。

1.消化系统表现

（1）腹痛:为最常见症状。多位于右下腹或脐周,间歇性发作,常为痉挛性阵痛伴肠鸣。常于进餐后加重,排便或肛门排气后缓解。腹痛的发生可能与进餐引起胃肠反射或肠内容物通过炎症、狭窄肠段,引起局部肠痉挛有关。体检常有腹部压痛,部位多在右下腹。腹痛亦可由部分或完全性肠梗阻引起,此时伴有肠梗阻症状。出现持续性腹痛和明显压痛,提示炎症波及腹膜或腹腔内脓肿形成。全腹剧痛和腹肌紧张,提示病变肠段急性穿孔。

（2）腹泻:亦为本病常见症状,主要由病变肠段炎症渗出、蠕动增加及继发性吸收不良引起。腹泻先是间歇发作,病程后期可转为持续性。粪便多为糊状,一般无脓血和黏液。病变涉及下段结肠或肛门直肠者,可有黏液血便及里急后重。

（3）腹部包块:见于10%～20%患者,由于肠粘连、肠壁增厚、肠系膜淋巴结肿大、内瘘或局部脓肿形成所致。多位于右下腹与脐周。固定的腹块提示有粘连,多已有内瘘形成。

（4）瘘管形成:是克罗恩病的特征性临床表现,因透壁性炎性病变穿透肠壁全层至肠外组织或器官而成。瘘分内瘘和外瘘,前者可通向其他肠段、肠系膜、膀胱、输尿管、阴道、腹膜后等处,后者通向腹壁或肛周皮肤。肠段之间内瘘形成可致腹泻加重及营养不良。肠瘘通向的组织与器官因粪便污染可致继发性感染。外瘘或通向膀胱、阴道的内瘘均可见粪便与气体排出。

（5）肛门周围病变:包括肛门周围瘘管、脓肿形成及肛裂等病变,见于部分患者,有结肠受累者较多见。有时这些病变可为本病的首发或突出的临床表现。

2.全身表现

（1）发热:为常见的全身表现之一,与肠道炎症活动及继发感染有关。间歇性低热或中度热常见,少数呈弛张高热伴毒血症。少数患者以发热为主要症状,甚至较长时间不明原因发热之后才出现消化道症状。

（2）营养障碍：由慢性腹泻、食欲减退及慢性消耗等因素所致。主要表现为体重下降,可有贫血、低蛋白血症和维生素缺乏等表现。青春期前患者常有生长发育迟滞。

3.肠外表现

本病肠外表现与溃疡性结肠炎的肠外表现相似,但发生率较高,据我国统计报道以口腔黏膜溃疡、皮肤结节性红斑、关节炎及眼病为常见。

（四）护理

1.护理目标

患者腹泻、腹痛缓解,营养改善,体重恢复,无并发症。

2.护理措施

（1）一般护理。①休息与活动：在急性发作期或病情严重时均应卧床休息,缓解期适当休息,注意劳逸结合。必须戒烟。②合理饮食：一般给高营养低渣饮食,适当给予叶酸、维生素 B_{12} 等多种维生素。重症患者酌用要素饮食或全胃肠外营养,除营养支持外还有助诱导缓解。

（2）病情观察：观察患者腹泻的次数、性质,腹泻伴随症状,如发热、腹痛等,监测粪便检查结果。严密观察腹痛的性质、部位以及生命体征的变化,测量患者的体重,监测血红蛋白、血清电解质和清蛋白的变化,了解营养状况的变化。

（3）用药护理：遵医嘱腹痛、腹泻可使用抗胆碱能药物或止泻药,合并感染者静脉途径给予广谱抗生素。给予柳氮磺吡啶（SASP）、糖皮质激素、免疫抑制剂等治疗,以控制病情,使腹痛缓解。注意避免药物的不良反应,如应嘱患者餐后服药,服药期间定期复查血象,不可随意停药,防止反跳现象等。

（4）心理护理：向患者解释病情,使患者树立战胜疾病信心,自觉地配合治疗。

（5）健康指导。①疾病知识指导：指导患者合理休息与活动,戒烟,食用质软、易消化、少纤维素又富含营养、有足够热量的食物,避免食用冷饮、水果、多纤维的蔬菜及其他刺激性食物,忌食牛乳和乳制品。②安慰鼓励患者：使患者树立信心,积极地配合治疗。③用药指导：嘱患者坚持服药并了解药物的不良反应,病情有异常变化要及时就诊。

3.护理评价

患者腹泻、腹痛缓解,无发热、营养不良,体重增加。

（黄　妮）

第六节　假膜性肠炎

假膜性肠炎是一种主要发生于结肠,也可累及小肠的急性黏膜坏死、纤维素渗出性炎症,黏膜表面覆有黄白或黄绿色假膜,其多系在应用抗生素后导致正常肠道菌群失调,难辨梭状芽孢杆菌大量繁殖,产生毒素致病,因此,有人称其为梭状芽孢杆菌相关性腹泻。Henoun 报道梭状芽孢杆菌相关性腹泻占医院感染性腹泻患者的 25%。该病多发生于老年人、重症患者、免疫功能低下和外科手术后等患者。年龄多在 50～59 岁,女性稍多于男性。

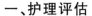

一、护理评估

（一）评估患者的健康史及家族史

询问患者既往身体状况，尤其是近期是否发生过比较严重的感染，以及近期使用抗生素的情况。

（二）临床症状评估与观察

1.评估患者腹泻的症状

临床表现可轻如一般腹泻，重至严重血便。患者表现为水泻（90％～95％），可达 10 次/天，较重病例水样便中可见漂浮的假膜，5％～10％的患者可有血便。顽固腹泻可长达 2～4 周。

2.评估患者腹痛的情况

80％～90％的患者会出现腹痛。

3.评估患者有无发热症状

近 80％的患者有发热。

4.评估患者营养状况

因患者腹泻、发热可致不同程度的营养不良。

5.评估患者精神状态

有些患者可表现为精神萎靡、乏力和神志模糊，严重者可进入昏迷状态。

（三）辅助检查评估

1.血液检查

白细胞增多，多在（10～20）×10^9/L 以上，甚至高达 $40×10^9$/L 或更高，以中性粒细胞增多为主。有低白蛋白血症、电解质失常或酸碱平衡失调。

2.粪便检查

大便涂片如发现大量革兰氏阳性球菌，提示葡萄球菌性肠炎。难辨梭状芽孢杆菌培养及毒素测定对诊断假膜性肠炎具有非常重要的意义。

3.内镜检查是诊断假膜性肠炎快速而可靠的方法

轻者内镜下可无典型表现，肠黏膜可正常或仅有轻度充血水肿。严重者可见黏膜表面覆以黄白或黄绿色假膜。早期假膜呈斑点状跳跃分布；进一步发展，病灶扩大，隆起，周围有红晕，红晕周边黏膜正常或水肿。假膜相互融合成各种形态，重者可形成假膜管型。假膜附着较紧，强行剥脱后可见其下黏膜凹陷、充血、出血。皱襞顶部最易受累，可因水肿而增粗增厚。

4.X 线检查

腹平片可见结肠扩张、结肠袋肥大、肠腔积液和指压痕。气钡灌肠双重造影显示结肠黏膜紊乱，边缘呈毛刷状，黏膜表面见许多圆形或不规则结节状阴影、指压痕及溃疡征。

5.B 超检查

可见肠腔扩张、积液。

6.CT 检查

提示肠壁增厚，皱襞增粗。

（四）心理-社会因素评估

（1）评估患者对假膜性肠炎的认识程度。

（2）评估患者心理承受能力、性格类型。

(3)评估患者是否缺少亲人及朋友的关爱。

(4)评估患者是否存在焦虑及恐惧心理。

(5)评估患者是否有经济负担。

(6)评估患者的生活方式及饮食习惯。

(五)腹部体征的评估

其中10%～20%的患者在查体时腹部会出现反跳痛。

二、护理问题

(一)腹泻

由于肠毒素与细胞毒素在致病过程中的协同作用,肠毒素通过黏膜上皮细胞的CAMP系统使水、盐分泌增加所致。

(二)腹痛

由于肠内容物通过充血、水肿的肠管而引起的刺激痛。

(三)体温过高

由于肠道炎症活动及继发感染所致。

(四)部分生活自理能力缺陷

与静脉输液有关。

(五)营养失调:低于机体需要量

由于腹泻、肠道吸收障碍所致。

(六)有体液不足的危险

与肠道炎症所致腹泻有关。

(七)有肛周皮肤完整性受损的危险

与腹泻有关。

(八)潜在的并发症

肠穿孔、中毒性巨结肠

三、护理目标

(1)患者主诉大便次数减少或恢复正常排便。

(2)患者主诉腹痛症状减轻或缓解。

(3)患者体温恢复正常。

(4)患者住院期间生活需要得到满足。

(5)患者住院期间体重增加,贫血症状得到改善。

(6)保持体液平衡,患者不感到口渴,皮肤弹性良好,血压和心率在正常范围。

(7)患者住院期间肛周皮肤完整无破损。

(8)患者住院期间,通过护士的密切观察,能够及早发现并发症,得到及时治疗。

(9)患者住院期间不出现水、电解质紊乱,或通过护士的密切观察,能够及早发现,得到及时纠正血清总蛋白、白蛋白达到正常水平。

(10)患者住院期间保持良好的心理状态。

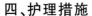

四、护理措施

(一)一般护理

(1)为患者提供舒适安静的环境,嘱患者卧床休息,避免劳累。

(2)室内定时通风,保持空气清新,调节合适的温度湿度。

(3)患者大便次数多,指导患者保护肛周皮肤,每次便后用柔软的卫生纸擦拭,并用温水清洗、软毛巾蘸干,避免用力搓擦,保持局部清洁干燥,如有发红,可局部涂抹鞣酸软膏或润肤油。

(4)将日常用品放置于患者随手可及的地方,定时巡视病房,满足患者各项生理需要。

(二)心理护理

(1)患者入院时主动接待,热情服务,向患者及家属介绍病房环境及规章制度,取得患者及家属的配合,消除恐惧心理。

(2)患者腹痛、腹泻时,应耐心倾听患者主诉,安慰患者,稳定患者情绪,帮助患者建立战胜疾病的信心。

(3)向患者讲解各项检查的目的、方法,术前准备及术后注意事项,消除患者的恐惧心理。

(三)治疗配合

(1)观察患者大便的次数、性状、量以及有无黏液脓血,及时通知医师给予药物治疗。

(2)观察患者腹痛的部位、性质、持续时间、缓解方式及腹部体征的变化,及时发现。避免肠穿孔及中毒性巨结肠的发生。

(3)观察患者生命体征变化,尤其是体温变化,注意观察热型,遵医嘱应用物理降温及药物降温。

(4)评估患者营养状况,监测血常规、电解质及人血白蛋白、总蛋白的变化,观察患者有无皮肤黏膜干燥、弹性差、尿少等脱水表现。

(5)指导患者合理选择饮食,一般给予高营养低渣饮食,适量补充维生素及微量元素。

(6)指导患者合理用药,观察药物效果及不良反应。

(四)用药护理

(1)抗生素治疗:万古霉素、去甲万古霉素使用注意事项如下。①输入速度不可过快:否则可产生红斑样或荨麻疹样反应;②浓度不可过高:可致血栓性静脉炎,应适当控制药液浓度和滴注速度;③不可肌内注射。不良反应包括可引起口麻、刺痛感、皮肤瘙痒、嗜酸粒细胞增多、药物热、感冒样反应以及血压剧降、过敏性休克反应等,与许多药物可产生沉淀反应。含本品的输液中不得添加其他药物。

(2)保证患者每天液体入量,根据药物的性质和患者自身情况合理调节滴注速度。

(五)健康教育

(1)向患者及家属介绍假膜性肠炎的病因、疾病过程以及预防方法。

(2)指导患者合理选择饮食,避免粗纤维和刺激性食物。

(3)讲解用药的注意事项、不良反应及服用方法,教会患者自我观察。

(4)嘱患者注意腹部保暖,避免受凉,如有不适随时就医。

(黄 妮)

第七节 肠 结 核

肠结核是结核杆菌侵犯肠道引起的慢性特异性感染,过去在我国比较常见。随着人民生活水平的提高、卫生保健事业的发展及结核患病率的下降,本病亦逐渐减少。发病年龄为 2～72 岁,而以 21～40 岁最多,女性多于男性,约为 1.85∶1。根据大体形态学表现,肠结核可分为溃疡型、增殖型和混合型。绝大多数病例继发于肠外结核病,主要是肺结核。无肠外结核病灶者称原发性肠结核,占肠结核的 10% 以下。

一、护理评估

(一)评估患者的健康史及家族史

询问患者既往身体状况,尤其是近期是否患有身体其他部位的结核病,或近期是否与结核患者接触过。

(二)临床症状的评估与观察

1.评估患者腹痛的症状

有腹痛症状者占 95% 以上,疼痛性质一般为隐痛或钝痛,禁食易诱发或加重,出现腹痛与排便,排便后疼痛可有不同程度的缓解。

2.评估患者腹泻与便秘的症状

腹泻常与腹痛相伴随。大便每天数次至数十次,半成形或水样,常有黏液,重症患者有广泛溃疡可有脓血便,量多,有恶臭味。常在清晨排便,故有"鸡鸣泻"之称。小肠结核如果病变广泛,可引起吸收不良而发生脂肪泻。无腹泻而只有便秘者约占 25%。腹泻与便秘交替常被认为是肠结核的典型症状。腹泻数天继而便秘,如此循环交替。

3.评估患者有无腹部肿块

主要见于增殖型肠结核。溃疡型肠结核病有局限性腹膜炎,病变肠曲和周围组织黏膜连,或同时有肠系膜淋巴结结核,也可出现腹部肿块。

4.评估患者的营养状况、有无营养障碍

因进食可诱发疼痛,患者常有食欲缺乏、畏惧进食,食量因而减少,肠管炎症引起的淋巴梗阻、淤胀,使肠局部蠕动异常,发生肠内容物淤滞,加之肠道菌群失调等因素干扰了食物的消化与吸收,甚至发生脂肪泻,从而体重下降,并有贫血等一系列营养障碍的表现。

5.评估患者有无发热症状

溃疡型肠结核有结核毒血症,表现为午后低热、不规则热、弛张热或稽留高热,体温多在 38 ℃,伴有盗汗。增殖型肠结核可无发热或有时低热。

6.评估患者有无肠外表现

可有倦怠、消瘦、苍白,随病程发展可出现维生素缺乏、脂肪肝、营养不良性水肿等表现。部分患者可出现活动性肺结核的临床表现。

7.评估患者有无肠梗阻、肠出血、肠穿孔的症状

并发肠梗阻时有腹绞痛,常位于右下腹或脐周,伴有腹胀、肠鸣音亢进、肠型与蠕动波;并发

肠穿孔时,由于病变周围多有组织黏膜连,弥漫性腹膜炎较少见。

（三）辅助检查评估

1.血液检查

溃疡型肠结核可有中度贫血,无并发症时白细胞计数一般正常,90%的病例血沉明显增快。

2.粪便检查

外观常为糊状不成形便,或有黏液,镜检见少量脓细胞或红细胞,潜血可呈弱阳性。

3.纯化(结核)蛋白衍生物皮内试验

如为强阳性有助于本病的诊断。

4.X线检查

X线征象有:①肠蠕动过快,钡剂通过加速,有间歇性张力亢进,病变部位黏膜皱襞僵硬和增厚;②钡剂通过病变部位出现激惹现象,称为 Stierlin 征;③小肠有梗阻时有肠管扩张、钡剂排空延迟和分节现象,钡剂呈雪花样分布、边缘锯齿状;④盲肠不充盈,升结肠缩短;⑤盲肠部位扭曲,回盲瓣出现裂隙,回肠末端出现宽底三角形、底向盲肠,称为 Fleischner 征。

5.内镜检查

内镜特征有:①回盲部为主;②肠黏膜充血、水肿;③环形溃疡、溃疡边缘呈鼠咬状;④大小、形态各异的炎性息肉,肠腔变窄;⑤病理检查可见干酪样坏死性肉芽肿或用抗酸染色法发现抗酸结核杆菌。

6.结核菌素(简称结素)试验

目前通用的结素有两类。一是旧结素,是结核菌的代谢产物,由结核菌培养滤液制成,主要含结核蛋白。旧结素抗原不纯可引起非特异反应。另一类是结核菌纯蛋白衍化物（PPD）,是从旧结素滤液中提取结核蛋白精制而成,为纯洁素,不产生非特异性反应,故临床上广泛使用。方法通常在左前臂屈侧中部皮内注射 0.1 mL(5 U),48～72 h 后测皮肤硬结直径。阴性＜5 mm；弱阳性:5～9 mm；阳性:10～19 mm；强阳性＞20 mm 或局部有水疱、坏死。

（四）心理-社会因素评估

(1)评估患者对肠结核的认识程度。

(2)评估患者心理承受能力、性格类型。

(3)评估患者是否缺少亲人及朋友的关爱。

(4)评估患者是否存在焦虑及恐惧心理。

(5)评估患者是否有经济负担。

(6)评估患者的生活方式及饮食习惯。

（五）腹部体征的评估

疼痛部位大多在右下腹部,也可在脐周、上腹或全腹部,因病变所在的部位不同而异。腹部肿块常位于右下腹,一般比较固定,中等质地,伴有轻度或中度压痛。

二、护理问题

（一）腹痛

由病变肠曲痉挛及蠕动增强所致。

（二）腹泻

由溃疡型肠结核所致肠功能紊乱所致。

（三）便秘

由肠道狭窄、梗阻或胃肠功能紊乱所致。

（四）体温过高

由结核毒血症所致。

（五）营养失调：低于机体需要量

由结核杆菌毒性作用、消化吸收功能障碍所致。

（六）有肛周皮肤完整性受损的危险

与腹泻有关。

（七）潜在的并发症：肠梗阻、肠穿孔

由溃疡愈合后或腹腔黏膜连后出现的瘢痕收缩所致。

（八）知识缺乏

缺乏结核病的预防及治疗知识。

（九）焦虑

由病程长、疗程长所致。

（十）活动无耐力

由肠结核引起的体质衰弱所致。

三、护理目标

（1）患者主诉腹痛缓解。

（2）患者主诉大便次数减少或恢复正常的排便。

（3）患者体温恢复正常。

（4）患者体重增加，或精神状况转好、面色红润。

（5）患者在住院期间肛周皮肤完整无破损。

（6）通过护士密切观察能够及早发现梗阻或穿孔症状和腹部体征，及时给予处理。

（7）患者在住院期间能够复述肠结核的预防、保健知识。

（8）患者焦虑程度减轻，能积极主动配合治疗。

（9）患者住院期间活动耐力不断增加。

四、护理措施

（一）一般护理

（1）为患者提供舒适安静的环境，嘱患者卧床休息，避免劳累。

（2）室内定时通风，保持空气清新，调节合适的温度湿度。

（3）患者大便次数多，指导患者保护肛周皮肤，每次便后用柔软的卫生纸擦拭，并用温水清洗，以软毛巾蘸干。避免用力搓擦，保持局部清洁干燥。如有发红，可局部涂抹鞣酸软膏或润肤油。

（4）对于便秘的患者应鼓励患者多饮水、定时如厕，养成规律排便的习惯；适量进食蔬菜水果，保持大便通畅。

（二）心理护理

（1）患者入院时主动接待，热情服务，向患者及家属介绍病房环境及规章制度，取得患者及家属的合作,消除恐惧心理。

(2)患者腹痛、腹泻时,应耐心倾听患者主诉,安慰患者,稳定患者情绪,帮助患者建立战胜疾病的信心。

(3)向患者讲解肠结核的相关知识,介绍各种检查的必要性、术前准备及术后注意事项,消除患者紧张、恐惧的心理,使其积极配合治疗。

(三)治疗配合

(1)注意观察患者腹痛的部位、性质、持续时间、缓解方式,腹部体征的变化,及时发现,避免肠梗阻、肠穿孔等并发症的发生。协助患者采取舒适的卧位。

(2)注意观察患者大便次数、性状、量的变化,以及有无黏液脓血,及时通知医师给予药物治疗。

(3)注意观察患者生命体征变化,尤其是体温的变化,遵医嘱给予物理及药物降温。

(4)评估患者营养状况,监测血电解质、血红蛋白及血清总蛋白、白蛋白变化,观察患者皮肤黏膜有无干燥、皮下脂肪厚度、皮肤弹性。

(5)指导患者合理选择饮食,并向患者及家属解释营养对肠结核的重要性,与其共同制订饮食计划,选用清淡易消化、高维生素、高蛋白、高热量的食物,腹泻患者应限制纤维素、乳制品及高脂食物的摄入,便秘患者则应适量增加纤维素的摄取。

(6)指导患者合理用药,观察用药后效果及不良反应。

(7)每周测体重1~2次。如有腹水每天测腹围1次。

(四)用药护理

(1)抗结核药(链霉素、异烟肼、利福平、乙胺丁醇、吡嗪酰胺等):一般采用2~3种药物联合应用,用药时间2~3年。链霉素使用前应做皮试,抗结核药宜空腹服用,服药后可有恶心、呕吐、药疹等不良反应。以上药物存在肝毒性,应定期检查肝功能。

(2)有计划、有目的地向患者及家属逐步介绍有关药物治疗的知识。

(3)强调早期、联合、适量、规律、全程化疗的重要性,使患者树立治愈疾病的信心,积极配合治疗。督促患者按医嘱服药、培养按时服药的习惯。

(4)解释药物不良反应时,重视强调药物的治疗效果,让患者认识到发生不良反应的可能性较小,以激励患者坚持全程治疗。

(5)嘱患者如出现巩膜黄染、肝区疼痛、胃肠不适、眩晕、耳鸣等不良反应时,应与医师联系,不可自行停药。

(五)健康教育

(1)向患者和家属讲解肠结核的保健知识,加强有关结核病的卫生宣教,肠结核患者的粪便要消毒处理,防止病原体传播。

(2)患者应保证充足的休息与营养,生活规律,劳逸结合,保持良好的心态,以增强机体抵抗力。

(3)指导患者坚持抗结核治疗,保证足够的剂量与疗程。定期复查。学会自我检测抗结核药物的作用和不良反应,如有异常,及时复诊。

(4)肺结核患者不可吞咽痰液,应保持排便通畅。提倡用公筷进餐,牛奶应经过灭菌。

(黄　妮)

第八节　肠易激综合征

肠易激综合征(IBS)是一种以腹痛或腹部不适伴排便习惯改变为特征的功能性肠病,经检查排除可引起这些症状的器质性疾病。本病是最常见的一种功能性肠道疾病,患者以中青年居多,50岁以后首次发病少见。男女比例约1:2。

一、常见病因

本病病因尚不清楚,与多种因素有关。目前认为,IBS的病理生理学基础主要是胃肠动力学异常和内脏感觉异常,而造成这些变化的机制则尚未阐明。肠道感染后和精神心理障碍是 IBS 发病的重要因素。

二、临床表现

起病隐匿,症状反复发作或慢性迁延,病程可长达数年至数十年,但全身健康状况却不受影响。精神、饮食等因素常诱使症状复发或加重。最主要的临床表现是腹痛与排便习惯和粪便性状的改变。

(一)症状

1.腹痛

以下腹和左下腹多见,多于排便或排气后缓解,睡眠中痛醒者极少。

2.腹泻

一般每天3~5次,少数严重发作期可达十数次。大便多呈稀糊状,也可为成形软便或稀水样,多带有黏液;部分患者粪质少而黏液量很多,但绝无脓血。排便不干扰睡眠。部分患者腹泻与便秘交替发生。

3.便秘

排便困难,粪便干结、量少,呈羊粪状或细杆状,表面可附黏液。

4.其他消化道症状

多伴腹胀感,可有排便不净感、排便窘迫感。部分患者同时有消化不良症状。

5.全身症状

相当部分患者可有失眠、焦虑、抑郁、头晕、头痛等精神症状。

(二)体征

无明显体征,可在相应部位有轻压痛,部分患者可触及腊肠样肠管,直肠指检可感到肛门痉挛、张力较高,可有触痛。

三、治疗原则

主要是积极寻找并去除促发因素和对症治疗,强调综合治疗和个体化的治疗原则。

(一)一般治疗

详细询问病史以求发现促发因素,并设法予以去除。告知患者 IBS 的诊断并详细解释疾病的性质,以解除患者顾虑和提高对治疗的信心,是治疗最重要的一步。教育患者建立良好的生活习惯。饮食上避免诱发症状的食物,一般而言宜避免产气的食物如乳制品、大豆等。高纤维食物有助改善便秘。对失眠、焦虑者可适当给予镇静药。

(二)针对主要症状的药物治疗

(1)胃肠解痉药:抗胆碱药物可作为缓解腹痛的短期对症治疗使用。

(2)止泻药:洛哌丁胺或地芬诺酯止泻效果好,适用于腹泻症状较重者,但不宜长期使用。

(3)对便秘型患者酌情使用泻药:宜使用作用温和的轻泻剂以减少不良反应和药物依赖性。

(4)抗抑郁药:对腹痛症状重、上述治疗无效且精神症状明显者可适用。

(5)其他肠道菌群调节药:如双歧杆菌、乳酸杆菌、酪酸菌等制剂,可纠正肠道菌群失调,据报道对腹泻、腹胀有一定疗效,但确切临床疗效尚待证实。

(三)心理和行为疗法

症状严重而顽固,经一般治疗和药物治疗无效者应考虑予以心理行为治疗,包括心理治疗、认知疗法、催眠疗法和生物反馈疗法等。

四、护理

(一)评估

1.一般情况

患者的年龄、性别、职业、婚姻状况、健康史、心理、既往史,饮食习惯等。

2.身体状况

主要是评估腹部不适的部位、性状、时间等;了解腹泻的次数、性状、量、色、诱因及便秘的情况。

(二)护理要点及措施

1.饮食的护理

IBS不论哪种类型都或多或少与饮食有关,腹泻为主型IBS患者80%的症状发作与饮食有密切的相关性。因此,应避免食用诱发症状的食物,因个人而异,通常应避免产气的食物,如牛奶、大豆等。早期应尽量低纤维素饮食,但便秘型患者可进高纤维素饮食,以改善便秘症状。

2.排便及肛周皮肤护理

可以通过人为干预,尽量改变排便习惯。对于腹泻型患者,观察粪便的量、性状、排便次数并记录。多卧床休息,少活动。避免受凉,注意腹部及下肢保暖。做好肛门及周围皮肤护理,便后及时用温水清洗,勤换内裤,保持局部清洁、干燥。如肛周皮肤有淹红、糜烂,可使用抗生素软膏涂擦,或行紫外线理疗。对于便秘型患者可遵医嘱给予开塞露等通便药物。

3.心理护理

IBS多发生于中青年,尤以女性居多。多数患者由于工作、家庭、生活等引起长期而过度的精神紧张,因此应该给予患者更多的关怀,自入院始尽可能给予他们方便,使他们对新的环境产生信任感和归属感。在明确诊断后更要耐心细致的给他们讲解病情,使他们对所患疾病有深刻的认识,避免对疾病产生恐惧,消除紧张情绪。耐心细致的讲解,也会使患者产生信任感和依赖感,有利于病情缓解。

(三)健康教育

(1)指导患者应保持良好的精神状态,注意休息,适当运动(如散步、慢跑等),以增强体质,保持心情舒畅。

（2）纠正不良的饮食及生活习惯,戒除烟酒,作息规律,保证足够的睡眠时间,睡前温水泡足,不饮咖啡、茶等兴奋性的饮料。

（3）如再次复发时应首先通过心理、饮食调整。效果不佳者应到医院就诊治疗。

（朱文霞）

第九节　缺血性肠炎

缺血性肠炎是由于肠道血液供应不足或回流受阻致肠壁缺氧损伤所引起的急性或慢性炎症性病变,轻者仅损伤黏膜,重者全层肠壁受累。病变呈节段性分布。临床主要表现为腹痛和便血。本病多见于 50 岁以上的中老年人,常患有心血管方面的原发病,男女发病比例约为 2∶1,女性多于男性。

一、护理评估

（一）健康史的评估

询问患者既往病史及起病原因,本病多见于 50 岁以上的中老年人,常伴有动脉粥样硬化等血管因素的疾病,本病多见于各种原因引起的肠道梗阻、肠管狭窄、肠腔压力增高、肠管蠕动增强及不适当饮食刺激、应激均可导致,评估患者的饮食习惯、睡眠情况、服药史。

（二）临床症状评估与观察

1.评估患者的腹痛症状

90％ 以上的患者出现腹痛,本病腹痛主要位于中下腹或左侧腹部,呈突发性绞痛或持续性剧痛,进食后可加重,也可在睡眠中突发,因平卧时血压降低,肠系膜血流减少而加重肠缺血。

2.评估患者便血情况

急性肠缺血者便血一般出现在腹痛 24 h 后。轻者黑粪或大便中带有鲜血;重者为血水样便,甚至鲜血便。慢性肠缺血者在不进食或进食少时腹痛不明显,少见便血,常伴腹胀。

3.评估患者腹泻的程度

腹泻由大量肠液渗出、肠蠕动过快引起。腹泻次数在 3～20 次不等。

4.评估患者有无发热

多为中度热,是由于坏死物质吸收、肠道细菌的侵袭和炎性介质的释放引起。并发全身感染时,体温可超过 39 ℃。

5.评估患者有无其他消化系统症状

如腹胀、恶心、呕吐等。

（三）辅助检查的评估

1.血液检查

血白细胞增高、血沉加快。

2.粪便检查

可见红、白细胞,潜血阳性,便培养无致病菌生长。

3.电子肠镜检查

可见黏膜轻度、非特异性炎症或多发性溃疡或有血痂。为本病早期诊断的关键。

4.X 线及钡灌肠检查

腹平片可见局限性痉挛,随后肠腔积气、节段性扩张,病变结肠袋消失,但无特异性。一部分可见类似小肠 Kerckring 皱襞样的横嵴,为本病特征性 X 线征象之一。钡灌肠急性期特征性表现为指压痕。

5.血管造影

炎症部位的毛细血管增生,造影剂漏出以及大肠的营养血管的分布和吻合异常、缺损等可认为是大肠缺血的间接征象。

6.超声检查

早期可见肠壁增厚,后期出现肠腔狭窄。

(四)心理-社会因素的评估

(1)评估患者对缺血性肠炎的认识程度。

(2)评估患者的性格类型及与人交往、沟通能力。

(3)评估患者现在的心理状态,有无焦虑及恐惧。

(4)评估患者是否有医疗费用的担心。

(5)评估患者的生活方式及饮食习惯。

(五)腹部体征的评估

腹部压痛,以左髂窝和盆腔部位明显。如有肌紧张、反跳痛提示出现坏疽。腹膨隆可两侧不对称,听诊时左右肠鸣音可不一致,缺血部位的肠鸣音明显减弱或消失。肛门指诊直肠周围明显压痛,指套血染。

二、护理问题

(一)疼痛

腹痛由肠壁缺血、肠肌痉挛所致。

(二)有体液不足的危险

与肠缺血坏死、肠蠕动过快所致腹泻便血、体液丢失有关。

(三)活动无耐力

由腹泻、便血引起贫血所致。

(四)体温过高

由坏死物质吸收、肠道细菌侵袭和炎性介质的释放所致。

(五)腹泻

由肠缺血坏死、肠蠕动过快所致。

三、护理目标

(1)患者主诉疼痛减轻或缓解。

(2)患者住院期间保证 24 h 机体需要量。

(3)患者住院期间活动耐力逐渐增加,生活能够自理。

(4)患者体温恢复正常,患者发热时能够得到护士有效的降温措施,舒适感增加。

（5）患者主诉血便次数减少或恢复正常排便。

四、护理措施

（一）一般护理

（1）为患者建立安静环境，采取舒适体位，多卧床休息，贫血患者应尽量减少下床。

（2）腹泻次数多的患者，指导患者肛周皮肤的护理，避免发红。

（二）心理护理

（1）患者入院时热情主动接待，为患者及家属介绍病房环境、作息时间及规章制度。

（2）耐心倾听患者主诉，安慰患者，稳定患者情绪。

（3）突发的腹痛便血会给患者带来紧张、恐惧的情绪。应多巡视病房，关心患者，安抚患者的紧张情绪，减轻因紧张造成的血压升高，加重病情。

（4）向患者讲解所需各项检查的目的、检查前准备及检查后注意事项，减少患者对检查的恐惧。

（三）治疗配合

（1）密切观察患者生命体征及腹部体征变化。如有肌紧张、反跳痛提示出现肠道坏疽。体温高者可遵医嘱应用物理降温和药物降温。定期测量血压、有异常及时告知医师。

（2）准确记录 24 h 出入量。监测患者血红蛋白及电解质变化，保持水、电解质平衡。

（3）观察大便的量、色、质及次数，恢复期患者应预防便秘。

（4）腹痛明显者可遵医嘱应用镇静、止痛药，慎用解痉、止泻药。

（四）用药护理

（1）主要用药是抗生素和改善微循环、扩张血管的药物。应用抗生素时，要询问有无过敏史，密切观察患者用药后的反应。用扩张血管的药物时，应根据患者的身体状况及药物性质、调节静脉滴注速度、监测血压。注意配伍禁忌。

（2）观察用药后作用及不良反应。

（五）健康教育

（1）饮食：定时定量，不要暴饮暴食，多吃清淡饮食，避免油腻、辛辣、过冷、刺激性食物。吃营养高含膳食纤维多的饮食。

（2）戒烟限酒。

（3）保持乐观情绪，注意休息，劳逸结合。

（4）治疗原发病，控制血压。

（5）注意观察大便，有异常及时来院检查。

（6）出院后及时遵医嘱服药，如有不适及时就医。

（朱文霞）

第十节　慢性胰腺炎

慢性胰腺炎是一种伴有胰实质进行性毁损的慢性炎症，我国以胆石症为常见原因，国外则以慢性酒精中毒为主要病因。慢性胰腺炎可伴急性发作，称为慢性复发性胰腺炎。由于本病临床表现缺乏特异性,可为腹痛、腹泻、消瘦、黄疸、腹部肿块、糖尿病等,易被误诊为消化性溃疡、慢性胃炎、胆管疾病、肠炎、消化不良、胃肠神经官能症等。本病虽发病率不高,但近年来有逐步增高的趋势。

一、病因

慢性胰腺炎的发病因素与急性胰腺炎相似,主要有胆管系统疾病、乙醇、腹部外伤、代谢和内分泌障碍、营养不良、高钙血症、高脂血症、血管病变、血色病、先天性遗传性疾病、肝脏疾病及免疫功能异常等。

二、临床表现

慢性胰腺炎的症状繁多且无特异性。典型病例可出现五联症,即上腹疼痛、胰腺钙化、胰腺假性囊肿、糖尿病及脂肪泻。但是同时具备上述五联症的患者较少,临床上常以某一或某些症状为主要特征。

(一)腹痛

腹痛为最常见症状,见于 $60\% \sim 100\%$ 的病例,疼痛常剧烈,并持续较长时间。一般呈钻痛或钝痛,绞痛少见。多局限于上腹部,放射至季肋下,半数以上病例放射至背部。疼痛发作的频度和持续时间不一,一般随着病变的进展,疼痛期逐渐延长,间歇期逐渐变短,最后整天腹痛。在无痛期,常有轻度上腹部持续隐痛或不适。

痛时患者取坐位,膝屈曲,压迫腹部可使疼痛部分缓解,躺下或进食则加重(这种体位称为胰体位)。

(二)体重减轻

是慢性胰腺炎常见的表现,约见于 3/4 以上病例。主要由于患者担心进食后疼痛而减少进食所致。少数患者因胰功能不全、消化吸收不良或糖尿病而有严重消瘦,经过补充营养及助消化剂后,体重减轻往往可暂时好转。

(三)食欲减退

常有食欲欠佳,特别是厌油类或肉食。有时食后腹胀、恶心和呕吐。

(四)吸收不良

吸收不良表现疾病后期,胰脏丧失 90% 以上的分泌能力,可引起脂肪泻。患者有腹泻,大便量多、带油滴、恶臭。由于脂肪吸收不良,临床上也可出现脂溶性维生素缺乏症状。碳水化合物的消化吸收一般不受影响。

(五)黄疸

少数病例可出现明显黄疸(血清胆红素高达 20 mg/dL),由胰腺纤维化压迫胆总管所致,但更常见假性囊肿或肿瘤的压迫所致。

(六)糖尿病症状

约 2/3 的慢性胰腺炎病例有葡萄糖耐量减少,半数有显性糖尿病,常出现于反复发作腹痛持续几年以后。当糖尿病出现时,一般均有某种程度的吸收不良存在。糖尿病症状一般较轻,易用胰岛素控制。偶可发生低血糖、糖尿病酸中毒、微血管病变和肾病变。

(七)其他

少数病例腹部可扪及包块,易误诊为胰腺肿瘤。个别患者呈抑郁状态或有幻觉、定向力障碍等。

三、并发症

慢性胰腺炎的并发症甚多，一些与胰腺炎有直接关系，另一些则可能是病因（如乙醇）作用的后果。

(一)假性囊肿

见于 9％～48％的慢性胰腺炎患者。多数为单个囊肿。囊肿大小不一，表现多样。假性囊肿内胰液泄漏至腹腔，可引起胰性无痛性腹水，呈隐匿起病，腹水量甚大，内含高活性淀粉酶。

巨大假性囊肿，压迫胃肠道，可引起幽门或十二指肠近端狭窄，甚至压迫十二指肠空肠交接处和横结肠，引起不全性或完全性梗阻。假性囊肿破入邻近脏器可引起内瘘。囊肿内胰酶腐蚀囊肿壁内小血管可引起囊肿内出血，如腐蚀邻近大血管，可引起消化道出血或腹腔内出血。

(二)胆管梗阻

8％～55％的慢性胰腺炎患者发生胆总管的胰内段梗阻，临床上有无黄疸不定。有黄疸者中罕有需手术治疗者。

(三)其他

酒精性慢性胰腺炎可合并存在酒精性肝硬化。慢性胰腺炎患者好发口腔、咽、肺、胃和结肠癌肿。

四、实验室检查

(一)血清和尿淀粉酶测定

慢性胰腺炎急性发作时血尿淀粉酶浓度和 Cam/Ccr 比值可一过性地增高。随着病变的进展和较多的胰实质毁损，在急性炎症发作时可不合并淀粉酶升高。测定血清胰型淀粉酶同工酶 (Pam)可作为反映慢性胰腺炎时胰功能不全的试验。

(二)葡萄糖耐量试验

可出现糖尿病曲线。有报告慢性胰腺炎患者中 78.7％试验阳性。

(三)胰腺外分泌功能试验

在慢性胰腺炎时有 80％～90％病例胰外分泌功能异常。

(四)吸收功能试验

最简便的是做粪便脂肪和肌纤维检查。

(五)血清转铁蛋白放射免疫测定

慢性胰腺炎血清转铁蛋白明显增高，特别对酒精性钙化性胰腺炎有特异价值。

五、护理

(一)体位

协助患者卧床休息，选择舒适的卧位。有腹膜炎者宜取半卧位，利于引流和使炎症局限。

(二)饮食

脂肪对胰腺分泌具有强烈的刺激作用并可使腹痛加剧。因此，一般以适量的优质蛋白、丰富的维生素、低脂无刺激性半流质或软饭为宜，如米粥、藕粉、脱脂奶粉、新鲜蔬菜及水果等。每天脂肪供给量应控制在 20～30 g，避免粗糙、干硬、胀气及刺激性食物或调味品。少食多餐、禁止饮

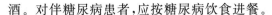

酒。对伴糖尿病患者,应按糖尿病饮食进餐。

（三）疼痛护理

绝对禁酒、避免进食大量肉类饮食、服用大剂量胰酶制剂等均可使胰液与胰酶的分泌减少,缓解疼痛。护理中应注意观察疼痛的性质、部位、程度及持续时间,有无腹膜刺激征。协助取舒适卧位以减轻疼痛。适当应用非麻醉性镇痛剂,如阿司匹林、吲哚美辛、布洛芬、对乙酰氨基酚等非团体抗炎药。对腹痛严重,确实影响生活质量者,可酌情使用麻醉性镇痛剂,但应避免长期使用,以免导致患者对药物产生依赖性。给药20～30 min后须评估并记录镇痛药物的效果及不良反应。

（四）维持营养需要量

蛋白-热量营养不良在慢性胰腺炎患者是非常普遍的。进餐前30 min为患者镇痛,以防止餐后腹痛加剧,使患者惧怕进食。进餐时胰酶制剂同食物一起服用,可以保证酶和食物适当混合,取得满意效果。同时,根据医嘱及时给予静脉补液,保证热量供给,维持水、电解质、酸碱平衡。严重的慢性胰腺炎患者和中至重度营养不良者,在准备手术阶段应考虑提供肠外或肠内营养支持。护理上需加强肠内、外营养液的输注护理,防止并发症。

（五）心理护理

因病程迁延,反复疼痛、腹泻等症状,患者常有消极悲观的情绪反应,对手术及预后的担心常引起焦虑和恐惧。护理上应关心患者,采用同情、安慰、鼓励法与患者沟通,稳定患者情绪,讲解疾病知识,帮助患者树立战胜疾病的信心。

（朱文霞）

第十一节 肝 硬 化

一、疾病概述

（一）概念和特点

肝硬化是各种慢性肝病发展的晚期阶段。病理上以肝脏弥漫性纤维化、再生结节和假小叶形成为特征。临床上,起病隐匿,病程发展缓慢,晚期以肝功能减退和门静脉高压为主要表现,常出现多种并发症。

肝硬化是临床常见病,世界范围内的年发病率为 100（25～400）/10 万,发病高峰年龄在35～50 岁,男性多见,出现并发症时死亡率高。

（二）相关病理生理

肝硬化的病理改变主要是正常肝小叶结构被假小叶所替代后,在大体形态上:肝脏早期肿大、晚期明显缩小,质地变硬。

肝硬化的病理生理改变主要是肝功能减退（失代偿）和门静脉高压,临床上表现为由此而引起的多系统、多器官受累所产生的症状和体征,进一步发展可产生一系列并发症。

（三）肝硬化的病因

引起肝硬化的病因很多,在我国以病毒性肝炎为主,欧美国家以慢性酒精中毒多见。

(1)病毒性肝炎:主要为乙型、丙型和丁型肝炎病毒的重叠感染,通常经过慢性肝炎阶段演变而来,急性或亚急性肝炎如有大量肝细胞坏死和肝纤维化可以直接演变为肝硬化,乙型和丙型或丁型肝炎病毒的重叠感染可加速发展至肝硬化。

(2)慢性酒精中毒:长期大量饮酒(一般为每天摄入乙醇 80 g 达 10 年以上),乙醇及其代谢产物(乙醛)的毒性作用,引起酒精性肝炎,继而可发展为肝硬化。

(3)非酒精性脂肪性肝炎:非酒精性脂肪性肝炎可发展成肝硬化。

(4)胆汁淤积:持续肝内胆汁淤积或肝外胆管阻塞时,高浓度胆酸和胆红素对肝细胞有损害作用,引起原发性胆汁性肝硬化或继发性胆汁性肝硬化。

(5)肝静脉回流受阻:慢性充血性心力衰竭、缩窄性心包炎、肝静脉阻塞综合征、肝小静脉闭塞等引起肝脏长期淤血缺氧,引起肝细胞坏死和纤维化。

(6)遗传代谢性疾病:先天性酶缺陷疾病,致使某些物质不能被正常代谢而沉积在肝脏,如肝豆状核变性(铜沉积)、血色病(铁沉积)、α_1-抗胰蛋白酶缺乏症等。

(7)工业毒物或药物:长期接触四氯化碳、磷、砷等或服用双醋酚汀、甲基多巴、异烟肼等可引起中毒性或药物性肝炎而演变为肝硬化;长期服用甲氨蝶呤可引起肝纤维化而发展为肝硬化。

(8)自身免疫性肝炎可演变为肝硬化。

(9)血吸虫病:虫卵沉积于汇管区,引起肝纤维化组织增生,导致窦前性门静脉高压,亦称为血吸虫病性肝硬化。

(10)隐源性肝硬化:部分原因不明的肝硬化。

(四)临床表现

1.代偿期肝硬化

症状轻且无特异性。可有乏力、食欲缺乏、腹胀不适等。患者营养状况一般,可触及肿大的肝脏、质偏硬,脾可肿大。肝功能检查正常或仅有轻度酶学异常。常在体检或手术中被偶然发现。

2.失代偿期肝硬化

临床表现明显,可发生多种并发症。

(1)症状:①全身症状。乏力为早期症状,其程度可自轻度疲倦至严重乏力。体重下降往往随病情进展而逐渐明显。少数患者有不规则低热,与肝细胞坏死有关,但注意与合并感染、肝癌鉴别。②消化道症状。食欲缺乏为常见症状,可有恶心、偶伴呕吐。腹胀亦常见,与胃肠积气、腹水和肝脾肿大等有关,腹水量大时,腹胀成为患者最难忍受的症状。腹泻往往表现为对脂肪和蛋白质耐受差,稍进油腻肉食即易发生腹泻。部分患者有腹痛,多为肝区隐痛,当出现明显腹痛时要注意合并肝癌、原发性腹膜炎、胆管感染、消化性溃疡等情况。③出血倾向。可有牙龈、鼻腔出血、皮肤紫癜,女性月经过多等。④与内分泌紊乱有关的症状。男性可有性功能减退、男性乳房发育,女性可发生闭经、不孕。部分患者有低血糖的表现。⑤门脉高压症状。如食管胃底静脉曲张破裂而致上消化道出血时,表现为呕血及黑粪;脾功能亢进可致血细胞减少,贫血而出现皮肤黏膜苍白。

(2)体征:呈肝病容,面色黧黑而无光泽。晚期患者消瘦、肌肉萎缩。皮肤可见蜘蛛痣、肝掌、男性乳房发育。腹壁静脉以脐为中心显露至曲张,严重者脐周静脉突起呈水母状并可听见静脉杂音。黄疸提示肝功能储备已明显减退,黄疸呈持续性或进行性加深提示预后不良。腹水伴或不伴下肢水肿是失代偿期肝硬化最常见表现,部分患者可伴肝性胸腔积液,以右侧多见。

肝脏早期肿大可触及,质硬而边缘钝;后期缩小,肋下常触不到。半数患者可触及肿大的脾脏,常为中度,少数重度。

各型肝硬化起病方式与临床表现并不完全相同。如大结节性肝硬化起病较急进展较快,门静脉高压症相对较轻,但肝功能损害则较严重;血吸虫病性肝纤维化的临床表现则以门静脉高压症为主,巨脾多见,黄疸、蜘蛛痣、肝掌少见,肝功能损害较轻,肝功能试验多基本正常。

(五)辅助检查

1.实验室检查

血、尿、粪常规、血清免疫学、内镜、腹腔镜、腹水和门静脉压力生化检查(以了解其病因、诱因及潜在的护理问题)。

2.肝功能检查

代偿期大多正常或仅有轻度的酶学异常,失代偿期普遍异常,且异常程度往往与肝脏的储备功能减退程度相关。具体表现为转氨酶升高,血清蛋白下降、球蛋白升高,A/G 倒置,凝血酶原时间延长,结合胆红素升高等。

3.影像学检查

(1)X 线检查:食管静脉曲张时行食管吞钡 X 线检查显示虫蚀样或蚯蚓状充盈缺损,纵行黏膜皱襞增宽,胃底静脉曲张时胃肠钡餐可见菊花瓣样充盈缺损。

(2)腹部超声检查:B 超检查显示肝脏表面不光滑、肝叶比例失调、肝实质回声不均匀等,以及脾大、门静脉扩张和腹水等超声图像。

(3)CT 和 MRI 对肝硬化的诊断价值与 B 超相似。

(六)治疗原则

本病目前无特效治疗,关键在于早期诊断,针对病因给予相应处理,阻止肝硬化进一步发展,后期积极防治并发症,终末期则只能有赖于肝移植。

二、护理评估

(一)一般评估

1.生命体征

伴感染时可有发热、有心脏功能不全时可有呼吸、脉搏和血压的改变,余无明显特殊变化。

2.患病及治疗经过

询问本病的有关病因。例如有无肝炎或输血史、心力衰竭、胆管疾病;有无长期接触化学毒物、使用损肝药物或嗜酒,其用量和持续时间。有无慢性肠道感染、消化不良、消瘦、黄疸、出血史。有关的检查、用药和其他治疗情况。

3.患者主诉及一般情况

饮食及消化情况。例如食欲、进食量及食物种类、饮食习惯及爱好。有无食欲缺乏甚至畏食,有无恶心、呕吐、腹胀、腹痛,呕吐物和粪便的性质及颜色。日常休息及活动量、活动耐力、尿量及颜色等。

4.相关记录

体重、饮食、皮肤、肝脏大小、出入量、出血情况、意识等记录结果。

（二）身体评估

1.头颈部

（1）面部颜色有无异常，有无肝病面容，脱发。

（2）患者的精神状态，对人物、时间、地点的定向力（表情淡漠、性格改变或行为异常多为肝脏病的前驱表现）。

2.胸部

呼吸的频率和节律，有无呼吸浅速、呼吸困难和发绀，有无因呼吸困难、心悸而不能平卧，有无胸腔积液形成。

3.腹部

（1）测量腹围有无腹壁紧张度增加、脐疝、腹式呼吸减弱等腹水征象。

（2）腹部有无移动性浊音，大量腹水可有液波震颤。

（3）有无腹壁静脉显露，腹壁静脉曲张时在剑突下，脐周腹壁静脉曲张处可听见静脉连续性潺潺声（结合病例综合考虑）。

（4）肝脾大小、质地、表面情况及有无压痛（结合B超检查结果综合考虑）。

4.其他

是否消瘦，皮下脂肪消失、肌肉萎缩；皮肤是否干枯、有无黄染、出血点、蜘蛛痣、肝掌等。

（三）心理-社会评估

评估时应注意患者的心理状态，有无个性、行为的改变，有无焦虑、抑郁、易怒、悲观等情绪。并发肝性脑病时，患者可出现嗜睡、兴奋、昼夜颠倒等神经精神症状，应注意鉴别。评估患者及家属对疾病的认识及态度、家庭经济情况和社会支持等。

（四）辅助检查结果评估

1.血常规检查

有无红细胞减少或全血细胞减少。

2.血生化检查

肝功能有无异常，有无电解质和酸碱平衡紊乱，血氨是否增高，有无氮质血症。

3.腹水检查

腹水的性质是漏出液或渗出液，有无找到病原菌或恶性肿瘤细胞。

4.其他检查

钡餐造影检查有无食管胃底静脉曲张，B超检查有无静脉高压征象等。

（五）常用药物治疗效果的评估

1.准确记录患者出入量（尤其是24 h尿量）

大量利尿可引起血容量过度降低，心排血量下降，血尿素氮增高。患者皮肤弹性减低，出现直立性低血压和少尿。

2.血生化检查的结果

长期使用噻嗪类利尿剂有可能导致水、电解质紊乱，产生低钠、低氯和低钾血症。

三、主要护理诊断/问题

（一）营养失调

低于机体需要量与肝功能减退、门静脉高压引起食欲缺乏、消化和吸收障碍有关。

（二）体液过多

与肝功能减退、门静脉高压引起水、钠潴留有关。

（三）潜在并发症

1.上消化道出血

与食管胃底静脉曲张破裂有关。

2.肝性脑病

与肝功能障碍、代谢紊乱致神经系统功能失调有关。

四、护理措施

（一）休息与活动

睡眠应充足，生活起居有规律。代偿期患者无明显的精神、体力减退，可适当参加工作，避免过度疲劳；失代偿期患者以卧床休息为主，并视病情适量活动，活动量以不加重疲劳感和其他症状为度。腹水患者宜平卧位，可抬高下肢，以减轻水肿。阴囊水肿者可用拖带托起阴囊，大量腹水者卧床时可取半卧位，以减轻呼吸困难和心悸。

（二）合理饮食

既保证饮食营养又遵守必要的饮食限制是改善肝功能、延缓病情进展的基本措施。与患者共同制订符合治疗需要而又为其接受的饮食计划。饮食治疗原则：高热量、高蛋白质、高维生素、限制水钠、易消化饮食，并根据病情变化及时调整。

（三）用药护理

应严格按医嘱用药，并注意观察常用药的毒副作用，发现问题及时处理。如使用利尿药注意维持水电解质和酸碱平衡，利尿速度不宜过快，以每天体重减轻不超过 0.5 kg 为宜。

（四）心理护理

多关心体贴患者，使患者保持愉快心情，帮助患者树立治病的信心。

（五）健康教育

1.饮食指导

切实遵循饮食治疗原则和计划，禁酒。

2.用药原则

遵医嘱按时、正确服用相关药物，加用药物需征得医师同意，以免加重肝脏负担和肝功能损害。让患者了解常用药物不良反应及自我观察要点。

3.预防感染的措施

注意保暖和个人卫生保健。

4.适当活动计划

睡眠应充足，生活起居有规律。制订个体化的活动计划，避免过度疲劳。

5.皮肤的保护

沐浴时应注意避免水温过高，或使用有刺激性的皂类和沐浴液，沐浴后使用性质柔和的润肤品；皮肤瘙痒者给予止痒处理，嘱患者勿用手抓搔，以免皮肤破损。

6.及时就诊的指标

（1）患者出现性格、行为改变等可能为肝性脑病的前驱症状时。

（2）出现消化道出血等其他并发症时。

五、护理效果评估

(1)患者自觉症状好转,食欲增加。

(2)患者尿量增加、体重减轻、水肿减轻及其他身体不适有所减轻。

(3)患者能正确记录出入量,测量腹围和体重。

(朱文霞)

第十二节　肝性脑病

肝性脑病又称肝昏迷,是严重肝病引起的、以代谢紊乱为基础的中枢神经系统功能失调的综合征,其主要表现是意识障碍、行为异常和昏迷。无明显临床表现和生化异常、仅能用精细的智力试验和(或)电生理检测才可做出诊断的肝性脑病,称为亚临床或隐性肝性脑病。

一、病因和诱因

大部分肝性脑病是由各型肝硬化引起的,其中肝炎后肝硬化最多见;还可因其他严重肝损害引起,如原发性肝癌、急性重症肝炎、妊娠急性脂肪肝、严重中毒性肝炎等;也可见于门体分流手术后。

由肝硬化引起的肝性脑病的发生多有明显诱因,常见的有上消化道出血、摄入过高的蛋白质饮食、大量排钾利尿和放腹水、感染、镇静催眠和麻醉药、便秘、低血糖。

二、发病机制

肝性脑病的发病机制尚未完全明了,目前关于其发病机制的学说主要如下。

(一)氨中毒学说

这是目前公认的并有较确实的依据的学说。

1.氨的形成和代谢

氨主要在肠道内产生。大部分是由血循环弥散至肠道的尿素经肠菌的尿素酶分解产生,小部分是食物中的蛋白质被肠菌的氨基酸氧化酶分解产生。游离的 NH_3 有毒性,且能透过血-脑屏障;NH_4^+ 呈盐类形式存在,相对无毒,不能透过血-脑屏障。

机体清除血氨的主要途径为:肝脏合成尿素;脑、肝、肾等组织利用和消耗氨,以合成谷氨酸和谷氨酰胺(α-酮戊二酸＋NH_3→谷氨酸,谷氨酸＋NH_3→谷氨酰胺);肾脏排出大量尿素和 NH_4^+;从肺部呼出少量。

2.血氨增高的原因

血氨的增高主要是由于生成过多和(或)代谢清除减少。①产生多:肠道产氨增多,如摄入过多的含氮食物(高蛋白饮食)或药物、上消化道出血、便秘;低钾性碱中毒时,游离的 NH_3 增多,通过血-脑屏障进入脑细胞产生毒性。②清除少:肝衰竭时,合成为尿素的能力减退;低血容量如上消化道出血、大量利尿和放腹水、休克等,可致肾前性氮质血症,使排出减少。

3.氨干扰脑的能量代谢

氨使大脑细胞的能量供应不足,消耗大脑兴奋性神经递质谷氨酸,使大脑兴奋性下降。

(二)氨、硫醇及短链脂肪酸的协同毒性作用学说

甲基硫醇是蛋氨酸在胃肠道内被细菌代谢的产物、甲基硫醇及其衍变的二甲基亚砜和氨这3种物质对中枢神经系统产生协同毒性作用。

(三)GABA/BZ复合受体学说

γ-氨基丁酸(GABA)是哺乳动物大脑的主要抑制性神经递质,由肠道细菌产生。肝衰竭时,GABA血浓度增高,大脑突触后神经元的GABA受体显著增多,这种受体不仅能与GABA结合,也能与巴比妥类和弱安定类(benzodiazepines,BZs)药物结合,故称为GABA/BZ复合受体,产生抑制作用。

(四)假性神经介质学说

肝衰竭时,食物中的芳香族氨基酸分解减少,经肠道内细菌作用可转变为与正常神经递质去甲肾上腺素相似的神经递质,但却不具有神经递质的生理功能,因此被称为假性神经介质。当假性神经介质被脑细胞摄取并取代了突触中的正常递质时,则出现神经冲动传导障碍,兴奋冲动不能正常地传入大脑而产生抑制,出现意识障碍及昏迷。

(五)氨基酸代谢失衡学说

肝衰竭时,芳香族氨基酸分解减少,血浆中芳香族氨基酸(如苯丙氨酸、酪氨酸、色氨酸)增多,而支链氨基酸(如亮氨酸、异亮氨酸)减少。当进入脑中的芳香族氨基酸增多时,它们或可进一步形成假性神经介质,导致意识障碍和昏迷。

三、临床表现

急性而严重的肝性脑病的发病常可无明显诱因,患者在起病数周内即在无任何前驱症状的情况下进入昏迷状态直至死亡。慢性肝脏疾病如肝硬化患者发生的肝性脑病常有明显的诱因,起病时多有前驱症状,其发作可根据患者的神经系统表现、意识障碍和脑电图改变分为四期。

Ⅰ期(前驱期):有轻度的性格改变和行为异常。表现为欣快激动或淡漠寡言、衣冠不整、随地便溺;对答尚准确,但吐词不清且较缓慢;患者可有扑翼(击)样震颤。此期病理反射多阴性,脑电图多正常。

Ⅱ期(昏迷前期):原有Ⅰ期症状加重,睡眠障碍、意识错乱、行为失常是突出表现。定向力和理解力减退,对人、地、时的概念混乱,不能完成简单的计算和构图。言语不清,书写障碍,举止反常。多有睡眠时间倒错,昼睡夜醒。部分患者可能出现幻觉、狂躁等较严重的精神症状。患者有扑翼样震颤,同时伴有明显的肌张力增高,腱反射亢进,巴宾斯基征阳性。脑电图有特异性改变。

Ⅲ期(昏睡期):以昏睡和精神错乱为主,患者大部分时间呈昏睡状,但可被唤醒,醒时尚能对答,神志不清,常有幻觉。扑翼样震颤仍可引出,肌张力增加,腱反射亢进,锥体束征呈阳性。脑电图有异常波形。

Ⅳ期(昏迷期):神志完全丧失,不能唤醒。浅昏迷时对疼痛刺激尚有反应,患者扑翼样震颤无法引出;深昏迷时,各种反射消失,肌张力降低,瞳孔常散大,可有抽搐和换气过度。部分患者有肝臭。脑电图明显异常。

四、实验室和其他检查

(一)血氨

慢性肝性脑病尤其是门体分流性脑病血氨多增高,急性肝性脑病血氨多正常。

(二)脑电图

典型改变为脑电波节律变慢,出现每秒 4～7 次的 θ 波和每秒 1～3 次的 δ 波,昏迷期双侧同时出现对称的高波幅的 δ 波。

(三)心理智能测验

对诊断早期肝性脑病包括亚临床脑病最简便而有效。最常用的有数字连接试验,其他如搭积木、构词、书写、画图等。

五、诊断要点

肝性脑病的主要诊断依据:严重肝病和(或)广泛门体侧支循环,精神错乱、昏睡或昏迷,有肝性脑病的诱因,明显肝功能损害或血氨增高。扑翼样震颤和典型脑电图改变有重要参考价值。对肝硬化患者进行常规的简易智力测试(如数字连接试验),可发现轻微肝性脑病。

六、治疗要点

目前尚无特效治疗,多采取综合措施。

(1)消除诱因,避免诱发和加重肝性脑病。

(2)减少肠内毒物的生成和吸收:包括禁食蛋白食物,每天保证足够的以葡萄糖为主的热量摄入;灌肠或导泻,清洁肠道;抑制肠道细菌的生长。

1)饮食:开始数天内禁食蛋白质,以碳水化合物为主和补充足量维生素,热量 5.0～6.7 kJ/d。神志清楚后,可逐渐增加蛋白质。

2)灌肠和导泻:清除肠内积食、积血或其他含氮物。①灌肠:使用生理盐水或弱酸性溶液(如稀醋酸液),弱酸溶液可使肠内 pH 保持在 5.0～6.0,有利于 NH_3 在肠内与 H^+ 合成 NH_4^+ 随粪便排出,禁用肥皂水灌肠。对急性门体分流性脑病昏迷患者,应首选 66.7% 乳果糖 500 mL 灌肠;②导泻:口服或鼻饲 25% 硫酸镁 30～60 mL 导泻。也可口服乳果糖 30～60 g/d,分 3 次服,从小剂量开始,以调整到每天排便 2～3 次,粪便 pH 5～6 为宜。乳梨醇疗效与乳果糖相同,30～45 g/d,分 3 次服用。

3)抑制肠道细菌生长:口服新霉素或甲硝唑。

(3)促进体内有毒物质的代谢清除,纠正氨基酸失衡。①应用降氨药物,常用的有谷氨酸钠、谷氨酸钾、精氨酸,可促进尿素合成,降低血氨;②纠正氨基酸代谢紊乱:口服或静脉输注以支链氨基酸为主的氨基酸混合液;③服用 GABA/BZ 复合受体拮抗药,如氟马西尼;④人工肝:用活性炭、树脂等进行血液灌注可清除血氨。

(4)对症治疗:纠正水、电解质和酸碱平衡失调,对肝硬化腹水患者的入液量应加以控制,一般为尿量加 1 000 mL,防止稀释性低钠,及时纠正缺钾和碱中毒;保护脑细胞功能;保持呼吸道通畅;防治脑水肿、出血与休克;进行腹膜透析或血液透析等。

(5)肝移植是各种终末期肝病的有效治疗手段。

七、常用护理诊断/问题

(一)急性意识障碍

急性意识障碍与未经肝脏解毒的有毒代谢产物引起大脑功能紊乱有关。

(二)营养失调:低于机体需要量

营养失调:低于机体需要量与代谢紊乱、进食少等有关。

(三)潜在并发症

脑水肿。

八、护理措施

(一)一般护理

1.合理饮食

以碳水化合物为主要食物,每天保证充足的热量和维生素。对昏迷患者,可采用经鼻导管鼻饲或静脉滴注葡萄糖供给热量,以减少蛋白质的分解;对需长期静脉内补充者,可做锁骨下静脉和颈静脉穿刺插管供给营养。食物配制中应含有丰富的维生素,尤其是维生素 C、维生素 B、维生素 K、维生素 E 等,但不宜用维生素 B_6,因其可使多巴在周围神经处转为多巴胺,影响多巴进入脑组织,减少中枢神经的正常传导递质。昏迷患者应暂禁蛋白质,以减少氨的生成。保证足够热量,以碳水化合物为主,对不能进食者鼻饲或静脉补充葡萄糖,以减少蛋白质的分解。清醒后可逐渐恢复,从小量开始,每天 20 g,隔 2 d 增加 10 g,逐渐达到 50 g 左右,但需密切观察患者对蛋白质的耐受力,反复尝试,掌握较适当的蛋白质量。如有复发现象,则再度禁用蛋白质。患者恢复蛋白质饮食,主要以植物蛋白为好,因为植物蛋白含蛋氨酸、芳香氨基酸较少,含非吸收性纤维素较多,有利于氨的排除,也可少量选用酸牛奶等含必需氨基酸的蛋白质。

注意事项:脂肪可延缓胃的排空,尽量少用。显著腹水者钠量应限制在 250 mg/d,入水量一般为前日尿量加 1 000 mL/L。

2.加强护理,提供感情支持

(1)训练患者定向力:安排专人护理,利用媒体提供环境刺激。

(2)注意患者安全:对烦躁患者注意保护,可加床栏,必要时使用约束带,以免患者坠床。

(3)尊重患者:切忌嘲笑患者的异常行为,安慰患者,尊重患者的人格。

(二)病情观察

注意早期征象,如欣快或冷漠、行为异常、有无扑翼样震颤等。加强对患者血压、脉搏、呼吸、体温、瞳孔等生命体征的监测并做记录。定期抽血复查肝、肾功能和电解质的变化。对出现意识障碍者应加强巡视,注意其安全;对昏迷患者按昏迷患者护理。

(三)消除和避免诱因

1.保持大便通畅

发生便秘时,应给予灌肠或导泻,对导泻患者应注意观察血压、脉搏,记录尿量、排便量和粪便颜色,加强肛周皮肤护理。对血容量不足、血压不稳定者不能导泻,以免因大量脱水而影响循环血量。

2.慎用药物

避免使用含氮药物及对肝脏有毒的药物,如有烦躁不安或抽搐,可注射地西泮5~10 mg。

忌用水合氯醛、吗啡、硫苯妥钠等药物。

3.注意保持水和电解质的平衡

对有肝性脑病倾向的患者,应避免使用快速、大量排钾利尿剂和大量放腹水。

4.预防感染

机体感染一方面加重肝脏吞噬、免疫和解毒的负荷,另一方面使组织的分解代谢加速而增加产氨和机体的耗氧量。所以,感染时应按医嘱及时应用有效的抗生素。

5.积极控制上消化道出血

及时清除肠道内积存血液、食物或其他含氮物质。因肝性脑病易并发于上消化道出血后,故应及时灌肠和导泻。

6.避免发生低血糖

禁食和限食者应避免发生低血糖。因葡萄糖是大脑的重要供能物质,低血糖时,脑内去氨活动停滞,氨的毒性增加。

(四)维持体液平衡

正确记录出入液量,肝性脑病多有水、钠潴留倾向,水不宜摄入过多,一般为尿量加1 000 mL/d,对疑有脑水肿的患者尤应限制;显著腹水者钠盐应限制在 250 mg/d。除肾功能有障碍者,钾应补足。按需要测定血钠、钾、氯化物、血氨、尿素等。有肝性脑病倾向的患者应避免快速和大量利尿及放腹水。

(五)用药护理

(1)降氨药物:常用的有谷氨酸钠、谷氨酸钾、精氨酸。①谷氨酸钠:严重水肿、腹水、心力衰竭、脑水肿时慎用谷氨酸钠。使用这些药物时,滴速不宜过快,否则可出现流涎、呕吐、面色潮红等反应。②谷氨酸钾:一般根据患者血钠、血钾情况混合使用。患者有肝肾综合征、尿少、尿闭时慎用谷氨酸钾,以防血钾过高。③精氨酸:常用于血 pH 偏高患者的降氨治疗,精氨酸系酸性溶液,含氯离子,不宜与碱性溶液配伍。

(2)乳果糖:降低肠腔 pH,减少氨的形成和吸收。①适应证:对有肾功能损害或耳聋、忌用新霉素的患者,或需长期治疗者,乳果糖常为首选药物;②不良反应:乳果糖有轻泻作用,多从小剂量开始服用,需观察服药后的排便次数,以每天排便 2～3 次、粪 pH 5.0～6.0 为宜。该药在肠内产气较多,易出现腹胀、腹痛、恶心、呕吐,也可引起电解质紊乱。

(3)必需氨基酸:静脉注射支链氨基酸可以补充能量,降低血氨。静脉注射精氨酸时速度不宜过快,以免引起流涎、面色潮红与呕吐等。

(4)新霉素:少数可出现听力和肾脏损害,故服用新霉素不宜超过 6 个月,做好听力和肾功能监测。

(5)大量输注葡萄糖的过程中,必须警惕低血钾、心力衰竭和脑水肿。

九、健康指导

本病的发生有明显诱因且易去除,肝功能恢复较好,门体分流性肝性脑病者预后较好;腹水、黄疸明显,有出血倾向者预后较差。

(1)告诫患者及家属保持合理的饮食,保持大便通畅,不滥用损伤肝脏的药物,积极防治各种感染,戒烟戒酒等,是减少和防止肝性脑病发生的重要措施。

(2)既要使患者认识本病的严重性,以引起患者重视,又要让患者对通过自我保健可使疾病不致恶化树立起信心,自觉地进行自我保健。

（3）要求患者必须严格遵医嘱用药,不可擅自停用和改换其他药物,也不能随意增减药物用量;患者应定期门诊复查。

（朱文霞）

第十三节　病毒性肝炎

一、甲型病毒性肝炎

甲型病毒性肝炎旧称流行性黄疸或传染性肝炎,早在 8 世纪就有记载。目前全世界有 40 亿人口受到该病的威胁。近年对其病原学和诊断技术等方面的研究进展较大,并已成功研制出甲型肝炎病毒减毒活疫苗和灭活疫苗,可有效控制甲型肝炎的流行。

（一）病因

甲型肝炎传染源是患者和亚临床感染者。潜伏期后期及黄疸出现前数天传染性最强,黄疸出现后 2 周粪便仍可能排出病毒,但传染性已明显减弱。本病无慢性甲肝病毒（HAV）携带者。

（二）诊断要点

甲型病毒性肝炎主要依据流行病学资料、临床特点、常规实验室检查和特异性血清学诊断。流行病学资料应参考当地甲型肝炎流行疫情,病前有无肝炎患者密切接触史及个人、集体饮食卫生状况。急性黄疸型病例黄疸期诊断不难。在黄疸前期获得诊断称为早期诊断,此期表现似"感冒"或"急性胃肠炎",如尿色变为深黄色应疑及本病。急性无黄疸型及亚临床型病例不易早期发现,诊断主要依赖肝功能检查。根据特异性血清学检查可做出病因学诊断。凡慢性肝炎和重型肝炎,一般不考虑甲型肝炎的诊断。

1.分型

甲型肝炎潜伏期为 2～6 周,平均为 4 周,临床分为急性黄疸型（AIH）、急性无黄疸型和亚临床型。

（1）急性黄疸型。①黄疸前期:急性起病,多有畏寒发热,体温 38 ℃左右,全身乏力,食欲缺乏,厌油、恶心、呕吐,上腹部饱胀不适或腹泻。少数病例以上呼吸道感染症状为主要表现,偶见荨麻疹,继之尿色加深。本期一般持续 5～7 d。②黄疸期:热退后出现黄疸,可见皮肤巩膜不同程度黄染。肝区隐痛,肝大,触之有充实感,伴有叩痛和压痛,尿色进一步加深。黄疸出现后全身及消化道症状减轻,否则可能发生重症化,但重症化者罕见。本期持续 2～6 周。③恢复期:黄疸逐渐消退,症状逐渐消失,肝脏逐渐回缩至正常,肝功能逐渐恢复。本期持续 2～4 周。

（2）急性无黄疸型:起病较缓慢,除无黄疸外,其他临床表现与黄疸型相似,症状一般较轻。多在 3 个月内恢复。

（3）亚临床型:部分患者无明显临床症状,但肝功能有轻度异常。

（4）急性淤胆型:本型实为黄疸型肝炎的一种特殊形式,特点是肝内胆汁淤积性黄疸持续较久,消化道症状轻,肝实质损害不明显。而黄疸很深,多有皮肤瘙痒及粪色变浅,预后良好。

2.实验室检查

(1)常规检查:外周血白细胞总数正常或偏低,淋巴细胞相对增多,偶见异型淋巴细胞,一般不超过10%,这可能是淋巴细胞受病毒抗原刺激后发生的母细胞转化现象。黄疸前期末尿胆原及尿胆红素开始呈阳性反应,是早期诊断的重要依据。血清丙氨酸氨基转移酶(ALT)于黄疸前期早期开始升高,血清胆红素在黄疸前期末开始升高。血清ALT高峰在血清胆红素高峰之前,一般在黄疸消退后一至数周恢复正常。急性黄疸型血浆球蛋白常见轻度升高,但随病情恢复而逐渐恢复。急性无黄疸型和亚临床型病例肝功能改变以单项ALT轻中度升高为特点。急性淤胆型病例血清胆红素显著升高而ALT仅轻度升高,两者形成明显反差,同时伴有血清ALP及GGT明显升高。

(2)特异性血清学检查:特异性血清学检查是确诊甲型肝炎的主要指标。血清IgM型甲型肝炎病毒抗体(抗-HAV-IgM)于发病数天即可检出,黄疸期达到高峰,一般持续2~4个月,以后逐渐下降乃至消失。目前临床上主要用酶联免疫吸附法(ELISA)检查血清抗-HAV-IgM,以作为早期诊断甲型肝炎的特异性指标。血清抗-HAV-IgM出现于病程恢复期,较持久,甚至终生阳性,是获得免疫力的标志,一般用于流行病学调查。新近报道应用线性多抗原肽包被进行ELISA检测HAV感染,其敏感性和特异性分别高于90%和95%。

(三)鉴别要点

本病需与药物性肝炎、传染性单核细胞增多症、钩端螺旋体病、急性结石性胆管炎、原发性胆汁性肝硬化、妊娠期肝内胆汁淤积症、胆总管梗阻、妊娠急性脂肪肝等鉴别。其他如血吸虫病、肝吸虫病、肝结核、脂肪肝、肝淤血及原发性肝癌等均可有肝大或ALT升高,鉴别诊断时应加以考虑。与乙型、丙型、丁型及戊型病毒型肝炎急性期鉴别除参考流行病学特点及输血史等资料外,主要依据血清抗-HAV-IgM的检测。

(四)规范化治疗

急性期应强调卧床休息,给予清淡而营养丰富的饮食,外加充足的B族维生素及维生素C。进食过少及呕吐者,应每天静脉滴注10%的葡萄糖液1 000~1 500 mL,酌情加入能量合剂及10%氯化钾。热重者可服用茵陈蒿汤、栀子柏皮汤加减;湿重者可服用茵陈胃苓汤加减;湿热并重者宜用茵陈蒿汤和胃苓汤合方加减;肝气郁结者可用逍遥散;脾虚湿困者可用平胃散。

二、乙型病毒性肝炎

慢性乙型病毒性肝炎是由乙型肝炎病毒感染致肝脏发生炎症及肝细胞坏死,持续6个月以上而病毒仍未被清除的疾病。我国是慢性乙型病毒性肝炎的高发区,人群中约有9.09%为乙型肝炎病毒携带者。该疾病呈慢性进行性发展,间有反复急性发作,可演变为肝硬化、肝癌或肝功能衰竭等,严重危害人民健康,故对该疾病的早发现、早诊断、早治疗很重要。

(一)病因

1.传染源

传染源主要是有HBV DNA复制的急、慢性患者和无症状慢性HBV携带者。

2.传播途径

主要通过血清及日常密切接触而传播。血液传播途径除输血及血制品外,可通过注射,刺伤,共用牙刷、剃刀及外科器械等方式传播,经微量血液也可传播。由于患者唾液、精液、初乳、汗液、血性分泌物均可检出HBsAg,故密切的生活接触可能是重要传播途径。所谓"密切生活接触"可能是由于微小创伤所致的一种特殊经血传播形式,而非消化道或呼吸道传播。另一种重要的传播方式是母-婴传播(垂直传播)。生于HBsAg/HBeAg阳性母亲的婴儿,HBV感染率高达95%,大部分在分娩过程中感染,低于20%可能为宫内感染。因此,医源性或非医源性经血液传播,是本病的传播途径。

3.易感人群

感染后患者对同一HBsAg亚型HBV可获得持久免疫力。但对其他亚型免疫力不完全,偶可再感染其他亚型,故极少数患者血清抗-HBs(某一亚型感染后)和HBsAg(另一亚型再感染)可同时阳性。

(二)诊断要点

急性肝炎病程超过半年,或原有乙型病毒性肝炎或HBsAg携带史,本次又因同一病原再次出现肝炎症状、体征及肝功能异常者可以诊断为慢性乙型病毒性肝炎。发病日期不明或虽无肝炎病史,但肝组织病理学检查符合慢性乙型病毒性肝炎,或根据症状、体征、化验及B超检查综合分析,亦可做出相应诊断。

1.分型

据HBeAg可分为2型。

(1)HBeAg阳性慢性乙型病毒性肝炎:血清HBsAg、HBVDNA和HBeAg阳性,抗-HBe阴性,血清ALT持续或反复升高,或肝组织学检查有肝炎病变。

(2)HBeAg阴性慢性乙型病毒性肝炎:血清HBsAg和HBVDNA阳性,HBeAg持续阴性,抗-HBe阳性或阴性,血清ALT持续或反复异常,或肝组织学检查有肝炎病变。

2.分度

根据生化学试验及其他临床和辅助检查结果,可进一步分3度。

(1)轻度:临床症状、体征轻微或缺如,肝功能指标仅1或2项轻度异常。

(2)中度:症状、体征、实验室检查居于轻度和重度之间。

(3)重度:有明显或持续的肝炎症状,如乏力、食欲缺乏、尿黄、便溏等,伴有肝病面容、肝掌、蜘蛛痣、脾大,并排除其他原因,且无门静脉高压症者。实验室检查血清ALT和(或)AST反复或持续升高,清蛋白降低或A/G比值异常,球蛋白明显升高。除前述条件外,凡清蛋白不超过32 g/L,胆红素大于5倍正常值上限,凝血酶原活动度为40%～60%,胆碱酯酶低于2 500 U/L,4项检测中有1项达上述程度者即可诊断为重度慢性肝炎。

3.B超检查结果可供慢性乙型病毒性肝炎诊断参考

(1)轻度:B超检查肝脾无明显异常改变。

(2)中度:B超检查可见肝内回声增粗,肝脏和(或)脾脏轻度肿大,肝内管道(主要指肝静脉)走行多清晰,门静脉和脾静脉内径无增宽。

(3)重度:B超检查可见肝内回声明显增粗,分布不均匀;肝表面欠光滑,边缘变钝;肝内管道走行欠清晰或轻度狭窄、扭曲;门静脉和脾静脉内径增宽;脾大;胆囊有时可见"双层征"。

4.组织病理学诊断

包括病因(根据血清或肝组织的肝炎病毒学检测确定病因)、病变程度及分级分期结果。

(三)鉴别要点

本病应与慢性丙型病毒性肝炎、嗜肝病毒感染所致肝损害、酒精性及非酒精性肝炎、药物性肝炎、自身免疫性肝炎、肝硬化、肝癌等鉴别。

（四）规范化治疗

1.治疗的总体目标

最大限度地长期抑制或消除乙肝病毒,减轻肝细胞炎症坏死及肝纤维化,延缓和阻止疾病进展,减少和防止肝脏失代偿、肝硬化、肝癌及其并发症的发生,从而改善生活质量和延长存活时间。主要包括抗病毒、免疫调节、抗炎保肝、抗纤维化和对症治疗,其中抗病毒治疗是关键,只要有适应证,且条件允许。就应进行规范的抗病毒治疗。

2.抗病毒治疗的一般适应证

如下：①HBV DNA$\geq 2\times 10^4$ U/mL（HBeAg 阴性者为不低于 2×10^3 U/mL）；②ALT$\geq 2\times$ULN；如用干扰素治疗,ALT 应不高于 $10\times$ULN,血总胆红素水平应低于 $2\times$ULN；③如 ALT$<2\times$ULN,但肝组织学显示 Knodell HAI≥ 4,或$\geq G_2$。

具有①并有②或③的患者应进行抗病毒治疗；对达不到上述治疗标准者,应监测病情变化,如持续 HBV DNA 阳性,且 ALT 异常,也应考虑抗病毒治疗。ULN 为正常参考值上限。

3.HBeAg 阳性慢性乙型肝炎患者

对于 HBV DNA 定量不低于 2×10^4 U/mL,ALT 水平不低于 $2\times$ULN 者,或 ALT$<2\times$ULN,但肝组织学显示 Knodell HAI≥ 4,或$\geq G_2$ 炎症坏死者,应进行抗病毒治疗。可根据具体情况和患者的意愿,选用IFN-α,ALT 水平应低于 $10\times$ULN,或核苷（酸）类似物治疗。对 HBV DNA 阳性但低于2×10^4U/mL者,经监测病情 3 个月,HBV DNA 仍未转阴,且 ALT 异常,则应抗病毒治疗。

（1）普通 IFN-α：5 MU（可根据患者的耐受情况适当调整剂量）,每周 3 次或隔天 1 次,皮下或肌内注射,一般疗程为 6 个月。如有应答,为提高疗效亦可延长疗程至 1 年或更长。应注意剂量及疗程的个体化。如治疗 6 个月无应答者,可改用其他抗病毒药物。

（2）聚乙二醇干扰素 α-2a：180 μg,每周 1 次,皮下注射,疗程 1 年。剂量应根据患者耐受性等因素决定。

（3）拉米夫定：100 mg,每天 1 次,口服。治疗 1 年时,如 HBV DNA 检测不到（PCR 法）或低于检测下限、ALT 复常、HBeAg 转阴但未出现抗-HBe 者,建议继续用药直至 HBeAg 血清学转归,经监测 2 次（每次至少间隔 6 个月）仍保持不变者可以停药,但停药后需密切监测肝脏生化学和病毒学指标。

（4）阿德福韦酯：10 mg,每天 1 次,口服。疗程可参照拉米夫定。

（5）恩替卡韦：0.5 mg（对拉米夫定耐药患者 1 mg）,每天 1 次,口服。疗程可参照拉米夫定。

4.HBeAg 阴性慢性乙型肝炎患者

HBV DNA 定量不低于 2×10^3 U/mL,ALT 水平不低于 $2\times$ULN 者,或 ALT<2 ULN,但肝组织学检查显示 Knodell HAI≥ 4,或 G2 炎症坏死者,应进行抗病毒治疗。由于难以确定治疗终点,因此,应治疗至检测不出 HBVDNA（PCR 法）,ALT 复常。此类患者复发率高,疗程宜长,至少为 1 年。

因需要较长期治疗,最好选用 IFN-α（ALT 水平应低于 $10\times$ULN）或阿德福韦酯或恩替卡韦等耐药发生率低的核苷（酸）类似物治疗。对达不到上述推荐治疗标准者,则应监测病情变化,如持续 HBV DNA 阳性,且 ALT 异常,也应考虑抗病毒治疗。

（1）普通 IFN-α：5 MU,每周 3 次或隔天 1 次,皮下或肌内注射,疗程至少 1 年。

（2）聚乙二醇干扰素 α-2a：180 μg,每周 1 次,皮下注射,疗程至少 1 年。

（3）阿德福韦酯：10 mg，每天 1 次，口服，疗程至少 1 年。当监测 3 次（每次至少间隔 6 个月）HBV DNA检测不到（PCR法）或低于检测下限和 ALT 正常时可以停药。

（4）拉米夫定：100 mg，每天 1 次，口服，疗程至少 1 年。治疗终点同阿德福韦酯。

（5）恩替卡韦：0.5 mg（对拉米夫定耐药患者 1 mg），每天 1 次，口服。疗程可参照阿德福韦酯。

5.应用化疗和免疫抑制剂治疗的患者

对于因其他疾病而接受化疗、免疫抑制剂（特别是肾上腺糖皮质激素）治疗的 HBsAg 阳性者，即使 HBV DNA 阴性和 ALT 正常，也应在治疗前 1 周开始服用拉米夫定，每天 100 mg，化疗和免疫抑制剂治疗停止后，应根据患者病情决定拉米夫定停药时间。对拉米夫定耐药者，可改用其他已批准的能治疗耐药变异的核苷（酸）类似物。核苷（酸）类似物停用后可出现复发，甚至病情恶化，应十分注意。

6.其他特殊情况的处理

（1）经过规范的普通 IFN-α 治疗无应答患者，再次应用普通 IFN-α 治疗的疗效很低。可试用聚乙二醇干扰素 α-2a 或核苷（酸）类似物治疗。

（2）强化治疗指在治疗初始阶段每天应用普通 IFN-α，连续 2～3 周后改为隔天 1 次或每周 3 次的治疗。目前对此疗法意见不一，因此不予推荐。

（3）应用核苷（酸）类似物发生耐药突变后的治疗，拉米夫定治疗期间可发生耐药突变，出现"反弹"，建议加用其他已批准的能治疗耐药变异的核苷（酸）类似物，并重叠 1～3 个月或根据 HBV DNA 检测阴性后撤换拉米夫定，也可使用 IFN-α（建议重叠用药 1～3 个月）。

（4）停用核苷（酸）类似物后复发者的治疗，如停药前无拉米夫定耐药，可再用拉米夫定治疗，或其他核苷（酸）类似物治疗。如无禁忌证，亦可用 IFN-α 治疗。

7.儿童患者间隔

12 岁以上慢性乙型病毒性肝炎患儿，其普通 IFN-α 治疗的适应证、疗效及安全性与成人相似，剂量为 3～6 μU/m²，最大剂量不超过 10 μU/m²。在知情同意的基础上，也可按成人的剂量和疗程用拉米夫定治疗。

三、丙型病毒性肝炎

慢性丙型病毒性肝炎是一种主要经血液传播的疾病，是由丙型肝炎病毒（HCV）感染导致的慢性传染病。慢性 HCV 感染可导致肝脏慢性炎症坏死，部分患者可发展为肝硬化甚至肝细胞癌（HCC），严重危害人民健康，已成为严重的社会和公共卫生问题。

（一）病因

1.传染源

主要为急、慢性患者和慢性 HCV 携带者。

2.传播途径

与乙型肝炎相同，主要有以下 3 种。

（1）通过输血或血制品传播：由于 HCV 感染者病毒血症水平低，所以输血和血制品（输 HCV 数量较多）是最主要的传播途径。经初步调查，输血后非甲非乙型肝炎患者血清丙型肝炎抗体（抗-HCV）阳性率高达 80％以上，已成为大多数（80％～90％）输血后肝炎的原因。但供血员血清抗-HCV 阳性率较低，欧美各国为 0.35％～1.4％，故目前公认，反复输入多个供血员血液或血制品者更易发生丙型肝炎,输血3次以上者感染 HCV 的危险性增高 2～6 倍。国内曾因单采血浆回输血细胞时污染,造成丙型肝炎暴发流行,经 2 年以上随访,血清抗-HCV 阳性率达到 100％。1989 年国外综合资料表明,抗-HCV 阳性率在输血后非甲非乙型肝炎患者为 85％,血源性凝血因子治疗的血友病患者为 60％～70％,静脉药瘾患者为 50％～70％。

(2)通过非输血途径传播:丙型肝炎亦多见于非输血人群,主要通过反复注射、针刺、含 HCV 血液反复污染皮肤黏膜隐性伤口及性接触等其他密切接触方式而传播。这是世界各国广泛存在的散发性丙型肝炎的传播途径。

(3)母婴传播:要准确评估 HCV 垂直传播很困难,因为在新生儿中所检测到的抗-HCV 实际可能来源于母体(被动传递)。检测 HCV RNA 提示,HGV 有可能由母体传播给新生儿。

3.易感人群

对 HCV 无免疫力者普遍易感。在西方国家,除反复输血者外,静脉药瘾者、同性恋等混乱性接触者及血液透析患者丙型肝炎发病率较高。本病可发生于任何年龄,一般儿童和青少年 HCV 感染率较低,中青年次之。男性 HCV 感染率大于女性。HCV 多见于 16 岁以上人群。HCV 感染恢复后血清抗体水平低,免疫保护能力弱,有再次感染 HCV 的可能性。

(二)诊断要点

1.诊断依据

HCV 感染超过 6 个月,或发病日期不明、无肝炎史,但肝脏组织病理学检查符合慢性肝炎,或根据症状、体征、实验室及影像学检查结果综合分析,做出诊断。

2.病变程度判定

慢性肝炎按炎症活动度(G)可分为轻、中、重 3 度,并应标明分期(S)。

(1)轻度慢性肝炎(包括原慢性迁延性肝炎及轻型慢性活动性肝炎):$G_{1～2}$,$S_{0～2}$。①肝细胞变性,点、灶状坏死或凋亡小体;②汇管区有(无)炎症细胞浸润、扩大,有或无局限性碎屑坏死(界面肝炎);③小叶结构完整。

(2)中度慢性肝炎(相当于原中型慢性活动性肝炎):G_3,$S_{1～3}$。①汇管区炎症明显,伴中度碎屑坏死;②小叶内炎症严重,融合坏死或伴少数桥接坏死;③纤维间隔形成,小叶结构大部分保存。

(3)重度慢性肝炎(相当于原重型慢性活动性肝炎):G_4,$S_{2～4}$。①汇管区炎症严重或伴重度碎屑坏死;②桥接坏死累及多数小叶;③大量纤维间隔,小叶结构紊乱,或形成早期肝硬化。

3.组织病理学诊断

组织病理学诊断包括病因(根据血清或肝组织的肝炎病毒学检测结果确定病因)、病变程度及分级分期结果,如病毒性肝炎,丙型,慢性,中度,G_3/S_4。

(三)鉴别要点

本病应与慢性乙型病毒性肝炎、药物性肝炎、酒精性肝炎、非酒精性肝炎、自身免疫性肝炎、病毒感染所致肝损害、肝硬化、肝癌等鉴别。

(四)规范化治疗

1.抗病毒治疗的目的

清除或持续抑制体内的 HCV,以改善或减轻肝损害,阻止进展为肝硬化、肝衰竭或 HCC,并提高患者的生活质量。治疗前应进行 HCV RNA 基因分型(1 型和非 1 型)和血中 HCV RNA 定量,以决定抗病毒治疗的疗程和利巴韦林的剂量。

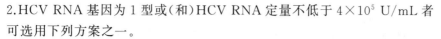

2.HCV RNA 基因为 1 型或(和)HCV RNA 定量不低于 4×10^5 U/mL 者

可选用下列方案之一。

(1)聚乙二醇干扰素 α 联合利巴韦林治疗方案:聚乙二醇干扰素 α-2a 180 μg,每周 1 次,皮下注射,联合口服利巴韦林 1 000 mg/d,至 12 周时检测 HCV RNA。①如 HCV RNA 下降幅度少于 2 个对数级,则考虑停药。②如 HCV RNA 定性检测为阴转,或低于定量法的最低检测限。继续治疗至 48 周。③如 HCV RNA 未转阴,但下降超过 2 个对数级,则继续治疗到 24 周。如 24 周时 HCV RNA 转阴,可继续治疗到 48 周;如果 24 周时仍未转阴,则停药观察。

(2)普通 IFN-α 联合利巴韦林治疗方案:IFN-α 3～5 MU,隔天 1 次,肌内或皮下注射,联合口服利巴韦林 1 000 mg/d,建议治疗 48 周。

(3)不能耐受利巴韦林不良反应者的治疗方案:可单用普通 IFN-α 复合 IFN 或 PEG-IFN,方法同上。

3.HCV RNA 基因为非 1 型或(和)HCV RNA 定量小于 4×10^5 U/mL 者

可采用以下治疗方案之一。

(1)聚乙二醇干扰素 α 联合利巴韦林治疗方案:聚乙二醇干扰素 α-2a 180 μg,每周 1 次,皮下注射,联合应用利巴韦林 800 mg/d,治疗 24 周。

(2)普通 IFN-α 联合利巴韦林治疗方案:IFN-α3 mU,每周 3 次,肌内或皮下注射,联合应用利巴韦林 800～1 000 mg/d,治疗 24～48 周。

(3)不能耐受利巴韦林不良反应者的治疗方案:可单用普通 IFN-α 或聚乙二醇干扰素 α。

四、丁型病毒性肝炎

丁型病毒型肝炎是由于丁型肝炎病毒(HDV)与 HBV 共同感染引起的以肝细胞损害为主的传染病,呈世界性分布,易使肝炎慢性化和重型化。

(一)病因

HDV 感染呈全球性分布。意大利是 HDV 感染的发现地。地中海沿岸、中东地区、非洲和南美洲亚马孙河流域是 HDV 感染的高流行区。HDV 感染在地方性高发区的持久流行,是由 HDV 在 HBsAg 携带者之间不断传播所致。除南欧为地方性高流行区之外,其他发达国家 HDV 感染率一般只占 HBsAg 携带者的 5% 以下。发展中国家 HBsAg 携带者较高,有引起 HDV 感染传播的基础。我国各地 HBsAg 阳性者中 HDV 感染率为 0～32%,北方偏低,南方较高。活动性乙型慢性肝炎和重型肝炎患者 HDV 感染率明显高于无症状慢性 HBsAg 携带者。

1.传染源

主要是急、慢性丁型肝炎患者和 HDV 携带者。

2.传播途径

输血或血制品是传播 HDV 的最重要途径之一。其他包括经注射和针刺传播,日常生活密切接触传播,以及围生期传播等。我国 HDV 传播方式以生活密切接触为主。

3.易感人群

HDV 感染分两种类型:①HDV/HBV 同时感染,感染对象是正常人群或未接受 HBV 感染的人群。②HDV/HBV 重叠感染,感染对象是已受 HBV 感染的人群,包括无症状慢性 HBsAg 携带者和乙型肝炎患者,他们体内含有 HBV 及 HBsAg,一旦感染 HDV,极有利于 HDV 的复制,所以这一类人群对HDV 的易感性更强。

（二）诊断要点

我国是 HBV 感染高发区,应随时警惕 HDV 感染。HDV 与 HBV 同时感染所致急性丁型肝炎,仅凭临床资料不能确定病因。凡无症状慢性 HBsAg 携带者突然出现急性肝炎样症状、重型肝炎样表现或迅速向慢性肝炎发展者,以及慢性乙型肝炎病情突然恶化而陷入肝衰竭者,均应想到 HDV 重叠感染,及时进行特异性检查,以明确病因。

1.临床表现

HDV 感染一般只与 HBV 感染同时发生或继发于 HBV 感染者中,故其临床表现部分取决于HBV 感染状态。

（1）HDV 与 HBV 同时感染（急性丁型肝炎）:潜伏期为 6～12 周,其临床表现与急性自限性乙型肝炎类似,多数为急性黄疸型肝炎。在病程中可先后发生两次肝功能损害,即血清胆红素和转氨酶出现两个高峰。整个病程较短,HDV 感染常随 HBV 感染终止而终止,预后良好,很少向重型肝炎、慢性肝炎或无症状慢性 HDV 携带者发展。

（2）HDV 与 HBV 重叠感染:潜伏期为 3～4 周。其临床表现轻重悬殊,复杂多样。①急性肝炎样丁型肝炎:在无症状慢性 HBsAg 携带者基础上重叠感染 HDV 后,最常见的临床表现形式是急性肝炎样发作,有时病情较重,血清转氨酶持续升高达数月之久,或血清胆红素及转氨酶升高呈双峰曲线。在 HDV 感染期间,血清 HBsAg 水平常下降,甚至转阴,有时可使 HBsAg 携带状态结束。②慢性丁型肝炎:无症状慢性 HBsAg 携带者重叠感染 HDV 后,更容易发展成慢性肝炎。慢性化后发展为肝硬化的进程较快。早期认为丁型肝炎不易转化为肝癌,近年来在病理诊断为原发性肝癌的患者中,HDV 标志阳性者可达 11％～22％,故丁型肝炎与原发性肝癌的关系不容忽视。

（3）重型丁型肝炎:在无症状慢性 HBsAg 携带者基础上重叠感染 HDV 时,颇易发展成急性或亚急性重型肝炎。在"暴发性肝炎"中,HDV 感染标志阳性率高达 21％～60％,认为 HDV 感染是促成大块肝坏死的一个重要因素。按国内诊断标准,这些"暴发性肝炎"应包括急性和亚急性重型肝炎。HDV 重叠感染易使原有慢性乙型肝炎病情加重。如有些慢性乙型肝炎患者,病情本来相对稳定或进展缓慢,血清 HDV 标志转阳,临床状况可突然恶化,继而发生肝衰竭,甚至死亡,颇似慢性重型肝炎,这种情况国内相当多见。

2.实验室检查

近年丁型肝炎的特异诊断方法日臻完善,从受检者血清中检测到 HDAg 或 HDV RNA,或从血清中检测抗-HDV,均为确诊依据。

（三）鉴别要点

应注意与慢性重型乙型病毒型肝炎相鉴别。

（四）规范化治疗

丁型病毒性肝炎以护肝对症治疗为主。近年研究表明,IFN-α 可能抑制 HDV RNA 复制,经治疗后,可使部分病例血清 DHV RNA 转阴,所用剂量宜大,疗程宜长。目前 IFN-α 是唯一可供选择的治疗慢性丁型肝炎的药物,但其疗效有限。IFN-α 9×10^6 U。每周 3 次,或者5×10^6 U/d,疗程 1 年,能使40％～70％的患者血清中 HDV RNA 消失,但是抑制 HDV 复制的作用很短暂,停止治疗后 60％～97％的患者复发。

五、戊型病毒性肝炎

戊型病毒型肝炎原称肠道传播的非甲非乙型肝炎或流行性非甲非乙型肝炎,其流行病学特

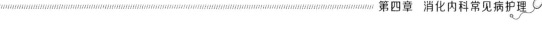

点及临床表现颇像甲型肝炎,但两者的病因完全不同。

（一）病因

戊型肝炎流行最早发现于印度,开始疑为甲型肝炎,但回顾性血清学分析,证明既非甲型肝炎,也非乙型肝炎。本病流行地域广泛,在发展中国家以流行为主,发达国家以散发为主。其流行特点与甲型肝炎相似,传染源是戊型肝炎患者和阴性感染患者,经粪-口传播。潜伏期末和急性期初传染性最强。流行规律大体分两种:一种为长期流行,常持续数月,可长达 20 个月,多由水源不断污染所致;另一种为短期流行,约 1 周即止,多为水源一次性污染引起。与甲型肝炎相比,本病发病年龄偏大,16～35 岁者占 75%,平均 27 岁。孕妇易感性较高。

（二）诊断要点

流行病学资料、临床特点和常规实验室检查仅作临床诊断参考,特异血清病原学检查是确诊依据,同时排除 HAV、HBV、HCV 感染。

1.临床表现

本病潜伏期 15～75 d,平均为 6 周。绝大多数为急性病例,包括急性黄疸型和急性无黄疸型肝炎,两者比例约为 1∶13。临床表现与甲型肝炎相似,但其黄疸前期较长,症状较重。除淤胆型病例外,黄疸常于一周内消退。戊型肝炎胆汁淤积症状(如灰浅色大便、全身瘙痒等)较甲型肝炎为重,大约 20% 的急性戊型肝炎患者会发展成淤胆型肝炎。部分患者有关节疼痛。

2.实验室检查

用戊型肝炎患者急性期血清 IgM 型抗体建立 ELISA 法,可用于检测拟诊患者粪便内的 HEAg,此抗原在黄疸出现第 14～18 天的粪便中较易检出,但阳性率不高。用荧光素标记戊型肝炎恢复期血清 IgG,以实验动物 HEAg 阳性肝组织作抗原片,进行荧光抗体阻断实验,可用于检测血清戊型肝炎抗体(抗-HEV),阳性率 50%～100%。但本法不适用于临床常规检查。

用重组抗原或合成肽原建立 ELISA 法检测血清抗-HEV,已在国内普遍开展,敏感性和特异性均较满意。用本法检测血清抗-HEV-IgM,对诊断现症戊型肝炎更有价值。

（三）鉴别要点

应注意与 HAV、HBV、HCV 相鉴别。

（四）规范化治疗

急性期应强调卧床休息,给予清淡而营养丰富的饮食,外加充足的 B 族维生素及维生素 C。

HEV ORF2 结构蛋白可用于研制有效疫苗,并能对 HEV 株提供交叉保护。HEV ORF2 蛋白具有较好的免疫原性,用其免疫猕猴能避免动物发生戊型肝炎和 HEV 感染。该疫苗正在研制,安全性和有效性正在评估。

六、护理措施

(1)甲、戊型肝炎进行消化道隔离;急性乙型肝炎进行血液(体液)隔离至 HBsAg 转阴;慢性乙型和丙型肝炎患者应分别按病毒携带者管理。

(2)向患者及家属说明休息是肝炎治疗的重要措施。重型肝炎、急性肝炎、慢性活动期应卧床休息;慢性肝炎病情好转后,体力活动以不感疲劳为度。

(3)急性期患者宜进食清淡、易消化的饮食,蛋白质以营养价值高的动物蛋白为主 1.0～1.5 g/(kg·d);慢性肝炎患者宜高蛋白、高热量、高维生素易消化饮食,蛋白质 1.5～2.0 g/(kg·d);重症肝炎患者宜低脂、低盐、易消化饮食,有肝性脑病先兆者应限制蛋白质摄入,蛋白质摄入小于0.5 g/(kg·d);合并腹水、少尿者,钠摄入限制在 0.5 g/d。

(4)各型肝炎患者均应戒烟和禁饮酒。

(5)皮肤瘙痒者及时修剪指甲,避免搔抓,防止皮肤破损。

(6)应向患者解释注射干扰素后可出现发热、头痛、全身酸痛等"流感样综合征",体温常随药物剂量增大而增高,不良反应随治疗次数增加而逐渐减轻。发热时多饮水、休息,必要时按医嘱对症处理。

(7)密切观察有无皮肤淤点瘀斑、牙龈出血、便血等出血倾向;观察有无性格改变、计算力减退、嗜睡、烦躁等肝性脑病的早期表现。如有异常及时报告医师。

(8)让患者家属了解肝病患者易生气、易急躁的特点,对患者要多加宽容理解;护理人员多与患者热情、友好交谈沟通,缓解患者焦虑、悲观、抑郁等心理问题;向患者说明保持豁达、乐观的心情对于肝脏疾病的重要性。

七、应急措施

(一)消化道出血

(1)立即取平卧位,头偏向一侧,保持呼吸道通畅,防止窒息。

(2)通知医生,建立静脉液路。

(3)合血、吸氧、备好急救药品及器械,准确记录出血量。

(4)监测生命体征的变化,观察有无四肢湿冷、面色苍白等休克体征的出现,如有异常,及时报告医师并配合抢救。

(二)肝性脑病

(1)如有烦躁,做好保护性措施,必要时给予约束,防止患者自伤或伤及他人。

(2)昏迷者,平卧位,头偏向一侧,保持呼吸道通畅。

(3)吸氧,密切观察神志和生命体征的变化,定时翻身。

(4)遵医嘱给予准确及时的治疗。

八、健康教育

(1)宣传各类型病毒性肝炎的发病及传播知识,重视预防接种的重要性。

(2)对于急性肝炎患者要强调彻底治疗的重要性及早期隔离的必要性。

(3)慢性患者、病毒携带者及家属采取适当的家庭隔离措施,对家中密切接触者鼓励尽早进行预防接种。

(4)应用抗病毒药物者必须在医师的指导、监督下进行,不得擅自加量或停药,并定期检查肝功能和血常规。

(5)慢性肝炎患者出院后避免过度劳累、酗酒、不合理用药等,避免反复发作,并定期监测肝功能。

(6)对于乙肝病毒携带者禁止献血和从事饮食、水管、托幼等工作。

(朱文霞)

第 五 章

心内科常见病护理

第一节　原发性高血压

　　原发性高血压是以血压升高为主要临床表现但原因不明的综合征,通常简称为高血压。高血压是导致充血性心力衰竭、卒中、冠心病、肾衰竭、夹层动脉瘤的发病率和病死率升高的主要危险性因素之一,严重影响人们的健康和生活质量,是最常见的疾病,防治高血压非常必要。

一、血压分类和定义

　　目前,我国采用国际上统一的血压分类和标准,将 18 岁以上成人的血压按不同水平分类(表 5-1),高血压定义为收缩压≥18.7 kPa(约 140 mmHg)和(或)舒张压≥12.0 kPa(约 90 mmHg),根据血压升高水平,又进一步将高血压分为 1、2、3 级。

表 5-1　血压的定义和分类(WHO/ISH,1999 年)

类别	收缩压(mmHg)		舒张压(mmHg)
理想血压	<120	和	<80
正常血压	<130	和	<85
正常高值	130～139	或	85～89
高血压			
1 级(轻度)	140～159	或	90～99
亚组:临界高血压	140～149	或	90～94
2 级(中毒)	160～179	或	100～109
3 级(重度)	≥180	或	≥110
单纯收缩期高血压	≥140	和	<90
亚组:临界收缩期高血压	140～149	和	<90

　　注:当患者的收缩压和舒张压分属不同分类时,应当用较高的分类

二、病因

(一)遗传

高血压具有明显的家族性,父母均为高血压者其子女患高血压的概率明显高于父母均无高血压者的概率。约60%高血压患者可询问到有高血压家族史。

(二)饮食

膳食中钠盐摄入量与人群血压水平和高血压病患病率呈正相关。摄盐越多,血压水平和患病率越高,钾摄入量与血压呈负相关,限制钠补充钾可使高血压患者血压降低。钾的降压作用可能是通过促进排钠而减少细胞外液容量。有研究表明膳食中钙不足可使血压升高。大量研究显示高蛋白质摄入、饮食中饱和脂肪酸或饱和脂肪酸/不饱和脂肪酸比值较高、饮酒量过多都属于升压因素。

(三)精神

城市脑力劳动者高血压患病率超过体力劳动者,从事精神紧张度高的职业者发生高血压的可能性较大,长期生活在噪声环境中听力敏感性减退者患高血压也较多。高血压患者经休息后往往症状和血压可获得一定改善。

(四)肥胖

超重或肥胖是血压升高的重要危险因素。一般采用体重指数(BMI),即体重(kg)/身高$(m)^2$(以20~24为正常范围)。血压与BMI呈显著正相关。肥胖的类型与高血压发生关系密切,向心性肥胖者容易发生高血压,表现为腰围往往大于臀围。

(五)其他

服避孕药妇女容易出现血压升高。一般在终止服用避孕药后3~6个月血压常恢复正常。阻塞性睡眠呼吸暂停综合征(OSAS)是指睡眠期间反复发作性呼吸暂停。OSAS常伴有重度打鼾,患此病的患者常有高血压。

三、发病机制

原发性高血压的发病机制至今还没有一个完整统一的认识。目前认为高血压的发病机制集中在以下几个方面。

(一)交感神经系统活性亢进

已知反复的精神刺激与过度紧张可以引起高血压。长期处于应激状态如从事驾驶员、飞行员、等职业者高血压患病率明显增高。当大脑皮质兴奋与抑制过程失调时,交感神经和副交感神经之间的平衡失调,交感神经兴奋性增加,其末梢释放去甲肾上腺素、肾上腺素、多巴胺、血管升压素等儿茶酚胺类物质增多,从而引起阻力小动脉收缩增强使血压升高。

(二)肾素-血管紧张素-醛固酮系统(RAAS)激活经典的RAAS

肾小球旁细胞分泌的肾素,激活从肝脏产生的血管紧张素原转化为血管紧张素Ⅰ,然后再经肺循环中的血管紧张素转换酶(ACE)的作用转化为血管紧张素Ⅱ。血管紧张素Ⅱ作用于血管紧张素Ⅱ受体,有如下作用:①直接使小动脉平滑肌收缩,外周阻力增加;②刺激肾上腺皮质球状带,使醛固酮分泌增加,致使肾小管远端集合管的钠重吸收加强,导致水、钠潴留;③交感神经冲动发放增加使去甲肾上腺素分泌增加。以上作用均可使血压升高。近年来发现血管壁、心脏、脑、肾脏及肾上腺中也有RAAS的各种组成成分。局部RAAS各成分对心脏、血管平滑肌的作

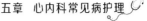

用,可能在高血压发生和发展中有更大影响,占有十分重要的地位。

（三）其他

细胞膜离子转运异常可使血管收缩反应性增强和平滑肌细胞增生与肥大,血管阻力增高;肾脏潴留过量摄入的钠盐,使体液容量增大,机体为避免心排血量增高使组织过度灌注,全身阻力小动脉收缩增强,导致外周血管阻力增高;胰岛素抵抗所致的高胰岛素血症可使电解质代谢发生障碍,还使血管对体内升压物质反应性增强,血液中儿茶酚胺水平增加,血管张力增高,从而使血压升高。

四、病理生理和病理解剖

高血压病的早期表现为全身细小动脉的间歇性痉挛,仅有主动脉壁轻度增厚,全身细小动脉和脏器无明显的器质性改变,患者多无明显症状。如病变持续,可导致许多脏器受累,最重要的是心、脑、肾组织的病变。

（一）心脏

心脏主要表现为左心室肥厚和扩大,病变晚期可导致心力衰竭。这种由高血压引起的心脏病称为高血压性心脏病。长期高血压还可引起冠状动脉粥样硬化。

（二）脑

由于脑细小动脉的长期硬化和痉挛,使动脉壁缺血、缺氧而通透性增高,容易形成微小动脉瘤,当血压突然升高时,微小动脉瘤破裂,从而发生脑出血。高血压可促使脑动脉发生粥样硬化,导致脑血栓形成。

（三）肾脏

细小动脉硬化引起的缺血使肾小球缺血、变性、坏死,继而纤维化及玻璃样变,并累及相应的肾小管,使之萎缩、消失,间质出现纤维化。因残存的肾单位越来越少,最终导致肾衰竭。

五、临床表现

（一）症状

大多数患者早期症状不明显,常见症状有头痛、头晕、耳鸣、眼花、乏力、心悸,还有的表现为失眠、健忘、注意力不集中、情绪易波动或发怒等。经常在体检或其他疾病就医检查时发现血压升高。血压升高常与情绪激动、精神紧张、体力活动有关,休息或去除诱因血压可下降。

（二）体征

血压受昼夜、气候、情绪、环境等因素影响波动较大。一般清晨起床活动后血压迅速升高,夜间血压较低;冬季血压较高,夏季血压较低;情绪不稳定时血压高;在医院或诊所血压明显增高,在家或医院外的环境中血压低。体检时可听到主动脉瓣区第二心音亢进、收缩期杂音,长期高血压时有心尖冲动明显增强,搏动范围扩大以及心尖冲动左移体征,提示左心室增大。

（三）恶性或急进性高血压

表现为患者发病急骤,舒张压多持续在 17.3～18.7 kPa（约 130～140 mmHg）或更高。常有头痛、视力模糊或失明,视网膜可发生出血、渗出及视盘水肿,肾脏损害突出,持续蛋白尿、血尿及管型尿,病情进展迅速,如不及时治疗,易出现严重的脑、心、肾损害,发生脑血管意外、心力衰竭和尿毒症,最后多因尿毒症而死亡,但也可死于脑血管意外或心力衰竭。

六、并发症

(一)高血压危象

在情绪激动、精神紧张、过度劳累、寒冷等诱因作用下,小动脉发生强烈痉挛,血压突然急剧升高,收缩压可达 34.7 kPa(约 260 mmHg)、舒张压可达 16.0 kPa(约 120 mmHg)以上,影响重要脏器血液供应而出现危急症状。在高血压的早、中、晚期均可发生。患者出现头痛、恶心、呕吐、烦躁、心悸、出汗、视力模糊等征象,伴有椎-基底动脉、视网膜动脉、冠状动脉等累及的缺血表现。

(二)高血压脑病

高血压脑病发生在重症高血压患者,是指血压突然或短期内明显升高,由于过高的血压干扰了脑血管的自身调节机制,脑组织血流灌注过多造成脑水肿。出现中枢神经功能障碍征象。临床表现为弥漫性严重头痛、呕吐、烦躁、意识模糊、精神错乱、局灶性或全身抽搐,甚至昏迷。

(三)主动脉夹层

主动脉夹层指主动脉腔内的血液通过内膜的破口进入主动脉壁中层而形成的血肿,夹层分离突然发生时多数患者突感胸部疼痛,向胸前及背部放射,随夹层涉及范围而可以延至腹部、下肢及颈部。疼痛剧烈难以忍受,起病后即达高峰,呈刀割或撕裂样。突发剧烈的胸痛常误诊为急性心肌梗死。高血压是导致本病的重要因素。患者因剧痛而有休克外貌,焦虑不安、大汗淋漓、面色苍白、心率加速,从而使血压增高。

(四)其他

其他并发症可并发急性左心衰竭、急性冠脉综合征、脑出血、脑血栓形成、腔隙性脑梗死、慢性肾衰竭等。

七、辅助检查

(一)测量血压

定期测量血压是早期诊断高血压和评估严重程度的主要方法,采用经验证合格的水银柱或电子血压计,测量安静休息坐位时上臂肱动脉处血压,必要时还应测量平卧位和站立位血压。但须在未服用降压药物情况下的不同时间测量 3 次血压,才能确诊。对偶有血压超出正常值者,需定期重复测量后确诊。通常在医疗单位或家中随机测血压的方式不能可靠地反映血压的波动和在休息、日常活动状态下的情况。近年来,24 h 动态血压监测已逐渐应用于临床及高血压的防治工作上。一般监测的时间为 24 h,测压时间间隔为 15~30 min,可较为客观和敏感地反映患者的实际血压水平,可了解血压的昼夜变化节律性和变异性,估计靶器官损害与预后,比随机测血压更为准确。动态血压监测的参考标准正常值为:24 h 低于 17.3/10.7 kPa(约 130/80 mmHg),白天低于 18.0/11.3 kPa(约135/85 mmHg),夜间低于 16.7/10.0 kPa(约 125/75 mmHg)。正常血压波动夜间 2~3 时处于血压最低,清晨迅速上升,上午 6~10 时和下午 4~8 时出现两个高峰,尔后缓慢下降。高血压患者的动态血压曲线也类似,但波动幅度较正常血压时大。

(二)体格检查

除常规检查外还有身高,体重,双上肢血压,颈动脉及上下肢动脉搏动情况,颈、腹部血管有无杂音,腹主动脉搏动,肾增大,眼底等的情况。

(三)尿液检查

通过肉眼观察尿的颜色、透明度、有无血尿;测比重、pH、糖和蛋白含量,并作镜下检验。尿比重降低(<1.010)提示肾小管浓缩功能障碍。正常尿液 pH 为 5～7,原发性醛固酮增多症尿呈酸性。

(四)血生化检查

空腹血糖、血钾、肌酐、尿素氮、尿酸、胆固醇、甘油三酯、低密度脂蛋白、高密度脂蛋白等。

(五)超声心动图

超声心动图能更为可靠地诊断左心室肥厚,测定计算所得的左心室重量指数(LVMI),是一项反映左心室肥厚及其程度的较为准确的指标,与病理解剖的相关性和符合率好。超声心动图还可评价高血压患者的心功能,包括左心室射血分数、收缩功能、舒张功能。

(六)眼底检查

眼底检查可见血管迂曲,颜色苍白,反光增强,动脉变细,视网膜渗出、出血、视盘水肿等。眼底改变可反映高血压的严重程度,分为 4 级:Ⅰ级,动脉出现轻度硬化、狭窄、痉挛、变细;Ⅱ级,视网膜动脉中度硬化、狭窄,出现动脉交叉压迫,静脉阻塞;Ⅲ级,动脉中度以上狭窄伴局部收缩,视网膜有棉絮状渗出、出血和水肿;Ⅳ级,出血或渗出物伴视盘水肿。高血压眼底改变与病情的严重程度和预后密切相关。

(七)胸透或胸片、心电图

胸透或胸片、心电图对诊断高血压及评估预后都有帮助。

八、治疗

(一)目的

治疗目的是通过降压治疗使高血压患者的血压达标,以期最大限度地降低心脑血管发病和死亡的总危险。

(二)降压目标值

一般高血压人群降压目标值<18.7/12.0 kPa(约 140/90 mmHg);高血压高危患者(糖尿病及肾病)降压目标值<17.3/10.7 kPa(约 130/80 mmHg);老年收缩期性高血压的降压目标值:收缩压 18.7～20.0 kPa(约 140～150 mmHg),舒张压<12.0 kPa(约 90 mmHg)但不低于 8.7～9.3 kPa(约 65～70 mmHg),舒张压降得过低可能抵消收缩压下降得到的好处。

(三)非药物治疗

非药物治疗主要是改善生活方式,改善生活方式对降低血压和心脑血管危险的作用已得到广泛认可,所有患者都应采用,这些措施包括以下几点。

1.戒烟

吸烟所致的危害是使高血压并发症如心肌梗死、脑卒中和猝死的危险性显著增加,加重脂质代谢紊乱,降低胰岛素敏感性,降低内皮细胞依赖性血管扩张效应,并降低或抵消降压治疗的疗效。戒烟对心脑血管的良好益处,任何年龄组均可显示。

2.减轻体重

超重 10%以上的高血压患者体重减少 5 kg,血压便有明显降低,体重减轻亦可增加降压药物疗效,对改善糖尿病、胰岛素抵抗、高脂血症和左心室肥厚等均有益。

3.减少过多的乙醇摄入

戒酒和减少饮酒可使血压显著降低,适量饮酒仍有明显加压反应者应戒酒。

4.适当运动

适当运动有利于改善胰岛素抵抗和减轻体重,提高心血管调节能力,稳定血压水平。较好的运动方式是低或中等强度的运动,可根据年龄及身体状况选择,中老年高血压患者可选择步行、慢跑、上楼梯、骑车等,一般每周 3~5 次,每次 30~60 min。运动强度可采用心率监测法,运动时心率不应超过最大心率(180 或 170 次/分钟)的 60%~85%。

5.减少钠盐的摄入量、补充钙和钾盐

膳食中约大部分钠盐来自烹调用盐和各种腌制品,所以应减少烹调用盐及腌制品的食用,每人每天食盐量摄入应少于 2.4 g(相当于氯化钠 6 g)。通过食用含钾丰富的水果如香蕉、橘子和蔬菜如油菜、香菇、大枣等,增加钾的摄入。喝牛奶补充钙的摄入。

6.多食含维生素丰富的食物

多吃水果和蔬菜,减少食物中饱和脂肪酸的含量和脂肪总量。

7.减轻精神压力,保持心理平衡

长期精神压力和情绪忧郁是降压治疗效果欠佳的重要原因,亦可导致高血压。应对患者作耐心的劝导和心理疏导,鼓励其参加社交活动、户外活动等。

(四)降压药物治疗对象

高血压 2 级或以上患者[≥21.3/13.3 kPa(约 160/100 mmHg)];高血压合并糖尿病、心、脑、肾靶器官损害患者;血压持续升高 6 个月以上,改善生活方式后血压仍未获得有效控制者。从心血管危险分层的角度,高危和极高危患者应立即开始使用降压药物强化治疗。中危和低危患者则先继续监测血压和其他危险因素,之后再根据血压状况决定是否开始药物治疗。

(五)降压药物治疗

1.降压药物分类

现有的降压药种类很多,目前常用降压药物可归纳为以下几大类(表 5-2):利尿剂、β 受体阻滞剂、钙离子拮抗剂、血管紧张素转换酶抑制剂和血管紧张素 Ⅱ 受体阻滞剂、α 受体阻滞剂。

表 5-2　常用降压药物名称、剂量及用法

药物种类	药名	剂量	用法(每天)
利尿剂	氢氯噻嗪	12.5~25 mg	1~3 次
	呋塞米	20 mg	1~2 次
	螺内酯	20 mg	1~3 次
β 受体阻滞剂	美托洛尔	12.5~50 mg	2 次
	阿替洛尔	12.5~25 mg	1~2 次
钙离子拮抗剂	硝苯地平控释片	30 mg	1 次
	地尔硫䓬缓释片	90~180 mg	1 次
血管紧张素转换酶抑制剂	卡托普利	25~50 mg	2~3 次
	依那普利	5~10 mg	1~2 次
血管紧张素 Ⅱ 受体阻滞剂	缬沙坦	80~160 mg	1 次
	伊贝沙坦	150 mg	1 次
α 受体阻滞剂	哌唑嗪	0.5~3 mg	2~3 次
	特拉唑嗪	1~8 mg	1 次

2.联合用药

临床实际使用降压药时,由于患者心血管危险因素状况、并发症、靶器官损害、降压疗效、药物费用以及不良反应等,都可能影响降压药的具体选择。任何药物在长期治疗中均难以完全避免其不良反应,联合用药可使不同的药物互相取长补短,有可能减轻或抵消某些不良反应。联合用药可减少单一药物剂量,提高患者的耐受性和依从性。现在认为,2级高血压[≥21.3/13.3 kPa(约160/100 mmHg)]患者在开始时就可以采用两种降压药物联合治疗,有利于血压在相对较短的时间内达到目标值。比较合理的两种降压药联合治疗方案是:利尿药与β受体阻滞剂;利尿药与ACEI或血管紧张素受体拮抗剂(ARB);二氢吡啶类钙拮抗剂与β受体阻滞剂;钙拮抗剂与ACEI或ARB,α阻滞剂和β阻滞剂。必要时也可用其他组合,包括中枢作用药如α_2受体激动剂、咪哒唑啉受体调节剂,以及ACEI与ARB;国内研制了多种复方制剂,如复方降压片、降压0号等,以当时常用的利舍平、双肼屈嗪(血压达静)、氢氯噻嗪为主要成分,因其有一定降压效果,服药方便且价格低廉而广泛使用。

(六)高血压急症的治疗

高血压急症是指短时期内血压重度升高,收缩压>26.7 kPa(约200 mmHg)和(或)舒张压>17.3 kPa(约130 mmHg),伴有重要器官组织如大动脉、心脏、脑、肾脏、眼底的严重功能障碍或不可逆性损害。需要做紧急处理。

1.迅速降压

(1)硝普钠:同时直接扩张动脉和静脉,降低前、后负荷。开始时以50 mg/500 mL浓度10~25 μg/min速率静脉滴注,即刻发挥降压作用。使用硝普钠必须密切观察血压,避光静脉滴注,根据血压水平仔细调节滴注速度,硝普钠可用于各种高血压急症。一般使用不超过7 d,长期或大剂量使用应注意可能发生氰化物中毒。

(2)硝酸甘油:选择性扩张冠状动脉与大动脉和扩张静脉。开始时以5~10 μg/min速度静脉点滴,然后根据血压情况增加滴注速度至20~50 μg/min。降压起效快,停药后作用消失亦快。硝酸甘油主要用于急性冠脉综合征或急性心力衰竭时的高血压急症。不良反应有头痛、心动过速、面部潮红等。

(3)地尔硫䓬:非二氢吡啶类钙离子拮抗剂,降压同时具有控制快速性室上性心律失常和改善冠状动脉血流量作用。配制成50~60 mg/500 mL浓度,以5~15 mg/h速度静脉点滴,根据血压变化调整静脉输液速度。地尔硫䓬主要用于急性冠脉综合征、高血压危象。不良作用有面部潮红、头痛等。

(4)酚妥拉明:配制成10~30 mg/500 mL浓度缓慢静脉滴注,主要用于嗜铬细胞瘤高血压危象。

(5)其他药物:对血压显著增高,但症状不严重者,可舌下含用硝苯地平10 mg,或口服卡托普利12.5~25.0 mg,哌唑嗪1~2 mg等。降压不宜过快过低。血压控制后,需口服降压药物,或继续注射降压药物以维持疗效。

2.制止抽搐

可用地西泮10~20 mg静脉注射,苯巴比妥0.1~0.2 g肌内注射。亦可予25%硫酸镁溶液10 mL深部肌内注射,或以5%葡萄糖溶液20 mL稀释后缓慢静脉注射。

3.脱水、排钠、降低颅内压

(1)呋塞米20~40 mg或依他尼酸钠25~50 mg,加入50%葡萄糖溶液20~40 mL中,静脉注射。

(2)20％甘露醇或25％山梨醇静脉快速滴注,半小时内滴完。

4.其他并发症的治疗

对主动脉夹层分离,应采取积极的降压治疗,诊断确定后,宜施行外科手术治疗。

九、护理

(一)一般护理

1.休息

早期高血压患者可参加工作,但不要过度疲劳,坚持适当的锻炼,如骑自行车、跑步、做体操及打太极拳等。要有充足的睡眠,保持心情舒畅,避免精神紧张和情绪激动,消除恐惧、焦虑、悲观等不良情绪。晚期血压持续增高,伴有心、肾、脑病时应卧床休息。关心体贴患者,使其精神愉快,鼓励患者树立战胜疾病的信心。

2.饮食

饮食方面应给低盐、低脂肪、低热量饮食,以减轻体重。因为摄入总热量太大超过消耗量,多余的热量转化为脂肪,身体就会发胖,体重增加,提高血液循环的要求,必定提高血压。鼓励患者多食水果、蔬菜、戒烟、控制饮酒、咖啡、浓茶等刺激性饮料。少吃胆固醇含量多的食物,对服用排钾利尿剂的患者应注意补充含钾高的食物如蘑菇、香蕉、橘子等。肥胖者应限制热能摄入,控制体重在理想范围之内。

3.病房环境

病房环境应整洁、安静、舒适、安全。

(二)对症护理及病情观察护理

1.剧烈头痛

当出现剧烈头痛伴恶心、呕吐,常系血压突然升高、高血压脑病,应立即让患者卧床休息,并测量血压及脉搏、心率、心律,积极协助医师采取降压措施。

2.呼吸困难、发绀

呼吸困难、发绀是高血压引起的左心衰竭所致,应立即给予舒适的半卧位,及时给予氧气吸入。按医嘱应用洋地黄治疗。

3.心悸

严密观察脉搏、心率、心律变化并做记录。安静休息,严禁下床,并安慰患者消除紧张情绪。

4.水肿

晚期高血压伴心肾衰竭时可出现水肿。护理中注意严格记录出入量,限制钠盐和水分摄入。严格卧床休息,注意皮肤护理,严防压疮发生。

5.昏迷、瘫痪

昏迷、瘫痪是晚期高血压引起脑血管意外所引起。应注意安全护理,防止患者坠床、窒息、肢体烫伤等。

6.病情观察护理

对血压持续增高的患者,应每天测量血压2～3次,并做好记录,必要时测立、坐、卧位血压,掌握血压变化规律。如血压波动过大,要警惕脑出血的发生。如在血压急剧增高的同时,出现头痛、视物模糊、恶心、呕吐、抽搐等症状,应考虑高血压脑病的发生。如出现端坐呼吸、喘憋、发绀、咳粉红色泡沫痰等,应考虑急性左心衰竭的发生。出现上述各种表现时均应立即送医院进行紧急救治。另外,在变换体位时也应动作缓慢,以免发生意外。有些降压药可引起水、钠潴留。因此,需每天测体重,准确记录出入量,观察水肿情况,注意保持出入量的平衡。

(三)用药观察与护理

1.用药原则

终身用药,缓慢降压,从小剂量开始逐步增加剂量,即使血压降至理想水平后,也应服用维持量,老年患者服药期间改变体位要缓慢,以免发生意外,合理联合用药。

2.药物不良反应观察

使用噻嗪类和袢利尿剂时应注意血钾、血钠的变化;用β受体阻滞剂应注意其抑制心肌收缩力、心动过缓、房室传导时间延长、支气管痉挛、低血糖、血脂升高的不良反应;钙离子拮抗剂硝苯地平的不良反应有头痛、面红、下肢水肿、心动过速;血管紧张素转换酶抑制剂可有头晕、乏力、咳嗽、肾功能损害等不良反应。

(四)心理护理

患者多表现有易激动、焦虑及抑郁等心理特点,而精神紧张、情绪激动、不良刺激等因素均与高血压密切相关。因此,对待患者应耐心、亲切、和蔼、周到。根据患者特点,有针对性地进行心理疏导。同时,让患者了解控制血压的重要性,帮助患者训练自我控制的能力,参与自身治疗护理方案的制定和实施,指导患者坚持长期的饮食、药物、运动治疗,将血压控制在接近正常的水平,以减少对靶器官的进一步损害,定期复查。

十、出院指导

(一)饮食调节指导

强调高血压患者要以低盐、低脂肪、低热量、低胆固醇饮食为宜;少吃或不吃含饱和脂肪的动物脂肪,多食含维生素的食物,多摄入富含钾、钙的食物,食盐量应控制在 $3\sim5$ g/d,严重高血压病患者的食盐量控制在 $1\sim2$ g/d。饮食要定量、均衡、不暴饮暴食;同时适当地减轻体重,有利于降压。戒烟和控制酒量。

(二)休息和锻炼指导

高血压患者的休息和活动应根据患者的体质、病情适当调节,病重体弱者,应以休息为主。随着病情好转,血压稳定,每天适当从事一些工作、学习、劳动将有益身心健康;还可以增加一些适宜的体能锻炼,如散步、慢跑、打太极拳、体操等有氧活动。患者应在运动前了解自己的身体状况,以此来决定自己的运动种类、强度、频率和持续时间。注意规律生活,保证充足的休息和睡眠,对于睡眠差、易醒、早醒者,可在睡前饮热牛奶 200 mL,或用 40 ℃～50 ℃温水泡足 30 min,或选择自己喜爱的放松精神情绪的音乐协助入睡。总之,要注意劳逸结合,养成良好的生活习惯。

(三)心理健康指导

高血压病的发病机制是除躯体因素外,心理因素占主导地位,强烈的焦虑、紧张、愤怒以及压抑常为高血压病的诱发因素,因此教会患者自我调节和自我控制能力是关键。护士要鼓励患者保持豁达、开朗愉快的心境和稳定的情绪,培养广泛的爱好和兴趣。同时指导家属为患者创造良好的生活氛围,避免引起患者情绪紧张、激动和悲哀等不良刺激。

（四）血压监测指导

建议患者自行购买血压计，随时监测血压。指导患者和家属正确测量血压的方法，监测血压、做好记录，复诊时对医师加减药物剂量会有很好的参考依据。

（五）用药指导

由于高血压是一种慢性病，需要长期的、终身的服药治疗，而这种治疗要患者自己或家属配合进行，所以患者及家属要了解服用的药物种类及用药剂量、用药方法、药物的不良反应、服用药物的最佳时间，以便发挥药物的最佳效果和减少不良反应。出现不良反应，要及时报告主诊医师，以便调整药物及采取必要的处理措施。切不可血压降下来就停药，血压上升又服药，血压反复波动，对健康极为不利。由于这类患者大多是年纪较大，容易遗忘服药，可建议患者在家中醒目之处做标记，以起到提示作用。对血压显著增高多年的患者，血压不宜下降过快，因为患者往往不能适应，并可导致心、脑、肾血液的供应不足而引起脑血管意外，如使用可引起明显直立性低血压药物时，应向患者说明平卧起立或坐位起立时，动作要缓慢，以免血压突然下降，出现晕厥而发生意外。

（六）按时就医

服完药出现血压升高或过低；血压波动大；出现眼花、头晕、恶心呕吐、视物不清、偏瘫、失语、意识障碍、呼吸困难、肢体乏力等情况时立即到医院就医。如病情危重，可求助120急救中心。

（徐双林）

第二节　急性冠脉综合征

急性冠脉综合征（ACS）指冠心病中急性发病的临床类型，包括不稳定型心绞痛（UA）、非ST段抬高型心肌梗死（NSTEMI）和ST段抬高型心肌梗死（STEMI）。前两者合称为非ST段抬高型ACS，约占3/4，后者称为ST段抬高型ACS，约占1/4。ACS有共同的病理生理机制，视心肌缺血程度、范围和侧支循环形成速度的不同，临床表现也不同。主要临床表现为持久而剧烈的胸痛、心电图进行性衍变和血清心肌酶的增高，常有心律失常、心力衰竭和（或）休克甚至猝死。需要指出的是，ACS是由危险程度和预后不同的一系列不同临床表现组成，也可能是疾病进展的不同阶段，其中UA和NSTEMI若未及时治疗，可能进展成STEMI。

一、一般护理

（1）执行内科一般护理常规。

（2）卧位与休息：UA和NSTEMI患者应住冠心病监护室，患者应立即卧床休息12～24 h，给予心电监护。保持环境安静，应尽量对患者进行必要的解释和鼓励，使其能积极配合治疗，解除焦虑和紧张，遵医嘱应用小剂量镇静剂和抗焦虑药物，使者得到充分休息和减轻心脏负担。病情稳定或血运重建后症状控制，应鼓励早期活动，活动量的增加应循序渐进。下肢作被动运动可防止静脉血栓形成。

二、饮食护理

在最初 2～3 d 饮食应以流质为主,以后随着症状减轻而逐渐增加易消化的半流质,宜少量多餐,避免过饱。钠盐和液体的摄入量应根据汗量、尿量、呕吐量及有无心力衰竭而作适当调节。避免浓茶、咖啡及辛辣刺激性食物。戒烟限酒。保持大便通畅,便时避免用力,如便秘可给予缓泻剂。

三、用药护理

(一)抗栓治疗

抗栓治疗可预防冠状动脉内进一步血栓形成,促进内源性纤溶活性溶解血栓和减少冠状动脉狭窄程度,从而可减少事件进展的风险和预防冠状动脉完全阻塞。抗栓治疗包括抗血小板和抗凝两部分。在给予抗血小板治疗时应遵医嘱给予阿司匹林,用药前应首先获取完整的病史和用药史,严重的肝脏、肾脏疾病患者应慎用。阿司匹林通过抑制血小板环氧化酶,可降低 ACS 患者的短期和长期病死率。若无禁忌证,所有 ACS 患者应尽早接受阿司匹林治疗,起始负荷剂量为 300 mg,以后改用长期服用小剂量 75～100 mg/d 维持。用药期间注意观察患者有无胃肠道反应和上消化道出血等主要不良反应。对阿司匹林不能耐受的患者,氯吡格雷可替代阿司匹林作为长期的抗血小板治疗。抗凝治疗常用的抗凝药包括普通肝素(UFH)、低分子肝素(LMWH)和比伐卢定等。肝素应用期间应监测血小板计数以早期检出肝素诱导的血小板减少症。

(二)硝酸酯类药物

心绞痛发作时给予患者舌下含服硝酸甘油,用药后注意观察患者胸痛变化情况,如服药后 3～5 min 仍不缓解可重复使用,每 5 分钟 1 次,连续 3 次仍未能缓解者,应考虑 ACS 的可能,及时通知医师。对有持续性胸部不适、高血压、急性左心衰竭的患者,应遵医嘱给予硝酸酯类药物静脉滴注,有利于控制心肌缺血的发作,用药期间应观察患者有无症状缓解,监测血压变化,使平均压降低 10%,但收缩压不低于 12.0 kPa(约 90 mmHg)。控制滴速,并告知患者及家属不可擅自调节滴速,防止发生低血压。部分患者用药后出现面部潮红、头部胀痛、头晕、心动过速、心悸等不适,应告知患者是由于药物所产生的血管扩张作用导致,以解除顾虑。

(三)镇痛剂

如硝酸酯类药物不能使疼痛迅速缓解,应遵医嘱立即给予吗啡,以减轻患者交感神经过度兴奋和濒死感。有使用吗啡禁忌证(低血压和既往过敏史)者,可遵医嘱使用哌替啶替代。用药期间应注意观察患者低血压和呼吸抑制的不良反应。如出现低血压,应协助患者平卧,遵医嘱给予静脉滴注 0.9%氯化钠溶液维持血压;如出现呼吸抑制,应遵医嘱给予纳洛酮 0.4～0.8 mg。

四、并发症护理

(一)心力衰竭

主要是急性左心衰竭,可在起病最初几天内发生,或在疼痛、休克好转阶段出现,为梗死后心脏收缩力显著减弱或不协调所致,发生率为 32%～48%。观察患者是否出现呼吸困难、咳嗽、发绀、烦躁等症状,严重者可发生肺水肿,随后可发生颈静脉怒张、肝大、水肿等右心衰竭表现。右心室心肌梗死患者开始即出现右心衰竭表现,伴血压下降。

（二）猝死

急性期严密观察心电监护的变化，及时发现心律失常的发生。当出现频发、多源、成对或"R on T"现象的室性期前收缩、严重房室传导阻滞时，立即通知医师，遵医嘱使用利多卡因或胺碘酮等药物处理，警惕室颤或心脏骤停、心脏性猝死的发生。心肌梗死患者在溶栓治疗后24 h内易发生再灌注性心律失常，特别是在溶栓治疗即刻至溶栓后2 h内应设专人床旁心电监护。监测电解质和酸碱平衡状况，当发生电解质紊乱和酸碱平衡失调时更容易并发心律失常。准备好急救药物和抢救设备，除颤仪应处于随时备用状态，当发生室颤时，应立即进行非同步直流电除颤，并立即进行心肺复苏。

五、病情观察

（1）评估患者疼痛的部位、性质、持续时间、伴随症状及症状有无减轻或消失。UA 和NSTEMI胸部不适的部位及性质与典型的稳定性心绞痛相似，但通常程度更重，持续时间更长，可达 30 min，胸痛可在休息时发生。疼痛的特点如下。

部位：主要在胸骨体上段或中下段之后，可波及心前区，有手掌大小范围，甚至横贯前胸，界限不很清楚。常放射至左肩、左臂内侧达无名指和小指，或至颈、咽或下颌部。

性质：胸痛常为压迫、发闷或紧缩感，也可有烧灼感，但不尖锐，不像针刺或刀扎样痛，偶伴濒死的恐惧感。发作时，患者往往不自觉地停止活动，而原来可以缓解心绞痛的措施此时变得无效或不完全有效。老年、女性、糖尿病患者症状可不典型。

（2）给予心电监护，严密监测心率、心律、血压、呼吸、血氧饱和度的变化，有明确低氧血症（动脉血氧饱和度低于 92%）或存在左心室功能衰竭给予吸氧，氧流量 2～5 L/min。

（3）连续监测心电图，以发现缺血和心律失常。观察心电图是否有心肌梗死的特征性、动态性变化，对下壁心肌梗死者应加做右胸导联，判断有无右心室梗死。

（4）右心室心肌梗死患者通常表现为下壁心肌梗死伴休克或低血压而无左心衰竭的表现。应在血流动力学监测下静脉输液，直到低血压得到纠正，如肺楔压达 2.0 kPa（约 15 mmHg），应及时通知医师，遵医嘱停止输液。如低血压未能纠正，可遵医嘱应用正性肌力药物。不能用硝酸酯类药物和利尿剂，它们可降低前负荷，引起严重低血压。伴有房室传导阻滞时，可予以临时起搏。

六、健康指导

（一）改变生活方式

指导患者合理膳食、控制体重、适当运动、戒烟、减轻精神压力，避免诱发因素，告知患者及家属过度劳累、情绪激动、饱餐、寒冷刺激等都是心绞痛发作的诱因，应注意尽量避免。

（二）病情自我监测指导

教会患者及家属心绞痛发作时的缓解方法，如停止活动，舌下含服硝酸甘油，胸痛发作频繁、程度较重、时间较长，服用硝酸酯制剂疗效较差时，应及时就医。

（三）用药指导

指导患者遵医嘱服药，告知药物的作用和不良反应，并教会患者自测脉搏，硝酸甘油的使用及保存方法等。

（四）康复指导

建议患者出院后在医师指导下进行心脏康复训练，循序渐进，逐步改善心脏功能。

（五）照顾者指导

心肌梗死是心脏性猝死的高危因素，应教会家属心肺复苏的基本技术。

（徐双林）

第三节 心脏瓣膜病

心脏瓣膜病是由于炎症、缺血性坏死、退行性改变、黏液样变性、先天性畸形、创伤等原因引起单个或多个瓣膜的功能和（或）结构异常，导致瓣膜口狭窄和（或）关闭不全。瓣膜关闭不全和瓣膜口狭窄可单独发生，也可合并存在。风湿性心脏病患者中二尖瓣最常受累，其次是主动脉瓣。而老年退行性瓣膜病以主动脉瓣膜病变最为常见。患者多表现为呼吸困难、咳嗽、口唇发绀、气促、反复发作的肺部感染及心房纤颤等症状。目前治疗心脏瓣膜病多以内科方式初步治疗，当内科保守治疗无法纠正血流动力学时，应进一步采取介入或外科手术干预治疗。

一、一般护理

（1）执行一般内科护理常规。

（2）卧位与休息：①在心功能代偿期，可进行日常工作，避免劳累、剧烈活动。作息规律，保证充足的睡眠，保持良好的心态。②在心功能失代偿期、有风湿活动及并发症者以卧床休息为主，出现呼吸困难时，给予半坐位或坐位；长期卧床的患者，协助生活护理，加强皮肤护理，减少机体消耗，保持病室舒适、安静、空气清新。

二、饮食护理

给予患者营养丰富的高蛋白、高维生素、清淡易消化的食物，少食多餐，避免过饱，禁食辣椒、浓茶或咖啡等。伴有心功能不全者适量限制钠盐、水的摄入，发热时鼓励患者适量喝水，预防发热所致脱水。

三、用药护理

（1）使用抗生素及抗风湿药物治疗患者，应遵医嘱正确用药，严格执行给药时间，严密观察药物疗效及有无过敏等不良反应。

（2）长期服用抗凝药物者，需监测凝血指标。注意有无出血倾向，评估栓塞风险。华法林是目前使用最普遍、研究证据最充分的口服抗凝药物。华法林通过抑制维生素 K 依赖的凝血因子的活化而发挥凝血作用，因个体基因多态性的影响、与药物和食物的相互作用等原因，剂量的个体差异极大。严密监测凝血酶原时间国际标准化比值（INR），维持在 2～3，能安全而有效地预防脑卒中的发生。

（3）服用抗心律失常药物时，注意心率、心律、脉搏的变化。

四、并发症的护理

(一)心力衰竭

检测生命体征的变化,评估患者有无呼吸困难、乏力、食欲减退、少尿、水肿等。

(二)栓塞

了解超声心动图报告,有左房内附壁血栓者应绝对卧床休息,防止血栓脱落。病情允许时协助患者翻身、床上活动,防止下肢深静脉血栓形成。

五、病情观察

(1)监测生命体征,观察有无心功能不全症状,如呼吸困难、咳嗽、发绀、水肿、腹水,观察皮肤颜色及外周动脉搏动情况等。

(2)评估患者有无栓塞的危险因素,如长期卧床、心房纤颤、意识改变、运动功能障碍、突发严重的呼吸困难和胸痛等,做到及早发现,及时处理。

(3)听诊心脏各瓣膜区杂音及变化。

(4)准确监测出入量,尤其是合并心力衰竭患者,为利尿治疗提供参考。

(5)服用洋地黄类药物,注意观察洋地黄中毒症状。

六、健康指导

(1)向患者及家属介绍该病发病的基本原因、诱发因素、病程特点、治疗要点等,使患者以乐观的态度投入到疾病的治疗当中,取得患者的积极配合。

(2)教会患者自测脉搏,每次测 1 min。

(3)患者居住环境要避免潮湿、阴暗等不良条件,保持室内空气流通,温度适宜,注意保暖。

(4)嘱患者进食高蛋白、高维生素、富含纤维素的清淡饮食,心力衰竭时应给予低盐饮食,保持大便通畅。

(5)心功能代偿期指导患者适当锻炼,提高机体抵抗力,避免诱发因素。

(6)坚持按医嘱服用药物,不可擅自停药或增减剂量。

(徐双林)

第四节　慢性肺源性心脏病

一、疾病概述

(一)概念

慢性肺源性心脏病,简称慢性肺心病,是由肺组织、肺血管或胸廓的慢性病变引起肺组织结构和(或)功能异常,产生肺血管阻力增加,肺动脉压力增高,使右心室扩张或(和)肥厚,伴或不伴右心衰竭的心脏病,并排除先天性心脏病和左心病变引起者。

（二）相关病理生理

由于肺功能和结构的不可逆性改变,发生反复的气道感染和低氧血症,导致一系列体液因子和肺血管的变化,使肺血管阻力增加,肺动脉血管的结构重塑,产生肺动脉高压。肺血管阻力增加的功能性因素:缺氧、高碳酸血症和呼吸性酸中毒使肺血管收缩、痉挛,其中缺氧是肺动脉高压形成最重要的因素。

肺循环阻力增加时,右心发挥其代偿功能,以克服肺动脉压升高的阻力而发生右心室肥厚。肺动脉高压早期,右心室尚能代偿,舒张末期压仍正常。随着病情的进展,特别是急性加重期,肺动脉压持续升高,超过右心室的代偿能力,右心失代偿,右心排血量下降,右心室收缩末期残留血量增加,舒张末压增高,促使右心室扩大和右心室功能衰竭。

慢性肺心病除发现右心室改变外,也有少数可见左心室肥厚。由于缺氧、高碳酸血症、酸中毒、相对血流量增多等因素,使左心负荷加重。如病情进展,则可发生左心室肥厚,甚至导致左心衰竭。

（三）慢性肺源性心脏病的病因与诱因

1.病因

（1）支气管、肺疾病:以慢性阻塞性肺疾病（COPD）最为多见,占 $80\%\sim90\%$,其次为支气管哮喘、支气管扩张、重症肺结核、肺尘埃沉着症、结节病、间质性肺炎、过敏性肺泡炎、嗜酸性肉芽肿、药物相关性肺疾病等。

（2）胸廓运动障碍性疾病:较少见,严重的脊椎后凸、侧凸、脊椎结核、类风湿关节炎、胸膜广泛粘连及胸廓成形术后造成的严重胸廓或脊椎畸形,以及神经肌肉疾病如脊髓灰质炎,均可引起胸廓活动受限、肺受压、支气管扭曲或变形,导致肺功能受损。气道引流不畅,肺部反复感染,并发肺气肿或纤维化。

（3）肺血管疾病:慢性血栓栓塞性肺动脉高压、肺小动脉炎、累及肺动脉的过敏性肉芽肿病,以及原因不明的原发性肺动脉高压,均可引起肺血管阻力增加、肺动脉高压和右心室负荷加重,发展成慢性肺心病。

（4）其他:原发性肺泡通气不足及先天性口咽畸形、睡眠呼吸暂停低通气综合征等均可产生低氧血症,引起肺血管收缩,导致肺动脉高压,发展成慢性肺心病。

2.诱因

呼吸道感染,各种变应原、有害气体、粉尘吸入等。

（四）临床表现

本病发展缓慢,临床上除原有肺、胸疾病的各种症状和体征外,主要是逐步出现肺、心力衰竭以及其他器官损害的征象。按其功能的代偿期与失代偿期进行分述。

1.肺、心功能代偿期

（1）症状:咳嗽、咳痰、气促,活动后可有心悸、呼吸困难、乏力和劳动耐力下降。急性感染可使上述症状加重。少有胸痛或咯血。

（2）体征:可有不同程度的发绀和肺气肿体征。偶有干、湿啰音,心音遥远,P2＞A2,三尖瓣区可出现收缩期杂音或剑突下心脏搏动增强,提示有右心室肥厚。部分患者因肺气肿使胸膜腔内压升高,阻碍腔静脉回流,可有颈静脉充盈。此期肝界下移是膈下降所致。

2.肺、心功能失代偿期

（1）呼吸衰竭:①症状有呼吸困难加重,夜间为甚,常有头痛、失眠、食欲下降,但白天嗜睡,甚至出现表情淡漠、神志恍惚、谵妄等肺性脑病的表现;②体征有明显发绀,球结膜充血、水肿,严重时可有视网膜血管扩张、视盘水肿等颅内压升高的表现。腱反射减弱或消失,出现病理反射。因高碳酸血症可出现周围血管扩张的表现,如皮肤潮红、多汗。

(2)右心衰竭:①症状有气促更明显,心悸、食欲缺乏、腹胀、恶心等;②体征有发绀更明显,颈静脉怒张,心率增快,可出现心律失常,剑突下可闻及收缩期杂音,甚至出现舒张期杂音。肝大且有压痛,肝颈静脉回流征阳性,下肢水肿,重者可有腹水。少数患者可出现肺水肿及全心衰竭的体征。

3.并发症

(1)肺性脑病。

(2)酸碱失衡及电解质紊乱:可发生各种不同类型的酸碱失衡及电解质紊乱。

(3)心律失常:多表现为房性期前收缩及阵发性室上性心动过速,其中以紊乱性房性心动过速最具特征性。

(4)休克:慢性肺心病休克并不多见,一旦发生,预后不良。发生原因有严重感染、失血(多由上消化道出血所致)和严重心力衰竭或心律失常。

(5)弥散性血管内凝血(DIC)。

(五)辅助检查

1.X 线检查

除肺、胸基础疾病及急性肺部感染的特征外,尚有肺动脉高压症,右心室增大征皆为诊断慢性肺心病的主要依据。个别患者心力衰竭控制后可见心影有所缩小。

2.心电图检查

主要表现有右心室肥大改变。

3.超声心动图检查

通过测定度右心室流出道,右心室内径、右心室前壁的厚度、右心室内径比值、右肺动脉内径或肺动脉干及右心房增大等指标,可诊断慢性肺心病。

4.血气分析

慢性肺心病肺功能失代偿期可出现低氧血症或合并高碳酸症,当 $PaO_2 < 8.0$ kPa(约 60 mmHg)、$PaCO_2 > 6.7$ kPa(约 50 mmHg)时,表示有呼吸衰竭。

5.血液检查

红细胞及血红蛋白可升高。全血黏度及血浆黏度可增加,红细胞电泳时间常延长;合并感染时白细胞总数增高,中性粒细胞增加。部分患者血清学检查可有肾功能或肝功能改变;血清钾、钠、氯、钙、镁均可有变化。

6.其他

肺功能检查对早期或缓解期慢性肺心病患者有意义。痰细菌学检查对急性加重期慢性肺心病可以指导抗生素的选用。

(六)主要治疗原则

积极控制感染;通畅呼吸道,改善呼吸功能;纠正缺氧和二氧化碳潴留;控制呼吸和心力衰竭;以治肺为主,治心为辅;积极处理并发症。

（七）急性加重期的药物治疗

1.控制感染

参考痰菌培养及药敏试验选择抗生素。在还没有培养结果前,根据感染的环境及痰涂片革兰氏染色选用抗生素。社区获得性感染以革兰氏阳性菌占多数,医院感染则以革兰氏阴性菌为主。或选用二者兼顾的抗生素。常用的有青霉素类、氨基糖苷类、喹诺酮类及头孢菌素类抗感染药物,必须注意可能继发真菌感染。

2.控制心力衰竭

慢性肺心病心力衰竭的治疗与其他心脏病心力衰竭的治疗有其不同之处,因为慢性肺心病患者一般在积极控制感染、改善呼吸功能后心力衰竭便能得到改善,患者尿量增多,水肿消退,不需加用利尿药。但对治疗无效的重症患者,可适当选用利尿药、正性肌力药或扩血管药物。

（1）利尿药:原则上宜选用作用轻的利尿药,小剂量使用。利尿药应用后可出现低钾、低氯性碱中毒,痰液黏稠不易排痰和血液浓缩,应注意预防。

（2）正性肌力药:慢性肺心病患者由于慢性缺氧及感染,对洋地黄类药物的耐受性很低,疗效较差,且易发生心律失常。正性肌力药的剂量宜小,一般约为常规剂量的 1/2 或 2/3,同时选用作用快、排泄快的洋地黄类药物,用药前应注意纠正缺氧,防治低钾血症,以免发生药物毒性反应。

（3）血管扩张药:钙拮抗剂、一氧化氮（NO）、川芎嗪等有一定的降低肺动脉压效果。

3.控制心律失常

一般经过治疗慢性肺心病的感染、缺氧后,心律失常可自行消失。如果持续存在可根据心律失常的类型选用药物。

4.抗凝治疗

应用普通肝素或低分子肝素防止肺微小动脉原位血栓形成。

二、护理评估

（一）一般评估

（1）生命体征（T、P、R、BP）:急性加重期合并肺部感染患者体温可升高;心率加快或有心律不齐;呼吸频率常达每分钟 30～40 次;脉压增大,或持续低血压提示患者可能并发休克、消化道出血或 DIC。

（2）评估患者神志,有无白天嗜睡,甚至出现表情淡漠、神志恍惚、谵妄等肺性脑病的表现。

（3）评估咳嗽、咳痰、呼吸困难、发绀等,观察痰的量及性状。

（4）评估患者的营养状况,皮肤和黏膜,查看水肿部位及程度。

（二）身体评估

1.视诊

面部颜色、口唇有无发绀、有无球结膜充血、水肿、皮肤潮红、多汗（二氧化碳潴留、高碳酸血症的体征）;颈静脉充盈情况:有无颈静脉怒张（右心衰竭的主要体征）。

2.触诊

（1）测量腹围:观察有无腹水征象;观察平卧时背部有无水肿出现（心源性水肿的特点先是出现在身体下垂部位）。

（2）肝脏肿大并有压痛,肝颈静脉回流征阳性。

(3)下肢有无凹陷性水肿情况(从踝内侧开始检查,逐渐向上),根据每天下肢水肿的部位记录情况与患尿量情况作动态的综合分析,判断水肿是否减轻,心力衰竭治疗是否有效。

3.叩诊

心界有无扩大。

4.听诊

肺部常可闻及湿啰音和哮鸣音;心尖部第一心音减弱,肺动脉瓣第二心音亢进;剑突下可闻及收缩期杂音,甚至出现舒张期杂音(结合病例综合考虑)。

(三)心理-社会评估

患者在疾病治疗过程中的心理反应与需求,家庭及社会支持情况,引导患者正确配合疾病的治疗与护理。

(四)辅助检查结果评估

1.血气分析

$PaO_2 < 8.0$ kPa(约 60 mmHg),$PaCO_2 > 6.7$ kPa(约 50 mmHg)时,提示有呼吸衰竭。根据血 pH 情况,有无酸碱失衡,判断是哪一类型的酸碱失衡。

2.血常规检查

红细胞及血红蛋白可升高,提示全血黏度及血浆黏度可增加;白细胞总数增高,中性粒细胞增加提示合并感染。

3.电解质

肺心病急性加重期由于呼吸衰竭、心力衰竭可引起各种电解质紊乱。应用利尿剂后,其中低血钾和失盐性低钠综合征最为多见,所以需要结合出入量与生化检查结果综合做动态的分析。

4.痰细菌学检查

痰细菌学检查可指导抗生素的选用。

(五)肺心病治疗常用药效果的评估

1.应用强心剂评估要点

用药前后要评估患者血氧分压情况、电解质情况。注意纠正缺氧,防治低钾血症,以免发生药物毒性反应。

2.应用利尿剂评估要点

(1)准确记录患者出入量(尤其是尿量/24 小时),过度脱水引起血液浓缩、痰液黏稠不易排出等不良反应。

(2)血生化检查的结果:长期使用噻嗪类利尿剂有可能导致水、电解质紊乱,产生低钠、低氯和低钾血症。

三、主要护理诊断/问题

(一)气体交换受损

与肺血管阻力增高引起肺淤血、肺血管收缩导致肺血流量减少有关。

(二)清理呼吸道无效

与呼吸道感染、痰多黏稠有关。

(三)活动无耐力

与心肺功能减退有关。

（四）体液过多

与心排血量减少、肾血流灌注量减少有关。

（五）潜在并发症

肺性脑病。

四、护理措施

（一）急性期卧床休息

心肺衰竭时应绝对卧床休息，呼吸困难时取半坐卧位或高枕卧位；下肢水肿者应抬高下肢，恢复期适度活动，以能耐受为度。

（二）饮食

进食高热量、高蛋白、丰富维生素、易消化、无刺激的饮食，重者给予半流质或鼻饲饮食，水肿者，宜限制水和钠盐的摄入。

（三）给氧

持续低流量摄氧，使用呼吸机的患者按机械通气护理常规护理。

（四）保持呼吸道通畅

医护人员需指导和鼓励患者进行有效的咳嗽和排痰。

（五）严密观察生命体征、神志等病情变化

患者烦躁不安时，警惕呼吸衰竭，电解质紊乱，未建立人工气道者慎用镇静剂，以免诱发和加重肺性脑病。给予床栏，防坠床。

（六）水肿患者的护理

做好皮肤护理，预防皮肤完整性受损。

（七）心血管并发症护理

心力衰竭、呼吸衰竭、消化道出血者分别按其相应护理常规护理。

（八）给予心理疏导和支持

帮助患者克服多疑，敏感，依赖等心理。

（九）健康教育

1.疾病预防指导

由于慢性肺心病是各种原发肺胸疾病晚期的并发症，应对高危人群宣传教育，劝导戒烟，积极防治慢性阻塞性肺疾病等慢性支气管肺疾病，以降低发病率。指导腹式和缩唇式呼吸训练，改善通气。

2.疾病知识指导

使患者和家属了解疾病发生、发展过程，减少反复发作的次数。积极防治原发病，避免和防治可能导致病情急性加重的诱因，坚持家庭氧疗等。加强饮食营养，以保证机体康复的需要。病情缓解期应根据肺、心功能及体力情况进行适当的体育锻炼，如散步、气功、太极拳、腹式呼吸、缩唇呼吸等，改善呼吸功能，提高机体免疫功能。

3.就诊指标

（1）体温升高。

（2）呼吸困难加重。

（3）咳嗽剧烈、咳痰不畅。

（4）尿量减少、水肿明显。

（5）患者神志淡漠、嗜睡、躁动、口唇发绀加重等。

五、护理效果评估

（1）患者神志清楚、情绪稳定。

（2）患者自觉症状好转（咳嗽、咳痰、呼吸困难减轻、发绀好转）。

（3）患者体温正常、心率由快变慢，血压平稳。

（4）患者尿量增加、体重减轻、水肿减轻。

（5）患者血气分析、血常规检查、电解质检查均恢复至缓解期水平。

（徐双林）

第五节　感染性心内膜炎

感染性心内膜炎为心脏内膜表面的微生物感染，伴赘生物形成。赘生物为大小不等、形状不一的血小板和纤维素团块，内含大量微生物和少量炎性细胞。瓣膜为最常受累部位，但感染也可发生在间隔缺损部位、腱索或心壁内膜。根据病程分为急性和亚急性：①急性感染性心内膜炎的特征为中毒症状明显；病程进展迅速，数天至数周引起瓣膜破坏；感染迁移多见；病原体主要为金黄色葡萄球菌；②亚急性感染性心内膜炎的特征为中毒症状轻；病程数周至数月；感染迁移少见；病原体以草绿色链球菌多见，其次为肠球菌。

感染性心内膜炎又可分为自体瓣膜、人工瓣膜和静脉药瘾者的心内膜炎。

一、自体瓣膜心内膜炎

（一）病因及发病机制

1.病因

链球菌和葡萄球菌分别占自体心内膜炎病原微生物的65％和25％。急性自体瓣膜心内膜炎主要由金黄色葡萄球菌引起，少数由肺炎球菌、淋球菌、A族链球菌和流感杆菌等所致。亚急性自体瓣膜心内膜炎最常见的致病菌是草绿色链球菌，其次为D族链球菌，表皮葡萄球菌，其他细菌较少见。

2.发病机制

（1）亚急性病例至少占2/3，发病与下列因素有关。①血流动力学因素：亚急性者主要发生于器质性心脏病，首先为心脏瓣膜病，尤其是二尖瓣和主动脉瓣；其次为先天性心血管病，如室间隔缺损、动脉导管未闭、法洛四联症和主动脉瓣缩窄。赘生物常位于血流从高压腔经病变瓣口或先天缺损至低压腔产生高速射流和湍流的下游，可能与这些部位的压力下降和内膜灌注减少，有利于微生物沉积和生长有关。高速射流冲击心脏或大血管内膜处致局部损伤易于感染。②非细菌性血栓性心内膜炎病变：当心内膜的内皮受损暴露其下结缔组织的胶原纤维时，血小板在该处聚集，形成血小板微血栓和纤维蛋白沉着，成为结节样无菌性赘生物，称非细菌性血栓性心内膜病变，是细菌定居瓣膜表面的重要因素。③短暂性菌血症：各种感染或细菌寄居的皮肤黏膜的创伤常导致暂时性菌血症,循环中的细菌若定居在无菌性赘生物上,即可发生感染性心内膜炎。④细菌感染无菌赘生物:取决于发生菌血症之频度和循环中细菌的数量、细菌黏附于无菌性赘生物的能力。草绿色链球菌从口腔进入血流的机会频繁,黏附力强,因而成为亚急性感染性心内膜炎的最常见致病菌。

细菌定居后,迅速繁殖,促使血小板进一步聚集和纤维蛋白沉积,感染赘生物增大。当赘生物破裂时,细菌又被释放进入血流。

(2)急性自体瓣膜心内膜炎发病机制尚不清楚,主要累及正常心瓣膜,主动脉瓣常受累。病原菌来自皮肤、肌肉、骨骼或肺等部位的活动感染灶。循环中细菌量大,细菌毒力强,具有高度侵袭性和黏附于内膜的能力。

(二)临床表现

1.症状

从暂时的菌血症至出现症状的时间长短不一,多在2周以内。

(1)亚急性感染性心内膜炎起病隐匿,可有全身不适、乏力、食欲缺乏、面色苍白、体重减轻等非特异性症状,头痛、背痛和肌肉关节痛常见。发热是最常见的症状,多呈弛张热型,午后和夜间较高,伴寒战和盗汗。

(2)急性感染性心内膜炎以败血症为主要临床表现。起病急骤,进展迅速,患者出现高热、寒战、呼吸急促,伴有头痛、背痛、胸痛和四肢肌肉关节疼痛,突发心力衰竭者较为常见。

2.体征

(1)心脏杂音:80%～85%的患者可闻及心脏杂音,杂音性质的改变为本病特征性表现,急性者要比亚急性者更易出现杂音强度和性质的变化,可由基础心脏病和(或)心内膜炎导致瓣膜损害所致,如赘生物的生长和破裂、脱落有关。腱索断裂或瓣叶穿孔是迅速出现新杂音的重要因素。

(2)周围体征:多为非特异性,近年已不多见。①瘀点,可出现于任何部位,以锁骨以上皮肤、口腔黏膜和睑结膜常见;②指和趾甲下线状出血;③Osler结节,为指和趾垫出现的豌豆大的红或紫色痛性结节,略高出皮肤,亚急性者较常见;④Roth斑,为视网膜的卵圆性出血斑块,其中心呈白色,亚急性者多见;⑤Janeway损害,是位于手掌或足底直径1～4 mm无压痛出血红斑,急性者常见。

(3)动脉栓塞:多见于病程后期,但约1/3的患者是首发症状。赘生物引起动脉栓塞占20%～40%,栓塞可发生在机体的任何部位。脑、心脏、脾、肾、肠系膜、四肢和肺为临床常见的动脉栓塞部位。脑栓塞可出现神志和精神改变、视野缺损、失语、吞咽困难、瞳孔大小不对称、偏瘫、抽搐或昏迷等表现。肾栓塞常出现腰痛、血尿等,严重者可有肾功能不全。脾栓塞时,患者出现左上腹剧痛,呼吸或体位改变时加重。肺栓塞常发生突然胸痛、气急、发绀、咯血。

(4)其他:贫血,较常见,主要由于感染导致骨髓抑制而引起,多为轻、中度,晚期患者可重度贫血。15%～50%病程超过6周的患者可有脾大;部分患者可见杵状指(趾)。

(三)并发症

(1)心脏并发症:心力衰竭为最常见并发症,其次为心肌炎。

(2)动脉栓塞和血管损害多见于病程后期,急性较亚急性者多见,部分患者中也可为首发症状。①脑:约1/3患者有神经系统受累,表现为脑栓塞、脑细菌性动脉瘤、脑出血(细菌性动脉瘤破裂引起)和弥漫性脑膜炎。患者出现神志和精神改变、失语、视野缺损、轻偏瘫、抽搐或昏迷等表现。②肾:大多数患者有肾脏损害,包括肾动脉栓塞和肾梗死、肾小球肾炎和肾脓肿。迁移性脓肿多见于急性患者。肾栓塞常出现血尿、腰痛等,严重者可有肾功能不全。③脾:发生脾栓塞,患者出现左上腹剧痛,呼吸或体位改变时加重。④肺:肺栓塞常出现突然胸闷、气急、胸痛、发绀、咯血等。⑤动脉:肠系膜动脉损害可出现急腹症症状;肢体动脉损害出现受累肢体变白或发绀、发冷、疼痛、跛行,甚至动脉搏动消失。⑥其他:可有细菌性动脉瘤、引起细菌性动脉瘤占 3%～5%。迁移性脓肿多见于急性期患者。

二、人工瓣膜心内膜炎

发生于人工瓣膜置换术后 60 d 以内者为早期人工瓣膜心内膜炎,60 d 以后发生者为晚期人工瓣膜心内膜炎。早期者常为急性暴发性起病,约 1/2 的致病菌为葡萄球菌,表皮葡萄球菌多于金黄色葡萄球菌;其次是革兰氏阳性杆菌和真菌。晚期者以亚急性表现常见,致病菌以链球菌最常见,其次为葡萄球菌。除赘生物形成外,常致人工瓣膜部分破裂、瓣周漏、瓣环周围组织和心肌脓肿,最常累及主动脉瓣。术后发热、出现心杂音、脾大或周围栓塞征,血培养同一种细菌阳性结果至少 2 次,可诊断本病。预后不良,难以治愈。

三、静脉药瘾者心内膜炎

静脉药瘾者心内膜炎多见于年轻男性。致病菌最常来源于皮肤,药物污染所致者较少见,金黄色葡萄球菌为主要致病菌,其次为链球菌、革兰氏阴性杆菌和真菌。大多累及正常心瓣膜,三尖瓣受累占 50% 以上,其次为主动脉瓣和二尖瓣。急性发病者多见,常伴有迁移性感染灶。亚急性表现多见于有感染性心内膜炎史者。年轻伴右心金黄色葡萄球感染者病死率在 5% 以下,而左心革兰氏阴性杆菌和真菌感染者预后不良。

四、护理

(一)护理目标

患者体温恢复正常,心功能改善,活动耐力增加;营养改善,抵抗力增强;焦虑减轻,未发生并发症或发生后被及时控制。

(二)护理措施

1.一般护理

(1)休息与活动:急性感染性心内膜炎患者应卧床休息,限制活动,保持环境安静,空气新鲜,减少探视。亚急性者,可适当活动,但应避免剧烈运动及情绪激动。

(2)饮食:给予清淡、高热量、高蛋白、高维生素、低胆固醇、易消化的半流质或软食,补充营养和水分。有心力衰竭者,适当限制钠盐的摄入。注意变换饮食口味,鼓励患者多饮水,做好口腔护理,以增进食欲。

2.病情观察

(1)观察体温及皮肤黏膜变化:4～6 h 测量体温 1 次,准确绘制体温曲线,以反映体温动态变化,判断病情进展及治疗效果。评估患者有无皮肤瘀点、指(趾)甲下线状出血、Osler 结节等皮肤黏膜病损。

(2)栓塞的观察:注意观察脑、肾、肺、脾和肢体动脉等栓塞的表现,脑栓塞出现神志和精神改变、失语、偏瘫或抽搐等;肾栓塞出现腰痛、血尿等;肺栓塞发生突然胸痛、呼吸困难、发绀和咯血等;脾栓塞出现左上腹剧痛;肢体动脉栓塞表现为肢体变白或发绀、皮肤温度降低、动脉搏动减弱或消失等。有变化及时报告医师并协助处理。

3.发热护理

高热患者应卧床休息,注意病室的温度和湿度适宜。给予冰袋物理降温或温水擦浴等,准确记录体温变化。出汗较多时可在衣服和皮肤之间垫上柔软毛巾,便于潮湿后及时更换,增强舒适感,并防止因频繁更衣而导致患者受凉。保证被服干燥清洁,以增加舒适感。

4.用药护理

抗微生物药物治疗是最重要的治疗措施。遵医嘱给予抗生素治疗,观察用药效果。坚持大剂量全疗程长时间的抗生素治疗,严格按照时间点用药,以确保维持有效的血药浓度。注意保护静脉,可使用静脉留置针,避免多次穿刺而增加患者的痛苦。注意观察药物的不良反应。

5.正确采集血培养标本

告诉患者暂时停用抗生素和反复多次采血培养的必要性,以取得患者的理解与配合。本病的菌血症为持续性,无须在体温升高时采血。每次采血量 $10\sim20$ mL 作需氧和厌氧菌培养,至少应培养 3 周。

(1)未经治疗的亚急性患者,应在第一天每间隔 1 h 采血 1 次,共 3 次。如次日未见细菌生长,重复采血 3 次后,开始抗生素治疗。

(2)用过抗生素者,停药 $2\sim7$ d 后采血。

(3)急性患者应在入院后立即安排采血,在 3 h 内每隔 1 h 采血 1 次,共取 3 次血标本后,按医嘱开始治疗。

6.心理护理

由于发热、感染不易控制,疗程长,甚至出现并发症,患者常出现情绪低落、恐惧心理,应加强与患者的沟通,耐心解释治疗目的与意义,安慰鼓励患者,给予心理支持,使其积极配合治疗。

7.健康指导

告诉患者及家属有关本病的知识,坚持足够疗程的抗生素治疗的重要意义。患者在施行口腔手术、泌尿、生殖和消化道的侵入性检查或外科手术治疗前应预防性使用抗生素。嘱患者注意防寒保暖,保持口腔和皮肤清洁,少去公共场所,减少病原体入侵的机会。教会患者自我监测体温变化、有无栓塞表现,定期门诊随访。教育家属应给患者以生活照顾,精神支持,鼓励患者积极治疗。

(三)护理评价

通过治疗和护理患者体温基本恢复正常,心功能得到改善,提高了活动耐力;营养状况改善,抵抗力增强;焦虑减轻,未发生并发症或发生后得到及时控制。

(徐双林)

第六节　病毒性心肌炎

病毒性心肌炎是指由嗜心肌性病毒感染所致的,以非特异性间质性的心肌炎为主要病变的疾病,可呈局限性或弥漫性改变。

一、病因和发病机制

确切的发病机制尚不清楚,可能与病毒感染和自身免疫反应有关。最常见的病毒是柯萨奇B组2~5型和A组9型病毒,其次是埃可病毒、腺病毒、流感病毒等。

二、临床表现

约半数以上患者在发病前1~3周有病毒感染的临床表现,如发热、头痛、全身倦怠感等上呼吸道感染症状,或有恶心、呕吐、腹痛、腹泻等消化道症状。然后出现心血管系统症状,如心悸、气短、胸闷、胸痛等。重症患者可出现心力衰竭、休克、晕厥、阿-斯综合征、猝死等。

三、辅助检查

(一)实验室检查

(1)血常规:白细胞计数轻度升高,血沉加快。

(2)血清心肌损伤标志物:急性期肌酸激酶(CK)、肌酸激酶同工酶(CK-MB)、心肌肌钙蛋白T(cTnT),心肌肌钙蛋白I(cTnI),天门冬酸氨基转移酶(AST)等增高。其中cTnT、cTnI的敏感性及特异性最强,并且检测时间窗也最宽(可达2周)。

(3)血清病毒中和抗体及血凝抑制抗体升高,>4倍或1次>1:640即为阳性标准。

(4)从患者咽部、粪便、血液标本中可做病毒分离。

(二)心电图检查

各种类型的心律失常、非特异性的ST-T改变。

(三)X线检查

正常或不同程度心脏扩大、心搏动减弱,心力衰竭时有肺淤血、肺水肿征。

(四)超声心动图检查

心脏扩大,室壁运动减弱,若伴有心包炎,可见心包积液征、心收缩功能降低。

四、治疗要点

病毒性心肌炎无特效治疗,治疗目的在于减轻心脏负荷,控制心律失常和防治心力衰竭。

(一)休息

休息是治疗急性病毒性心肌炎最重要的措施,急性期应卧床休息,尤其是心脏扩大或心力衰竭者,至少应休息3个月,待心界恢复正常或不再缩小,体温正常方可活动。

(二)改善心肌代谢,促进心肌恢复治疗

(1)静脉滴注维生素C 5~10 g+5%葡萄糖500~1 000 mL,每天1次,2周1个疗程。

(2)极化液(ATP、辅酶A、维生素C)静脉滴注,加强心肌营养。

(3)辅酶Q_{10}每次10 mg,每天3次,口服;曲美他嗪每次20 mg,每天3次,口服。

(三)抗病毒治疗

干扰素$(10\sim30)\times10^5$ U,每天1次肌内注射,2周为1个疗程;黄芪注射液可能有抗病毒、调节免疫功能,可口服或静脉滴注。

(四)抗生素应用

治疗初期应常规应用青霉素$(40\sim80)\times10^5$ U/d或克林霉素1.2 g/d静脉滴注1周。

（五）并发症治疗

并发心力衰竭、心律失常者按相应常规治疗。但在急性心肌炎时洋地黄制剂用量宜偏小，因此时易引起洋地黄中毒。

（六）激素应用

病程早期不主张应用糖皮质激素，但在重症病例，如伴难治性心力衰竭或三度房室传导阻滞者可少量、短期内试用。

病毒性心肌炎大多数预后良好，重症者死于心力衰竭，严重心律失常；少数患者转为慢性，或发展为扩张型心肌病。

五、护理措施

（一）病情观察

监测患者脉搏、心律的变化情况，及时发现患者是否发生心力衰竭、严重心律失常等危重情况。

（二）充分休息

对病毒性心肌炎患者来说，休息是减轻心脏负荷的最好方法。症状明显、血清心肌酶增高或出现严重心律失常的患者应卧床 3 个月以上，心脏增大者最好卧床半年至 1 年，待症状、体征、心脏大小、心电图恢复正常后，逐渐增加活动量。

（三）饮食

给予高热量、高蛋白、高维生素、丰富矿物质饮食，增加营养，满足机体消耗并促进心肌细胞恢复。

（四）心理支持

病毒性心肌炎患者中青壮年占一定比例，且在疾病急性期心悸等症状明显，影响患者的日常生活和工作，使患者产生焦急、烦躁等情绪。故应向患者讲明本病的演变过程及预后，使患者安心休养。

（徐双林）

第七节　心　绞　痛

一、稳定型心绞痛

（一）概念和特点

稳定型心绞痛也称劳力性心绞痛，是在冠状动脉固定性严重狭窄基础上，由于心肌负荷的增加引起心肌急剧的、暂时的缺血缺氧的临床综合征。其特点为阵发性的前胸压榨性疼痛或憋闷感觉，主要位于胸骨后部，可放射至心前区和左上肢尺侧，常发生于劳力负荷增加时，持续数分钟，休息或用硝酸酯制剂后疼痛消失。疼痛发作的程度、频度、性质及诱发因素在数周至数月内无明显变化。

（二）相关病理生理

患者在心绞痛发作之前,常有血压增高、心律增快、肺动脉压和肺毛细血管压增高的变化,反映心脏和肺的顺应性减低。发作时可有左心室收缩力和收缩速度降低、射血速度减慢、左心室收缩压下降、心搏量和心排血量降低、左心室舒张末期压和血容量增加等左心室收缩和舒张功能障碍的病理生理变化。左心室壁可呈收缩不协调或部分心室壁有收缩减弱的现象。

（三）主要病因及诱因

本病的基本病因是冠脉粥样硬化。正常情况下,冠脉循环血流量具有很大的储备力量,其血流量可随身体的生理情况有显著的变化,休息时无症状。当劳累、激动、心力衰竭等使心脏负荷增加,心肌耗氧量增加时,对血液的需求增加,而冠脉的供血已不能相应增加,即可引起心绞痛。

（四）临床表现

1.症状

心绞痛以发作性胸痛为主要临床表现,典型疼痛的特点如下。

（1）部位:主要在胸骨体中、上段之后,可波及心前区,界限不很清楚。常放射至左肩、左臂尺侧达无名指和小指,偶有至颈、咽或下颌部。

（2）性质:胸痛常有压迫、憋闷或紧缩感,也可有烧灼感,偶尔伴有濒死感。

（3）持续时间:疼痛出现后常逐步加重,持续 3～5 min,休息或含服硝酸甘油可迅速缓解,很少超过半小时。可数天或数周发作 1 次,亦可一天内发作数次。

2.体征

心绞痛发作时,患者面色苍白、出冷汗、心率增快、血压升高、表情焦虑。心尖部听诊有时出现"奔马律",可有暂时性心尖部收缩期杂音,是乳头肌缺血以致功能失调引起二尖瓣关闭不全所致。

3.诱因

发作常由体力劳动、情绪激动、饱餐、寒冷、吸烟、心动过速、休克等。

（五）辅助检查

1.心电图

（1）静息时心电图:约有半数患者在正常范围,也可有陈旧性心肌梗死的改变或非特异性 ST 段和 T 波异常。有时出现心律失常。

（2）心绞痛发作时心电图:绝大多数患者可出现暂时性心肌缺血引起的 ST 段压低（≥0.1 mV）,有时出现 T 波倒置,在平时有 T 波持续倒置的患者,发作时可变为直立（假性正常化）。

（3）心电图负荷试验:运动负荷试验及 24 h 动态心电图,可显著提高缺血性心电图的检出率。

2.X 线检查

心脏检查可无异常,若已伴发缺血性心肌病可见心影增大、肺充血等。

3.放射性核素

利用放射性铊心肌显像所示灌注缺损,提示心肌供血不足或血供消失,对心肌缺血诊断较有价值。

4.超声心动图

多数稳定性心绞痛患者静息时超声心动图检查无异常,有陈旧性心肌梗死者或严重心肌缺

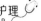

血者二维超声心动图可探测到坏死区或缺血区心室壁的运动异常,运动或药物负荷超声心动图检查可以评价心肌灌注和存活性。

5.冠状动脉造影

选择性冠状动脉造影可使左、右冠状动脉及主要分支得到清楚的显影,具有确诊价值。

(六)治疗原则

治疗原则是改善冠脉血供和降低心肌耗氧量以改善患者症状,提高生活质量,同时治疗冠脉粥样硬化,预防心肌梗死和死亡,以延长生存期。

1.发作时的治疗

(1)休息:发作时立即休息,一般患者停止活动后症状即可消失。

(2)药物治疗:宜选用作用快的硝酸酯制剂,这类药物除可扩张冠脉增加冠脉血流量外,还可扩张外周血管,减轻心脏负荷,从而缓解心绞痛。如硝酸甘油 0.3～0.6 mg 或硝酸异山梨酯 3～10 mg 舌下含化。

2.缓解期的治疗

缓解期一般不需卧床休息,应避免各种已知的诱因。

(1)药物治疗:以改善预后的药物和减轻症状、改善缺血的药物为主,如阿司匹林、氯吡格雷、β 受体阻滞剂、他汀类药物、血管紧张素转换酶抑制剂、硝酸酯制剂,其他如代谢性药物、中医中药。

(2)非药物治疗:包括运动锻炼疗法、血管重建治疗、增强型体外反搏等。

二、不稳定型心绞痛

(一)概念和特点

目前已趋向将典型的稳定型劳力性心绞痛以外的缺血性胸痛统称为不稳定型心绞痛。不稳定型心绞痛根据临床表现可分为静息型心绞痛、初发型心绞痛、恶化型心绞痛 3 种类型。

(二)相关病理生理

与稳定型心绞痛的差别主要在于冠脉内不稳定的粥样斑块继发的病理改变,使局部的心肌血流量明显下降,如斑块内出血、斑块纤维帽出现裂隙、表面有血小板聚集和(或)刺激冠脉痉挛,导致缺血性心绞痛,虽然也可因劳力负荷诱发,但劳力负荷终止后胸痛并不能缓解。

(三)主要病因及诱因

少部分不稳定型心绞痛患者心绞痛发作有明显的诱因。

1.增加心肌氧耗

感染、甲状腺功能亢进症或心律失常。

2.冠脉血流减少

低血压。

3.血液携氧能力下降

贫血和低氧血症。

(四)临床表现

1.症状

不稳定型心绞痛患者胸部不适的性质与典型的稳定型心绞痛相似,通常程度更重,持续时间更长,可达数十分钟,胸痛在休息时也可发生。

2.体征

体检可发现一过性第三心音或第四心音,以及由于二尖瓣反流引起的一过性收缩期杂音,这些非特异性体征也可出现在稳定性心绞痛和心肌梗死患者,但详细的体格检查可发现潜在的加重心肌缺血的因素,并成为判断预后非常重要的依据。

(五)辅助检查

1.心电图

(1)大多数患者胸痛发作时有一过性 ST 段(抬高或压低)和 T 波(低平或倒置)改变,其中 ST 段的动态改变(≥0.1 mV 的抬高或压低)是严重冠脉疾病的表现,可能会发生急性心肌梗死或猝死。

(2)连续心电监护:连续 24 h 心电监测发现,85%~90%的心肌缺血,可不伴有心绞痛症状。

2.冠脉造影剂其他侵入性检查

在长期稳定型心绞痛基础上出现的不稳定型心绞痛患者,常有多支冠脉病变,而新发作静息心绞痛患者,可能只有单支冠脉病变。在所有的不稳定型心绞痛患者中,3 支血管病变占 40%,2 支血管病变占 20%,左冠脉主干病变约占 20%,单支血管病变约占 10%,没有明显血管狭窄者占 10%。

3.心脏标志物检查

心脏肌钙蛋白(cTn)T 及心肌蛋白 I 较传统的肌酸激酶(CK)和肌酸激酶同工酶(CK-MB)更为敏感、更可靠。

4.其他

胸部 X 线、心脏超声和放射性核素检查的结果,与稳定型心绞痛患者的结果相似,但阳性发现率会更高。

(六)治疗原则

不稳定型心绞痛是严重、具有潜在危险的疾病,病情发展难以预料,应使患者处于监控之下,疼痛发作频繁或持续不缓解及高危组的患者应立即住院。其治疗包括抗缺血治疗、抗血栓治疗和根据危险度分层进行优创治疗。

1.一般治疗

发作时立即卧床休息,床边 24 h 心电监护,严密观察血压、脉搏、呼吸、心率、心律变化,有呼吸困难、发绀者应给氧吸入,维持血氧饱和度达到 95%以上。如有必要,重测心肌坏死标志物。

2.止痛

烦躁不安、疼痛剧烈者,可考虑应用镇静剂如吗啡 5~10 mg 皮下注射;硝酸甘油或硝酸异山梨酯持续静脉点滴或微量泵输注,以 10 μg/min 开始,隔 3~5 min 增加 10 μg/min,直至症状缓解或出现血压下降。

3.抗凝(栓)

抗血小板和抗凝治疗是不稳定型心绞痛治疗至关重要的措施,应尽早应用阿司匹林、氯吡格雷和肝素或低分子肝素,以有效防止血栓形成,阻止病情进展为心肌梗死。

4.其他

对于个别病情极严重患者,保守治疗效果不佳,心绞痛发作时 ST 段≥0.1 mV,持续时间>20 min,或血肌钙蛋白升高者,在有条件的医院可行急诊冠脉造影,考虑经皮冠脉成形术。

三、护理评估

(一)一般评估

(1)患者有无面色苍白、出冷汗、心率加快、血压升高。

(2)患者主诉有无心绞痛发作症状。

(二)身体评估

(1)有无表情焦虑、皮肤湿冷、出冷汗。

(2)有无心律增快、血压升高。

(3)心尖区听诊是否闻及收缩期杂音,或听到第三心音或第四心音。

(三)心理-社会评估

患者能否控制情绪,避免激动或愤怒,以减少心悸耗氧量;家属能否做到给予患者安慰及细心的照顾,并督促定期复查。

(四)辅助检查结果的评估

(1)心电图有无 ST 段及 T 波异常改变。

(2)24 h 连续心电监测有无心肌缺血的改变。

(3)冠脉造影检查结果有无显示单支或多支病变。

(4)心脏标志物肌钙蛋白(cTn)T 的峰值是否超过正常对照值的百分位数。

(五)常用药物治疗效果的评估

1.硝酸酯类药物

心绞痛发作时,能及时舌下含化,迅速缓解疼痛。

2.他汀类药物

长期服用可以维持 LDL-C 的目标值<70 mg/dL,且不出现肝酶和肌酶升高等不良反应。

四、主要护理诊断/问题

(一)胸痛

与心肌缺血、缺氧有关。

(二)活动无耐力

与心肌氧的供需失调有关。

(三)知识缺乏

缺乏控制诱发因素及预防心绞痛发作的知识。

(四)潜在并发症

心肌梗死。

四、护理措施

(一)休息与活动

1.适量运动

应以有氧运动为主,运动的强度和时间因病情和个体差异而不同,必要时在监测下进行。

2.心绞痛发作时

立即停止活动,就地休息。不稳定型心绞痛患者,应卧床休息,并密切观察。

(二)用药的指导

1.心绞痛发作时

立即舌下含化硝酸甘油,用药后注意观察患者胸痛变化情况,如 3～5 min 后仍不缓解,隔 5 min 后可重复使用。对于心绞痛发作频繁者,静脉滴注硝酸甘油时,患者及家属不要擅自调整滴速,以防低血压发生。部分患者用药后出现面部潮红、头部胀痛、头晕、心动过速、心悸等不适,应告知患者是药物的扩血管作用所致,不必有顾虑。

2.应用他汀类药物时

应严密监测转氨酶及肌酸激酶等生化指标,及时发现药物可能引起的肝脏损害和肌病。采用强化降脂治疗时,应注意监测药物的安全性。

(三)心理护理

安慰患者,解除紧张不安情绪,改变急躁易怒性格,保持心理平衡。告知患者及家属过劳、情绪激动、饱餐、用力排便、寒冷刺激等都是心绞痛发作的诱因,应注意避免。

(四)健康教育

1.疾病知识指导

(1)合理膳食:宜摄入低热量、低脂、低胆固醇、低盐饮食,多食蔬菜、水果和粗纤维食物如芹菜、糙米等,避免暴饮暴食,应少食多餐。

(2)戒烟、限酒。

(3)适量运动:应以有氧运动为主,运动的强度和时间因病情和个体差异而不同,必要时在监测下进行。

(4)心理调适:保持心理平衡,可采取放松技术或与他人交流的方式缓解压力,避免心绞痛发作的诱因。

2.用药指导

指导患者出院后遵医嘱用药,不擅自增减药量,自我检测药物的不良反应。外出时随身携带硝酸甘油以备急用。硝酸甘油遇光易分解,应放在棕色瓶内存放于干燥处,以免潮解失效。药瓶开封后每 6 个月更换 1 次,以确保疗效。

3.病情检测指导

教会患者及家属心绞痛发作时的缓解方法,胸痛发作时应立即停止活动或舌下含服硝酸甘油。如连续含服 3 次仍不缓解,或心绞痛发作比以往频繁、程度加重、疼痛时间延长,应及时就医,警惕心肌梗死的发生。不典型心绞痛发作时,可能表现为牙痛、肩周炎、上腹痛等,为防治误诊,应尽快到医院做相关检查。

4.及时就诊的指标

(1)心绞痛发作时,舌下含化硝酸酯类药物无效或重复用药仍未缓解。

(2)心绞痛发作比以往频繁、程度加重、疼痛时间延长。

五、护理效果评估

(1)患者能坚持长期遵医嘱用药物治疗。

(2)心绞痛发作时,能立即停止活动,并舌下含服硝酸甘油。

（3）能预防和控制缺血症状,减低心肌梗死的发生。

（4）能戒烟、控制饮食和糖尿病治疗。

（5）能坚持定期门诊复查。

（张　娟）

第八节　心律失常

一、疾病概述

（一）概念和特点

心律失常是指心脏冲动频率、节律、起源部位、传导速度或激动次序的异常。按其发生原理可分为冲动形成异常和冲动传导异常两大类。按照心律失常发生时心率的快慢,可分为快速性与缓慢性心律失常两大类。

心律失常可发生在没有明确心脏病或其他原因的患者。心律失常的后果取决于其对血流动力学的影响,可从心律失常对心、脑、肾灌注的影响来判断。轻者患者可无症状,一般表现为心悸,但也可出现心绞痛、气短、晕厥等症状。心律失常持续时间不一,有时仅持续数秒、数分,有时可持续数天以上,如慢性心房颤动。

（二）相关病理生理

正常生理状态下,促成心搏的冲动起源于窦房结,并以一定的顺序传导于心房与心室,使心脏在一定频率范围内发生有规律的搏动。如果心脏内冲动的形成异常和(或)传导异常,使整个心脏或其一部分的活动变为过快、过慢或不规则,或者各部分活动的程序发生紊乱,即形成心律失常。心律失常有多种不同的发生机制,如折返、自律性改变、触发活动和平行收缩等。然而,由于条件限制,目前能直接对人在体内心脏研究的仅限于折返机制,临床检查尚不能判断大多数心律失常的电生理机制。产生心律失常的电生理机制主要包括冲动发生异常、冲动传导异常以及触发活动。

（三）主要病因与诱因

1.器质性心脏病

心律失常可见于各种器质性心脏病,其中以冠心病、心肌病、心肌炎和风湿性心脏病为多见,尤其在发生心力衰竭或急性心肌梗死时。

2.非心源性疾病

几乎其他系统疾病均可引发心律失常,常见的有内分泌失调、麻醉、低温、胸腔或心脏手术、中枢神经系统疾病及自主神经功能失调等。

3.酸碱失衡和电解质紊乱

各种酸碱代谢紊乱、钾代谢紊乱可使传导系统或心肌细胞的兴奋性、传导性异常而引起心律失常。

4.理化因素和中毒

电击可直接引起心律失常甚至死亡,中暑、低温也可导致心律失常。某些药物可引起心律失

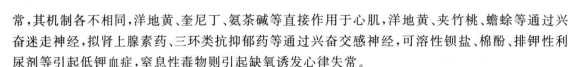

常,其机制各不相同,洋地黄、奎尼丁、氨茶碱等直接作用于心肌,洋地黄、夹竹桃、蟾蜍等通过兴奋迷走神经,拟肾上腺素药、三环类抗抑郁药等通过兴奋交感神经,可溶性钡盐、棉酚、排钾性利尿剂等引起低钾血症,窒息性毒物则引起缺氧诱发心律失常。

5.其他

发生在健康者的心律失常也不少见,部分病因不明。

(四)临床表现

心律失常的诊断大多数要靠心电图,但相当一部分患者可根据病史和体征做出初步诊断。详细询问发作时的心率快慢,节律是否规整,发作起止与持续时间,发作时是否伴有低血压、昏厥、心绞痛或心力衰竭等表现,及既往发作的诱因、频率和治疗经过,有助于心律失常的诊断,同时要对患者全身情况、既往治疗情况等进行全面的了解。

(五)辅助检查

1.心电图检查

心电图检查是诊断心律失常最重要的一项无创性检查技术。应记录12导联心电图,并记录清楚显示 P 波导联的心电图长条以备分析,通常选择 V_1 导联或 Ⅱ 导联。必要时采用动态心电图,连续记录患者24 h的心电图。

2.运动试验

患者在运动时出现心悸、可做运动试验协助诊断。运动试验诊断心律失常的敏感性不如动态心电图。

3.食管心电图

解剖上左心房后壁毗邻食管,因此,插入食管电极导管并置于心房水平时,能记录到清晰的心房电位,并能进行心房快速起搏或程序电刺激。

4.心腔内电生理检查

心腔内电生理检查是将几根多电极导管经静脉和(或)动脉插入,放置在心腔内的不同部位辅以 8～12 通道以上多导生理仪,同步记录各部位电活动,包括右心房、右心室、希氏束、冠状静脉窦(反映左心房、左心室电活动)。其适应证包括:①窦房结功能测定;②房室与室内传导阻滞;③心动过速;④不明原因晕厥。

5.三维心脏电生理标测及导航系统

三维心脏电生理标测及导航系统(三维标测系统)是近年来出现的新的标测技术,能够减少X线曝光时间,提高消融成功率,加深对心律失常机制的理解。

(六)窦性心律失常治疗原则

(1)若患者无心动过缓有关的症状,不必治疗,仅定期随诊观察。对于有症状的病窦综合征患者,应接受起搏器治疗。

(2)心动过缓-心动过速综合征患者发作心动过速,单独应用抗心律失常药物治疗可能加重心动过缓。应用起搏治疗后,患者仍有心动过速发作,可同时应用抗心律失常药物。

(七)房性心律失常治疗原则

1.房性期前收缩

无须治疗。当有明显症状或因房性期前收缩触发室上行心动过速时,应给予治疗。治疗药物包括普罗帕酮、莫雷西嗪或 β 受体拮抗剂。

2.房性心动过速

(1)积极寻找病因,针对病因治疗。

(2)抗凝治疗。

(3)控制心室率。

(4)转复窦性心律。

3.心房扑动

(1)药物治疗:减慢心室率的药物包括β受体拮抗剂、钙通道阻滞剂(维拉帕米、地尔硫䓬)或洋地黄制剂(地高辛、毛花苷C)。转复心房扑动的药物包括ⅠA(如奎尼丁)或ⅠC(如普罗帕酮)类抗心律失常药,如心房扑动患者合并冠心病、充血性心力衰竭等时,不用ⅠA或ⅠC类药物,应选用胺碘酮。

(2)非药物治疗:直流电复律是终止心房扑动最有效的方法。其次食管调搏也是转复心房扑动的有效方法。射频消融可根治心房扑动。

(3)抗凝治疗:持续性心房扑动的患者,发生血栓栓塞的风险明显增高,应给予抗凝治疗。

4.心房颤动

应积极寻找心房颤动的原发疾病和诱发因素,进行相应处理。

治疗包括:①抗凝治疗;②转复并维持窦性心律;③控制心室率。

(八)房室交界区性心律失常治疗原则

1.房室交界区性期前收缩

通常无须治疗。

2.房室交界区性逸搏与心律

一般无须治疗,必要时可起搏治疗。

3.非阵发性房室交界区性心动过速

主要针对病因治疗。洋地黄中毒引起者可停用洋地黄,可给予钾盐、利多卡因或β受体拮抗剂治疗。

4.与房室交界区相关的折返性心动过速

急性发作期应根据患者的基础心脏状况,既往发作的情况以及对心动过速的耐受程度做出适当处理。

主要药物治疗如下述。

(1)腺苷与钙通道阻滞剂:为首选。起效迅速,不良反应为胸部压迫感、呼吸困难、面部潮红、窦性心动过缓、房室传导阻滞等。

(2)洋地黄与β受体拮抗剂:静脉注射洋地黄可终止发作。对伴有心功能不全患者仍作为首选。β受体拮抗剂也能有效终止心动过速,选用短效β受体拮抗剂较合适如艾司洛尔。

(3)普罗帕酮1~2 mg/kg静脉注射。

(4)其他:食管心房调搏术、直流电复律等。

预防复发:是否需要给予患者长期药物预防,取决于发作的频繁程度以及发作的严重性。药物的选择可依据临床经验或心内电生理试验结果。

5.预激综合征

对于无心动过速发作或偶有发作但症状轻微的预激综合征患者的治疗,目前仍存有争议。如心动过速发作频繁伴有明显症状,应给予治疗。治疗方法包括药物和导管消融。

（九）室性心律失常治疗原则

1.室性期前收缩

首先应对患者室性期前收缩的类型、症状及其原有心脏病变做全面的了解；然后，根据不同的临床状况决定是否给予治疗，采取何种方法治疗以及确定治疗的终点。

2.室性心动过速

一般遵循的原则是：有器质性心脏病或有明确诱因应首先给以针对性治疗；无器质性心脏病患者发生非持续性短暂室速，如无症状或无血流动力学影响，处理的原则与室性期前收缩相同；持续性室性发作，无论有无器质性心脏病，应给予治疗。

3.心室扑动与颤动

快速识别心搏骤停、高声呼救、进行心肺复苏，包括：胸外按压、开放气道、人工呼吸、除颤、气管插管、吸氧、药物治疗等。

（十）心脏传导阻滞治疗原则

1.房室传导阻滞

应针对不同病因进行治疗。一度与二度Ⅰ型房室阻止心室率不太慢者，无须特殊治疗。二度Ⅱ型与三度房室阻滞如心室率显著缓慢，伴有明显症状或血流动力学障碍，甚至 Adams-Strokes 综合征发作者，应给予起搏治疗。

2.室内传导阻滞

慢性单侧束支阻滞的患者如无症状，无须接受治疗。双分支与不完全性三分支阻滞有可能进展为完全性房室传导阻滞，但是否一定发生及何时发生均难以预料，不必常规预防性起搏器治疗。急性前壁心肌梗死发生双分支、三分支阻滞、或慢性双分支、三分支阻滞，伴有晕厥或阿斯综合征发作者，则应及早考虑心脏起搏器治疗。

二、护理评估

（一）一般评估

心律失常患者的生命体征，发作间歇期无异常表现。发作期则出现心悸、气短、不敢活动，心电图显示心率过快、过慢、不规则或暂时消失而形成窦性停搏。

（二）身体评估

发作时体格检查应着重于判断心律失常的性质及心律失常对血流动力学状态的影响。听诊心音了解心室搏动率的快、慢和规则与否，结合颈静脉搏动所反映的心房活动情况，有助于做出心律失常的初步鉴别诊断。缓慢（＜60 次/分钟）而规则的心率为窦性心动过缓，快速（＞100 次/分钟）而规则的心率常为窦性心动过速。窦性心动过速较少超过 160 次/分钟，心房扑动伴 2∶1 房室传导时心室率常固定在 150 次/分钟左右。不规则的心律中以期前收缩为最常见，快而不规则者以心房颤动或心房扑动、房速伴不规则房室传导阻滞为多。心律规则而第一心音强弱不等（大炮音），尤其是伴颈静脉搏动间断不规则增强（大炮波），提示房室分离，多见于完全性或室速。

（三）心理-社会评估

心律失常患者常有焦虑、恐惧等负性情绪，护理人员应做好以下几点：①帮助患者认识到自己的情绪反应，承认自己的感觉，指导患者使用放松术。②安慰患者，告诉患者较轻的心律失常通常不会威胁生命。有条件时安排单人房间，避免与其他焦虑患者接触。③经常巡视病房，了解患者的需要，帮助其解决问题，如主动给患者介绍环境，耐心解答有关疾病的问题等。

（四）辅助检查结果的评估

1.心电图（ECG）检查

心律失常发作时的心电图记录是确诊心律失常的重要依据。应记录 12 导联心电图，包括较长的 II 或 V₁ 导联记录。注意 P 和 QRS 波形态、P-QRS 关系、P-P、P-R 与 R-R 间期，判断基本心律是窦性还是异位。通过逐个分析提早或延迟心搏的性质和来源，最后判断心律失常的性质。

2.动态心电图

对心律失常的检出率明显高于常规心电图，尤其是对易引起猝死的恶性心律失常的检出尤为有意义。对心律失常的诊断优于普通心电图。

3.运动试验

运动试验可增加心律失常的诊断率和敏感性，是对 ECG 很好的补充，但运动试验有一定的危险性，需严格掌握禁忌证。

4.食管心电图

食管心电图是食管心房调搏最佳起搏点判定的可靠依据，更能在心律失常的诊断与鉴别诊断方面起到特殊而独到的作用。食管心电图与心内电生理检查具有高度的一致性，为导管射频消融术根治阵发性室上性心动过速（PSVT）提供可靠的分型及定位诊断。亦有助于不典型的预激综合征患者确立诊断。

5.心腔内电生理检查

心腔内电生理检查为有创性电生理检查，除能确诊缓慢性和快速性心律失常的性质外，还能在心律失常发作间隙应用程序电刺激方法判断窦房结和房室传导系统功能，诱发室上性和室性快速性心律失常，确定心律失常起源部位，评价药物与非药物治疗效果，以及为手术、起搏或消融治疗提供必要的信息。

（五）常用药物治疗效果的评估

（1）治疗缓慢性心律失常：一般选用增强心肌自律性和（或）加速传导的药物，如拟交感神经药、迷走神经抑制药或碱化剂（摩尔乳酸钠或碳酸氢钠）。护理评估：①服药后心悸、乏力、头晕、胸闷等临床症状有无改善；②有无不良反应发生。

（2）治疗快速性心律失常：选用减慢传导和延长不应期的药物，如迷走神经兴奋剂，拟交感神经药间接兴奋迷走神经或抗心律失常药物。护理评估：①用药后的疗效，有无严重不良反应发生；②药物疗效不佳时，考虑电转复或射频消融术治疗，并做好术前准备。

（3）临床上抗心律失常药物繁多，药物的分类主要基于其对心肌的电生理学作用。治疗缓慢性心律失常的药物，主要提高心脏起搏和传导功能，如肾上腺素类药物（肾上腺素、异丙肾上腺素），拟交感神经药如阿托品、山莨菪碱，β受体兴奋剂如多巴胺类、沙丁胺醇等。

（4）及时就诊的指标：①心动过速发作频繁伴有明显症状如低血压、休克、心绞痛、心力衰竭或晕厥等；②出现洋地黄中毒症状。

三、主要护理诊断/问题

（一）活动无耐力

与心律失常导致心悸或心排血量减少有关。

（二）焦虑

与心律失常反复发作，对治疗缺乏信心有关。

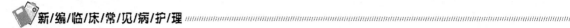

（三）有受伤的危险

与心律失常引起的头晕、晕厥有关。

（四）潜在并发症

心力衰竭、脑栓塞、猝死。

四、护理措施

（一）体位与休息

当心律失常发作导致胸闷、心悸、头晕等不适时采取高枕卧位、半卧位或其他舒适体位,尽量避免左侧卧位,以防左侧卧位时感觉到心脏搏动而加重不适。有头晕、晕厥发作或曾有跌倒病史者应卧床休息。保证患者充分的休息与睡眠,必要时遵医嘱给予镇静剂。

（二）给氧

伴呼吸困难、发绀等缺氧表现时,给予氧气吸入,2～4 L/min。

（三）饮食

控制膳食总热量,以维持正常体重为度,40 岁以上者尤应预防发胖。一般以体重指数(BMI)20～24 为正常体重。或以腰围为标准,一般以女性≥80 cm,男性≥85 cm 为超标。超重或肥胖者应减少每天进食的总热量,以低脂(30%/d)、低胆固醇(200 mg/d)膳食,并限制酒及糖类食物的摄入。严禁暴饮暴食。以免诱发心绞痛或心肌梗死。合并高血压或心力衰竭者,应同时限制钠盐。避免摄入刺激性食物如咖啡、浓茶等,保持大便通畅。

（四）病情观察

严密进行心电监测,出现异常心律变化,如 3～5 次/分钟的室性期前收缩或阵发性室性心动过速,窦性停搏、二度Ⅱ型或三度房室传导阻滞等,立即通知医师。应将急救药物备好,需争分夺秒地迅速给药。有无心悸、胸闷、胸痛、头晕、晕厥等。检测电解质变化,尤其是血钾。

（五）用药指导

接受各种抗心律失常药物治疗的患者,应在心电监测下用药,以便掌握心律的变化情况和观察药物疗效。密切观察用药反应,严密观察穿刺局部情况,谨防药物外渗。皮下注射给予抗凝溶栓及抗血小板药时,注意更换注射部位,避免按摩,应持续按压 2～3 min。严格按医嘱给药,避免食用影响药物疗效的食物。用药前、中、后注意心率、心律、P-R 间期、Q-T 间期等的变化,以判断疗效和有无不良反应。

（六）除颤的护理

持续性室性心动过速患者,应用药物效果不明显时,护士应密切配合医师将除颤器电源接好,检查仪器性能是否完好,备好电极板,以便及时顺利除颤。对于缓慢型心律失常患者,应用药物治疗后仍不能增加心率,且病情有所发展或反复发作阿斯综合征时,应随时做好安装人工心脏起搏器的准备。

（七）心理护理

向患者说明心律失常的治疗原则,介绍介入治疗如心导管射频消融术或心脏起搏器安置术的目的及方法,以消除患者的紧张心理,使患者主动配合治疗。

（八）健康教育

1.疾病知识指导

向患者及家属讲解心律失常的病因、诱因及防治知识。

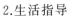

2.生活指导

指导患者劳逸结合,生活规律,保证充足的休息与睡眠。无器质性心脏病者应积极参加体育锻炼。保持情绪稳定,避免精神紧张、激动。改变不良饮食习惯,戒烟、酒、避免浓茶、咖啡、可乐等刺激性食物。保持大便通畅,避免排便用力而加重心律失常。

3.用药指导

嘱患者严格按医嘱按时按量服药,说明所用药物的名称、剂量、用法、作用及不良反应,不可随意增减药物的剂量或种类。

4.制订活动计划

评估患者心律失常的类型及临床表现,与患者及家属共同制订活动计划。对无器质性心脏病的良性心律失常患者,鼓励其正常工作和生活,保持心情舒畅,避免过度劳累。窦性停搏、二度Ⅱ型或三度房室传导阻滞、持续性室速等严重心律失常患者或快速心室率引起血压下降者,应卧床休息,以减少心肌耗氧量。卧床期间加强生活护理。

5.自我监测指导

教会患者及家属测量脉搏的方法,心律失常发作时的应对措施及心肺复苏术,以便于自我检测病情和自救。对安置心脏起搏器的患者,讲解自我监测与家庭护理方法。

6.及时就诊的指标

(1)当出现头晕、气促、胸闷、胸痛等不适症状。

(2)复查心电图发现异常时。

五、护理效果评估

(1)患者及家属掌握自我监测脉搏的方法,能复述疾病发作时的应对措施及心肺复苏术。

(2)患者掌握发生疾病的诱因,能采取相应措施尽可能避免诱因的发生。

(3)患者心理状态稳定,养成正确的生活方式。

(4)患者未发生猝死或发生致命性心律失常时能得到及时发现和处理。

(张 娟)

第九节　心源性休克

心源性休克是指由于严重的心脏泵功能衰竭或心功能不全导致心排血量减少,各重要器官和周围组织灌注不足而发生的一系列代谢和功能障碍综合征。

一、临床表现

多数心源性休克患者,在出现休克之前有相应心脏病史和原发病的各种表现,如急性肌梗死患者可表现严重心肌缺血症状,心电图可能提示急性冠状动脉供血不足,尤其是广泛前壁心肌梗死;急性心肌炎者则可有相应感染史,并有发热、心悸、气短及全身症状,心电图可有严重心律失常;心脏手术后所致的心源性休克,多发生于手术1周内。

心源性休克目前国内外比较一致的诊断标准如下。

(1)收缩压低于 12.0 kPa(约 90 mmHg)或原有基础血压降低 4.0 kPa(约 30 mmHg),非原发性高血压患者一般收缩压小于 10.7 kPa(约 80 mmHg)。

(2)循环血量减少的征象:①尿量减少,常少于 20 mL/h;②神志障碍、意识模糊、嗜睡、昏迷等;③周围血管收缩,伴四肢厥冷、冷汗,皮肤湿凉、脉搏细弱快速、颜面苍白或发绀等末梢循环衰竭征象。

(3)纠正引起低血压和低心排血量的心外因素(低血容量、心律失常、低氧血症、酸中毒等)后,休克依然存在。

二、诊断

(1)有急性心肌梗死、急性心肌炎、原发或继发性心肌病、严重的恶性心律失常、具有心肌毒性的药物中毒、急性心脏压塞以及心脏手术等病史。

(2)早期患者烦躁不安、面色苍白,诉口干、出汗,但神志尚清;后逐渐表情淡漠、意识模糊、神志不清直至昏迷。

(3)体检心率逐渐增快,常>120 次。收缩压<10.7 kPa(约 80 mmHg),脉压<2.7 kPa(约 20 mmHg),后逐渐降低,严重时血压测不出。脉搏细弱,四肢厥冷,肢端发绀,皮肤出现花斑样改变。心音低纯,严重者呈单音律。尿量<17 mL/h,甚至无尿。休克晚期出现广泛性皮肤、黏膜及内脏出血,即弥漫性血管内凝血的表现,以及多器官衰竭。

(4)血流动力学监测提示心脏指数降低、左心室舒张末压升高等相应的血流动力学异常。

三、检查

(1)血气分析。

(2)弥漫性血管内凝血的有关检查。血小板计数及功能检测,出凝血时间,凝血酶原时间,凝血因子Ⅰ,各种凝血因子和纤维蛋白降解产物(FDP)。

(3)必要时做微循环灌注情况检查。

(4)血流动力学监测。

(5)胸部 X 线片,心电图,必要时做动态心电图检查,条件允许时行床旁超声心动图检查。

四、治疗

(一)一般治疗

(1)绝对卧床休息,有效止痛,由急性心肌梗死所致者吗啡 3~5 mg 或哌替啶 50 mg,静脉注射或皮下注射,同时予安定、苯巴比妥(鲁米那)。

(2)建立有效的静脉通道,必要时行深静脉插管。留置导尿管监测尿量。持续心电、血压、血氧饱和度监测。

(3)氧疗:持续吸氧,氧流量一般为 4~6 L/min,必要时气管插管或气管切开,人工呼吸机辅助呼吸。

(二)补充血容量

首选低分子右旋糖酐 250~500 mL 静脉滴注或 0.9%氯化钠液、平衡液 500 mL 静脉滴注,最好在血流动力学监护下补液,前 20 min 内快速补液 100 mL,如中心静脉压上升不超过 0.2 kPa(约1.5 mmHg),可继续补液直至休克改善,或输液总量达 500~750 mL。无血流动力学监护条件者可参照以下指标进行判断：诉口渴，外周静脉充盈不良，尿量＜30 mL/h，尿比重＞1.02，中心静脉压＜0.8 kPa(约 6 mmHg)，则表明血容量不足。

（三）血管活性药物的应用

首选多巴胺或与间羟胺(阿拉明)联用，从 2～5μg/(kg·min)开始渐增剂量，在此基础上根据血流动力学资料选择血管扩张剂。①肺充血而心排血量正常，肺毛细血管嵌顿压＞2.4 kPa(约 18 mmHg)。而心脏指数＞2.2 L/(min·m²)时，宜选用静脉扩张剂，如硝酸甘油 15～30 μg/min 静脉滴注或泵入，并可适当利尿；②心排血量低且周围灌注不足，但无肺充血，即心脏指数＜2.2 L/(min·m²)，肺毛细血管嵌顿压＜2.4 kPa(约 18 mmHg)而肢端湿冷时，宜选用动脉扩张剂，如酚妥拉明 100～300 μg/min 静脉滴注或泵入，必要时增至 1 000～2 000 μg/min；③心排血量低且有肺充血及外周血管痉挛，即心脏指数＜2.2 L/(min·m²)，肺毛细血管嵌顿压＜2.4 kPa(约 18 mmHg)而肢端湿冷时，宜选用硝普钠，10 μg/min 开始，隔 5 min 增加 5～10 μg/min，常用量为 40～160 μg/min，也有高达 430 μg/min 才有效。

（四）正性肌力药物的应用

1.洋地黄制剂

一般在急性心肌梗死的 24 h 内，尤其是 6 h 内应尽量避免使用洋地黄制剂，在经上述处理休克无改善时可酌情使用毛花苷 C 0.2～0.4 mg，静脉注射。

2.拟交感胺类药物

对心排血量低，肺毛细血管嵌顿压不高，体循环阻力正常或低下，合并低血压时选用多巴胺，用量同前；而心排血量低，肺毛细血管嵌顿压高，体循环血管阻力和动脉压在正常范围者，宜选用多巴酚丁胺5～10 μg/(kg·min)，亦可选用多培沙明 0.25～1.0 μg/(kg·min)。

3.双异吡啶类药物

常用氨力农 0.5～2 mg/kg，稀释后静脉注射或静脉滴注，或米力农 2～8 mg，静脉滴注。

（五）其他治疗

1.纠正酸中毒

常用 5％碳酸氢钠或摩尔乳酸钠，根据血气分析结果计算补碱量。

2.激素应用

早期(休克 4～6 h 内)可尽早使用糖皮质激素，如地塞米松(氟美松)10～20 mg 或氢化可的松100～200 mg，必要时 4～6 h 重复 1 次，共用 1～3 d，病情改善后迅速停药。

3.纳洛酮

首剂 0.4～0.8 mg，静脉注射，必要时在 2～4 h 后重复 0.4 mg，继以 1.2 mg 置于 500 mL 液体内静脉滴注。

4.机械性辅助循环

经上述处理后休克无法纠正者，可考虑主动脉内气囊反搏(IABP)、体外反搏、左心室辅助泵等机械性辅助循环。

5.原发疾病治疗

如急性心肌梗死患者应尽早进行再灌注治疗，溶栓失败或有禁忌证者应在 IABP 支持下进行急诊冠状动脉成形术；急性心包压塞者应立即心包穿刺减压；乳头肌断裂或室间隔穿孔者应尽早进行外科修补等。

6.心肌保护

1,6-二磷酸果糖 5～10 g/d,或磷酸肌酸(护心通)2～4 g/d,酌情使用血管紧张素转换酶抑制剂等。

(六)防治并发症

1.呼吸衰竭

呼吸衰竭包括持续氧疗,必要时呼气末正压给氧,适当应用呼吸兴奋剂,如尼可刹米(可拉明)0.375 g 或洛贝林(山梗菜碱)3～6 mg 静脉注射;保持呼吸道通畅,定期吸痰,加强抗感染等。

2.急性肾衰竭

注意纠正水、电解质紊乱及酸碱失衡,及时补充血容量,酌情使用利尿剂如呋塞米 20～40 mg 静脉注射。必要时可进行血液透析、血液滤过或腹膜透析。

3.保护脑功能

酌情使用脱水剂及糖皮质激素,合理使用兴奋剂及镇静剂,适当补充促进脑细胞代谢药,如脑活素、胞磷胆碱、三磷酸腺苷等。

4.防治弥散性血管内凝血(DIC)

休克早期应积极应用低分子右旋糖酐、阿司匹林(乙酰水杨酸)、双嘧达莫(潘生丁)等抗血小板及改善微循环药物,有 DIC 早期指征时应尽早使用肝素抗凝,首剂$(3～6)×10^3$ U 静脉注射,后续以$(0.5～1)×10^3$ U/h 静脉滴注,监测凝血时间调整用量,后期适当补充消耗的凝血因子,对有栓塞表现者可酌情使用溶栓药如小剂量尿激酶$[(25～30)×10^4$ U]或链激酶。

五、护理

(一)急救护理

(1)护理人员熟练掌握常用仪器、抢救器材及药品。

(2)各抢救用物定点放置,定人保管,定量供应,定时核对,定期消毒,使其保持完好备用状态。

(3)患者一旦发生晕厥,应立即就地抢救并通知医师。

(4)应及时给予吸氧,建立静脉通道。

(5)按医嘱准、稳、快地使用各类药物。

(6)若患者出现心脏骤停,立即进行心、肺、脑复苏。

(二)护理要点

1.给氧用面罩或鼻导管给氧

面罩要严密,鼻导管吸氧时,导管插入要适宜,调节氧流量 4～6 L/min,每天更换鼻导管1 次,以保持导管通畅。如发生急性肺水肿时,立即给患者端坐位,两腿下垂,以减少静脉回流,同时加用 30%乙醇吸氧,降低肺泡表面张力,特别是患者咯大量粉红色泡沫样痰时,应及时用吸引器吸引,保持呼吸道通畅,以免发生窒息。

2.建立静脉输液通道

迅速建立静脉通道。护士应建立静脉通道一至两条。在输液时,输液速度应控制,应当根据心率、血压等情况,随时调整输液速度,特别是当液体内有血管活性药物时,更应注意输液通畅,避免管道滑脱、输液外渗。

3.尿量观察

单位时间内尿量的观察,对休克病情变化及治疗是十分敏感和有意义的指标。如果患者六小时无尿或每小时少于20~30 mL,说明肾小球滤过量不足,如无肾实质变说明血容量不足。相反,每小时尿量大于30 mL,表示微循环功能良好,肾血灌注好,是休克缓解的可靠指标。如果血压回升,而尿量仍很少,考虑发生急性肾衰竭,应及时处理。4.血压、脉搏、末梢循环的观察

血压变化直接标志着休克的病情变化及预后,因此,在发病几小时内应严密观察血压,15~30 min一次,待病情稳定后1~2 h观察一次。若收缩压下降到10.7 kPa(约80 mmHg)以下,脉压小于2.7 kPa(约20 mmHg)或患者原有高血压,血压的数值较原血压下降2.7~4.0 kPa(约20~30 mmHg),要立即通知医师迅速给予处理。

脉搏的快慢取决于心率,其节律是否整齐,也与心搏节律有关,脉搏强弱与心肌收缩力及排血量有关。所以休克时脉搏在某种程度上反映心功能,同时,临床上脉搏的变化,往往早于血压变化。

心源性休克由于心排血量减少,末梢循环灌注量减少,血流留滞,末梢发生发绀,尤其以口唇、黏膜及甲床最明显,四肢也因血运障碍而冰冷,皮肤潮湿。这时,即使血压不低,也应按休克处理。当休克逐步好转时,末梢循环得到改善,发绀减轻,四肢转温。所以末梢的变化也是休克病情变化的一个标志。

5.心电监护的护理

患者入院后立即建立心电监护,通过心电监护可及时发现致命的室速或室颤。当患者入院后一般监测24~48 h,有条件可直到休克缓解或心律失常纠正。常用标准Ⅱ导进行监测,必要时描记心电记录。在监测过程中,要严密观察心律、心率的变化,对于频发室早(每分钟5个以上)、多源性室早、室早呈二联律、三联律、室性心动过速、R-on-T、R-on-P(室早落在前一个P波或T波上)立即报告医师,积极配合抢救,准备各种抗心律失常药,随时做好除颤和起搏的准备,分秒必争,以挽救患者的生命。

此外,还必须做好患者的保温工作,防止呼吸道并发症和预防压疮等方面的基础护理工作。

(张　娟)

第十节　心源性猝死

一、疾病概述

(一)概念和特点

心源性猝死(sudden cardiac death,SCD)是指急性症状发作后以意识突然丧失为特征的、由心脏原因引起的自然死亡。世界卫生组织将发病6 h以内的死亡定为猝死,2007年美国ACC会议上将发病1小时内的死亡定为猝死。

据统计,全世界每年有数百万人因心源性猝死丧生,占死亡人数的15%~20%。美国每年有约30万人发生心源性猝死,占全部心血管病死亡人数的50%以上,而且是20~60岁男性的首位死因。在我国,心源性猝死也居死亡原因的首位,虽然没有大规模的临床流生病学资料报

道,但心源性猝死比例在逐年增高,且随年龄增加发病率也逐渐增高,老年人心源性猝死的概率高达80%～90%。

心源性猝死的发病率男性较女性高,美国Framingham 20年随访冠心病猝死发病率男性为女性的3.8倍;北京市的流行病学资料显示,心源性猝死的男性年平均发病率为10.5/10万,女性为3.6/10万。

(二)相关病理生理

冠状动脉粥样硬化是最常见的病理表现,病理研究显示心源性猝死患者急性冠状动脉内血栓形成的发生率为15%～64%。陈旧性心梗也是心源性猝死的病理表现,这类患者也可见心肌肥厚、冠状动脉痉挛、心电不稳与传导障碍等病理改变。

心律失常是导致心源性猝死的重要原因,通常包括致命性快速心律失常、严重缓慢性心律失常和心室停顿。致命性快速心律失常导致冠状动脉血管事件、心肌损伤、心肌代谢异常和(或)自主神经张力改变等因素相互作用,从而引起的一系列病理生理变化,引发心源性猝死,但其最终作用机制仍无定论。严重缓慢性心律失常和心室停顿的电生理机制是当窦房结和(或)房室结功能异常时,次级自律细胞不能承担起心脏的起搏功能,常见于病变弥漫累及心内膜下浦肯野纤维的严重心脏疾病。

非心律失常导致的心源性猝死较少,常由心脏破裂、心脏流入和流出道的急性阻塞、急性心脏压塞等原因导致。心肌电机械分离是指心肌细胞有电兴奋的节律活动,而无心肌细胞的机械收缩,是心源性猝死较少见的原因之一。

(三)病因与危险因素

1.基本病因

绝大多数心源性猝死发生在有器质性心脏病的患者。Braunward认为心源性猝死的病因有十大类:①冠状动脉疾病;②心肌肥厚;③心肌病和心力衰竭;④心肌炎症、浸润、肿瘤及退行性变;⑤瓣膜疾病;⑥先天性心脏病;⑦心电生理异常;⑧中枢神经及神经体液影响的心电不稳;⑨婴儿猝死综合征及儿童猝死;⑩其他。

(1)冠状动脉疾病:主要包括冠心病及其引起的冠状动脉栓塞或痉挛等。而另一些较少见的,如先天性冠状动脉异常、冠状动脉栓塞、冠状动脉炎、冠状动脉机械性阻塞等都是引起心源性猝死的原因。

(2)心肌问题和心力衰竭:心肌的问题引起的心源性猝死常在剧烈运动时发生,其机制认为是心肌电生理异常的作用。慢性心力衰竭患者由于其射血分数较低常常引发猝死。

(3)瓣膜疾病:在瓣膜病中最易引发猝死的是主动脉瓣狭窄,瓣膜狭窄引起心肌突发性、大面积的缺血而导致猝死。梅毒性主动脉炎、主动脉扩张引起主动脉瓣关闭不全时引起的猝死也不少见。

(4)电生理异常及传导系统的障碍:心传导系统异常、Q-T间期延长综合征、不明或未确定原因的室颤等都是引起心源性猝死的病因。

2.主要危险因素

(1)年龄:从年龄关系而言,心源性猝死有两个高峰期,即出生后至6个月内及45～75岁。成年人心源性猝死的发病率随着年龄增长而增长,而老年人是成年人心源性猝死的主要人群。随着年龄的增长,高血压、高血脂、心律失常、糖尿病、冠心病和肥胖的发生率增加,这些危险因素促进了心源性猝死的发生率增加。

（2）冠心病和高血压：在西方国家,心源性猝死约80％是由冠心病及其并发症引起。冠心病患者发生心肌梗死后,左心室射血分数降低是心源性猝死的主要预测因素。高血压是冠心病的主要危险因素,且在临床上两种疾病常常并存。高血压患者左心室肥厚、维持血压应激能力受损,交感神经控制能力下降易出现快速心律失常而导致猝死。

（3）急性心功能不全和心律失常：急性心功能不全患者心脏机械功能恶化时,可出现心肌电活动紊乱,引发心力衰竭患者发生猝死。临床上多种心脏病理类型几乎都是由心律失常恶化引发心源性猝死的。

（4）抑郁：其机制可能是抑郁患者交感或副交感神经调节失衡,导致心脏的电调节失调所致。

（5）时间：美国Framingham 38年随访资料显示,猝死发生以7～10时和16～20时为两个高峰期,这可能与此时生活、工作紧张,交感神经兴奋,诱发冠状动脉痉挛,导致心律失常有关。

（四）临床表现

心源性猝死可分为4个临床时期:前驱期、终末事件期、心搏骤停与生物学死亡。

1.前驱期

前驱症状表现形式多样,具有突发性和不可测性,如在猝死前数天或数月,有些患者可出现胸痛、气促、疲乏、心悸等非特异性症状,但也可无任何前驱症状。

2.终末事件期

终末事件期是指心血管状态出现急剧变化到心搏骤停发生前的一段时间,时间从瞬间到1 h不等。心源性猝死所定义时间多指该时期持续的时间。其典型表现包括:严重胸痛、急性呼吸困难、突发心悸或眩晕等。在猝死前常有心电活动改变,其中以致命性快速心律失常和室性异位搏动为主,少部分以循环衰竭为死亡原因。

3.心搏骤停

心搏骤停后脑血流急剧减少,患者出现意识丧失,伴有局部或全身的抽搐。心搏骤停刚发生时可出现叹息样或短促痉挛性呼吸,随后呼吸停止。皮肤苍白或发绀,瞳孔散大,二便失禁。

4.生物学死亡

从心搏骤停至生物学死亡的时间长短取决于原发病的性质和复苏开始时间。心搏骤停后4～6 min脑部出现不可逆性损害,随后经数分钟发展至生物学死亡。心搏骤停后立即实施心肺复苏和除颤是避免发生生物学死亡的关键。

（五）急救方法

1.识别心搏骤停

在最短时间内判断患者是否发生心搏骤停。

2.呼救

在不影响实施救治的同时,设法通知急救医疗系统。

3.初级心肺复苏

初级心肺复苏即基础生命活动支持,包括人工胸外按压、开放气道和人工呼吸,被简称CBA三部曲。如果具备AED自动电除颤仪,应联合应用心肺复苏和电除颤。

4.高级心肺复苏

高级心肺复苏即高级生命支持,是在基础生命支持的基础上,应用辅助设备、特殊技术等建立更为有效的通气和血运循环,主要措施包括气管插管、电除颤转复心律、建立静脉通道并给药维护循环等。在这一救治阶段应给予心电、血压、血氧饱和度及呼气末二氧化碳分压监测,必要时还需进行有创血流动力学监测,如动脉血气分析、动脉压、中心动脉压、肺动脉压、肺动脉楔压等。早期电除颤对于救治心搏骤停至关重要,如有条件越早进行越好。心肺复苏的首选药物是肾上腺素,3~5 min重复静脉推注1 mg,可逐渐增加剂量到5 mg。低血压时可使用去甲肾上腺素、多巴胺、多巴酚丁胺等,抗心律失常药物常用胺碘酮、利多卡因、β受体阻滞剂等。

5.复苏后处理

处理原则是维护有效循环和呼吸功能,特别是维持脑灌注,预防再次发生心搏骤停,维护水、电解质和酸碱平衡,防治脑水肿、急性肾衰竭和继发感染等,其中重点是脑复苏。

(六)预防

1.识别高危人群、采用相应预防措施

对高危人群,针对其心脏基础疾病采用相应的预防措施能减少心源性猝死的发生率,如对冠心病患者采用减轻心肌缺血、预防心梗或缩小梗死范围等措施;对急性心梗、心梗后充血性心力衰竭的患者应用β受体阻滞剂;对充血性心力衰竭患者应用血管紧张素转换酶抑制剂。

2.抗心律失常

胺碘酮在心源性猝死的二级预防中优于传统的Ⅰ类抗心律失常药物。抗心律失常的外科手术治疗对部分药物治疗效果欠佳的患者有一定的预防心源性猝死的作用。近年研究证明,埋藏式心脏复律除颤器(implantable cardioverter defibrillator,ICD)能改善一些高危患者的预后。

3.健康知识和心肺复苏技能的普及

高危人群尽量避免独居,对其及家属进行相关健康知识和心肺复苏技能普及。

二、护理评估

(一)一般评估

(1)识别心搏骤停:当发现无反应或突然倒地的患者时,首先观察其对刺激的反应,并判断有无呼吸和大动脉搏动。判断心搏骤停的指标包括:意识突然丧失或伴有短阵抽搐;呼吸断续,喘息,随后呼吸停止;皮肤苍白或明显发绀,瞳孔散大,大小便失禁;颈、股动脉搏动消失;心音消失。

(2)患者主诉:胸痛、气促、疲乏、心悸等前驱症状。

(3)相关记录:记录心搏骤停和复苏成功的时间。

(4)复苏过程中须持续监测血压、血氧饱和度,必要时进行有创血流动力学监测。

(二)身体评估

1.头颈部

轻拍肩部呼叫,观察患者反应、瞳孔变化情况,气道内是否有异物。手指于胸锁乳突肌内侧沟中检测颈总动脉搏动(耗时不超过10 s)。

2.胸部

视诊患者胸廓起伏,感受呼吸情况,听诊呼吸音判断自主呼吸恢复情况。

3.其他

观察全身皮肤颜色及肢体活动情况,触诊全身皮肤温湿度等。

(三)心理-社会评估

复苏后应评估患者的心理反应与需求,家庭及社会支持情况,引导患者正确配合疾病的治疗与护理。

（四）辅助检查结果评估

（1）心电图：显示心室颤动或心电停止。

（2）各项生化检查情况和动脉血气分析结果。

（五）常用药物治疗效果的评估

1.血管升压药的评估要点

（1）用药剂量和速度、用药的方法（静脉滴注、注射泵/输液泵泵入）的评估与记录。

（2）血压的评估：患者意识是否恢复，血压是否上升到目标值，尿量、肤色和肢端温度的改变等。

2.抗心律失常药的评估要点

（1）持续监测心电，观察心律和心率的变化，评估药物疗效。

（2）不良反应的评估：应观察用药后不良反应是否发生，如使用胺碘酮可能引起窦性心动过缓、低血压等现象，使用利多卡因可能引起感觉异常、窦房结抑制、房室传导阻滞等。

三、主要护理诊断/问题

（一）循环障碍

与心脏收缩障碍有关。

（二）清理呼吸道无效

与微循环障碍、缺氧和呼吸形态改变有关。

（三）潜在并发症

脑水肿、感染、胸骨骨折等。

四、护理措施

（一）快速识别心搏骤停，正确及时进行心肺复苏和除颤

心源性猝死抢救成功的关键是快速识别心搏骤停和启动急救系统，尽早进行心肺复苏和复律治疗。快速识别是进行心肺复苏的基础，而及时行心肺复苏和尽早除颤是避免发生生物学死亡的关键。

（二）合理饮食

多摄入水果、蔬菜和黑鱼等，可通过改善心律变异性预防心源性猝死。

（三）用药护理

应严格按医嘱用药，并注意观察常用药的疗效和毒副作用，发现问题及时处理等。

（四）心理护理

复苏后部分患者会对曾发生的猝死产生明显的恐惧和焦虑心情，应帮助患者正确评估所面对情况，鼓励患者和积极参与治疗和护理计划的制订，使之了解心源性猝死的高危因素和救治方法。帮助患者建立良好有效的社会支持系统，帮助患者克服恐惧和焦虑的情绪。

（五）健康教育

1.高危人群

对高危人群，如冠心病患者应教育会患者及家属了解心源性猝死早期出现的症状和体征，做到早发现、早诊断、早干预。教会家属基本救治方法和技能，患者外出时随身携带急救物品和救助电话，以方便得到及时救助。

2.用药原则

按时、正确服用相关药物,让患者了解常用药物不良反应及自我观察要点。

五、急救效果的评估

(1)患者意识清醒。

(2)患者恢复自主呼吸和心跳。

(3)患者瞳孔缩小。

(4)患者大动脉搏动恢复。

(邵　静)

第十一节　急性心包炎

急性心包炎为心包脏层和壁层的急性炎症,可由细菌、病毒、自身免疫、物理、化学等因素引起。主要病因为风湿热、结核及细菌性感染。近年来,病毒感染、肿瘤、尿毒症及心肌梗死性心包炎发病率明显增多。分为纤维蛋白性和渗出性两种。

一、病因

(一)感染性心包炎

以细菌感染最为常见,尤其是结核菌和化脓菌感染,其他病菌有病毒、肺炎支原体、真菌和寄生虫等。

(二)非感染性心包炎

以风湿性为最常见,其他有心肌梗死、尿毒症性、结缔组织病性、变态反应性、肿瘤性、放射线性和乳糜性等。临床上以结核性、风湿性、化脓性和急性非特异性心包炎较为多见。

二、临床表现

(一)心前区疼痛

为主要症状,多见于急性非特异性心包炎和感染性心包炎,可位于心前区,放射到颈部、左肩、左臂及左肩胛骨。疼痛也可呈压榨样。

(二)呼吸困难

是心包积液时最突出的症状。严重时可有端坐呼吸、身体前倾、呼吸浅速、面色苍白、发绀。

(三)心包摩擦音

正常特异性征象,以胸骨左缘第3、第4肋间听诊最为明显。渗出性心包炎心脏叩诊浊音界向两侧增大为绝对浊音区,心律快,心尖冲动弱,心音低而遥远,大量心包积液时可出现心包积液征。可出现奇脉、颈静脉怒张、肝大、腹水及下肢水肿等。

三、诊断要点

根据心前区疼痛、呼吸困难、全身中毒症状,以及心包摩擦音、心音遥远等临床征象,结合心电图、X 线表现和超声心动图等检查,便可确诊。

四、治疗

如结核性心包炎应给予抗结核治疗,总疗程不少于半年至 1 年;化脓性心包炎除使用足量、有效的抗生素外,应早期施行心包切开引流术;风湿性心包炎主要是抗风湿治疗;急性非特异性心包炎目前常采用抗生素及皮质激素合并治疗。心包渗液较多且心脏受压明显者,可行心包穿刺,以解除心包压塞症状。

五、评估要点

(一)一般情况

观察生命体征有无异常,询问有无过敏史、家族史、有无发热、消瘦等,了解患者对疾病的认识。

(二)专科情况

(1)呼吸困难的程度、肺部啰音的变化。

(2)心前区疼痛的性质、部位及其变化,是否可闻及心包摩擦音。

(3)是否有颈静脉怒张、肝大、下肢水肿等心功能不全的表现。

(4)是否有心包积液征:左肩胛骨下出现浊音及左肺受压时引起的支气管呼吸音。心脏叩诊的性质。

(三)实验室及其他检查

1.心电图

改变主要由心外膜下心肌受累而引起,常规导联出现弓背向下的 ST 段抬高,T 波倒置;心包渗液时可有 QRS 波群低电压。

2.超声心动图

超声心动图是简而易行的可靠方法,可见液性暗区。

3.心包穿刺

证实心包积液的存在,并进一步确定积液的性质以及药物治疗,主要适用于心脏压塞和未能明确病因的渗出性心包炎。

六、护理诊断

(一)气体交换受损

与肺淤血、肺或支气管受压症有关。

(二)疼痛

心前区痛与心包炎有关。

(三)体温过高

与细菌、病毒等因素导致急性炎症反应有关。

(四)活动无耐力

与心排血量减少有关。

七、护理措施

(1)给予氧气吸入,充分休息,保持情绪稳定,注意防寒保暖,防止呼吸道感染。

(2)给予高热量、高蛋白、高维生素易消化饮食,限制钠盐摄入。

(3)帮助患者采取半卧位或前倾坐位,保持舒适。

(4)记录心包抽液的量、性质,按要求留标本送检。

(5)控制输液滴速,防止加重心脏负荷。

(6)加强巡视,及早发现心包压塞的症状,如心动过速、血压下降等。

(7)遵医嘱给予抗菌、抗结核、抗肿瘤等药物治疗,密切观察药物不良反应。

(8)应用止痛药物时,观察止痛药物的疗效。

八、应急措施

出现心包压塞征象时,保持患者平卧位;迅速建立静脉通路,遵医嘱给予升压药;密切观察生命体征的变化,准备好抢救物品;配合医师做好紧急心包穿刺。

九、健康教育

(1)嘱患者应注意充分休息,避免剧烈运动,加强营养。注意防寒保暖,防止呼吸道感染。

(2)告诉患者应坚持足够疗程的药物治疗,勿擅自停药。

(3)对缩窄性心包炎的患者应讲明行心包剥离术的重要性,解除其顾虑,尽早接受手术治疗。

(邵　静)

第十二节　急性心肌梗死

急性心肌梗死(acute myocardial infarction,AMI)是急性心肌缺血性坏死。是在冠状动脉病变的基础上,发生冠状动脉血供急剧减少或中断,使相应的心肌严重而持久地急性缺血所致。原因通常是在冠状动脉样硬化病变的基础上继发血栓形成所致。非动脉粥样硬化所导致的心肌梗死可由感染性心内膜炎、血栓脱落、主动脉夹层形成、动脉炎等引起。

本病在欧美常见,20世纪50年代美国本病死亡率>300/10万人口,70年代以后降到<200/10万人口。美国35～84岁人群中年发病率男性为71‰,女性为22‰;每年约有80万人发生心肌梗死,45万人再梗死。在我国本病远不如欧美多见,70年代和80年代北京、河北、哈尔滨、黑龙江、上海、广州等省市年发病率仅0.2‰～0.6‰,其中以华北地区最高。

一、病因和发病机制

急性心肌梗死绝大多数(90%以上)是由于冠状动脉粥样硬化所致。由于冠状动脉有弥漫而广泛的粥样硬化病变,使管腔有>75%的狭窄,侧支循环尚未充分建立,在此基础上一旦由于管腔内血栓形成、劳力、情绪激动、休克、外科手术或血压剧升等诱因而导致血供进一步急剧减少或中断,使心肌严重而持久急性缺血达1h以上,即可发生心肌梗死。

冠状动脉闭塞后约半小时,心肌开始坏死,1h后心肌凝固性坏死,心肌间质充血、水肿、炎性细胞浸润。以后坏死心肌逐渐溶解,形成肌溶灶,随后渐有肉芽组织形成,坏死组织有1～2周后开始吸收,逐渐纤维化,在6～8周形成瘢痕而愈合,即为陈旧性心肌梗死。坏死心肌波及心包可引起心包炎。心肌全层坏死,可产生心室壁破裂,游离壁破裂或室间隔穿孔,也可引起乳头肌断裂。若仅有心内膜下心肌坏死,在心室腔压力的冲击下,外膜下层向外膨出,形成室壁膨胀瘤,造成室壁运动障碍甚至矛盾运动,严重影响左心室射血功能。冠状动脉可有一支或几支闭塞而引起所供血区部位的梗死。

急性心肌梗死时,心脏收缩力减弱,顺应性减低,心肌收缩不协调,心排血量下降,严重时发生泵衰竭、心源性休克及各种心律失常,病死率高。

二、病理生理

主要出现左心室舒张和收缩功能障碍的一些血流动力学变化,其严重度和持续时间取决于梗死的部位、程度和范围。当心脏收缩力减弱、顺应性减低、心肌收缩不协调时,左心室压力曲线最大上升速度(dp/dt)减低,左心室舒张末期压增高、舒张和收缩末期容量增多。射血分数减低,心搏血量和心排血量下降,心率增快或有心律失常,血压下降,静脉血氧含量降低。心室重构出现心壁厚度改变、心脏扩大和心力衰竭(先左心衰竭然后全心衰竭),可发生心源性休克。右心室梗死在心肌梗死患者中少见,其主要病理生理改变是右心衰竭的血流动力学变化,右心房压力增高,高于左心室舒张末期压,心排血量减低,血压下降。

急性心肌梗死引起的心力衰竭称为泵衰竭,按 Killip 分级法可分为:Ⅰ级尚无明显心力衰竭;Ⅱ级有左心衰竭,肺部啰音<50%肺野;Ⅲ级有急性肺水肿,全肺闻及大、小、干、湿、啰音;Ⅳ级有心源性休克等不同程度或阶段的血流动力学变化。心源性休克是泵衰竭的严重阶段。但如兼有肺水肿和心源性休克则情况最严重。

三、临床表现

(一)病史

发病前常有明显诱因,如精神紧张、情绪激动、过度体力活动、饱餐、高脂饮食、糖尿病未控制、感染、手术、大出血、休克等。少数在睡眠中发病。有半数以上的患者过去有高血压及心绞痛史。部分患者则无明确病史及先兆表现,首次发展即是急性心肌梗死。

(二)症状

1.先兆症状

急性心肌梗死多突然发病,少数患者起病症状轻微。1/2~2/3的患者起病前1~2 d 至1~2 周或更长时间有先兆症状,其中最常见的是稳定性心绞痛转变为不稳定型;或既往无心绞痛,突然出现心绞痛,且发作频繁,程度较重,用硝酸甘油难以缓解,持续时间较长。伴恶心、呕吐、血压剧烈波动。心电图显示 ST 段一时性明显上升或降低,T 波倒置或增高。这些先兆症状如诊断及时,治疗得当,约半数以上患者可免于发生心肌梗死;即使发生,症状也较轻,预后较好。

2.胸痛

为最早出现而突出的症状。其性质和部位多与心绞痛相似,但常发生于安静或睡眠时,程度更为剧烈,呈难以忍受的压榨、窒息,甚至"濒死感",伴有大汗淋漓及烦躁不安。持续时间可长达1~2 h 甚至10 h 以上,或时重时轻达数天之久。用硝酸甘油无效,需用麻醉性镇痛药才能减轻。疼痛部位多在胸骨后,但范围较为广泛,常波及整个心前区,约10%的病例波及剑突下及上腹部或颈、背部,偶尔到下颌、咽部及牙齿处。约25%病例无明显的疼痛,多见于老年、糖尿病(由于感觉迟钝)或神志不清患者,或有急性循环衰竭者,疼痛被其他严重症状所掩盖。15%~20%病例在急性期无症状。

3.心律失常

见于 75%～95% 的患者,多发生于起病后 1～2 d 内,而以 24 h 内最多见。经心电图观察可出现各种心律失常,可伴乏力、头晕、晕厥等症状,且为急性期引起死亡的主要原因之一。其中最严重的心律失常是室性异位心律(包括频发性期前收缩、阵发性心动过速和颤动)。频发(>5 次/分钟),多源,成对出现,或 R 波落在 T 波上的室性早搏可能为心室颤动的先兆。房室传导阻滞和束支传导阻滞也较多见,严重者可出现完全性房室传导阻滞。室上性心律失常则较少见,多发生于心力衰竭患者。前壁心肌梗死易发生室性心律失常,下壁(膈面)梗死易发生房室传导阻滞。

4.心力衰竭

主要是急性左心衰竭,发生率为 32%～48%,为心肌梗死后收缩力减弱或不协调所致,可出现呼吸困难、咳嗽、烦躁及发绀等症状。严重时两肺满布湿啰音,形成肺水肿,进一步则导致右心衰竭。右心室心肌梗死者可一开始就出现右心衰竭,并伴血压下降。

5.低血压和休克

仅于疼痛剧烈时血压下降,未必是休克。但如疼痛缓解而收缩压仍低于 10.7 kPa(约 80 mmHg),伴有烦躁不安、大汗淋漓、脉搏细快、尿量减少(<20 mL/h)、神志恍惚甚至晕厥时,则为休克,主要为心源性,由于心肌广泛坏死、心排血量急剧下降所致。而神经反射引起的血管扩张尚属次要,有些患者还有血容量不足的因素参与。

6.胃肠道症状

疼痛剧烈时,伴有频繁的恶心呕吐、上腹胀痛、肠胀气等,与迷走神经张力增高有关。

7.全身症状

体征包括:主要是发热,一般在发病后 1～3 d 出现,体温 38 ℃ 左右,持续约 1 周。

(三)体征

体征包括:①约半数患者心浊音界轻度至中度增大,有心力衰竭时较显著。②心率多增快,少数可减慢。③心尖区第一心音减弱,有时伴有第三或第四心音奔马律。④10%～20% 的患者在病后2～3 d出现心包摩擦音,多数在几天内又消失,是坏死波及心包面引起的反应性纤维蛋白性心包炎所致。⑤心尖区可出现粗糙的收缩期杂音或收缩中晚期喀喇音,为二尖瓣乳头肌功能失调或断裂所致。⑥可听到各种心律失常的心音改变。⑦常见到血压下降到正常以下(病前高血压者血压可降至正常),且可能不再恢复到起病前水平。⑧还可伴有休克、心力衰竭的相应体征。

(四)并发症

心肌梗死除可并发心力衰竭及心律失常外,还可有下列并发症。

1.动脉栓塞

主要为左心室壁血栓脱落所引起。根据栓塞的部位,可能产生脑部或其他部位的相应症状,常在起病后 1～2 周发生。

2.心室壁瘤

梗死部位在心脏内压的作用下,显著膨出。心电图常示持久的 ST 段持续抬高。

3.心肌破裂

少见。常在发病 1 周内出现,患者常突然心力衰竭甚至休克造成死亡。

174

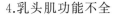

4.乳头肌功能不全

乳头肌功能不全的病变可分为坏死性与纤维性二种,在发生心肌梗死后,心尖区突然出现响亮的全收缩期杂音,第一心音减低。

5.心肌梗死后综合征

发生率约 10%,于心肌梗死后数周至数月内出现,可反复发生,表现为发热、胸痛、心包炎、胸膜炎或肺炎等症状、体征,可能为机体对坏死物质的变态反应。

四、诊断要点

(一)诊断标准

诊断 AMI 必须至少具备以下标准中的两条。

(1)缺血性胸痛的临床病史,疼痛常持续 30 min 以上。

(2)心电图的特征性改变和动态演变。

(3)心肌坏死的血清心肌标记物浓度升高和动态变化。

(二)诊断步骤

对疑为 AMI 的患者,应争取在 10 min 内完成。

(1)临床检查(问清缺血性胸痛病史,如疼痛性质、部位、持续时间、缓解方式、伴随症状;查明心、肺、血管等的体征)。

(2)描记 18 导联心电图(常规 12 导联加 $V_7 \sim V_9$, $V_{3R} \sim V_{5R}$),并立即进行分析、判断。

(3)迅速进行简明的临床鉴别诊断后做出初步诊断(老年人突发原因不明的休克、心力衰竭、上腹部疼痛伴胃肠道症状、严重心律失常或较重而持续性胸痛或胸闷,应慎重考虑有无本病的可能)。

(4)对病情做出基本评价并确定即刻处理方案。

(5)继之尽快进行相关的诊断性检查和监测,如血清心肌标记物浓度的检测,结合缺血性胸痛的临床病史、心电图的特征性改变,做出 AMI 的最终诊断。此外,尚应进行血常规、血脂、血糖、凝血时间、电解质等检测,二维超声心动图检查,床旁心电监护等。

(三)危险性评估

(1)伴下列任一项者,如高龄(>70 岁)、既往有心肌梗死史、心房颤动、前壁心肌梗死、心源性休克、急性肺水肿或持续低血压等可确定为高危患者。

(2)病死率随心电图 ST 段抬高的导联数的增加而增加。

(3)血清心肌标记物浓度与心肌损害范围呈正相关,可助估计梗死面积和患者预后。

五、鉴别诊断

(一)不稳定型心绞痛

疼痛的性质、部位与心肌梗死相似,但发作持续时间短、次数频繁、含服硝酸甘油有效。心电图的改变及酶学检查是与心肌梗死鉴别的主要依据。

(二)急性肺动脉栓塞

大块的栓塞可引起胸痛、呼吸困难、咯血、休克,但多出现右心负荷急剧增加的表现如有心室增大,P_2 亢进、分裂和有心力衰竭体征。无心肌梗死时的典型心电图改变和血清心肌酶的变化。

(三)主动脉夹层

该病也具有剧烈的胸痛,有时出现休克,其疼痛常为撕裂样,一开始即达高峰,多放射至背部、腹部、腰部及下肢。两上肢的血压和脉搏常不一致是本病的重要体征。可出现主动脉瓣关闭不全的体征,心电图和血清心肌酶学检查无 AMI 时的变化。X 线和超声检查可出现主动脉明显增宽。

（四）急腹症

急性胆囊炎、胆石症、急性坏死性胰腺炎、溃疡病穿孔等常出现上腹痛及休克的表现,但应有相应的腹部体征,心电图及影像、酶学检查有助于鉴别。

（五）急性心包炎

尤其是非特异性急性心包炎,也可出现严重胸痛、心电图 ST 段抬高,但该病发病前常有上呼吸道感染,呼吸和咳嗽时疼痛加重,早期即有心包摩擦音。无心电图的演变及酶学异常。

六、处理

（一）治疗原则

改善冠状动脉血液供给,减少心肌耗氧,保护心脏功能,挽救因缺血而濒死的心肌,防止梗死面积扩大,缩小心肌缺血范围,及时发现、处理、防治严重心律失常、泵衰竭和各种并发症,防止猝死。

（二）院前急救

流行病学调查发现,50% 的患者发病后 1 h 在院外猝死,死因主要是可救治的心律失常。因此,院前急救的重点是尽可能缩短患者就诊延误的时间和院前检查、处理、转运所用的时间;尽量帮助患者安全、迅速地转送到医院;尽可能及时给予相关急救措施,如嘱患者停止任何主动性活动和运动,舌下含化硝酸甘油,高流量吸氧,镇静止痛（吗啡或哌替啶）,必要时静脉注射或滴注利多卡因,或给予除颤治疗和心肺复苏;缓慢性心律失常给予阿托品肌内注射或静脉注射;及时将患者情况通知急救中心或医院,在严密观察、治疗下迅速将患者送至医院。

（三）住院治疗

急诊室医师应力争在 10～20 min 内完成病史、临床检数记录 18 导联心电图,尽快明确诊断。对 ST 段抬高者应在 30 min 内收住冠心病监护病房(CCU)并开始溶栓,或在 90 min 内开始行急诊 PTCA 治疗。

1.休息

患者应卧床休息,保持环境安静,减少探视,防止不良刺激。

2.监测

在冠心病监护室进行心电图、血压和呼吸的监测 5～7 d,必要时进行床旁血流动力学监测,以便于观察病情和指导治疗。

3.护理

第一周完全卧床,加强护理,对进食、漱洗、大小便、翻身等,都需要别人帮助。第二周可从床上坐起,第 3～4 周可逐步离床和室内缓步走动。但病重或有并发症者,卧床时间宜适当延长。食物以易消化的流质或半流质为主,病情稳定后逐渐改为软食。便秘 3 d 者可服轻泻剂或用甘油栓等,必须防止用力大便造成病情突变。焦虑、不安患者可用地西泮等镇静剂。禁止吸烟。

4.吸氧

在急性心肌梗死早期,即便未合并有左侧心力衰竭或肺疾病,也常有不同程度的动脉低氧血症。其原因可能由于细支气管周围水肿,使小气道狭窄,增加小气道阻力,气流量降低,局部换气量减少,特别是两肺底部最为明显。有些患者虽未测出动脉低氧血症,由于增加肺间质液体,肺顺应性一过性降低,而有气短症状。因此,应给予吸氧,通常在发病早期用鼻塞给氧 24～48 h,3～5 L/min。有利于氧气运送到心肌,可能减轻气短、疼痛或焦虑症状。在严重左侧心力衰竭、肺水肿和并有机械并发症的患者,多伴有严重低氧血症,需面罩加压给氧或气管插管并机械通气。

5.补充血容量

心肌梗死患者,由于发病后出汗,呕吐或进食少,以及应用利尿药等因素,引起血容量不足和血液浓缩,从而加重缺血和血栓形成,有导致心肌梗死面积扩大的危险。因此,如每天摄入量不足,应适当补液,以保持出入量的平衡。

6.缓解疼痛

AMI 时,剧烈胸痛使患者交感神经过度兴奋,产生心动过速、血压升高和心肌收缩力增强,从而增加心肌耗氧量。并易诱发快速性室性心律失常,应迅速给予有效镇痛药。本病早期疼痛是难以区分坏死心肌疼痛和可逆性心肌缺血疼痛,二者常混杂在一起。先予含服硝酸甘油,随后静脉点滴硝酸甘油,如疼痛不能迅速缓解,应即用强的镇痛药,吗啡和派替啶最为常用。吗啡是解除急性心肌梗死后疼痛最有效的药物。其作用于中枢阿片受体而发挥镇痛作用,并阻滞中枢交感神经冲动的传出,导致外周动、静脉扩张,从而降低心脏前后负荷及心肌耗氧量。通过镇痛,减轻疼痛引起的应激反应,使心率减慢。1 次给药后 10～20 min 发挥镇痛作用,1～2 h 作用最强,持续 4～6 h。通常静脉注射吗啡 5～10 mg,必要时 1～2 h 重复 1 次,总量不宜超过 15 mg。吗啡治疗剂量时即可发生不良反应,随剂量增加,发生率增加。不良反应有恶心、呕吐、低血压和呼吸抑制。其他不良反应有眩晕,嗜睡,表情淡漠,注意力分散等。一旦出现呼吸抑制,可隔3 min 静脉注射纳洛酮有拮抗吗啡的作用,剂量为 0.4 mg,总量不超过 1.2 mg。一般用药后呼吸抑制症状可很快消除,必要时采用人工辅助呼吸。派替啶有消除迷走神经作用和镇痛作用,其血流动力学作用与吗啡相似,75 mg 派替啶相当于 10 mg 吗啡,不良反应有致心动过速和呕吐作用,但较吗啡轻。可用阿托品 0.5 mg 对抗之。临床上可肌内注射 25～75 mg,必要时 2～3 h 重复,过量出现麻醉作用和呼吸抑制,当引起呼吸抑制时,也可应用纳洛酮治疗。对重度烦躁者可应用冬眠疗法,经肌内注射派替啶 25 mg 异丙嗪(非那根)12.5 mg,必要时 4～6 h 重复 1 次。

中药可用复方丹参滴丸,麝香保心丸口服,或复方丹参注射液 16 mL 加入 5％葡萄糖液 250～500 mL 中静脉滴注。

(四)再灌注心肌

起病 3～6 h 内,使闭塞的冠状动脉再通,心肌得到再灌注,濒临坏死的心肌可能得以存活或使坏死范围缩小,预后改善,是一种积极的治疗措施。

1.急诊溶栓治疗

溶栓治疗是 20 世纪 80 年代初兴起的一项新技术,其治疗原理是针对急性心肌梗死发病的基础,即大部分穿壁性心肌梗死是由冠状动脉血栓性闭塞引起的。血栓是由于凝血酶原在异常刺激下被激活,形成凝血酶,使纤维蛋白原转化为纤维蛋白,然后与其他有形成分如红细胞、血小板一起形成的。机体内存在一个纤维蛋白溶解系统,它是由纤维蛋白溶解原和内源性或外源性激活物组成的。在激活物的作用下,纤维蛋白溶酶原被激活,形成纤维蛋白溶酶,它可以溶解稳定的纤维蛋白血栓,还可以降解纤维蛋白原,促使纤维蛋白裂解、使血栓溶解。但是纤维蛋白溶酶的半衰期很短,要想获得持续的溶栓效果,只有依靠连续输入外源性补给激活物的办法。现在临床常用的纤溶激活物有两大类,一类为非选择性纤溶剂,如链激酶、尿激酶。它们除了激活与血栓相关的纤维蛋白溶酶原外,还激活循环中的纤溶酶原,导致全身的纤溶状态,因此可以引起出血并发症。另一类为选择性纤溶剂,有重组组织型纤溶酶原激活剂(αt-Pa),单链尿激酶型纤溶酶原激活剂(SCUPA)及乙酰纤溶酶原-链激酶激活剂复合物(APSAC)。它们选择性的激活与血栓有关的纤溶酶原,而对循环中的纤溶酶原仅有中等度的作用。这样可以避免或减少出血并发症的发生。

(1)溶栓疗法的适应证:①持续性胸痛超过半小时,含服硝酸甘油片后症状不能缓解;②相邻两个或更多导联 ST 段抬高>0.2 mV;③发病 12 h 内,或虽超过 6 h,患者仍有严重胸痛,并且 ST 段抬高的导联有 R 波者,也可考虑溶栓治疗。

(2)溶栓治疗的禁忌证:①近 10 d 内施行过外科手术者,包括活检、胸腔或腹腔穿刺和心脏体外按压术等;②10 d 内进行过动脉穿刺术者;③颅内病变,包括出血、梗死或肿瘤等;④有明显出血或潜在的出血性病变,如溃疡性结肠炎、胃十二指肠溃疡或有空洞形成的肺部病变;⑤有出血性或脑栓死倾向的疾病,如各种出血性疾病、肝肾疾病、心房纤颤、感染性心内膜炎、收缩压>24.0 kPa(约 180 mmHg),舒张压>14.7 kPa(约 110 mmHg)等;⑥妊娠期或分娩后前 10 d;⑦在半年至 1 年内进行过链激酶治疗者;⑧年龄>65 岁,因为高龄患者溶栓疗法引起颅内出血者多,而且冠脉再通率低于中年。

(3)溶栓治疗常用药物:①链激酶(Streptokinase SK)是 C 类乙型链球菌产生的酶,在体内将前活化素转变为活化素,后者将纤溶酶原转变为纤溶酶。有抗原性,用前需做皮肤过敏试验。静脉滴注常用量为(5~15)×10⁵ U 加入 5%葡萄糖液 100 mL 内,在 60 min 内滴完,后每小时给予 10×10⁴ U,滴注 24 h。治疗前半小时肌内注射异丙嗪 25 mg,加少量(2.5~5 mg)地塞米松同时滴注可减少变态反应的发生。用药前后进行凝血方面的化验检查,用量大时尤应注意出血倾向。冠脉内注射时先做冠脉造影,经导管向闭塞的冠状动脉内注入硝酸甘油 0.2~0.5 mg,后注入 SK 2×10⁴ U,继之每分钟(2~4)×10³ U,共 30~90 min 至再通后继用每分钟2×10³ U 30~60 min。患者胸痛突然消失,ST 段恢复正常,心肌酶峰值提前出现为再通征象,可每分钟注入 1 次造影剂观察是否再通。②尿激酶(Urokinase UK)作用于纤溶酶原使之转变为纤溶酶。本品无抗原性,作用较 SK 弱。(15~20)×10⁵ U 静脉滴注 30 min 滴完。冠状动脉内应用时每分钟 6×10³ U 持续 1 h 以上至溶栓后再维持 0.5~1 h。③组织型重组纤维蛋白溶酶原激活剂(rt-PA)对血凝块有选择性,故疗效高于 SK。冠脉内滴注 0.375 mg/kg,持续45 min。静脉滴注用量为 0.75 mg/kg,持续 90 min。④其他制剂还有单链尿激酶型纤维蛋白溶酶原激活剂(SCUPA),异化纤维蛋白溶酶原链激酶激活剂复合物(APSAC)等。

以上溶栓剂的选择:文献资料显示,用药 2~3 h 的开通率 rt-PA 为 65%~80%,SK 为 65%~75%,UK 为 50%~68%,APSAC 为 68%~70%。究竟选用哪一种溶栓剂,不能根据以上的数据武断的选择,而应根据患者的病变范围、部位、年龄、起病时间的长短以及经济情况等因素选择。比较而言,如患者年轻(年龄小于 45 岁)、大面积前壁 AMI、到达医院时间较早(2 h 内)、无高血压,应首选rt-PA。如果年龄较大(大于 70 岁)、下壁 AMI、有高血压,应选 SK 或 UK。由于 APSAC 的半衰期最长(70~120 min),因此它可在患者家中或救护车上一次性快速静脉注射;rt-PA 的半衰期最短(3~4 min),需静脉持续滴注 90~180 min;SK 的半衰期为 18 min,给药持续时间为 60 min;UK 半衰期为 40 min,给药时间为 30 min。SK 与 APSAC 可引起低血压和变态反应,UK 与 rt-PA 无这些不良反应。rt-PA 需要联合使用肝素,SK、UK、

APSAC除具有纤溶作用外,还有明显的抗凝作用,不需要积极使用静脉肝素。另外,rt-PA 价格较贵,SK、UK 较低廉。以上这些因素在临床选用溶栓剂时应予以考虑。

(4)溶栓治疗的并发症。

出血。①轻度出血:皮肤、黏膜、肉眼及显微镜下血尿、或小量咯血、呕血等(穿刺或注射部位少量瘀斑不作为并发症)。②重度出血:大量咯血或消化道大出血,腹膜后出血等引起失血性休克或低血压,需要输血者。③危及生命部位的出血:颅内、蛛网膜下腔、纵隔内或心包出血。

再灌注心律失常:注意其对血流动力学的影响。

一过性低血压及其他的变态反应。

已证实有效的抗凝治疗可加速血管再通和有助于保持血管通畅。今后研究应着重于改进治疗方法或使用特异性溶栓剂,以减少纤维蛋白分解、防止促凝血活动和纤溶酶原偷窃;研制合理的联合使用的药物和方法。如此,可望使现已明显降低的急性心梗死亡率进一步下降。

2.经皮腔内冠状动脉成形术(PTCA)

(1)直接 PTCA(direct PTCA):急性心肌梗死发病后直接做 PTCA。指征:静脉溶栓治疗有禁忌证者;合并心源性休克者(急诊 PTCA 挽救生命是作为首选治疗);诊断不明患者,如急性心肌梗死病史不典型或左束支传导阻滞(LBBB)者,可从直接冠状动脉造影和 PTCA 中受益;有条件在发病后数小时内行 PTCA 者。

(2)补救性 PTCA(rescue PTCA):在发病 24 h 内,静脉溶栓治疗失败,患者胸痛症状不缓解时,行急诊 PTCA,以挽救存活的心肌,限制梗死面积进一步扩大。

(3)半择期 PTCA(semi-elective PTCA):溶栓成功患者在梗死后 7～10 d 内,有心肌缺血指征或冠脉再闭塞者。

(4)择期 PTCA(elective PTCA):在急性心肌梗死后 4～6 周,用于再发心绞痛或有心肌缺血客观指征,如运动试验、动态心电图、^{201}Tl 运动心肌断层显像等证实有心肌缺血。

(5)冠状动脉旁路移植术(CABG):适用于溶栓疗法及 PTCA 无效,而仍有持续性心肌缺血;急性心肌梗死合并有左心房室瓣关闭不全或室间隔穿孔等机械性障碍需要手术矫正和修补,同时进行 CABG;多支冠状动脉狭窄或左冠状动脉主干狭窄。

(五)缩小梗死面积

AMI 是心肌氧供/氧需的严重失衡,纠正这种失衡,就能挽救濒死的心肌,限制梗死的扩大,有效地减少并发症和改善患者的预后。控制心律失常,适当补充血容量和治疗心力衰竭,均有利于减少梗死区。目前多主张采用以下几种。

1.扩血管药物

扩血管药物必须应用于梗死初期的发展阶段,即起病后 4～6 h 之内。一般首选硝酸甘油静脉滴注或异山梨酯舌下含化,也可在皮肤上用硝酸甘油贴片或软膏。使用时应注意:静脉给药时,最好有血流动力学监测,当肺动脉楔嵌压小于 2～2.4 kPa,动脉压正常或增高时,其疗效较好,反之,则可使病情恶化;应从小剂量开始,在应用过程中保持肺动脉楔嵌压不低于 2 kPa,且动脉压不低于正常低限,以保证必需的冠状动脉灌注。

2.β 受体阻滞剂

大量临床资料表明,在 AMI 发生后的 4～12 h 内,给普萘洛尔或阿普洛尔、阿替洛尔、美托洛尔等药治疗(最好是早期静脉内给药),常能达到明显降低患者的最高血清酶(CPK,CK-MB 等)水平,提示有限制梗死范围扩大的作用。但因这些药的负性肌力、负性频率作用,临床应用时,当心率低于每分钟 60 次,收缩压≤14.6 kPa,有心力衰竭及下壁心梗者应慎用。

3.低分子右旋糖酐及复方丹参等活血化瘀药物

一般可选用低分子右旋糖酐每天静脉滴注 250～500 mL,7～14 d 为 1 个疗程。在低分子右旋糖酐内加入活血化瘀药物如血栓通 4～6 mL、川芎嗪 80～160 mg 或复方丹参注射液 12～30 mL,疗效更佳。心功能不全者低分子右旋糖酐者慎用。

4.极化液(GIK)

可减少心肌坏死,加速缺血心肌的恢复。但近几年因其效果不显著,已趋向不用,仅用于 AMI 伴有低血容量者。其他改善心肌代谢的药物有维生素 C(3～4 g)、辅酶 A(50～100 U)、肌苷(0.2～0.6 g)、维生素 B_6(50～100 mg),每天 1 次静脉滴注。

5.其他

有人提出用大量激素(氢化可的松 150 mg/kg)或透明质酸酶(每次 500 U/kg,隔 6 h 1 次,每天 4 次),或用钙拮抗剂(硝苯地平 20 mg,隔 4 h 1 次)治疗 AMI,但对此分歧较大,尚无统一结论。

(六)严密观察,及时处理并发症

1.左心功能不全

AMI 时左心功能不全因病理生理改变的程度不同,可表现轻度肺淤血、急性左心衰竭(肺水肿)、心源性休克。

(1)急性左心衰竭(肺水肿)的治疗:可选用吗啡、利尿剂(呋塞米等)、硝酸甘油(静脉滴注),尽早口服 ACEI 制剂(以短效制剂为宜)。肺水肿合并严重高血压时应静脉滴注硝普钠,由小剂量(10 μg/min)开始,据血压调整剂量。伴严重低氧血症者可行人工机械通气治疗。洋地黄制剂在 AMI 发病 24 h 内不主张使用。

(2)心源性休克:在严重低血压时应静脉滴注多巴胺 5～15 μg/(kg·min),一旦血压升至 12.0 kPa(约 90 mmHg)以上,则可同时静脉滴注多巴酚丁胺 3～10 μg/(kg·min),以减少多巴胺用量。如血压不升应使用大剂量多巴胺[≥15 μg/(kg·min)]。大剂量多巴胺无效时,可静脉滴注去甲肾上腺素 2～8 μg/min。轻度低血压时,可用多巴胺或与多巴酚丁胺合用。药物治疗无效者,应使用主动脉内球囊反搏(IABP)。AMI 合并心源性休克提倡 PTCA 再灌注治疗。中药可酌情选用独参汤、参附汤、生脉散等。

2.抗心律失常

急性心肌梗死有 90％以上出现心律失常,绝大多数发生在梗死后 72 h 内,不论是快速性或缓慢性心律失常,对急性心肌梗死患者均可引起严重后果。因此,及早发现心律失常,特别是严重的心律失常前驱症状,并给予积极的治疗。

(1)对出现室性早搏的急性心肌梗死患者,均应严密心电监护及处理。频发的室性早搏或室速,应以利多卡因 50～100 mg 静脉注射,无效时 5～10 min 可重复,控制后以每分钟 1～3 mg 静脉滴注维持,情况稳定后可改为药物口服;美西律 150～200 mg,普鲁卡因胺 250～500 mg,溴苄胺 100～200 mg 等,6 小时 1 次维持。

(2)对已发生室颤应立即行心肺复苏术,在进行心脏按压和人工呼吸的同时争取尽快实行电除颤,一般首次即采取较大能量(200～300 J)争取 1 次成功。

(3)对窦性心动过缓如心率小于每分钟 50 次,或心率在每分钟 50～60 次但合并低血压或室性心律失常,可以阿托品每次 0.3～0.5 mg 静脉注射,无效时 5～10 min 重复,但总量不超过

2 mg。也可以氨茶碱0.25 g或异丙基肾上腺素 1 mg 分别加入 300～500 mL 液体中静脉滴注,但这些药物有可能增加心肌氧耗或诱发室性心律失常,故均应慎用。以上治疗无效症状严重时可采用临时起搏措施。

(4)对房室传导阻滞一度和二度量型者,可应用肾上腺皮质激素、阿托品、异丙肾上腺素治疗,但应注意其不良反应。对三度及二度Ⅱ型者宜行临时心脏起搏。

(5)对室上性快速心律失常可选用 β 阻滞剂、洋地黄类(24 h 内尽量不用)、维拉帕米、胺碘酮、奎尼丁、普鲁卡因胺等治疗,对阵发性室上性、房颤及房扑药物治疗无效可考虑直流同步电转复或人工心脏起搏器复律。

3.机械性并发症的处理

(1)心室游离壁破裂:可引起急性心包压塞致突然死亡,临床表现为电-机械分离或心脏停搏,常因难以即时救治而死亡。亚急性心脏破裂应积极争取冠状动脉造影后行手术修补及血管重建术。

(2)室间隔穿孔:伴血流动力学失代偿者,提倡在血管扩张剂和利尿剂治疗及 IABP 支持下,早期或急诊手术治疗。如穿孔较小,无充血性心力衰竭,血流动力学稳定,可保守治疗,6 周后择期手术。

(3)急性二尖瓣关闭不全:急性乳头肌断裂时突发左心衰竭和(或)低血压,主张用血管扩张剂、利尿剂及 IABP 治疗,在血流动力学稳定的情况下急诊手术。因左心室扩大或乳头肌功能不全者,应积极应用药物治疗心力衰竭,改善心肌缺血并行血管重建术。

(七)恢复期处理

住院 3～4 周后,如病情稳定,体力增进,可考虑出院。近年主张出院前作症状限制性运动负荷心电图、放射性核素和(或)超声显像检查,如显示心肌缺血或心功能较差,宜行冠状动脉造影检查考虑进一步处理。心室晚电位检查有助于预测发生严重室性心律失常的可能性。

七、护理

(一)护理评估

1.病史

发病前常有明显诱因,如精神紧张、情绪激动、过度体力活动、饱餐、高脂饮食、糖尿病未控制、感染、手术、大出血、休克等。少数在睡眠中发病。约有半数以上的患者过去有高血压及心绞痛史。部分患者则无明确病史及先兆表现,首次发展即是急性心肌梗死。

2.身体状况

(1)先兆:约半数以上患者在梗死前数天至数周,有乏力、胸部不适、活动时心悸、气急、心绞痛等,最突出为心绞痛发作频繁,持续时间较长,疼痛较剧烈,甚至伴恶心、呕吐、大汗、心动过缓,硝酸甘油疗效差等,特称为梗前先兆。应警惕近期内发生心肌梗死的可能,要及时住院治疗。

(2)症状:急性心肌梗死的临床表现与梗死的大小、部位、发展速度及原来心脏的功能情况等有关。

疼痛:是最常见的起始症状。典型的疼痛部位和性质与心绞痛相似,但疼痛更剧烈,诱因多不明显,持续时间较长,多在 30 min 以上,也可达数小时或数天,休息和含服硝酸甘油多不能缓解。患者常烦躁不安、出汗、恐惧,或有濒死感。老年人、糖尿病患者以及脱水、休克患者常无疼痛。少数患者以休克、急性心力衰竭、突然晕厥为始发症状。部分患者疼痛位于上腹部,或者疼痛放射至下颌、颈部、背部上方,易被误诊,应与相关疾病鉴别。

全身症状:有发热和心动过速等。发热由坏死物质吸收所引起,一般在疼痛后 24～48 h 出现,体温一般在 38 ℃左右,持续约 1 周。

胃肠道症状:频繁常伴有早期恶心、呕吐、肠胀气和消化不良,特别是下后壁梗死者。重症者可发生呃逆。

心律失常:见于 75％～95％的患者,以发病 24 h 内最多见,可伴心悸、乏力、头晕、晕厥等症状。其中以室性心律失常居多,可出现室性期前收缩、室性心动过速、心室颤动或加速性心室自主心律。如出现频发的、成对的、多源的和 R 落在 T 的室性期前收缩,或室性心动过速,常为心室颤动的先兆。室颤是急性心肌梗死早期主要的死因。室上性心律失常则较少,多发生在心力衰竭者中。缓慢型心律失常中以房室传导阻滞最为常见,束支传导阻滞和窦性心动过缓也较多见。

低血压和休克:见于 20％～30％的患者。疼痛期的血压下降未必是休克。如疼痛缓解后收缩压仍低于 10.7 kPa(约 80 mmHg),伴有烦躁不安、面色苍白、皮肤湿冷、大汗淋漓、脉细而快、少尿、精神迟钝、甚或昏迷者,则为休克表现。休克多在起病后数小时至 1 周内发生,主要是心源性,为心肌收缩力减弱、心排血量急剧下降所致,尚有血容量不足、严重心律失常、周围血管舒缩功能障碍和酸中毒等因素参与。

心力衰竭:主要为急性左心衰竭。可在发病最初的几天内发生,或在疼痛、休克好转阶段出现。是因为心肌梗死后心脏收缩力显著减弱或不协调所致。患者可突然出现呼吸困难、咳泡沫痰、发绀等,严重时可发生急性肺水肿,也可继而出现全心衰竭,并伴血压下降。

(3)体征。

一般情况:患者常呈焦虑不安或恐惧,手抚胸部,面色苍白,皮肤潮湿,呼吸增快;如左心功能不全时呼吸困难,常采半卧位或咯粉红色泡沫痰;发生休克时四肢厥冷,皮肤有蓝色斑纹。多数患者于发病第 2 天体温升高,一般在 38 ℃左右,不超过 39 ℃,1 周内退至正常。

心脏:心脏浊音界可轻至中度增大;心率增快或减慢;可有各种心律失常;心尖部第一心音常减弱,可出现第三或第四心音奔马律;一般听不到心脏杂音,二尖瓣乳头肌功能不全或腱索断裂时心尖部可听到明显的收缩期杂音;室间隔穿孔时,胸骨左缘可闻及响亮的全收缩期杂音;发生严重的左心衰竭时,心尖部也可闻及收缩期杂音;1％～20％的患者可在发病 1～3 d 内出现心包摩擦音,持续数天,少数可持续 1 周以上。

肺部:发病早期肺底可闻及少数湿啰音,常在 1～2 d 内消失,啰音持续存在或增多常提示左心衰竭。

3.实验室及其他检查

(1)心电图:可起到定性、定位、定期的作用。透壁性心肌梗死典型改变是:出现异常、持久宽而深的 Q 波或 QS 波。损伤型 ST 段的抬高,弓背向上与 T 波融合形成单向曲线,起病数小时之后出现,数天至数周回到基线。T 波改变:起病数小时内异常增高,数天至 2 周变为平坦,继而倒置。但有 5％～15％病例心电图表现不典型,其原因:小灶梗死,多处或对应性梗死,再发梗死,心内膜下梗死以及伴室内传导阻滞,心室肥厚或预激综合征等。以上情况可不出现坏死性 Q 波,只表现为 QRS 波群高度、ST 段、T 波的动态改变。另外,右心梗死,真后壁和局限性高侧壁心肌梗死,常规导联中不显示梗死图形,应加做特殊导联以明确诊断。

(2)心向量图:当心电图不能肯定诊断为心肌梗死时,往往可通过心向量图得到证实。

（3）超声心动图：超声心动图并不用来诊断急性心肌梗死，但对探查心肌梗死的各种并发症极有价值，尤其是室间隔穿孔破裂，乳头肌或腱索断裂或功能不全造成的二尖瓣关闭不全、脱垂、室壁瘤和心包积液。

（4）放射性核素检查：放射性核素心肌显影及心室造影^{99m}Tc及^{131}I等形成热点成像或^{201}Ti、^{42}K等冷点先是ST段普通压低，继而T波倒置。成像可判断梗死的部位和范围。用门电路控制γ闪烁照相法进行放射性核素血池显像，可观察壁动作及测定心室功能。

（5）心室晚电位（LPs）：心肌梗死时LPs阳性率28%～58%，其出现不似陈旧性心梗稳定，但与室速与室颤有关，阳性者应进行心电监护及予以有效治疗。

（6）磁共振成像（MRI技术）：易获得清晰的空间隔像，故对发现间隔段运动障碍、间隔心肌梗死并发症较其他方法优越。

（7）实验室检查。

血常规：白细胞计数上升，达$(10～20)×10^9$/L，中性粒细胞增至75%～90%。

红细胞沉降率增快；C反应蛋白（CRP）增高可持续1～3周。

血清酶学检查：心肌细胞内含有大量的酶，受损时这些酶进入血液，测定血中心肌酶谱对诊断及估计心肌损害程度有十分重要的价值。常用的有以下2种。①血清肌酸磷酸激酶（CPK）：发病4～6 h在血中出现，24 h达峰值，后很快下降，2～3 d消失；②乳酸脱氢酶（LDH）在起病8～10 h后升高，达到高峰时间在2～3 d，持续1～2周恢复正常。其中CPK的同工酶CPK-MB和LDH的同工酶CDH，诊断的特异性最高，其增高程度还能更准确地反映梗死的范围。

肌红蛋白测定：血清肌红蛋白升高出现时间比CPK略早，在2 h左右，多数24 h即恢复正常；尿肌红蛋白在发病后5～40 h开始排泄，持续时间平均达83 h。

（二）护理目标

（1）患者疼痛减轻。

（2）患者能遵医嘱服药，说出治疗的重要性。

（3）患者的活动量增加、心率正常。

（4）生命体征维持在正常范围。

（5）患者看起来放松。

（三）护理措施

1.一般护理

（1）安置患者于冠心病监护病房（CCU），连续监测心电图、血压、呼吸5～7 d，对行漂浮导管检查者做好相应护理，询问患者有无心悸、胸闷、胸痛、气短、乏力、头晕等不适。

（2）病室保持安静、舒适，限制探视，有计划地护理患者，减少对患者的干扰，保证患者充足的休息和睡眠时间，防止任何不良刺激。据病情安置患者于半卧位或平卧位。如无并发症，24 h内可在床上活动肢体，无并发症者可在床上坐起，逐渐过渡到坐在床边或椅子上，每次20 min，每天3～5次，鼓励患者深呼吸；第1～2周后开始在室内走动，逐步过渡到室外行走；第3～4周可试着上下楼梯或出院。病情严重或有并发症者应适当延长卧床时间。

（3）介绍本病知识和监护室的环境。关心、尊重、鼓励、安慰患者，以和善的态度回答患者提出的问题，帮助其树立战胜疾病的信心。

（4）给予低钠、低脂、低胆固醇、无刺激、易消化的饮食，少量多餐，避免进食过饱。

（5）心肌梗死患者由于卧床休息、消化功能减退、哌替啶或吗啡等止痛药物的应用，使胃肠功能和膀胱收缩无力抑制,易发生便秘和尿潴留。应予以足够的重视,酌情给予轻泻剂,嘱患者排便时勿屏气,避免增加心脏负担和导致附壁血栓脱落。排便不畅时宜加用开塞露,对 5 d 无大便者可保留灌肠或给低压盐水灌肠。对排尿不畅者,可采用物理或诱导法,协助排尿,必要时行导尿。

(6)吸氧:氧治疗可提高改善低氧血症,有利于心肌梗死的康复。急性期给患者高流量吸氧,持续48 h。氧流量在每分钟 3～5 L,病情变化可延长吸氧时间。待疼痛减轻,休克解除,可减低氧流量。注意鼻导管的通畅,24 h 更换 1 次。如果合并急性左心衰竭,出现重度低氧血症时,死亡率较高,可采用加压吸氧或乙醇除泡沫吸氧。

(7)防止血栓性静脉炎或深部静脉血栓形成:血栓性静脉炎表现为受累静脉局部红、肿、痛,可延伸呈条索状,多因反复静脉穿刺输液和多种药物输注所致。所以行静脉穿刺时应严格无菌操作,患者感觉输液局部皮肤疼痛或红肿,应及时更换穿刺部位,并予以热敷或理疗。下肢静脉血栓形成一般在血栓较大引起阻塞时才出现患肢肤色改变,皮肤温度升高和可凹性水肿。应注意每天协助患者做被动下肢活动2～3次,注意下肢皮肤温度和颜色的变化避免选用下肢静脉输液。

2.病情观察与护理

急性心肌梗死系危重疾病、应早期发现危及患者生命的先兆表现,如能得到及时处理,可使病情转危为安。故需严密观察以下情况。

(1)血压:始发病时应 0.5～1 h 测量 1 次血压,随血压恢复情况逐步减少测量次数为每天 4～6次,基本稳定后每天 1～2 次。若收缩压在 12.0 kPa(约 90 mmHg)以下,脉压减小,且音调低落,要注意患者的神志状态、脉搏、面色、皮肤色泽及尿量等,是否有心源性休克的发生。此时,在通知医师的同时,对休克者采取抗休克措施,如补充血容量,应用升压药、血管扩张剂以及纠正酸中毒,避免脑缺氧,保护肾功能等。有条件者应准备好中心静脉压测定装登或漂浮导管测定肺微血管楔嵌压设备,以正确应用输液量及调节液体滴速。

(2)心率、心律:在冠心病监护病房(CCU)进行连续的心电、呼吸监测,在心电监测示波屏上,应注意观察心率及心律变化。及时检出可能作为恶性心动过速先兆的任何室性期前收缩,以及室颤或完全性房室传导阻滞,严重的窦性心动过缓,房性心律失常等,如发现室性期前收缩为:①每分钟 5 次以上;②呈二、三联律;③多原性期前收缩;④室性早搏的 R 波落在前一次主搏的 T 波之上,均为转变阵发性室性心动过速及心室颤动的先兆,易造成心搏骤停。遇有上述情况,在立即通知医师的同时,需应用相应的抗心律失常药物,并准备好除颤器和人工心脏起搏器,协同医师抢救处理。

(3)胸痛:急性心肌梗死患者常伴有持续剧烈的胸痛,因此,应注意观察患者的胸痛程度,因剧烈胸痛可导致低血压,加重心肌缺氧,扩大梗死面积,引起心力衰竭、休克及心律失常。常用的止痛剂有罂粟碱肌内注射或静脉滴注,硝酸甘油 0.6 mg 含服,疼痛较重者可用哌替啶或吗啡。在护理中应注意可能出现的药物不良反应,同时注意观察血压、尿量、呼吸及一般状态,确保用药的安全。

(4)呼吸急促:注意观察患者的呼吸状态,对有呼吸急促的患者应注意观察血压,皮肤黏膜的血循环情况,肺部体征的变化以及血流动力学和尿量的变化。发现患者有呼吸急促,不能平卧,烦躁不安,咳嗽,咯泡沫样血痰时,立即取半坐位,给予吸氧,准备好快速强心、利尿剂,配合医师按急性心力衰竭处理。

(5)体温:急性心肌梗死患者可有低热,体温在 37 ℃～38.5 ℃,多持续 3 d 左右。如体温持续升高,1 周后仍不下降,应疑有继发肺部或其他部位感染,及时向医师报告。

(6)意识变化:如发现患者意识恍惚,烦躁不安,应注意观察血流动力学及尿量的变化。警惕心源性休克的发生。

(7)器官栓塞:在急性心肌梗死第 1、2 周内,注意观察组织或脏器有无发生栓塞现象。因左心室内附壁血栓可脱落,而引起脑、肾、四肢、肠系膜等动脉栓塞,应及时向医师报告。

(8)心室膨胀瘤:在心肌梗死恢复过程中,心电图表现虽有好转,但患者仍有顽固性心力衰竭或心绞痛发作,应疑有心室膨胀瘤的发生。这是由于在心肌梗死区愈合过程中,心肌被结缔组织所替代,成为无收缩力的薄弱纤维瘢痕区。该区内受心腔内的压力而向外呈囊状膨出,造成心室膨胀瘤。应配合医师进行 X 线检查以确诊。

(9)心肌梗死后综合征:需注意在急性心肌梗死后 2 周、数月甚至 2 年内,可并发心肌梗死后综合征。表现为肺炎、胸膜炎和心包炎征象,同时也有发热、胸痛、血沉和白细胞升高现象,酷似急性心肌梗死的再发。这是由于坏死心肌引起机体自身免疫变态反应所致。如心肌梗死的特征性心电图变化有好转现象又有上述表现时,应做好 X 线检查的准备,配合医师做出鉴别诊断。因本病应用激素治疗效果良好,若因误诊而用抗凝药物,可导致心腔内出血而发生急性心包压塞。故应严密观察病情,在确诊为本病后,应向患者及家属做好解释工作,解除顾虑,必要时给患者应用镇痛及镇静剂;做好休息、饮食等生活护理。

(四)健康教育
(1)注意劳逸结合,根据心功能进行适当的康复锻炼。
(2)避免紧张、劳累、情绪激动、饱餐、便秘等诱发因素。
(3)节制饮食,禁忌烟酒、咖啡、酸辣刺激性食物,多吃蔬菜、蛋白质类食物,少食动物脂肪、胆固醇含量较高的食物。
(4)按医嘱服药,随身常备硝酸甘油等扩张冠状动脉药物,定期复查。
(5)指导患者及家属,病情突变时,采取简易应急措施。

(邵　静)

第十三节　心力衰竭

心力衰竭是由于心脏收缩机能和(或)舒张功能障碍,不能将静脉回心血量充分排出心脏,造成静脉系统淤血及动脉系统血液灌注不足而出现的综合征。

一、病因

(一)基本病因
1.心肌损伤
任何大面积(大于心室面积的 40%)的心肌损伤都会导致心脏收缩和(或)舒张功能的障碍。

2.心脏负荷过重

压力负荷(后负荷)过重,心脏排血阻力增大,心排血量降低,心室收缩期负荷过度,引起心室肥厚性心力衰竭;容量负荷(前负荷)过重,心脏舒张期容量增大,心排血量减低,引起心室扩张性心力衰竭。

3.机械障碍

腱索或乳头肌断裂,心室间隔穿孔,心脏瓣膜严重狭窄或关闭不全等引起的心脏机械功能衰退,导致心力衰竭。

4.心脏负荷不足

如缩窄性心包炎、大量心包积液、限制性心肌病等,使静脉血液回心受限,因而心室、心房充盈不足,腔静脉及门脉系统淤血,心排血量减低。

5.血液循环容量过多

如静脉过多、过快输液,尤其在无尿少尿时超量输液、急性或慢性肾炎引起高度水、钠潴留、高度水肿等均引起血液循环容量急剧膨胀而致心力衰竭。

(二)诱发因素

1.感染

感染可增加基础代谢,增加机体耗氧,增加心脏排血量而诱发心力衰竭,尤其呼吸道感染较多见。

2.体力过劳

正常心脏在体力活动时,随身体代谢增高心脏排血量也随之增加。而有器质性心脏病患者体力活动时,心率增快,心肌耗氧量增加,心排血量减少,冠状动脉血液灌注不足,导致心肌缺血,心慌气急,诱发心力衰竭。

3.情绪激动

情绪激动促使儿茶酚胺释放,心率增快,心肌耗氧增加,动脉与静脉血管痉挛,增加心脏前后负荷诱发心力衰竭。

4.妊娠与分娩

风湿性心脏病或先天性心脏病患者,心功能低下,在妊娠 32～34 周,分娩期及产褥期最初 3 d内心脏负荷最重,易诱发心力衰竭。

5.动脉栓塞

心脏病患者长期卧床,静脉系统长期处于淤血状态,容易形成血栓,一旦血栓脱落导致肺栓塞,加重肺循环阻力诱发心力衰竭。

6.水、钠摄入量过多

心功能减退时,肾脏排水排钠机能减弱,如果水、钠摄入量过多可引起水、钠潴留,血容量膨胀。

7.心律失常

心动过速可使心脏无效收缩次数增加而加重心脏负荷;心脏舒张期缩短使心室充盈受限进而降低心排血量,同时心脏氧渗透期缩短不利于心肌代谢。

8.冠脉痉挛

冠状动脉粥样硬化易发生冠脉痉挛,心肌缺血导致心脏收缩或舒张功能障碍。

9.药物反应

因用药或停药不当导致的心力衰竭或心力衰竭恶化不在少数。慢性心力衰竭不该停用强心

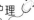

剂而停用,服用过量洋地黄、利尿药或抗心律失常药,都可导致心力衰竭恶化。

二、病理生理

(一)心脏的代偿机制

正常心脏有比较充足的储备能力,以适应一般生活需要所增加的心脏负担。当心脏功能减退,心排血量降低不足以供应机体需要时,机体将同时通过神经、体液等机制进行调整,力争恢复心排血量。

(1)反射性交感神经兴奋,迷走神经抑制,代偿性心率加快及心肌收缩力加强,以维持心排血量。由于交感神经兴奋,周围血管收缩,小动脉收缩可使血压维持正常而不随心排血量降低而下降;小静脉收缩可使静脉回心血量增加,从而使心搏血量增加。

(2)心肌肥厚:心室扩张、长期的负荷加重,使心肌肥厚和心室扩张,维持心排血量。然而,扩大和肥厚的心脏虽然完成较多的工作,但它耗氧量也随之增加,可是心肌内毛细血管数量并没有相应的增加,所以,扩大肥厚的心肌细胞相对的供血不足。

(3)心率增快:心率加快在一定范围内使心排血量增加,但如果心率太快则心脏舒张期显著缩短,使心室充盈不足,导致心排血量降低及静脉淤血加重。

(二)心脏的失代偿机制

当心脏储备力耗损至不能适应机体代谢的需要时,心功能便由代偿转为失代偿阶段,即心力衰竭。

心力衰竭时,心排血量相对或绝对的降低,一方面供给各器官的血流不足,引起各器官组织的功能改变,血液重新分配,首先为保证心、脑、肾血液供应,皮肤、内脏、肌肉的供血相应有较大的减少。肾血流量减少时,可使肾小球滤过率降低和肾素分泌增加,进而促使肾上腺皮质的醛固酮分泌增加,引起水、钠潴留,血容量增加,静脉和毛细血管充血和压力增加。另一方面,心脏收缩力减弱,不能完全排出静脉回流的血液,心室收缩末期残留血量增多,心室舒张末期压力升高,遂使静脉回流受阻,引起静脉淤血和静脉压力升高,从而引起外周毛细血管的漏出增加,水分渗入组织间隙引起各脏器淤血水肿;肝脏淤血时对醛固酮的灭活减少;以及抗利尿激素分泌增加,肾排水量进一步减少,水、钠潴留进一步加重,水肿发生和加重。

根据心脏代偿功能发挥的情况及失代偿的程度,可将心力衰竭分为三度,或心功能Ⅳ级。

Ⅰ级:有心脏病的客观证据,而无呼吸困难、心悸、水肿等症状(心功能代偿期)。

Ⅱ级:日常劳动并无异常感觉,但稍重劳动即有心悸、气急等症状(心力衰竭一度)。

Ⅲ级:普通劳动亦有症状,但休息时消失(心力衰竭二度)。

Ⅳ级:休息时也有明显症状,甚至卧床仍有症状(心力衰竭三度)。

三、临床表现

心力衰竭在早期可仅有一侧衰竭,临床上以左心衰竭为多见,但左心衰竭后,右心也相继发生功能损害,最后导致全心衰竭。临床表现的轻重,常依病情发展的快慢和患者的耐受能力而不同。

(一)左心衰竭

1.呼吸困难

轻症患者自觉呼吸困难,重者同时有呼吸困难和短促的征象。早期仅发生于劳动或运动时,休息后很快消失。这是由于劳动促使回心血量增加,肺淤血加重的缘故。随着病情加重,轻度劳动即感到呼吸困难,严重者休息时亦感呼吸困难,以致被迫采取半卧位或坐位,为端坐呼吸。

2.阵发性呼吸困难

多阵发性呼吸困难发生于夜间,故又称为阵发性夜间性呼吸困难。患者常在熟睡中惊醒,出现严重呼吸困难及窒息感,被迫坐起,咳嗽频繁,咯粉红色泡沫样痰液。轻者数分钟,重者经 1～2 h 逐渐停止。阵发性呼吸困难的发生原因,可能为:①睡眠时平卧位,回心血量增加,超过左心负荷的限度,加重了肺淤血;②睡眠时,膈肌上升,肺活量减少;③夜间迷走神经兴奋性增高,使冠状动脉和支气管收缩,影响了心肌的血液供应,发生支气管痉挛,降低心肌收缩性能和肺通气量,肺淤血加重;④熟睡时中枢神经敏感度降低。因此,肺淤血必须达到一定程度后方能使患者因气喘惊醒。

3.急性肺水肿

急性肺水肿是左心衰竭的重症表现,是阵发性呼吸困难的进一步发展。常突然发生,呈端坐呼吸,表情焦虑不安,频频咳嗽,咯大量泡沫状或血性泡沫性痰液,严重时可有大量泡沫样液体由鼻涌出,面色苍白,口唇青紫,皮肤湿冷,两肺布满湿啰音及哮鸣音,血压可下降,甚至休克。

4.咳嗽和咯血

咳嗽和咯血为肺泡和支气管黏膜淤血所致,多与呼吸困难并存,咯白色泡沫样黏痰或血性痰。

5.其他症状

可有疲乏无力、失眠、心悸、发绀等。严重患者脑缺氧缺血时可出现陈-施氏呼吸、嗜睡、眩晕、意识丧失、抽搐等。

6.体征

除原有心脏病体征外,可有舒张期奔马律、交替脉、肺动脉瓣音区第二心音亢进。轻症肺底部可听到散在湿性啰音,重症则湿啰音满布全肺。有时可伴哮鸣音。

7.X 线及其他检查

X 线检查可见左心扩大及肺淤血,肺纹增粗。急性肺水肿时可见由肺门伸向肺野呈蝶形的云雾状阴影。心电图检查可出现心率快及左心室肥厚图形。臂舌循环时间延长(正常 10～15 s),臂肺时间正常(4～8 s)。

(二)右心衰竭

1.水肿

皮下水肿是右心衰竭的典型症状。在水肿出现前,由于体内已有水、钠潴留,体液潴留达 5 kg 以上才出现水肿,故多只有体重增加。水肿多先见于下肢,卧床病员则在腰、背及骶部等低重部位明显,呈凹陷性水肿。重症则波及全身。水肿多于傍晚发生或加重,休息一夜后消失或减轻,伴有夜间尿量增加。这是由于夜间休息时,回心血量比白天活动时增多,心脏能将静脉回流血量排出,心室收缩末期残留血量减少,静脉和毛细血管压力有所减轻,因而水肿减轻或消退。

少数患者可出现胸腔积液和腹水。胸腔积液可同时见于左、右两侧胸腔,但以右侧较多,其原因不甚明了。由于壁层胸膜静脉回流体静脉,而脏层胸膜静脉血流入肺静脉,因而胸腔积液多见于左右心力衰竭并存时。腹水多由心源性肝硬化引起。

2.颈静脉怒张和内脏淤血

坐位或半卧位时可见颈静脉怒张,其出现常较皮下水肿或肝肿出现为早,同时可见舌下、手臂等浅表静脉异常充盈。肝大并压痛可先于皮下水肿出现。长期肝淤血、缺氧可引起肝细胞变性、坏死,并发展为心源性肝硬化,肝功能检查不正常或出现黄疸。若有三尖瓣关闭不全并存,肝脏扣诊呈扩张性搏动。胃肠道淤血常引起消化不良、食欲减退、腹胀、恶心和呕吐等症状。肾淤血致尿量减少,尿中可有少量蛋白和细胞。

3.发绀

右心衰竭者多有不同程度发绀,首先见于指端、口唇和耳郭,较单纯左心功能不全者为显著,其原因除血红蛋白在肺部氧合不全外,与血流缓慢,组织自毛细血管中吸取较多的氧而使还原血红蛋白增加有关。严重贫血者则不出现发绀。

4.神经系统症状

可有神经过敏、失眠、嗜睡等症状。重者可发生精神错乱,可能是脑出血、缺氧或电解质紊乱等原因引起。

5.心脏及其他检查

主要为原有心脏病体征,由于右心衰竭常继发于左心衰竭的基础上,因而左、右心均可扩大。右心扩大引起了三尖瓣关闭不全时,在三尖瓣音区可听到收缩期吹风样杂音,静脉压增高。臂肺循环时间延长,因而臂舌循环时间也延长。

(三)全心衰竭

左、右心功能不全的临床表现同时存在,但患者或以左心衰竭的表现为主,或以右心衰竭的表现为主,左心衰竭肺充血的临床表现可因右心衰竭的发生而减轻。

四、护理

(一)护理要点

(1)减轻心脏负担,预防心力衰竭的发生。

(2)合理使用强心、利尿、扩血管药物,改善心功能。

(3)密切观察病情变化,及时救治急性心力衰竭。

(4)健康教育。

(二)减轻心脏负担,预防心力衰竭

休息可减少全身肌肉活动,减少氧的消耗,减少静脉回心血量及减慢心率,从而减轻心脏负担。根据患者病情适当安排其生活和劳动,可以尽量减轻心脏负荷。对于轻度心力衰竭患者,可仅限制其体力活动,并规定充分的午睡时间或较正常人多一些的夜间睡眠时间。较重的心力衰竭患者均应卧床休息,并尽可能使卧床休息患者的体位舒适。当心力衰竭表现有明显改善时,应尽快允许和鼓励患者逐渐恢复体力活动,恢复体力活动的速度和程度视患者心力衰竭的严重程度和发作时间的长短及患者对治疗的反应等而定。如心脏功能已完全恢复正常或接近正常,则每天可做轻度的体力活动。

饮食应少量多餐,给予低热量、多维生素、易消化食物,避免过饱加重心脏负担。目前由于利尿剂应用方便。对钠盐限制不必过于严格,一般轻度心力衰竭患者每天摄入食盐 5 g 左右(正常人每天摄入食盐 10 g 左右),中度心力衰竭患者给予低盐饮食(含钠 2~4 g),重度心力衰竭患者给予无钠饮食。如果经一般限盐、利尿,病情未能很好控制者,则应进一步严格限盐,摄入量不超过 1 g。饮水量一般不加限制,仅在并发稀释性低钠血症者,限制每天入水量 500 mL 左右。

（三）合理使用强心药物并观察毒性反应

洋地黄类强心苷是目前治疗心力衰竭的主要药物,能直接加强心肌收缩力,增加心排血量,从而使心脏收缩末期残余血量减少,舒张末期压力下降,有利于缓解各器官的淤血,增加尿量,减慢心率。常用的给药方法:负荷量加维持量,在短期内,1~3 d给予一定的负荷量,以后每天用维持量,适用于急性心力衰竭、较重的心力衰竭或需尽快控制病情的患者;单用维持量,近年来证实,洋地黄类药物治疗剂量的大小与其增强心肌收缩力作用呈线性关系,故对较轻的心力衰竭和易发生中毒的患者可用较小的剂量,而不采用惯用的洋地黄负荷量法,尤其对慢性心力衰竭更适用。

洋地黄用量的个体差异大,且治疗剂量与中毒剂量较接近,故用药期间需要密切观察洋地黄的毒性反应。洋地黄毒性反应如下。①消化道反应:食欲缺乏、恶心、呕吐、腹泻等;②神经系统反应:头痛、头晕、眩晕、视觉改变(黄视或绿视);③心脏反应:可发生各种心律失常,常见的心律失常类型为室性期前收缩,尤其是呈二联、三联或呈多源性者。其他有房性心动过速伴有房室传导阻滞,交界性心动过速,各种不同程度的房室传导阻滞,室性心动过速,心房纤维颤动等;④血清洋地黄含量:放射性核素免疫法测定血清地高辛含量<2.0 μg/mL,或洋地黄毒苷<20 μg/mL为安全剂量。中毒者多数大于以上浓度。

使用洋地黄类药物时注意事项:①服药前要先了解病史,如询问已用洋地黄情况,利尿及电解质浓度如何,如果存在低钾、低镁易诱发洋地黄中毒;②心力衰竭反复发作,严重缺氧,心脏明显扩大的患者对洋地黄药物耐受性差,宜小剂量使用;③询问有无合并使用增加或降低洋地黄敏感性的药物,如普萘洛尔、利血平、利尿剂、抗甲状腺药物、维拉帕米、胺碘酮、肾上腺素等可增加洋地黄敏感性;而考来烯胺、抗酸药物、降胆固醇药及巴比妥类药则可降低洋地黄敏感性;④了解肝脏、肾脏功能,地高辛主要自肾脏排泄,肾功能不全的宜减少用量;洋地黄毒苷经肝脏代谢,胆管排泄,部分转化为地高辛;⑤密切观察洋地黄毒性反应;⑥静脉给药时应用5%~20%的GS溶液稀释,混匀后缓慢静推,一般不少于10~15 min,用药时注意听诊心率及节律的变化。

（四）观察应用利尿剂后的反应

慢性心力衰竭者首选噻嗪类药,采用间歇用药,即每周固定服药2~3 d,停用4~5 d。若无效可加服氨苯蝶啶或螺内酯。如果上两药联用效果仍不理想可以呋塞米代替噻嗪类药物。急性心力衰竭或肺水肿者,首选呋塞米、依他尼酸钠或汞撒利等快速利尿药。在应用利尿剂1 h后,静脉缓慢注射氨茶碱0.25 g,可增加利尿效果。应用利尿剂后要密切观察尿量,每天测体重,准确记录24 h液体出入量,大量利尿者应测血压、脉搏和抽血查电解质,观察有无利尿过度引起的脱水、低血容量和电解质紊乱的表现,尤其是应用排钾利尿剂后有无乏力、恶心、呕吐、腹胀等低钾表现。对于利尿反应差者,应找出利尿不佳的原因,如了解肾脏功能情况,是否存在低血压、低血钾、低血镁或稀释性低钠血症,以及用药是否合理等。

（五）合理使用扩血管药物并观察用药反应

血管扩张剂可以扩张周围小动脉,减轻心脏排血时的阻力,而减轻心脏后负荷;又可以扩张周围静脉,减少回心血量,减轻心脏前负荷,进而改善心功能。常用的扩张静脉为主的药物有硝酸甘油、硝酸酯类及吗啡类药物;扩张动脉为主的药物有平胺唑啉、肼苯达嗪、硝苯地平;兼有扩张动脉和静脉的药物有硝普钠、哌唑嗪及卡托普利等。在开始使用血管扩张剂时,要密切观察病情和用药前后血压,心率的变化,慎防血管扩张过度、心脏充盈不足、血压下降、心率加快等不良反应。用血管扩张药注意应从小剂量开始,用药前后对比心率,血压变化情况或床边监测血流动力学。根据具体情况,5~10 min测量1次,若用药后血压较用药前降低1.33~2.66 kPa应谨慎调整药物浓度或停用。

（六）急性肺水肿的救治及护理

急性肺水肿为急性左心功能不全或急性左心衰竭的主要表现。多因突发严重的左心室排血不足或左心房排血受阻引起肺静脉及肺毛细血管压力急剧升高所致。当肺毛细血管压升高超过血浆胶体渗透压时,液体即从毛细血管漏到肺间质、肺泡甚至气道内,引起肺水肿。典型发作表现为突然严重气急,每分钟呼吸可达 30～40 次,端坐呼吸,阵阵咳嗽,面色苍白,大汗,常咯出泡沫样痰,严重者可从口腔和鼻腔内涌出大量粉红色泡沫液。发作时心率、脉搏增快,血压在起始时可升高,以后降至正常或低于正常。两肺内可闻及广泛的水泡音和哮鸣音。心尖部可听到奔马律。

1.治疗原则

(1)减少肺循环血量和静脉回心血量。

(2)增加心搏量,包括增强心肌收缩力和降低周围血管阻力。

(3)减少血容量。

(4)减少肺泡内液体漏出,保证气体交换。

2.护理措施

(1)使患者取坐位或半卧位,两腿下垂,减少下肢静脉回流,减少回心血量。

(2)立即皮下注射吗啡 10 mg,或哌替啶 50～100 mg 使患者安静及减轻呼吸困难。但对昏迷、严重休克、呼吸道疾病或痰液极多者忌用,年老、体衰、瘦小者应减量。

(3)改善通气-换气功能,轻度肺水肿早期高流量氧气吸入,开始是 2～3 L/min,以后逐渐增至 4～6 L/min,氧气湿化瓶内加 75 ％乙醇或选用有机硅消泡沫剂,以降低肺泡内泡沫的表面张力,使泡沫破裂,改善通气功能。肺水肿明显出现即应做气管插管进行加压辅助呼吸,改善通气与氧的弥散,减少肺内分流,提高血氧分压。肺水肿基本控制后,可采用呼吸机间歇正压呼吸,如果动脉血氧分压＜9.31 kPa 时,可改为持续正压呼吸。

(4)速给毛花苷 C 0.4 mg 或毒毛旋花子甙 K 0.25 mg,加入葡萄糖溶液中缓慢静推。

(5)快速利尿,如呋塞米 20～40 mg 或依他尼酸钠 25 mg 静脉注射。

(6)静脉注射氨茶碱 0.25 g 用 50 ％葡萄糖液 20～40 mL 稀释后缓慢注入,减轻支气管痉挛,增加心肌收缩力和尿排出。

(7)氢化可的松 100～200 mg 或地塞米松 10 mg 溶于葡萄糖中静脉注射。

（七）健康教育

随着人们生活水平的不断提高,对生活质量的要求越来越高。心力衰竭的转归及治愈程度将直接影响患者的生活质量。预防心力衰竭发生以保证患者的生活质量就显得更为重要,首先要避免诱发因素,如气候转换时要预防感冒,及时添加衣服;以乐观的态度对待生活,情绪平稳不要大起大落过于激动;体力劳动不要过重;适当掌握有关的医学知识以便自我保健等。其次,对已明确心功能Ⅱ级、Ⅲ级的患者要按一般治疗标准,合理正确按医嘱服用强心利尿扩血管药物,注意休息和营养,并定期门诊随访。

（孟晓华）

第六章

神经内科常见病护理

第一节 面神经炎

一、疾病概述

(一)概念和特点

面神经炎是由茎乳孔内面神经非特异性炎症所致的周围性面瘫,又称为特发性面神经麻痹,或称贝尔麻痹,是一种最常见的面神经瘫痪疾病。

(二)相关病理生理

其早期病理改变主要为神经水肿和脱髓鞘,严重者可出现轴突变性,以茎乳孔和面神经管内部分尤为显著。

(三)病因与诱因

面神经炎的病因尚未完全阐明。受凉、感染、中耳炎、茎乳孔周围水肿及面神经在面神经管出口处受压、缺血、水肿等均可引起发病。

(四)临床表现

(1)本病任何年龄、任何季节均可发病,男性比女性略多。一般为急性发病,常于数小时或1~3 d内症状达到高峰。

(2)主要表现为一侧面部表情肌瘫痪,额纹消失,不能皱额蹙眉;眼裂闭合不能或闭合不完全;病侧鼻唇沟变浅,口角歪向健侧(露齿时更明显);吹口哨及鼓腮不能等。

(3)病初可有侧耳后麻痹或下颌角后疼痛。少数人可有茎乳孔附近及乳突压痛。面神经病变在中耳鼓室段者可出现说话时回响过度和病侧舌前 2/3 味觉缺失。影响膝状神经节者,除上述表现外,还出现病侧乳突部疼痛,耳郭与外耳道感觉减退,外耳道或鼓膜出现疱疹,称为 Hunt 综合征。

(五)辅助检查

面神经传导检查对早期(起病 5~7 d)完全瘫痪者的预后判断是一项有用的检查方法,EMG 检查表现为病侧诱发的肌电动作电位 M 波波幅明显减低,如为对侧正常的 30% 或以上者,则可望在 2 月内完全恢复。如为 10%~29% 者则需要 2~8 月才能恢复,且有一定程度的并发症;如仅为 10% 以下者则需要6~12 月才有可能恢复,并常伴有并发症(面肌痉挛等);如病后 10 d 内出现失神经电位,恢复时间将延长。

（六）治疗原则

改善局部血液循环,减轻面部神经水肿,促使功能恢复。治疗要点如下。

(1)急性期应尽早使用糖皮质激素,可用泼尼松 30 mg 口服,1 次/天,或地塞米松静脉滴注10 mg/d,疗程 1 周左右,并用大剂量维生素 B_1、维生素 B_{12} 肌内注射,还可以采用红外线照射或超短波透热疗法。若为带状疱疹引起者,可口服阿昔洛韦 7～10 d。眼裂不能闭合,可根据情况使用眼膏、眼罩,或缝合眼睑以保护角膜。

(2)恢复期可进行面肌的被动或主动运动训练,也可采用碘离子透入理疗、针灸、高压氧等治疗。

(3)2～3 个月后,对自愈较差的高危患者可行面神经减压手术,以争取恢复的机会。发病后1 年以上仍未恢复者,可考虑整容手术或面-舌下神经或面-副神经吻合术。

二、护理评估

（一）一般评估

1.生命体征

一般无特殊。体温升高常见于感染。

2.患者的主诉

(1)诱因:发病前有无受凉、感染、中耳炎。

(2)发作症状:发作时有无侧耳后麻痹或下颌角后疼痛,一侧面部表情肌瘫痪,额纹消失,不能皱额蹙眉;眼裂闭合不能或闭合不完全;病侧鼻唇沟变浅,口角歪向健侧(露齿时更明显);不能吹口哨及鼓腮。

(3)发病形式:是否急性发病,持续时间,症状的部位、范围、性质、严重程度等。

(4)既往检查、治疗经过及效果,是否有遵医嘱治疗。目前情况包括使用药物的名称、剂量、用法和有无不良反应。

3.其他

体重与身高(BMI)、体位、皮肤黏膜、饮食状况及排便情况的评估和(或)记录结果。口腔卫生评估:评估患者的口腔卫生清洁程度,患侧脸颊是否留有食物残渣。疼痛的评估:使用口诉言词评分法、数字等级评定量表、面部表情测量图对疼痛程度、疼痛控制及疼痛不良作用的评估。

（二）身体评估

1.头颈部

(1)外观评估:患侧额皱纹是否浅,眼裂是否增宽。鼻唇沟是否浅,口角是否低,口是否向健侧歪斜。

(2)运动评估:让患者作皱额、闭眼、吹哨、露齿、鼓气动作,比较两侧是否相等。

(3)味觉评估:让患者伸舌,检查者以棉签或毛笔蘸少许试液(如醋、盐、糖等),轻擦于舌之前部,如有味觉可以手指预定符号表示之,不能伸舌和讲话。先试可疑一侧再试健侧。每种味觉试验完毕时,需用温水漱口,一般舌尖对甜、咸味最敏感,舌后边对酸味最敏感。

2.胸部

无特殊。

3.腹部

无特殊。

4.四肢

无特殊。

（三）心理-社会评估

（1）了解患者对疾病知识特别是预后的了解。

（2）观察患者有无心理异常的表现，患者面部肌肉出现瘫痪，自身形象改变，容易导致其焦虑和急躁的情绪。

（3）了解其患者家庭经济状况，家属及社会支持程度。

（四）辅助检查结果的评估

1.常规检查

一般无特殊，注意监测体温、血常规有无异常。

2.面神经传导检查

有无异常。

（五）常用药物治疗效果的评估

主要是糖皮质激素。

（1）服用药物的具体情况：是否餐后服用，主要剂型、剂量与持续用药时间。

（2）胃肠道反应评估：这是口服糖皮质激素最常见的不良反应，主要表现为上腹痛、恶心及呕吐等。

（3）出血评估：糖皮质激素可致诱发或加剧胃和十二指肠溃疡的发生，严重时引起出血甚至穿孔。患者服药期间，应定期检测血象和异常出血的情况。

（4）体温变化及其相关感染灶的表现：皮质激素对机体免疫反应有多个环节的抑制作用，削弱机体的抵抗力。容易诱发各种感染的发生有关，尤其是上呼吸道、泌尿道、皮肤（含肛周）的感染。

（5）神经精神症状的评估：小剂量皮质激素可引起精神欣快感，而大剂量则出现兴奋、多语、烦躁不安、失眠、注意力不集中和易激动等精神症状，少数尚可出现幻觉、幻想谵妄、昏睡等症状，也有企图自杀者，这种精神失常可迅速恶化。

三、主要护理诊断/问题

（一）身体意象紊乱

与面神经麻痹所致口角歪斜等有关。

（二）疼痛：下颌角或乳突部疼痛

与面神经病变累及膝状神经节有关。

四、护理措施

（一）心理护理

患者突然出现面部肌肉瘫痪，自身形象改变，害怕遇见熟人，不敢出现在公共场所。容易导致焦虑、急躁情绪。应观察有无心理异常的表现，鼓励患者表达对面部形象改变后的心理感受和对疾病预后担心的真实想法；告诉患者本病大多预后良好，并介绍治愈病例，指导克服焦躁情绪

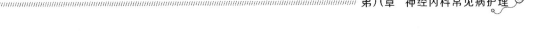

和害羞心理,正确对待疾病,积极配合治疗;同时护士在与患者谈话时应语言柔和、态度和蔼亲切,避免任何伤害患者自尊的言行。

（二）休息与修饰指导

急性期注意休息,防风、防寒,尤其患侧耳后茎乳孔周围应予保护,预防诱发。外出时可戴口罩,系围巾,或使用其他改善自身形象的恰当修饰。

（三）饮食护理

选择清淡饮食,避免粗糙、干硬、辛辣食物,有味觉障碍的患者应注意食物的冷热度,以防烫伤口腔黏膜;指导患者饭后及时漱口,清除口腔患侧滞留食物,保持口腔清洁,预防口腔感染。

（四）预防眼部并发症

眼睑不能闭合或闭合不全者予以眼罩、眼镜遮挡及点眼药等保护,防止角膜炎、溃疡。

（五）功能训练

指导患者尽早开始面肌的主动与被动运动。只要患侧面部能运动,就应进行面肌功能训练,可对着镜子做皱眉、举额、闭眼、露齿、鼓腮和吹口哨等运动,每天数次,每次 5～15 分钟,并辅以面肌按摩,以促进早日康复。

（六）就诊指标

受凉、感染、中耳炎后出现一侧面部表情肌瘫痪,额纹消失,不能皱额蹙眉;眼裂闭合不能或闭合不完全;病侧鼻唇沟变浅,口角歪向健侧（露齿时更明显）;不能吹口哨及鼓腮以及侧耳后麻痹或下颌角后疼痛,及时就医。

五、护理效果评价

(1)患者能够正确对待疾病,积极配合治疗。
(2)患者能够掌握相关疾病知识,做好外出的自我防护。
(3)患者口腔清洁舒适,无口腔异物、异味及口臭,无烫伤。
(4)患者无角膜炎、溃疡的发生。
(5)患者积极参与康复锻炼,坚持自我面肌功能训练。
(6)患者对治疗效果满意。

（郑新新）

第二节 帕金森病

一、疾病概述

（一）概念和特点

帕金森病（Parkinson's disease,PD）又称震颤麻痹,是中老年常见的神经系统变性疾病,以静止性震颤、运动减少、肌强直和体位不稳为临床特征,主要病理改变是黑质多巴胺能神经元变性和路易小体形成。

(二)相关病理生理

黑质多巴胺能神经元通过黑质-纹状体通路将多巴胺输送到纹状体,参与基底节的运动调节。由于 PD 患者的黑质多巴胺能神经元显著变性丢失,黑质-纹状体多巴胺能通路变性,纹状体多巴胺递质浓度显著降低,出现临床症状时纹状体多巴胺浓度一般降低 80% 以上。多巴胺递质降低的程度与患者的症状严重程度相一致。

(三)病因与发病机制

本病的病因未明,发病机制复杂。目前认为 PD 非单因素引起,可能为多因素共同参与所致,可能与以下因素有关。

1.年龄老化

本病多见于中老年人,60 岁以上人口的患病率高达 1%,应用氟多巴显影的正电子发射断层扫描(PET)也显示多巴胺能神经元功能随年龄增长而降低,并与黑质细胞的死亡数成正比。

2.环境因素

流行病学调查显示,长期接触杀虫剂、除草剂或某些工业化学品等可能是 PD 发病的危险因素。

3.遗传因素

本病在一些家族中呈聚集现象,包括常染色体显性遗传或常染色体隐性遗传,细胞色素 $P450_2D_6$ 型基因可能是 PD 的易感基因之一。

高血压脑动脉硬化、脑炎、外伤、中毒、基底核附近肿瘤以及吩噻嗪类药物等所产生的震颤、强直等症状,称为帕金森综合征。

(四)临床表现

常为 60 岁以后发病,男性稍多,起病缓慢,进行性发展。首发症状多为震颤,其次为步行障碍、肌强直和运动迟缓。

1.静止性震颤

多从一侧上肢开始,呈现有规律的拇指对掌和手指屈曲的不自主震颤。类似"搓丸"样动作。具有静止时明显震颤,动作时减轻,入睡后消失等特征,故称为"静止性震颤";随病程进展,震颤可逐步涉及下颌、唇、面和四肢。少数患者无震颤,尤其是发病年龄在 70 岁以上者。

2.肌强直

多从一侧的上肢或下肢近端开始,逐渐蔓延至远端、对侧和全身的肌肉。肌强直与锥体束受损时的肌张力增高不同,后者被动运动关节时,阻力在开始时较明显,随后迅速减弱,呈所谓"折刀"现象,故称"折刀样肌强直"多伴有腱反射亢进和病理反射。

3.运动迟缓

患者随意动作减少,减慢。多表现为开始的动作困难和缓慢,如行走时起动和终止均有困难。面肌强直使面部表情呆板,双眼凝视和瞬目动作减少,笑容出现和消失减慢,造成"面具脸"。手指精细动作很难完成,系裤带、鞋带等很难进行;有书写时字越写越小的倾向,称为"写字过小症"。

4.姿势步态异常

早期走路拖步,迈步时身体前倾,行走时步距缩短,颈肌、躯干肌强直而使患者站立时呈特殊屈曲体姿,行走时上肢协同摆动的联合动作减少或消失;晚期由坐位、卧位起立困难。迈步后碎步、往前冲,越走越快,不能立刻停步,称为"慌张步态"。

（五）辅助检查

（1）一般检查无异常。

（2）头颅 CT：头颅 CT 可显示脑部不同程度的脑萎缩表现。

（3）功能性脑影像：采用 PET 或 SPECT 检查有辅助诊断价值。

（4）基因检测：DNA 印记技术、PCR、DNA 序列分析等，在少数家族性 PD 患者中可能发现基因突变。

（5）生化检测：采用高效液相色谱（HPLC）可检测到脑脊液和尿中 HVA 含量降低。

（六）治疗原则

1.综合治疗

应采取综合治疗，包括药物治疗、手术治疗、康复治疗、心理治疗等，药物治疗是首选且主要的治疗手段。

2.用药原则

药物治疗应从小剂量开始，缓慢递增，以较小剂量达到较满意疗效。达到延缓疾病进展、控制症状，尽可能延长症状控制的年限，同时尽量减少药物的不良反应和并发症。

3.药物治疗

早期无须药物治疗，当疾病影响患者日常生活和工作能力时，适当的药物治疗可不同程度的减轻症状，并可因减少并发症而延长生命。以替代药物如复方左旋多巴、多巴受体激动剂等效果较好。

4.外科治疗

采用立体定向手术破坏丘脑腹外侧核后部可以控制对侧肢体震颤；破坏其前部则可制止对侧肌强直。采用 γ-刀治疗本病近期疗效较满意，远期疗效待观察。

5.康复治疗

进行肢体运动、语言、进食等训练和指导，可改善患者的生活质量，减少并发症。

6.干细胞治疗

干细胞治疗是正在探索中的一种较有前景的新疗法。

二、护理评估

（一）一般评估

1.生命体征

一般无特殊。

2.患者主诉

（1）症状：有无静止性震颤，类似"搓丸"样动作；折刀样肌强直及铅管样肌强直；面具脸；写字过小症以及慌张步态。

（2）发病形式：何时发病，持续时间，症状的部位、范围、性质、严重程度等。

（3）既往检查、治疗经过及效果，是否有遵医嘱治疗。目前情况包括使用药物的名称、剂量、用法和有无不良反应。

3.相关记录

患者认知功能、日常生活能力、精神行为症状、年龄、性别、体重、体位、饮食、睡眠、皮肤、出入量、跌倒风险评估、吞咽功能障碍评定等记录结果。

(二)身体评估

1.头颈部

患者意识是否清楚,睁眼运动是否正常。两侧瞳孔是否等大、等圆、瞳孔对光反射是否灵敏;角膜反射是否正常。头颅大小、形状,注意有无头颅畸形。面部表情是否淡漠、颜色是否正常,有无畸形、面肌抽动、眼睑水肿、眼球突出、眼球震颤、巩膜黄染、结膜充血,额纹及鼻唇沟是否对称或变浅,鼓腮、示齿动作能否完成,伸舌是否居中,舌肌有无萎缩。有无吞咽困难、饮水呛咳,有无声音嘶哑或其他语言障碍。咽反射是否存在或消失。有无头部活动受限、不自主活动及抬头无力;颈动脉搏动是否对称。颈椎、脊柱、肌肉有无压痛。颈动脉听诊是否闻及血管杂音。

2.胸部

无特殊。

3.腹部

无特殊。

4.四肢

四肢有无震颤、肌阵挛等不自主运动,患者站立和行走时步态是否正常。肱二、三头肌反射、桡反射、膝腱反射、跟腱反射是否阳性。

(三)心理-社会评估

1.疾病知识

患者对疾病的性质、过程、防治及预后知识的了解程度。

2.心理状况

了解疾病对其日常生活、学习和工作的影响,患者能否面对现实、适应角色转变,有无人格改变、反应迟钝、记忆力及计算力下降或丧失等精神症状。

3.社会支持系统

了解家庭的组成、经济状况、文化教育背景;家属对患者的关心、支持以及对患者所患疾病的认识程度;了解患者的工作单位或医疗保险机构所能承担的帮助和支持情况;患者出院后的继续就医条件,居住地的社区保健资源或继续康复治疗的可能性。评估患者居住的环境舒适程度及其安全性;评估患者的决策能力,决定患者是否需要代理人;评估服药情况和护理评测需求,是否需要制订临终护理计划;确认患者的主要照料者,并对照料者的心理和生理健康也予以评价。

(四)辅助检查结果的评估

(1)常规检查:一般无特殊。

(2)头颅 CT:脑部有无脑萎缩表现。

(3)功能性脑影像、基因检测、生化检测有无异常。

(五)常用药物治疗效果的评估

1.应用抗胆碱能药物评估

(1)用药剂量、时间、方法的评估与记录。

(2)不良反应的评估:观察并询问患者有无头晕、视力模糊、口干、便秘、尿潴留、情绪不安、抽搐症状。

(3)精神症状的评估:有无出现幻觉等。

2.应用金刚烷胺药物评估

(1)用药剂量、时间、方法的评估与记录。

(2)不良反应的评估:有无神志模糊、下肢网状青斑、踝部水肿。

(3)精神症状的评估:有无出现幻觉等。

3.应用左旋多巴制剂评估

(1)用药剂量、时间、方法的评估与记录。

(2)有无"开、关"现象、异动症及剂末现象。

(3)有无胃肠道症状:初期可出现胃肠不适,表现为恶心、呕吐等。

三、主要护理诊断/问题

(一)躯体活动障碍

与黑质病变、锥体外系功能障碍所致震颤、肌强直、体位不稳、随意运动异常有关。

(二)长期自尊低下

与震颤、流涎、面肌强直等身体形象改变和言语障碍、生活依赖他人有关。

(三)知识缺乏

缺乏本病相关知识与药物治疗知识。

(四)营养失调

低于机体需要量:与吞咽困难、饮食减少和肌强直、震颤所致机体消耗量增加等有关。

(五)便秘

与消化功能障碍或活动量减少等有关。

(六)语言沟通障碍

与咽喉部、面部肌肉强直,运动减少、减慢有关。

(七)无能性家庭应对

与疾病进行性加重,患者长期需要照顾、经济或人力困难有关。

(八)潜在并发症

外伤、压疮、感染。

四、护理措施

(一)生活护理

加强巡视,主动了解患者的需要,既要指导和鼓励患者自我护理,做自己力所能及的事情,又要协助患者洗漱、进食、淋浴、大小便料理和做好安全防护,增进患者的舒适,预防并发症。主要是个人卫生、皮肤护理、提供生活方便、采取有效沟通方式、保持大小便通畅。

(二)运动护理

告知患者运动锻炼的目的在于防止和推迟关节强直与肢体挛缩;与患者和家属共同制订切实可行的具体锻炼计划。

1.疾病早期

应指导患者维持和增加业余爱好,鼓励患者尽量参加有益的社交活动,坚持适当运动锻炼,注意保持身体和各关节的活动强度与最大活动范围。

2.疾病中期

告诉患者知难而退或简单的家人包办只会加速其功能衰退。平时注意做力所能及的家务,尽量做到自己的事情自己做。起步困难和步行时突然僵住不能动时,应思想放松,尽量跨大步伐;向前走时脚要抬高,双臂要摆动,目视前方,不要目视地面;转弯时,不要碎步移动,否则易失去平衡;护士或家人在协助患者行走时,不要强行拉着走;当患者感到脚粘在地上时,可告诉患者先向后退一步,再往前走,这样会比直接向前容易得多。

3.疾病晚期

应帮助患者采取舒适体位,被动活动关节,按摩四肢肌肉,注意动作轻柔,勿造成患者疼痛和骨折。

（三）安全护理

(1)对于上肢震颤未能控制、日常生活动作笨拙的患者,应谨防烧伤、烫伤等。为端碗持筷困难者准备带有大把手的餐具,选用不易打碎的不锈钢饭碗、水杯和汤勺,避免玻璃和陶瓷制品等。

(2)对有幻觉、错觉、欣快、抑郁、精神错乱、意识模糊或智能障碍的患者应特别强调专人陪护。护士应该认真查对患者是否按时服药,有无错服或误服,药物代为保管,每次送服到口;严格交接班制度,禁止患者自行使用锐利器械和危险品;智能障碍患者应安置在有严密监控区域,避免自伤、坠床、坠楼、走失、伤人等意外发生。

（四）心理护理

护士应细心观察患者的心理反应,鼓励患者表达并注意倾听他们的心理感受,与患者讨论身体健康状况改变所造成的影响、不利于应对的因素,及时给予正确的信息和引导,使其能够接受和适应自己目前的状态并能设法改善。鼓励患者尽量维持过去的兴趣与爱好,多与他人交往;指导家属关心体贴患者,为患者创造好的亲情氛围,减轻他们心理压力。告诉患者本病病程长、进展缓慢、治疗周期长,而疗效的好坏常与患者精神情绪有关,鼓励他们保持良好心态。

（五）用药指导

告知患者本病需要长期或终身服药治疗,让患者了解常用的药物种类、用法、服药注意事项、疗效及不良反应的观察和处理。告诉患者长期服药过程中可能会突然出现某些症状加重或疗效减退,让患者了解用药过程可能出现的"开-关现象""剂末现象"以及应对方法。

（六）饮食指导

告知患者及家属导致营养低下的原因、饮食治疗的原则与目的,指导合理选择饮食和正确进食。给予高热量、高维生素、高纤维素、低盐、低脂适量优质蛋白的易消化饮食,并根据病情变化及时调整和补充各种营养素,戒烟、酒。

（七）健康教育

(1)对于被迫退休或失去工作的患者,应指导或协助其培养新的嗜好。

(2)教会家属协助患者计划每日的益智活动及参与社会交往。

(3)就诊指标:症状加重或者出现精神症状及时就诊。

五、护理效果评价

(1)患者能够接受和适应目前的状态并能设法改善。

(2)患者积极参与康复锻炼,尽量能够坚持自我护理。

(3)患者坚持按时服药,无错服、误服及漏服。

（4）患者未发生跌倒或跌倒次数减少。

（5）患者及家属合理选择饮食和正确进食；进食水时不发生呛咳。

（6）患者大便能维持正常。

（7）患者及家属的焦虑症状减轻。

（郑新新）

第三节　三叉神经痛

一、疾病概述

（一）概念和特点

三叉神经痛是一种原因未明的三叉神经分布区内闪电样反复发作的剧痛，不伴三叉神经功能破坏的症状，又称为原发性三叉神经痛。

（二）相关病理生理

三叉神经感觉根切断术活检可见神经节细胞消失、炎症细胞浸润、神经鞘膜不规则增厚、髓鞘瓦解，轴索节段性蜕变、裸露、扭曲、变形等。

（三）病因与诱因

原发性三叉神经痛病因尚未完全明了，周围学说认为病变位于半月神经节到脑桥间部分，是由于多种原因引起的压迫所致；中枢学说认为三叉神经痛为一种感觉性癫痫样发作，异常放电部位可能在三叉神经脊束核或脑干。

发病机制迄今仍在探讨之中。较多学者认为是各种原因引起三叉神经局部脱髓鞘产生异位冲动，相邻轴索纤维伪突触形成或产生短路，轻微痛觉刺激通过短路传入中枢，中枢传出冲动亦通过短路传入，如此叠加造成三叉神经痛发作。

（四）临床表现

（1）70％～80％的病例发生在40岁以上，女性稍多于男性，多为一侧发病。

（2）以面部三叉神经分布区内突发的剧痛为特点，似触电、刀割、火烫样疼痛，以面颊部、上下颌或舌疼痛最明显；口角、鼻翼、颊部和舌等处最敏感，轻触、轻叩即可诱发，故有"触发点"或"扳机点"之称。严重者洗牙、刷牙、谈话、咀嚼都可以诱发，以致不敢做这些动作。发作时患者常常双手紧握拳或握物、或用力按压痛部，或用手擦痛部，以减轻疼痛。因此，患者多出现面部皮肤粗糙，色素沉着、眉毛脱落等现象。

（3）每次发作从数秒至2 min不等。其发作来去突然，间歇期完全正常。

（4）疼痛可固定累及三叉神经的某一分支，尤以第二、三支多见，也可以同时累及两支，同时三支受累者少见。

（5）病程可呈周期性，开始发作次数较少，间歇期长，随着病程进展使发作逐渐频繁，间歇期缩短，甚至整日疼痛不止。本病可以缓解，但极少自愈。

（6）原发性三叉神经痛者神经系统检查无阳性体征。继发性三叉神经疼痛，多伴有其他脑神经及脑干受损的症状及体征。

201

（五）辅助检查

1.螺旋 CT 检查

螺旋 CT 检查能更好地显示颅底三孔区正常和病理的颅脑组织结构和骨质结构。对于发现和鉴别继发性三叉神经痛的原因及病变范围尤为有效。

2.MRI 综合成像

快速梯度回波(FFE)加时间飞跃法即 TOF 法技术。它可以同时兼得三叉神经和其周围血管的影像,已作为 MRI 对于三叉神经痛诊断和鉴别诊断的首选检查。

（六）治疗原则

1.药物治疗

卡马西平首选,开始为 0.1 g,2 次/天,以后每天增加 0.1 g,最大剂量不超过 1.0 g/d。直到疼痛消失,然后再逐渐减量,最小有效维持剂量常为 0.6～0.8 g/d。如卡马西平无效可考虑苯妥英钠 0.1 g 口服 3 次/天。如两药无效时可试用氯硝西泮 6～8 mg/d 口服。40%～50%病例可有效控制发作,25%疼痛明显缓解。可同时服用大剂量维生素 B_{12},1 000～2 000 μg,肌内注射,2～3 次/周,4～8 周为 1 个疗程,部分患者可缓解疼痛。

2.经皮半月神经节射频电凝治疗法

采用射频电凝治疗对大多数患者有效,可缓解疼痛数月至数年。但可致面部感觉异常、角膜炎、复视、咀嚼无力等并发症。

3.封闭治疗

药物治疗无效者可行三叉神经纯乙醇或甘油封闭治疗。

4.手术治疗

以上治疗长达数年无效且又能耐受开颅手术者可考虑三叉神经终末支或半月神经节内感觉支切断术,或行微血管减压术。手术治疗虽然止痛疗效良好,但也有可能失败,或产生严重的并发症,术后复发,甚至有生命危险等。因此,只有经过上述几种治疗后仍无效且剧痛难忍者才考虑手术治疗。

二、护理评估

（一）一般评估

1.生命体征

一般无特殊。

2.患者的主诉

有无三叉神经痛的临床表现。

3.相关记录

患者神志、年龄、性别、体重、体位、饮食、睡眠、皮肤等记录结果。尤其疼痛的评估:包括对疼痛程度、疼痛控制及疼痛不良作用的评估。主要包括以下 3 个方面。

(1)疼痛强度的单维测量。

(2)疼痛分成感觉强度和不愉快两个维度来测量。

(3)对疼痛经历的感觉、情感及认知评估方面的多维评估。

（二）身体评估

1.头颈部

（1）角膜反射：患者向一侧注视，用捻成细束的棉絮由外向内轻触角膜，反射动作为双侧直接和间接的闭眼活动。角膜反射可以受多种病变的影响。如一侧三叉神经受损造成角膜麻木时，刺激患侧角膜则双侧均无反应，而在做健侧角膜反射时，仍可引起双侧反应。

（2）腭反射：用探针或棉签轻刺软腭弓、咽腭弓边缘，正常时可引起腭帆上提，伴恶心或呕吐反应。当一侧反射消失，表明检查侧三叉神经、舌咽神经和迷走神经损害。

（3）眉间反射：用叩诊锤轻轻叩击两眉之间的部位，可出现两眼轮匝肌收缩和两眼睑闭合。一侧三叉神经及面神经损害，均可使该侧眉间反射减弱或消失。

（4）运动功能的评估：检查时，首先应注意观察患者两侧颞部及颌部是否对称，有无肌萎缩，然后让患者用力反复咬住磨牙，检查时双手掌按触两侧咬肌和颞肌，如肌肉无收缩，或一侧有明显肌收缩减弱，即有判断价值。另外可嘱患者张大口，观察下颌骨是否有偏斜，如有偏斜证明三叉神经运动支受损。

（5）感觉功能的评估：检查时，可用探针轻划（测触感）与轻刺（测痛感）患侧的三叉神经各分布区的皮肤与黏膜，并与健侧相比较。如果痛觉丧失时，需再做温度觉检查，以试管盛冷热水试之。可用两支玻璃管分盛 0 ℃～10 ℃的冷水和 40 ℃～50 ℃温水交替地接触患者的皮肤，请其报出"冷"和"热"。

2.胸部

无特殊。

3.腹部

无特殊。

4.四肢

无特殊。

（三）心理-社会评估

1.疾病知识

患者对疾病的性质、过程、防治及预后知识的了解程度。

2.心理状况

了解疾病对其日常生活、学习和工作的影响，患者能否面对现实、适应角色转变，有无人格改变、反应迟钝、记忆力及计算力下降或丧失等精神症状。

3.社会支持系统

了解家庭的组成、经济状况、文化教育背景；家属对患者的关心、支持以及对患者所患疾病的认识程度；了解患者的工作单位或医疗保险机构所能承担的帮助和支持情况；患者出院后的继续就医条件，居住地的社区保健资源或继续康复治疗的可能性。

（四）辅助检查结果的评估

1.常规检查

一般无特殊，注意监测肝、肾功能有无异常。

2.头颅 CT

颅底三孔区的颅脑组织结构和骨质结构有无异常。

3.MRI 综合成像

三叉神经和其周围血管的影像有无异常。

（五）常用药物治疗效果的评估

1.卡马西平

（1）用药剂量、时间、方法的评估与记录。

（2）不良反应的评估：头晕、嗜睡、口干、恶心、消化不良等，多可消失。出现皮疹、共济失调、昏迷、肝功能受损、心绞痛、精神症状时需立即停药。

（3）血液系统毒性反应的评估：本药最严重的不良反应，但较少见，可产生持续性白细胞减少、单纯血小板减少及再生障碍性贫血。

2.苯妥英钠

（1）服用药物的具体情况：是否餐后服用，主要剂型、剂量与持续用药时间。

（2）不良反应的评估：本品不良反应小，长期服药后常见眩晕、嗜睡、头晕、恶心、呕吐、厌食、失眠、便秘、皮疹等反应，亦可有变态反应。有时有牙龈增生（儿童多见，并用钙盐可减轻），偶有共济失调、白细胞减少、巨细胞贫血、神经性震颤；严重时有视力障碍及精神错乱、紫癜等。长期服用可引起骨质疏松，孕妇服用有可能致胎儿畸形。

3.氯硝西泮

（1）服用药物的具体情况：是否按时服用，主要剂型、剂量与持续用药时间。

（2）不良反应的评估：最常见的不良反应为嗜睡和步态不稳及行为紊乱，老年患者偶见短暂性精神错乱，停药后消失。偶有一过性头晕、全身瘙痒、复视等不良反应。对孕妇及闭角性青光眼患者禁用。对肝肾功能有一定的损害，故对肝肾功能不全者应慎用或禁用。

三、主要的护理诊断/问题

（一）疼痛

面颊、上下颌及舌疼痛 与三叉神经受损（发作性放电）有关。

（二）焦虑

与疼痛反复、频繁发作有关。

四、护理措施

（一）避免发作诱因

由于本病为突然、反复发作的阵发性剧痛，患者非常痛苦，加之咀嚼、哈欠和讲话均可能诱发，患者常不敢洗脸、刷牙、进食和大声说话等，故表现为面色憔悴、精神抑郁和情绪低落，应指导患者保持心情愉快、生活有规律、合理休息、适度娱乐；选择清淡、无刺激的饮食，严重者可进食流质；帮助患者尽可能减少刺激因素，如保持周围环境安静、室内光线柔和，避免因周围环境刺激而产生焦虑情绪，以致诱发或加重疼痛。

（二）疼痛护理

观察患者疼痛的部位、性质，了解疼痛的原因与诱因；与患者讨论减轻疼痛的方法与技巧，鼓励患者运用指导式想象、听轻音乐、阅读报纸杂志等分散注意力，以达到精神放松、减轻疼痛。

（三）用药护理

指导患者遵医嘱正确服用止痛药，并告知药物可能出现的不良反应，如服用卡马西平应先行

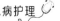

血常规检查以了解患者的基本情况,用药 2 个月内应 2 周检查血常规 1 次。如无异常情况,以后每 3 个月检查血常规 1 次。

（四）就诊指标

出现头晕、嗜睡、口干、恶心、步态不稳、肝功能损害、皮疹和白细胞减少及时就医;患者不要随意更换药物或自行停药。

五、护理效果评价

(1)患者疼痛程度得到有效控制,达到预定疼痛控制目标。

(2)患者能正确认识疼痛并主动参与疼痛治疗护理。

(3)患者不舒适被及时发现,并予以相应处理。

(4)患者掌握相关疾病知识,遵医行为好。

(5)患者对治疗效果满意。

（郑新新）

第四节 偏 头 痛

偏头痛是一类发作性且常为单侧的搏动性头痛。发病率各家报告不一,Solomon 描述约 6％的男性,18％的女性患有偏头痛,男女之比为 1∶3;Wilkinson 的数字为约 10％的英国人口患有偏头痛;Saper 报告在美国约有 2300 万人患有偏头痛,其中男性占 6％,女性占 17％。偏头痛多开始于青春期或成年早期,约 25％的患者于 10 岁以前发病,55％的患者发生在 20 岁以前,90％以上的患者发生于 40 岁以前。在美国,偏头痛造成的社会经济负担为 10 亿～17 亿美元。在我国也有大量患者因偏头痛而影响工作、学习和生活。多数患者有家庭史。

一、病因与发病机制

偏头痛的确切病因及发病机制仍处于讨论之中。很多因素可诱发、加重或缓解偏头痛的发作。通过物理或化学的方法,学者们也提出了一些学说。

（一）激发或加重因素

对于某些个体而言,很多外部或内部环境的变化可激发或加重偏头痛发作。

(1)激素变化:口服避孕药可增加偏头痛发作的频度;月经是偏头痛常见的触发或加重因素（"周期性头痛"）;妊娠、性交可触发偏头痛发作（"性交性头痛"）。

(2)某些药物:某些易感个体服用硝苯地平、异山梨酯或硝酸甘油后可出现典型的偏头痛发作。

(3)天气变化:特别是天气转热、多云或天气潮湿。

(4)某些食物添加剂和饮料:最常见者是乙醇性饮料,如某些红葡萄酒;奶制品,奶酪,特别是硬奶酪;咖啡;含亚硝酸盐的食物,如汤、热狗;某些水果,如柑橘类水果;巧克力（"巧克力性头痛"）;某些蔬菜;酵母;人工甜食;发酵的腌制品如泡菜;味精。

(5)运动:头部的微小运动可诱发偏头痛发作或使之加重,有些患者因惧怕乘车引起偏头痛发作而不敢乘车;踢足球的人以头顶球可诱发头痛（"足球运动员偏头痛"）;爬楼梯上楼可出现偏头痛。

(6)睡眠过多或过少。

(7)一顿饭漏吃或延后。

(8)抽烟或置身于烟中。

(9)闪光、灯光过强。

(10)紧张、生气、情绪低落、哭泣("哭泣性头痛"):很多女性逛商场或到人多的场合可致偏头痛发作;国外有人骑马时尽管拥挤不到一分钟,也可使偏头痛加重。

在激发因素中,剂量、联合作用及个体差异尚应考虑。如对于敏感个体,吃一片橘子可能不致引起头痛,而吃数枚橘子则可引起头痛。有些情况下,吃数枚橘子也不引起头痛发作,但如同时有月经的影响,这种联合作用就可引起偏头痛发作。有的个体在商场中待一会儿即出现发作,而有的个体仅于商场中久待才出现偏头痛发作。

偏头痛尚有很多改善因素。有人于偏头痛发作时静躺片刻,即可使头痛缓解。有人于光线较暗淡的房间闭目而使头痛缓解。有人于头痛发作时喜以双手压迫双颞侧,以期使头痛缓解,有人通过冷水洗头使头痛得以缓解。妇女绝经后及妊娠3个月后偏头痛趋于缓解。

(二)有关发病机制的几个学说

1.血管活性物质

在所有血管活性物质中,5-HT学说是学者们提及最多的一个。人们发现偏头痛发作期血小板中5-HT浓度下降,而尿中5-HT代谢物5-HT羟吲哚乙酸增加。脑干中5-HT能神经元及去甲肾上腺素能神经元可调节颅内血管舒缩。很多5-HT受体拮抗剂治疗偏头痛有效。以利血压耗竭5-HT可加速偏头痛发生。

2.三叉神经血管脑膜反应

曾通过刺激啮齿动物的三叉神经,可使其脑膜产生炎性反应,而治疗偏头痛药物麦角胺、双氢麦角碱、Sumatriptan(舒马普坦)等可阻止这种神经源性炎症。在偏头痛患者体内可检测到由三叉神经所释放的降钙素基因相关肽(CGRP),而降钙素基因相关肽为强烈的血管扩张剂。双氢麦角碱、Sumatriptan既能缓解头痛,又能降低降钙素基因相关肽含量。因此,偏头痛的疼痛是由神经血管性炎症产生的无菌性脑膜炎。Wilkinson认为三叉神经分布于涉痛区域,偏头痛可能就是一种神经源性炎症。Solomon在复习儿童偏头痛的研究文献后指出,儿童眼肌瘫痪型偏头痛的复视源于海绵窦内颈内动脉的肿胀伴第Ⅲ对脑神经的损害。另一种解释是小脑上动脉和大脑后动脉肿胀造成的第Ⅲ对脑神经的损害,也可能为神经的炎症。

3.内源性疼痛控制系统障碍

中脑水管周围及第四脑室室底灰质含有大量与镇痛有关的内源性阿片肽类物质,如脑啡肽、β-内啡肽等。正常情况下,这些物质通过对疼痛传入的调节而起镇痛作用。虽然报告的结果不一,但多数报告显示偏头痛患者脑脊液或血浆中β-内啡肽或其类似物降低,提示偏头痛患者存在内源性疼痛控制系统障碍。这种障碍导致患者疼痛阈值降低,对疼痛感受性增强,易于发生疼痛。鲑钙紧张素治疗偏头痛的同时可引起患者血浆β-内啡肽水平升高。

4.自主功能障碍

自主功能障碍很早即引起了学者们的重视。瞬时心率变异及心血管反射研究显示,偏头痛患者存在交感功能低下。24 h动态心率变异研究提示,偏头痛患者存在交感、副交感功能平衡障碍。也有学者报道偏头痛患者存在瞳孔直径不均,提示这部分患者存在自主功能异常。有人

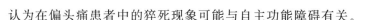

认为在偏头痛患者中的猝死现象可能与自主功能障碍有关。

5.偏头痛的家族聚集性及基因研究

偏头痛患者具有肯定的家族聚集性倾向。遗传因素最明显,研究较多的是家族性偏瘫型偏头痛及基底型偏头痛。有先兆偏头痛比无先兆偏头痛具有更高的家族聚集性。有先兆偏头痛和偏瘫发作可在同一个体交替出现,并可同时出现于家族中,基于此,学者们认为家族性偏瘫型偏头痛和非复杂性偏头痛可能具有相同的病理生理和病因。Baloh 等报告了数个家族,其家族中多个成员出现偏头痛性质的头痛,并有眩晕发作或原发性眼震,有的晚年继发进行性周围性前庭功能丧失,有的家族成员发病年龄趋于一致,如均于 25 岁前出现症状发作。

有报告,偏瘫型偏头痛家族基因缺陷与 19 号染色体标志点有关,但也有发现提示有的偏瘫型偏头痛家族与 19 号染色体无关,提示家族性偏瘫型偏头痛存在基因的变异。与 19 号染色体有关的家族性偏瘫型偏头痛患者出现发作性意识障碍的频度较高,这提示在各种与 19 号染色体有关的偏头痛发作的外部诱发阈值较低是由遗传决定的。Ophoff 报告 34 例与 19 号染色体有关的家族性偏瘫型偏头痛家族,在电压闸门性钙通道 α_1 亚单位基因代码功能区域存在 4 种不同的错义突变。

有一种伴有发作间期眼震的家族性发作性共济失调,其特征是共济失调。眩晕伴以发作间期眼震,为显性遗传性神经功能障碍,这类患者约有 50% 出现无先兆偏头痛,临床症状与家族性偏瘫型偏头痛有重叠,二者亦均与基底型偏头痛的典型状态有关,且均可有原发性眼震及进行性共济失调。Ophoff 报告了 2 例伴有发作间期眼震的家族性共济失调家族,存在 19 号染色体电压依赖性钙通道基因的突变,这与在家族性偏瘫型偏头痛所探测到的一样。所不同的是其阅读框架被打断,并产生一种截断的 α_1 亚单位,这导致正常情况下可在小脑内大量表达的钙通道密度的减少,由此可能解释其发作性及进行性加重的共济失调。同样的错义突变如何导致家族性偏瘫型偏头痛中的偏瘫发作尚不明。

Baloh 报告了 3 个伴有双侧前庭病变的家族性偏头痛家族。家族中多个成员经历偏头痛性头痛、眩晕发作(数分钟),晚年继发前庭功能丧失,晚期,当眩晕发作停止,由于双侧前庭功能丧失导致平衡障碍及走路摆动。

6.血管痉挛学说

颅外血管扩张可伴有典型的偏头痛性头痛发作。偏头痛患者是否存在颅内血管的痉挛尚有争议。以往认为偏头痛的视觉先兆是由血管痉挛引起的,现在有确切的证据表明,这种先兆是由于皮层神经元活动由枕叶向额叶的扩布抑制(3 mm/min)造成的。血管痉挛更像是视网膜性偏头痛的始动原因,一些患者经历短暂的单眼失明,于发作期检查,可发现视网膜动脉的痉挛。另外,这些患者对抗血管痉挛剂有反应。与偏头痛相关的听力丧失和(或)眩晕可基于内听动脉耳蜗和(或)前庭分支的血管痉挛来解释。血管痉挛可导致内淋巴管或囊的缺血性损害,引起淋巴液循环损害,并最终发展成为水肿。经颅多普勒(TCD)脑血流速度测定发现,不论是在偏头痛发作期还是发作间期,均存在血流速度的加快,提示这部分患者颅内血管紧张度升高。

7.离子通道障碍

很多偏头痛综合征所共有的临床特征与遗传性离子通道障碍有关。偏头痛患者内耳存在局部细胞外钾的积聚。当钙进入神经元时钾退出。因为内耳的离子通道在维持富含钾的内淋巴和神经元兴奋功能方面是至关重要的,脑和内耳离子通道的缺陷可导致可逆性毛细胞除极及听觉和前庭症状。偏头痛中的头痛则是继发现象,这是细胞外钾浓度增加的结果。偏头痛综合征的很多诱发因素,包括紧张、月经,可能是激素对有缺陷的钙通道影响的结果。

8.其他学说

有人发现偏头痛于发作期存在血小板自发聚集和黏度增加。另有人发现偏头痛患者存在TXA_2、PGI_2平衡障碍、P物质及神经激肽的改变。

二、临床表现

(一)偏头痛发作

Saper 在描述偏头痛发作时将其分为五期来叙述。需要指出的是,这五期并非每次发作所必备的,有的患者可能只表现其中的数期,大多数患者的发作表现为两期或两期以上,有的仅表现其中的一期。另一方面,每期特征可以存在很大不同,同一个体的发作也可不同。

1.前驱期

60%的偏头痛患者在头痛开始前数小时至数天出现前驱症状。前驱症状并非先兆,不论是有先兆偏头痛还是无先兆偏头痛均可出现前驱症状。可表现为精神、心理改变,如精神抑郁、疲乏无力、懒散、昏昏欲睡,也可情绪激动。易激惹、焦虑、心烦或欣快感等。尚可表现为自主神经症状,如面色苍白、发冷、厌食或明显的饥饿感、口渴、尿少、尿频、排尿费力、打哈欠、颈项发硬、恶心、肠蠕动增加、腹痛、腹泻、心慌、气短、心率加快,对气味过度敏感等,不同患者前驱症状具有很大的差异,但每例患者每次发作的前驱症状具有相对稳定性。这些前驱症状可在前驱期出现,也可于头痛发作中、甚至持续到头痛发作后成为后续症状。

2.先兆

约有 20%的偏头痛患者出现先兆症状。先兆多为局灶性神经症状,偶为全面性神经功能障碍。典型的先兆应符合下列 4 条特征中的 3 条,即:重复出现,逐渐发展、持续时间不多于 1 h,并跟随出现头痛。大多数病例先兆持续 5～20 min。极少数情况下先兆可突然发作,也有的患者于头痛期间出现先兆性症状,尚有伴迁延性先兆的偏头痛,其先兆不仅始于头痛之前,尚可持续到头痛后数小时至 7 d。

先兆可为视觉性的、运动性的、感觉性的,也可表现为脑干或小脑性功能障碍。最常见的先兆为视觉性先兆,约占先兆的 90%。如闪电、暗点、单眼黑矇、双眼黑矇、视物变形、视野外空白等。闪光可为锯齿样或闪电样闪光、城垛样闪光。视网膜动脉型偏头痛患者眼底可见视网膜水肿,偶可见樱红色黄斑。仅次于视觉现象的常见先兆为麻痹。典型的是影响一侧手和面部,也可出现偏瘫。如果优势半球受累,可出现失语。数十分钟后出现对侧或同侧头痛,多在儿童期发病。这称为偏瘫型偏头痛。偏瘫型偏头痛患者的局灶性体征可持续 7 d 以上,甚至在影像学上发现脑梗死。偏头痛伴迁延性先兆和偏头痛性偏瘫以前曾被划入"复杂性偏头痛"。偏头痛反复发作后出现眼球运动障碍称为眼肌瘫痪型偏头痛。多为动眼神经麻痹所致,其次为滑车神经和展神经麻痹。多有无先兆偏头痛病史,反复发作者麻痹可经久不愈。如果先兆涉及脑干或小脑,则这种状况被称为基底型偏头痛,又称基底动脉型偏头痛。可出现头昏、眩晕、耳鸣、听力障碍、共济失调、复视,视觉症状包括闪光、暗点、黑矇、视野缺损、视物变形。双侧损害可出现意识抑制,后者尤见于儿童。尚可出现感觉迟钝,偏侧感觉障碍等。

偏头痛先兆可不伴头痛出现,称为偏头痛等位症。多见于儿童偏头痛。有时见于中年以后,先兆可为偏头痛发作的主要临床表现而头痛很轻或无头痛。也可与头痛发作交替出现,可表现为闪光、暗点、腹痛、腹泻、恶心、呕吐、复发性眩晕、偏瘫、偏身麻木及精神心理改变。如儿童良性发作性眩晕、前庭性美尼尔氏病、成人良性复发性眩晕。有跟踪研究显示,为数不少的以往诊断为美尼尔氏病的患者,其症状大多数与偏头痛有关。有报告描述了一组成人良性复发性眩晕患者,年龄在 7～55 岁,晨起发病症状表现为反复发作的头晕、恶心、呕吐及大汗,持续数分钟至4 d不等。发作开始及末期表现为位置性眩晕,发作期间无听觉症状。发作间期几乎所有患者均无症状,这些患者眩晕发作与偏头痛有着几个共同的特征,包括可因乙醇、睡眠不足、情绪紧张造成及加重,女性多发,常见于经期。

3.头痛

头痛可出现于围绕头或颈部的任何部位,可位颞侧、额部、眶部。多为单侧痛,也可为双侧痛,甚至发展为全头痛,其中单侧痛者约占 2/3。头痛性质往往为搏动性痛,但也有的患者描述为钻痛。疼痛程度往往为中、重度痛,甚至难以忍受。往往是晨起后发病,逐渐发展,达高峰后逐渐缓解。也有的患者于下午或晚上起病,成人头痛大多历时 4 h 至 3 d,而儿童头痛多历时2 h 至2 d。尚有持续时间更长者,可持续数周。有人将发作持续 3 d 以上的偏头痛称为偏头痛持续状态。

头痛期间不少患者伴随出现恶心、呕吐、视物不清、畏光、畏声等,喜独居。恶心为最常见伴随症状,达一半以上,且常为中、重度恶心。恶心可先于头痛发作,也可于头痛发作中或发作后出现。近一半的患者出现呕吐,有些患者的经验是呕吐后发作即明显缓解。其他自主功能障碍也可出现,如尿频、排尿障碍、鼻塞、心慌、高血压、低血压、甚至可出现心律失常。发作累及脑干或小脑者可出现眩晕、共济失调、复视、听力下降、耳鸣、意识障碍。

4.头痛终末期

此期为头痛开始减轻至最终停止这一阶段。

5.后续症状期

为数不少的患者于头痛缓解后出现一系列后续症状。表现怠倦、困钝、昏昏欲睡。有的感到精疲力竭、饥饿感或厌食、多尿、头皮压痛、肌肉酸痛。也可出现精神心理改变,如烦躁、易怒、心境高涨或情绪低落、少语、少动等。

(二)儿童偏头痛

儿童偏头痛是儿童期头痛的常见类型。儿童偏头痛与成人偏头痛在一些方面有所不同。性别方面,发生于青春期以前的偏头痛,男女患者比例大致相等,而成人期偏头痛,女性比例大大增加,约为男性的 3 倍。

儿童偏头痛的诱发及加重因素有很多与成人偏头痛一致,如劳累和情绪紧张可诱发或加重头痛,为数不少的儿童可因运动而诱发头痛,儿童偏头痛患者可有睡眠障碍,而上呼吸道感染及其他发热性疾病在儿童比成人更易使头痛加重。

在症状方面,儿童偏头痛与成人偏头痛亦有区别。儿童偏头痛持续时间常较成人短。偏瘫型偏头痛多在儿童期发病,成年期停止,偏瘫发作可从一侧到另一侧,这种类型的偏头痛常较难控制。反复的偏瘫发作可造成永久性神经功能缺损,并可出现病理征,也可造成认知障碍。基底动脉型偏头痛,在儿童也比成人常见,表现闪光、暗点、视物模糊、视野缺损,也可出现脑干、小脑及耳症状,如眩晕、耳鸣、耳聋、眼球震颤。在儿童出现意识恍惚者比成人多,尚可出现跌倒发作。有些偏头痛儿童尚可仅出现反复发作性眩晕,而无头痛发作。一个平时表现完全正常的儿童可突然恐惧、大叫、面色苍白、大汗、步态蹒跚、眩晕、旋转感,并出现眼球震颤,数分钟后可完全缓解,恢复如常,称之为儿童良性发作性眩晕,属于一种偏头痛等位症。这种眩晕发作典型地始于

4 岁以前,可每日数次发作,其后发作次数逐渐减少,多数于 7～8 岁以后不再发作。与成人不同,儿童偏头痛的前驱症状常为腹痛,有时可无偏头痛发作而代之以腹痛、恶心、呕吐、腹泻,称为腹型偏头痛等位症。在偏头痛的伴随症状中,儿童偏头痛出现呕吐较成人更加常见。

儿童偏头痛的预后较成人偏头痛好。6 年后约有一半儿童不再经历偏头痛,约 1/3 的偏头痛得到改善。而始于青春期以后的成人偏头痛常持续几十年。

三、诊断与鉴别诊断

(一)诊断

偏头痛的诊断应根据详细的病史做出,特别是头痛的性质及相关的症状非常重要。如头痛的部位、性质、持续时间、疼痛严重程度、伴随症状及体征、既往发作的病史、诱发或加重因素等。

对于偏头痛患者应进行细致的一般内科查体及神经科检查,以除外症状与偏头痛有重叠、类似或同时存在的情况。诊断偏头痛虽然没有特异性的实验室指标,但有时给予患者必要的实验室检查非常重要,如血、尿、脑脊液及影像学检查,以排除器质性病变。特别是中年或老年期出现的头痛,更应排除器质性病变。当出现严重的先兆或先兆时间延长时,有学者建议行颅脑 CT 或 MRI 检查。也有学者提议当偏头痛发作每月超过 2 次时,应警惕偏头痛的原因。

国际头痛协会(IHS)头痛分类委员会于 1962 年制定了一套头痛分类和诊断标准,这个旧的分类与诊断标准在世界范围内应用了 20 余年,至今我国尚有部分学术专著仍在沿用或参考这个分类。1988 年国际头痛协会头痛分类委员会制定了新的关于头痛、脑神经痛及面部痛的分类和诊断标准。目前临床及科研多采用这个标准。本标准将头痛分为 13 个主要类型,包括了总数 129 个头痛亚型。其中常见的头痛类型为偏头痛、紧张型头痛、丛集性头痛和慢性发作性偏头痛,而偏头痛又被分为七个亚型(表 6-1～表 6-4)。这 7 个亚型中,最主要的两个亚型是无先兆偏头痛和有先兆偏头痛,其中最常见的是无先兆偏头痛。

表 6-1　偏头痛分类

无先兆偏头痛
有先兆偏头痛
偏头痛伴典型先兆
偏头痛伴迁延性先兆
家族性偏瘫型偏头痛
基底动脉型偏头痛
偏头痛伴急性先兆发作
眼肌瘫痪型偏头痛
视网膜型偏头痛
可能为偏头痛前驱或与偏头痛相关联的儿童期综合征
儿童良性发作性眩晕
儿童交替性偏瘫
偏头痛并发症
偏头痛持续状态
偏头痛性偏瘫
不符合上述标准的偏头痛性障碍

表 6-2　国际头痛协会(1988)关于无先兆偏头痛的定义

无先兆偏头痛

诊断标准:

　1.至少 5 次发作符合第 2～4 项标准

　2.头痛持续 4～72 h(未治疗或没有成功治疗)

　3.头痛至少具备下列特征中的 2 条

　　(1)位于单侧

　　(2)搏动性质

　　(3)中度或重度(妨碍或不敢从事每日活动)

　　(4)因上楼梯或类似的日常体力活动而加重

　4.头痛期间至少具备下列 1 条

　　(1)恶心和(或)呕吐

　　(2)畏光和畏声

　5.至少具备下列 1 条

　　(1)病史、体格检查和神经科检查不提示器质性障碍

　　(2)病史和(或)体格检查和(或)神经检查确实提示这种障碍(器质性障碍),但被适当的观察所排除

　　(3)这种障碍存在,但偏头痛发作并非在与这种障碍有密切的时间关系上首次出现

表 6-3　国际头痛协会(1988)关于有先兆偏头痛的定义

有先兆偏头痛

　先前用过的术语:经典型偏头痛,典型偏头痛;眼肌瘫痪型、偏身麻木型、偏瘫型、失语型偏头痛

　诊断标准:

　1.至少 2 次发作符合第 2 项标准

　2.至少符合下列 4 条特征中的 3 条

　　(1)一个或一个以上提示局灶大脑皮质或脑干功能障碍的完全可逆性先兆症状

　　(2)至少一个先兆症状逐渐发展超过 4 min,或 2 个或 2 个以上的症状接着发生

　　(3)先兆症状持续时间不超过 60 min,如果出现 1 个以上先兆症状,持续时间可相应增加

　　(4)继先兆出现的头痛间隔期在 60 min 之内(头痛尚可在先兆前或与先兆同时开始)

　3.至少具备下列 1 条

　　(1)病史:体格检查及神经科检查不提示器质性障碍

　　(2)病史和(或)体格检查和(或)神经科检查确实提示这障碍,但通过适当的观察被排除

　　(3)这种障碍存在,但偏头痛发作并非在与这种障碍有密切的时间关系上首次出现

有典型先兆的偏头痛

　诊断标准:

　1.符合有先兆偏头痛诊断标准,包括第 2 项全部 4 条标准

　2.有一条或一条以上下列类型的先兆症状

　　(1)视觉障碍

　　(2)单侧偏身感觉障碍和(或)麻木

　　(3)单侧力弱

　　(4)失语或非典型言语困难

表 6-4 国际头痛协会(1988)关于儿童偏头痛的定义

1.至少 5 次发作符合第(1)(2)项标准

    (1)每次头痛发作持续 2～48 h

    (2)头痛至少具备下列特征中的 2 条

        ①位于单侧

        ②搏动性质

        ③中度或重度

        ④可因常规的体育活动而加重

2.头痛期间内至少具备下列 1 条

    (1)恶心和(或)呕吐

    (2)畏光和畏声

国际头痛协会的诊断标准为偏头痛的诊断提供了一个可靠的、可量化的诊断标准,对于临床和科研的意义是显而易见的,有学者特别提到其对于临床试验及流行病学调查有重要意义。但临床上有时遇到患者并不能完全符合这个标准,对这种情况学者们建议随访及复查,以确定诊断。

由于国际头痛协会的诊断标准掌握起来比较复杂,为了便于临床应用,国际上一些知名的学者一直在探讨一种简单化的诊断标准。其中 Solomon 介绍了一套简单标准,符合这个标准的患者 99％符合国际头痛协会关于无先兆偏头痛的诊断标准。这套标准较易掌握,供参考。

(1)具备下列 4 条特征中的任何 2 条,即可诊断无先兆偏头痛:①疼痛位于单侧;②搏动性痛;③恶心;④畏光或畏声。

(2)另有 2 条符加说明:①首次发作者不应诊断;②应无器质性疾病的证据。

在临床工作中尚能遇到患者有时表现为紧张型头痛,有时表现为偏头痛性质的头痛,为此有学者查阅了国际上一些临床研究文献后得到的答案是,紧张型头痛和偏头痛并非是截然分开的,其临床上确实存在着重叠,故有学者提出二者可能是一个连续的统一体。有时遇到有先兆偏头痛患者可表现为无先兆偏头痛,同样,学者们认为二型之间既可能有不同的病理生理,又可能是一个连续的统一体。

(二)鉴别诊断

偏头痛应与下列疼痛相鉴别。

1.紧张型头痛

紧张型头痛又称肌收缩型头痛。其临床特点是:头痛部位较弥散,可位于前额、双颞、顶、枕及颈部。头痛性质常呈钝痛,头部压迫感、紧箍感,患者常述犹如戴着一个帽子。头痛常呈持续性,可时轻时重。多有头皮、颈部压痛点,按摩头颈部可使头痛缓解,多有额、颈部肌肉紧张。多少伴有恶心、呕吐。

2.丛集性头痛

丛集性头痛又称组胺性头痛,Horton 综合征。表现为一系列密集的、短暂的、严重的单侧钻痛。与偏头痛不同,头痛部位多局限并固定于一侧眶部、球后和额颞部。发病时间常在夜间,并使患者痛醒。发病时间固定,起病突然而无先兆,开始可为一侧鼻部烧灼感或球后压迫感,继之出现特定部位的疼痛,常疼痛难忍,并出现面部潮红、结膜充血、流泪、流涕、鼻塞。为数不少的患者出现 Horner 征,可出现畏光,不伴恶心、呕吐。诱因可为发作群集期饮酒、兴奋或服用扩血管药引起。发病年龄常较偏头痛晚,平均 25 岁,男女之比约 4∶1。罕见家族史。治疗包括非甾体抗炎止痛剂;激素治疗;睾丸素治疗;吸氧疗法(国外介绍为100%氧,8~10 L/min,共 10~15 min,仅供参考);麦角胺咖啡因或双氢麦角碱睡前应用,对夜间头痛特别有效;碳酸锂疗效尚有争议,但多数介绍其有效,但中毒剂量有时与治疗剂量很接近,曾有老年患者(精神患者)服一片致昏迷者,建议有条件者监测血锂水平,不良反应有胃肠道症状、肾功能改变、内分泌改变、震颤、眼球震颤、抽搐等;其他药物尚有钙通道阻滞剂、sumatriptan 等。

3.痛性眼肌麻痹

痛性眼肌麻痹又称 Tolosa-Hunt 综合征。是一种以头痛和眼肌麻痹为特征,涉及特发性眼眶和海绵窦的炎性疾病。病因可为颅内颈内动脉的非特异性炎症,也可能涉及海绵窦。常表现为球后及眶周的顽固性胀痛、刺痛,数天或数周后出现复视,并可有第Ⅲ、Ⅳ、Ⅵ脑神经受累表现,间隔数月数年后复发,需行血管造影以排除颈内动脉瘤。皮质类固醇治疗有效。

4.颅内占位所致头痛

占位早期,头痛可为间断性或晨起为重,但随着病情的发展,多成为持续性头痛,进行性加重,可出现颅内高压的症状与体征,如头痛、恶心、呕吐、视盘水肿,并可出现局灶症状与体征,如精神改变。偏瘫、失语、偏身感觉障碍、抽搐、偏盲、共济失调、眼球震颤等,典型者鉴别不难。但需注意,也有表现为十几年的偏头痛,最后被确诊为巨大血管瘤者。

四、防治

(一)一般原则

偏头痛的治疗策略包括两个方面:对症治疗及预防性治疗。对症治疗的目的在于消除、抑制或减轻疼痛及伴随症状。预防性治疗用来减少头痛发作的频度及减轻头痛严重性。对偏头痛患者是单用对症治疗还是同时采取对症治疗及预防性治疗,要具体分析。一般说来,如果头痛发作频度较小,疼痛程度较轻,持续时间较短,可考虑单纯选用对症治疗。如果头痛发作频度较大,疼痛程度较重,持续时间较长,对工作、学习、生活影响较明显,则在给予对症治疗的同时,给予适当的预防性治疗。总之,既要考虑到疼痛对患者的影响,又要考虑到药物不良反应对患者的影响,有时还要参考患者个人的意见。Saper 的建议是每周发作 2 次以下者单独给予药物性对症治疗,而发作频繁者应给予预防性治疗。

不论是对症治疗,还是预防性治疗均包括两个方面,即药物干预及非药物干预。

非药物干预方面,强调患者自助。嘱患者详细记录前驱症状、头痛发作与持续时间及伴随症状,找出头痛诱发及缓解的因素,并尽可能避免。如避免某些食物,保持规律的作息时间、规律饮食。不论是在工作日,还是周末抑或假期,坚持这些方案对于减轻头痛发作非常重要,接受这些建议对 30%患者有帮助。另有人倡导有规律的锻炼,如长跑等,可能有效地减少头痛发作。认知和行为治疗,如生物反馈治疗等,已被证明有效,另有患者于头痛时进行痛点压迫,于凉爽、安静、暗淡的环境中独处,或以冰块冷敷均有一定效果。

(二)药物对症治疗

偏头痛对症治疗可选用非特异性药物治疗,包括简单的止痛药,非甾体抗炎药及麻醉剂。对于轻、中度头痛,简单的镇痛药及非甾体抗炎药常可缓解头痛的发作。常用的药物有脑清片、对乙酰氨基酚、阿司匹林、萘普生、吲哚美辛、布洛芬、罗通定等。麻醉药的应用是严格限制的,Saper 提议主要用于严重发作,其他治疗不能缓解,或对偏头痛特异性治疗有禁忌或不能忍受的情况下应用。偏头痛特异性 5-HT 受体拮抗剂主要用于中、重度偏头痛。偏头痛特异性 5-HT

受体拮抗剂结合简单的止痛剂,大多数头痛可得到有效的治疗。

5-HT 受体拮抗剂治疗偏头痛的疗效是肯定的。麦角胺咖啡因既能抑制去甲肾上腺素的再摄取,又能拮抗其与 β-肾上腺素受体的结合,于先兆期或头痛开始后服用 1 片,常可使头痛发作终止或减轻。如效不显,于数小时后加服 1 片,每日不超过 4 片,每周用量不超过 10 片。该药缺点是不良反应较多,并且有成瘾性,有时剂量会越来越大。常见不良反应为消化道症状、心血管症状,如恶心、呕吐、胸闷、气短等。孕妇、心肌缺血、高血压、肝肾疾病等忌用。

麦角碱衍生物酒石酸麦角胺,Sumatriptan 和双氢麦角碱为偏头痛特异性药物,均为 5-HT 受体拮抗剂。这些药物作用于中枢神经系统和三叉神经中受体介导的神经通路,通过阻断神经源性炎症而起到抗偏头痛作用。

酒石酸麦角胺主要用于中、重度偏头痛,特别是当简单的镇痛治疗效果不足或不能耐受时。其有多项作用:既是 $5-HT_{1A}$、$5-HT_{1B}$、$5-HT_{1D}$ 和 $5-HT_{1F}$ 受体拮抗剂,又是 α-肾上腺素受体拮抗剂,通过刺激动脉平滑肌细胞 5-HT 受体而产生血管收缩作用;它可收缩静脉容量性血管、抑制交感神经末端去甲肾上腺素再摄取。作为 $5-HT_1$ 受体拮抗剂,它可抑制三叉神经血管系统神经源性炎症,其抗偏头痛活性中最基础的机制可能在此,而非其血管收缩作用。其对中枢神经递质的作用对缓解偏头痛发作亦是重要的。给药途径有口服、舌下及直肠给药。生物利用度与给药途径关系密切。口服及舌下含化吸收不稳定,直肠给药起效快,吸收可靠。为了减少过多应用导致麦角胺依赖性或反跳性头痛,一般每周应用不超过 2 次,应避免大剂量连续用药。

Saper 总结酒石酸麦角胺在下列情况下慎用或禁用:年龄 55～60 岁(相对禁忌);妊娠或哺乳;心动过缓(中至重度);心室疾病(中至重度);胶原—肌肉病;心肌炎;冠心病,包括血管痉挛性心绞痛;高血压(中至重度);肝、肾损害(中至重度);感染或高热/败血症;消化性溃疡性疾病;周围血管病;严重瘙痒。另外,该药可加重偏头痛造成的恶心、呕吐。

sumatriptan 亦适用于中、重度偏头痛发作。作用于神经血管系统和中枢神经系统,通过抑制或减轻神经源性炎症而发挥作用。曾有人称 sumatriptan 为偏头痛治疗的里程碑。皮下用药 2 h,约 80% 的急性偏头痛有效。尽管 24～48 h 内 40% 的患者重新出现头痛,这时给予第 2 剂仍可达到同样的有效率。口服制剂的疗效稍低于皮下给药,起效亦稍慢,通常在 4 h 内起效。皮下用药后 4 h 给予口吸制剂不能预防再出现头痛,但对皮下用药后 24 h 内出现的头痛有效。

sumatriptan 具有良好的耐受性,其不良反应通常较轻和短暂,持续时间常在 45 min 以内。包括注射部位的疼痛、耳鸣、面红、烧灼感、热感、头昏、体重增加、颈痛及发音困难。少数患者于首剂时出现非心源性胸部压迫感,仅有很少患者于后续用药时再出现这些症状。罕见引起与其相关的心肌缺血。

Saper 总结应用 sumatriptan 注意事项及禁忌证为:年龄超过 55 岁(相对禁忌证);妊娠或哺乳;缺血性心肌病(心绞痛、心肌梗死病史、记录到的无症状性缺血);不稳定型心绞痛;高血压(未控制);基底型或偏瘫型偏头痛;未识别的冠心病(绝经期妇女,男性>40 岁,心脏病危险因素如高血压、高脂血症、肥胖、糖尿病、严重吸烟及强阳性家族史);肝肾功能损害(重度);同时应用单胺氧化酶抑制剂或单胺氧化酶抑制剂治疗终止后 2 周内;同时应用含麦角胺或麦角类制剂(24 h 内),首次剂量可能需要在医师监护下应用。

酒石酸双氢麦角碱的效果超过酒石酸麦角胺。大多数患者起效迅速,在中、重度发作特别有用,也可用于难治性偏头痛。与酒石酸麦角胺有共同的机制,但其动脉血管收缩作用较弱,有选择性收缩静脉血管的特性,可静脉注射、肌内注射及鼻腔吸入。静脉注射途径给药起效迅速。肌内注射生物利用度达 100%。鼻腔吸入的绝对生物利用度 40%,应用酒石酸双氢麦角碱后再出现头痛的频率较其他现有的抗偏头痛剂小,这可能与其半衰期长有关。

酒石酸双氢麦角碱较酒石酸麦角胺具有较好的耐受性、恶心和呕吐的发生率及程度非常低,静脉注射最高,肌内注射及鼻吸入给药低。极少成瘾和引起反跳性头痛。通常的不良反应包括胸痛、轻度肌痛、短暂的血压上升。不应给予有血管痉挛反应倾向的患者,包括已知的周围性动脉疾病,冠状动脉疾病(特别是不稳定性心绞痛或血管痉挛性心绞痛)或未控制的高血压。注意事项和禁忌证同酒石酸麦角胺。

(三)药物预防性治疗

偏头痛的预防性治疗应个体化,特别是剂量的个体化。可根据患者体重,一般身体情况、既往用药体验等选择初始剂量,逐渐加量,如无明显不良反应,可连续用药 2～3 d,无效时再服用其他药物。

1.抗组织胺药物

苯噻啶为一有效的偏头痛预防性药物。可每日 2 次,每次 0.5 mg 起,逐渐加量,一般可增加至每日 3 次,每次 1.0 mg,最大量不超过 6 mg/d。不良反应为嗜睡、头昏、体重增加等。

2.钙通道拮抗剂

氟桂利嗪,每晚 1 次,每次 5～10 mg,不良反应有嗜睡、锥体外系反应、体重增加、抑郁等。

3.β 受体阻滞剂

普萘洛尔,开始剂量 3 次/天,每次 10 mg,逐渐增加至 60 mg/d,也有介绍 120 mg/d,心率<60 次/分钟者停用。哮喘、严重房室传导阻滞者禁用。

4.抗抑郁剂

阿米替林每日 3 次,每次 25 mg,逐渐加量。可有嗜睡等不良反应,加量后不良反应明显。氟西汀(我国商品名百优解)20 mg/片,每晨 1 片,饭后服,该药初始剂量及有效剂量相同,服用方便,不良反应有睡眠障碍、胃肠道症状等,常较轻。

5.其他

非甾体抗炎药,如萘普生;抗惊厥药,如卡马西平、丙戊酸钠等;舒必剂、硫必利;中医中药(辨证施治、辨经施治、成方加减、中成药)等皆可试用。

(四)关于特殊类型偏头痛

与偏头痛相关的先兆是否需要治疗及如何治疗,目前尚无定论。通常先兆为自限性的、短暂的,大多数患者于治疗尚未发挥作用时可自行缓解。如果患者经历复发性、严重的、明显的先兆,考虑舌下含化尼非地平,但头痛有可能加重,且疗效亦不肯定。给予 sumatriptan 及酒石酸麦角胺的疗效亦尚处观察之中。

(五)关于难治性、严重偏头痛性头痛

这类头痛主要涉及偏头痛持续状态,头痛常不能为一般的门诊治疗所缓解。患者除持续的进展性头痛外尚有一系列生理及情感症状,如恶心、呕吐、腹泻、脱水、抑郁、绝望,甚至自杀倾向。用药过度及反跳性依赖、戒断症状常促发这些障碍。这类患者常需收入急症室观察或住院,以纠正患者存在的生理障碍,如脱水等;排除伴随偏头痛出现的严重的神经内科或内科疾病;治疗纠正药物依赖;预防患者于家中自杀等。应注意患者的生命体征,可做心电图检查。药物可选用酒石酸双氢麦角碱、sumatriptan、鸦片类及止吐药,必要时亦可谨慎给予氯丙嗪等。可选用非肠道途径给药,如静脉或肌内注射给药。一旦发作控制,可逐渐加入预防性药物治疗。

（六）关于妊娠妇女的治疗

Schulman 建议给予地美罗注射剂或片剂，并应限制剂量。还可应用泼尼松，其不易穿过胎盘，在妊娠早期不损害胎儿，但不宜应用太频。如欲怀孕，最好尽最大可能不用预防性药物并避免应用麦角类制剂。

（七）关于儿童偏头痛

儿童偏头痛用药的选择与成人有很多重叠，如止痛药物、钙离子通道拮抗剂、抗组织胺药物等，但也有人质疑酒石酸麦角胺药物的疗效。如能确诊，重要的是对儿童及其家长进行安慰，使其对本病有一个全面的认识，以缓解由此带来的焦虑，对治疗当属有益。

五、护理

（一）护理评估

1.健康史

（1）了解头痛的部位、性质和程度：询问是全头疼还是局部头疼；是搏动性头疼还是胀痛、钻痛；是轻微痛、剧烈痛还是无法忍受的疼痛。偏头疼常描述为双侧颞部的搏动性疼痛。

（2）头疼的规律：询问头疼发病的急缓，是持续性还是发作性，起始与持续时间，发作频率，激发或缓解的因素，与季节、气候、体位、饮食、情绪、睡眠、疲劳等的关系。

（3）有无先兆及伴发症状：如头晕、恶心、呕吐、面色苍白、潮红、视物不清、闪光、畏光、复视、耳鸣、失语、偏瘫、嗜睡、发热、晕厥等。典型偏头疼发作常有视觉先兆和伴有恶心、呕吐、畏光。

（4）既往史与心理-社会状况：询问患者的情绪、睡眠、职业情况以及服药史，了解头疼对日常生活、工作和社交的影响，患者是否因长期反复头疼而出现恐惧、忧郁或焦虑心理。大部分偏头疼患者有家族史。

2.身体状况

检查意识是否清楚，瞳孔是否等大等圆、对光反射是否灵敏；体温、脉搏、呼吸、血压是否正常；面部表情是否痛苦，精神状态怎样；眼睑是否下垂、有无脑膜刺激征。

3.主要护理问题及相关因素

（1）偏头疼：与发作性神经血管功能障碍有关。

（2）焦虑：与偏头疼长期、反复发作有关。

（3）睡眠形态紊乱：与头疼长期反复发作和（或）焦虑等情绪改变有关。

（二）护理措施

1.避免诱因

告知患者可能诱发或加重头疼的因素，如情绪紧张、进食某些食物、饮酒、月经来潮、用力性动作等；保持环境安静、舒适、光线柔和。

2.指导减轻头疼的方法

如指导患者缓慢深呼吸，听音乐、练气功、生物反馈治疗，引导式想象，冷、热敷以及理疗、按摩、指压止痛法等。

3.用药护理

告知止痛药物的作用与不良反应，让患者了解药物依赖性或成瘾性的特点，如大量使用止痛剂，滥用麦角胺咖啡因可致药物依赖。指导患者遵医嘱正确服药。

（郑新新）

第七章

普外科常见病护理

第一节　急性乳腺炎

一、疾病概述

（一）概念

急性乳腺炎是乳腺的急性化脓性感染。多发生于产后 3～4 周的哺乳期妇女，以初产妇最常见。主要致病菌为金黄色葡萄球菌，少数为链球菌。

（二）相关病理生理

急性乳腺炎开始时局部出现炎性肿块，数天后可形成单房或多房性的脓肿。表浅脓肿可向外破溃或破入乳管自乳头流出；深部脓肿不仅可向外破溃，也可向深部穿至乳房与胸肌间的疏松组织中，形成乳房后脓肿。感染严重者，还可并发脓毒血症。

（三）病因与诱因

1.乳汁淤积

乳汁是细菌繁殖的理想培养基，引起乳汁淤积的主要原因有：①乳头发育不良（过小或凹陷）妨碍哺乳；②乳汁过多或婴儿吸乳过少导致乳汁不能完全排空；③乳管不通（脱落上皮或衣服纤维堵塞），影响乳汁排出。

2.细菌入侵

当乳头破损时，细菌沿淋巴管入侵是感染的主要途径。细菌也可直接侵入乳管，上行至腺小叶而致感染。细菌主要来自婴儿口腔、母亲乳头或周围皮肤。多数发生于初产妇，因其缺乏哺乳经验；也可发生于断奶时，6 个月以后的婴儿已经长牙，易致乳头损伤。

（四）临床表现

1.局部表现

初期患侧乳房红、肿、胀、痛，可有压痛性肿块，随病情发展症状进行性加重，数天后可形成单房或多房性的脓肿。脓肿表浅时局部皮肤可有波动感和疼痛，脓肿向深部发展可穿至乳房与胸肌间的疏松组织中，形成乳房后脓肿和腋窝脓肿，并出现患侧腋窝淋巴结肿大、压痛。局部表现可有个体差异，应用抗生素治疗的患者，局部症状可被掩盖。

2.全身表现

感染严重者,可并发败血症,出现寒战、高热、脉快、食欲减退、全身不适、白细胞上升等症状。

(五)辅助检查

1.实验室检查

白细胞计数及中性粒细胞比例增多。

2.B超检查

确定有无脓肿及脓肿的大小和位置。

3.诊断性穿刺

在乳房肿块波动最明显处或压痛最明显的区域穿刺,抽出脓液可确诊脓肿已经形成。脓液应做细菌培养和药敏试验。

(六)治疗原则

主要原则为控制感染,排空乳汁。脓肿形成以前以抗菌药治疗为主,脓肿形成后,需及时切开引流。

1.非手术治疗

(1)一般处理:①患乳停止哺乳,定时排空乳汁,消除乳汁淤积;②局部外敷,用25%硫酸镁湿敷,或采用中药蒲公英外敷,也可用物理疗法促进炎症吸收。

(2)全身抗菌治疗:原则为早期、足量应用抗生素。针对革兰氏阳性球菌有效的药物,如青霉素、头孢菌素等。由于抗生素可被分泌至乳汁,故避免使用对婴儿有不良影响的抗菌药,如四环素、氨基苷类、磺胺类和甲硝唑。如治疗后病情无明显改善,则应重复穿刺以了解有无脓肿形成,或根据脓液的细菌培养和药敏试验结果选用抗生素。

(3)中止乳汁分泌:患者治疗期间一般不停止哺乳,因停止哺乳不仅影响婴儿的喂养,且提供了乳汁淤积的机会。但患侧乳房应停止哺乳,并以吸乳器或手法按摩排出乳汁,局部热敷。若感染严重或脓肿引流后并发乳瘘(切口常出现乳汁)需回乳,常用方法:①口服溴隐亭1.25 mg,每天2次,服用7~14 d;或口服已烯雌酚1~2 mg,每天3次,2~3 d;②肌内注射苯甲酸雌二醇,每次2 mg,每天1次,至乳汁分泌停止;③中药炒麦芽,每天60 mg,分2次煎服或芒硝外敷。

2.手术治疗

脓肿形成后切开引流。于压痛、波动最明显处先穿刺抽吸取得脓液后,于该处切开放置引流,脓液做细菌培养及药物敏感试验。脓肿切开引流时注意:①切口一般呈放射状,避免损伤乳管引起乳瘘;乳晕部脓肿沿乳晕边缘做弧形切口;乳房深部较大脓肿或乳房后脓肿,沿乳房下缘做弧形切口,经乳房后间隙引流;②分离多房脓肿的房间隔以利引流;③为保证引流通畅,引流条应放在脓腔最低部位,必要时另加切口作对口引流。

二、护理评估

(一)一般评估

1.生命体征(T、P、R、BP)

评估是否有体温升高,脉搏加快。急性乳腺炎患者通常有发热,可有低热或高热;发热时呼吸、脉搏加快。

2.患者主诉

询问患者是否为初产妇,有无乳腺炎、乳房肿块、乳头异常溢液等病史;询问有无乳头内陷;评估有无不良哺乳习惯,如婴儿含乳睡觉、乳头未每天清洁等;询问有无乳房胀痛,浑身发热、无力、寒战等症状。

3.相关记录

体温、脉搏、皮肤异常等记录结果。

（二）身体评估

1.视诊

乳房皮肤有无红、肿、破溃、流脓等异常情况;乳房皮肤红肿的开始时间、位置、范围、进展情况。

2.触诊

评估乳房乳汁淤积的位置、范围、程度及进展情况;乳房有无肿块,乳房皮下有无波动感,脓肿是否形成,脓肿形成的位置、大小。

（三）心理-社会评估

评估患者心理状况,是否担心婴儿喂养与发育、乳房功能及形态改变。

（四）辅助检查阳性结果评估

患者血常规检查示血白细胞计数及中性粒细胞比例升高,提示有炎症的存在;根据 B 超检查的结果判断脓肿的大小及位置,诊断性穿刺后方可确诊脓肿形成;根据脓液的药物敏感试验选择抗生素。

（五）治疗效果的评估

1.非手术治疗评估要点

应用抗生素是否有效果,乳腺炎症是否得到控制,患者体温是否恢复正常;回乳措施是否起效,乳汁淤积情况有无改善,患者乳房肿胀疼痛有无减轻或加重;患者是否了解哺乳卫生和预防乳腺炎的知识,情绪是否稳定。

2.手术治疗评估要点

手术切开排脓是否彻底;伤口愈合情况是否良好。

三、主要护理诊断（问题）

（一）疼痛

与乳汁淤积、乳房急性炎症使乳房压力显著增加有关。

（二）体温过高

与乳腺急性化脓性感染有关。

（三）知识缺乏

与不了解乳房保健和正确哺乳知识有关。

（四）潜在并发症

乳瘘。

四、主要护理措施

（一）对症处理

定时测患者体温、脉搏、呼吸、血压,监测白细胞计数及分类变化,必要时做血培养及药物敏感试验。密切观察患者伤口敷料引流、渗液情况。

1.高热者

给予冰袋、乙醇擦浴等物理降温措施，必要时遵医嘱应用解热镇痛药；脓肿切开引流后，保持引流通畅，定时更换切口敷料。

2.缓解疼痛

(1)患乳暂停哺乳，定时用吸乳器吸空乳汁。若乳房肿胀过大，不能使用吸乳器，应每天坚持用手揉挤乳房以排空乳汁，防止乳汁淤积。

(2)用乳罩托起肿大的乳房以减轻疼痛。

(3)疼痛严重时遵医嘱给予止痛药。

3.炎症已经发生

(1)消除乳汁淤积用吸乳器吸出乳汁或用手顺乳管方向加压按摩，使乳管通畅。

(2)局部热敷：每次20～30分钟，促进血液循环，利于炎症消散。

(二)饮食与运动

给予高蛋白、高维生素、低脂肪食物，保证足量水分摄入。注意休息，适当运动，劳逸结合。

(三)用药护理

遵医嘱早期使用抗菌药，根据药物敏感试验选择合适的抗菌药，注意评估患者有无药物不良反应。

(四)心理护理

观察了解患者心理状况，给予必要的疾病有关的知识宣教，抚慰其紧张急躁情绪。

(五)健康教育

1.保持乳头和乳晕清洁

每次哺乳前后清洁乳头，保持局部干燥清洁。

2.纠正乳头内陷

妊娠期每天挤捏、提拉乳头。

3.养成良好的哺乳习惯

定时哺乳，每次哺乳时让婴儿吸净乳汁，如有淤积及时用吸乳器或手法按摩排出乳汁；培养婴儿不含乳头睡眠的习惯；注意婴儿口腔卫生，及时治疗婴儿口腔炎症。

4.及时处理乳头破损

乳晕破损或皲裂时暂停哺乳，用吸乳器吸出乳汁哺乳婴儿；局部用温水清洁后涂以抗菌药软膏，待愈合后再行哺乳；症状严重时及时诊治。

五、护理效果评估

(1)患者的乳汁淤积情况有无改善，是否学会正确排出淤积乳汁的方法，是否坚持每天挤出已经淤积的乳汁，回乳措施是否产生效果，乳房胀痛有无逐渐减轻。

(2)患者乳房皮肤的红肿情况有无好转，乳房皮肤有无溃烂，乳房肿块有无消失或增大。

(3)患者应用抗生素后体温有无恢复正常，炎症有无消退，炎症有无进一步发展为脓肿。

(4)患者脓肿有无及时切开引流，伤口愈合情况是否良好。

(5)患者是否了解哺乳卫生和预防乳腺炎的知识，焦虑情绪是否改善。

(刘　媛)

第二节　乳腺囊性增生

乳腺囊性增生病也称慢性囊性乳腺病,或称纤维囊性乳腺病,是乳腺间质的良性增生。增生可发生于腺管周围,并伴有大小不等的囊肿形成;也可发生在腺管内而表现为上皮的乳头样增生,伴乳管囊性扩张;另一类型是小叶实质增生。本病是妇女的常见病之一,多发生于30～50岁妇女,临床特点是乳房胀痛、乳房肿块及乳头溢液。

一、病因病理

本病的症状常与月经周期有密切关系,且患者多有较高的流产率。一般多认为其发病与卵巢功能失调有关,可能是黄体素的减少及雌激素的相对增多,致使两者比例失去平衡,使月经前的乳腺增生变化加剧,疼痛加重,时间延长,月经后的"复旧"也不完全,日久就形成了乳腺囊性增生病。主要病理改变是导管、腺泡以及间质的不同程度的增生;病理类型可分为乳痛症型(生理性的单纯性乳腺上皮增生症)、普通型腺病小叶增生症型、纤维腺病型、纤维化型和囊肿型(即囊肿性乳腺上皮增生症),各型之间的病理改变都有不同程度的移行。

二、临床表现

乳房胀痛和肿块是本病的主要症状,其特点是部分患者具有周期性。疼痛与月经周期有关,往往在月经前疼痛加重,月经来潮后减轻或消失,有时整个月经周期都有疼痛,部分患者可伴有月经紊乱或既往有卵巢或子宫病史。体检发现一侧或两侧乳腺有弥漫性增厚,可局限于乳腺的一部分,也可分散于整个乳腺;肿块呈颗粒状、结节状或片状,大小不一,质韧而不硬;增厚区与周围乳腺组织分界不明显,与皮肤无粘连。少数患者可有乳头溢液,本病病程较长,发展缓慢

三、治疗

主要是对症治疗,绝大多数患者不需要外科手术治疗。一般首选具有疏肝理气、调和冲任、软坚散结及调整卵巢功能的中药或中成药,如逍遥散等。由于本病有少数可发生癌变,确诊后应注意密切观察、随访。乳房胀痛严重,肿块较多、较大者,可酌情应用维生素E及激素类药物。在治疗过程中还应注意情志疏导,配合应用局部外敷药物、激光局部照射、磁疗等方法也有一定疗效。

四、护理评估

(一)健康史和相关因素

本病的发生与内分泌失调有关。一是体内雌、孕激素比例失调,黄体素分泌减少、雌激素量增多导致乳腺实质增生过度和复旧不全;二是部分乳腺实质中女性雌激素受体的质与量的异常,导致乳腺各部分发生不同程度的增生。

(二)身体状况

1.临床表现

(1)乳房疼痛特点是胀痛,具有周期性,常于月经来潮前疼痛发生或加重,月经来潮后减轻或

消失,有时整个月经周期都有疼痛。

(2)乳房肿块一侧或双侧乳腺有弥漫性增厚,可呈局限性改变,对位于乳房外上象限,轻度触痛;也可分散于整个乳腺。肿块呈结节状或片状,大小不一。质韧而不硬,增厚区与周围乳腺组织分界不明显。

(3)乳头溢液少数患者可有乳腺溢液,呈黄绿色或血性,偶有无色浆液。

2.辅助检查

钼靶 X 线摄片、B 型超声波或组织病理学检查等均有助于本病的诊断。

(三)处理原则

主要是观察、随访和对症治疗。

1.非手术治疗

主要是观察和药物治疗。观察期间可用中医中药调理,或口服乳康片、乳康宁等;抗雌激素治疗仅在症状严重时采用,可口服他莫昔芬。由于本病有恶变可能,应嘱患者每隔 2～3 个月到医院复查,有对侧乳腺癌或有乳腺癌家族史者应密切随访。

2.手术治疗

若肿块周围乳腺组织局灶性增生较为明显、形成孤立肿块,或 B 超、钼靶 X 线摄片发现局部有沙粒样钙化灶者,应尽早手术切除肿块并做病理学检查。

五、常见护理诊断问题

疼痛与内分泌失调致乳腺实质过度增生有关。

六、护理措施

(一)减轻疼痛

(1)解释疼痛发生的原因,消除患者的思想顾虑,保持心情舒畅。

(2)用宽松胸罩托起乳房。

(3)遵医嘱服用中药调理或其他对症治疗药物。

(二)定期复查

遵医嘱定期复查,以便及时发现恶性变。

(三)乳腺增生的日常护理

为预防乳腺疾病,成年女性每月都要自检。月经正常的妇女,月经来潮后第 2～11 天是检查的最佳时间。下向介绍几种自检的方法。

1.对镜向照法

面对镜子,将双臂高举过头,观察乳房的形状和轮廓有无变化,皮肤有无异常(主要是有无红肿、皮疹、浅静脉曲张、发肤皱褶、橘皮样改变等),观察乳头是含在同一水平线上,是否有抬高、回缩、凹陷等现象,用示指和示指轻轻挤捏乳头,检查是否有异常分泌物从乳头溢出,乳晕颜色是否改变。

2.平卧触摸法

平卧,朽竹高举过头,并在右肩下垫一小枕头,使右侧乳房变平。左手四指并拢,用指端掌而检查乳房各部位是否有肿块或其他变化。

3.淋浴检查法

淋浴时,因皮肤湿润更易发现问题,用一手指指端掌面慢慢滑动,仔细检查乳房的各个部位及腋窝处是否有肿块。

(刘　媛)

第三节　乳　腺　癌

乳腺癌是女性发病率最高的恶性肿瘤之一,也是女性最常见的癌症死亡原因。

一、病因与发病机制

乳腺癌的病因尚不清楚,目前认为与下列因素有关。①激素因素:乳腺是多种内分泌激素的靶器官,尤其雌酮和雌二醇与乳腺癌的发病有直接关系。因此,在 20 岁前发病较少,20 岁后发病率迅速上升,45～50 岁较高,绝经后发病率继续上升,可能与年老者雌酮含量升高有关。②月经婚育史:月经初潮年龄早、绝经年龄晚、不孕、未哺乳及初次足月产年龄较大者与乳腺癌发病均有关系。③家族史:一级亲属中有乳腺癌病史者,发病率高于普通人群 2～3 倍。④乳腺良性疾病:多数认为乳腺小叶上皮高度增生或不典型增生可能与乳腺癌发病有关。⑤营养过剩、肥胖、高脂肪饮食可增加乳腺癌的发病机会。⑥环境因素和生活方式也有一定关系。

二、病理生理

(一)病理分型

目前国内多采用以下病理分型。

1.非浸润性癌

属于早期,预后较好。包括导管内癌(癌细胞未突破导管壁基底膜)、小叶原位癌(癌细胞未突破末梢乳管或腺泡基底膜)、乳头湿疹样乳腺癌。

2.早期浸润性癌

仍属于早期,预后较好。包括早期浸润性导管癌(癌细胞突破管壁基底膜,向间质浸润)、早期浸润小叶癌(癌细胞突破末梢乳管或腺泡基底膜,向间质浸润,但局限于小叶内)。

3.浸润性特殊癌

此型分化一般较高,预后尚好。包括乳头状癌、髓样癌(伴大量淋巴细胞浸润)、小管癌(高分化腺癌)、腺样囊性癌、黏液腺癌、大汗腺样癌、鳞状细胞癌等。

4.浸润性非特殊癌

此型一般分化低,预后较上述类型差,是乳腺癌中最常见的类型,约占 80%。包括浸润性小叶癌、浸润性导管癌、硬癌、髓样癌(无大量淋巴细胞浸润)、单纯癌、腺癌等。

5.其他罕见癌

如炎性乳腺癌。

（二）转移途径

1.局部扩散

癌细胞沿导管或筋膜间隙蔓延,继而侵及 Cooper 韧带和皮肤。

2.淋巴转移

为主要转移途径,其中以腋窝淋巴结转移最多。

3.血行转移

癌细胞经淋巴途径进入静脉,也可直接侵入血液循环而致远处转移,最常见的远处转移部位依次为肺、骨、肝。

三、临床表现

（一）常见类型乳腺癌的临床表现

1.乳房肿块

常位于乳房外上象限。

（1）早期:表现为患侧乳房无痛、单发的小肿块,常在无意中发现。肿块质硬、表面不光滑、与周围组织分界不清楚,尚可推动。

（2）晚期:肿块固定于胸壁而不易推动;当癌肿广泛侵及乳房皮肤,可出现大量小结节,甚至彼此融合;癌肿处皮肤可破溃而形成溃疡,常有恶臭,容易出血。

2.乳房皮肤和外形改变

肿瘤增大而致乳房局部隆起。如果癌肿侵及乳房 Cooper 韧带,使其缩短而导致肿瘤表面皮肤凹陷,即所谓"酒窝征";邻近乳头或乳晕的癌肿因侵及乳管而使之缩短,导致乳头被牵向癌肿侧,进而乳头扁平、回缩、凹陷,即乳头内陷;如果癌细胞堵塞皮下淋巴管,可导致淋巴回流障碍而出现真皮水肿,乳房皮肤呈"橘皮样"改变。

3.转移表现

（1）淋巴转移:最初多见于患侧腋窝。初起为少数散在、肿大的淋巴结,质硬、无痛、可被推动,继而数目逐渐增多并融合成团,甚至与皮肤或深部组织粘连。

（2）血行转移:癌肿转移至肺、骨、肝时,可出现相应受累器官的症状。如肺转移出现胸痛、气急;骨转移出现局部骨疼痛;肝转移出现肝大或黄疸等。

（二）特殊类型乳腺癌的临床表现

1.炎性乳腺癌

发病率低,多见于年轻女性,发展迅速,转移早,预后极差。表现为患侧乳房增大,皮肤红、肿、热、痛,类似急性炎症表现,触诊整个乳房肿大、发硬,无明显局限性肿块。

2.乳头湿疹样乳腺癌

较少见,恶性程度低,发展慢,腋窝淋巴结转移晚。发生于乳头区大乳管内,继之发展到乳头,乳头刺痒、灼痛,之后乳头、乳晕粗糙糜烂、脱屑,如湿疹样改变,进而形成溃疡。患侧乳头内陷、破损。

四、辅助检查

（一）影像学检查

1.X 线检查

常用方法为钼靶 X 线摄片和干板照相。前者可作为普查方法,是早期发现乳腺癌的最有效方法,表现为密度增加的肿块影,边界不规则,或呈毛刺状,或见细小钙化灶;后者对钙化点的分辨率较高,但 X 线剂量较大。

2.B超检查

能清晰显示乳房各层次软组织结构及肿块的形态和质地,主要用来鉴别囊性或实性病灶。

3.磁共振检查

软组织分辨率高,敏感性高于 X 线检查;能三维立体观察病变,不仅能够提供病灶形态学特征,而且运用动态增强还能提供病灶的血流动力学情况。

(二)活组织病理检查

目前常用细针穿刺细胞学检查,多数病例可获得较肯定的细胞学诊断,但有一定局限性。对可疑乳腺癌者,可将肿块连同周围乳腺组织一并切除,做快速病理检查。乳头溢液未触及肿块者,可行乳腺导管内镜检查或乳管照影,亦可行乳头溢液涂片细胞学检查。乳头糜烂疑为湿疹样乳腺癌时,可做乳头糜烂部刮片或印片细胞学检查。

五、治疗要点

手术治疗为主,辅以化学药物、内分泌治疗、放疗及生物治疗等方法。

(一)手术治疗

对病灶仍局限于局部及区域淋巴结的患者手术治疗是首选。适应证为 TNM 分期的 0、Ⅰ、Ⅱ和部分Ⅲ期患者。禁忌证为已有远处转移、全身情况差、主要脏器有严重疾病、年老体弱不能耐受手术者。手术方式包括乳腺癌根治术、乳腺癌扩大根治术、乳腺癌改良根治术、全乳房切除术、保留乳房的乳腺癌切除术。关于手术方式的选择目前尚无定论,应根据病理分型、疾病分期及辅助治疗的条件综合确定。对病灶可切除者,手术应最大程度清除局部及区域淋巴结,以提高生存率,其次考虑外观及功能。对Ⅰ、Ⅱ期乳腺癌可采用改良根治术及保留乳房的乳腺癌切除术。

(二)化疗

乳腺癌是实体瘤中应用化疗最有效的肿瘤之一。常用的药物有环磷酰胺(C)、甲氨蝶呤(M)、氟尿嘧啶(F)、阿霉素(A)、表柔比星(E)、紫杉醇(T)。传统联合化疗方案有 CMF 和 CAF。术前化疗多用于Ⅲ期病例,可探测肿瘤对药物的敏感性,并使肿瘤缩小,减轻与周围组织的粘连,可采用 CMF 或 CEF 方案,一般用 2～3 个疗程。辅助化疗一般于术后早期应用,联合化疗的效果优于单药化疗,用药应达到一定剂量,治疗期以 6 个月左右为宜,能达到杀灭亚临床型转移灶的目的。浸润性乳腺癌伴腋淋巴结转移者是应用辅助化疗的指征,可以提高生存率。

(三)内分泌治疗

激素依赖性肿瘤对内分泌治疗有效。肿瘤细胞中雌激素受体(ER)含量高者,称为激素依赖性肿瘤;ER 含量低者,称激素非依赖性肿瘤,对内分泌治疗效果差。因此,手术切除的标本还应测定 ER 和孕激素受体。ER 阳性者优先应用内分泌治疗,阴性者优先应用化疗。常用药物为他莫昔芬和芳香化酶抑制剂。

(四)放疗

放疗主要用于保留乳房的乳腺癌手术后,应在肿块局部广泛切除后给予较高剂量放疗。

六、护理措施

（一）术前护理

1.心理护理

恶性肿瘤和乳房切除双重打击使患者术前心理变化非常复杂，因此应多了解和关心患者，加强心理疏导，介绍疾病和手术相关知识，帮助患者度过心理调适期，逐渐树立起战胜疾病的信心，以良好心态面对疾病和治疗。

2.终止妊娠或停止哺乳

因为妊娠或哺乳期间激素作用活跃，能促进乳腺癌生长，所以应立即终止。

3.术前准备

做好术前常规检查和准备。皮肤准备应视切除范围而定，对手术范围较大、需要植皮的患者，除做好术区备皮外，应同时做好供皮区的皮肤准备。乳房皮肤溃疡者，术前每天换药至创面好转。乳头凹陷者应清洁局部。

（二）术后护理

1.体位

麻醉清醒、生命体征平稳后取半卧位，以利于呼吸和引流。

2.病情观察

观察血压、脉搏及呼吸变化；观察并记录切口敷料渗血、渗液情况。乳腺癌扩大根治术有损伤胸膜的可能，如出现胸闷、呼吸困难等症状，应及时报告医师，以便早期发现和协助处理。

3.伤口护理

（1）有效包扎：手术部位用弹性绷带加压包扎，使皮瓣贴紧胸壁，防止积液积气，一般维持7~10 d。包扎松紧度以容纳一手指、维持正常血运、不影响患者呼吸为宜。包扎期间，应告知患者包扎目的，不能擅自松解绷带，如果绷带松脱，应重新加压包扎；如果瘙痒，不能用手抓搔。观察患侧上肢远端血液循环情况，如果出现手指麻木、皮肤发绀、皮温下降、动脉搏动扪不清，提示腋窝血管受压，应及时调整绷带的松紧度。

（2）观察皮瓣颜色和创面愈合情况：正常皮瓣的温度较健侧略低，颜色红润，紧贴胸壁。如果皮瓣颜色暗红，提示血液循环不佳，有可能坏死，应报告医师及时处理。

4.引流管护理

乳腺癌根治术后，皮瓣下常规放置引流管并接负压引流，以便及时、有效地吸出残腔内的积液、积血，使皮肤与胸壁紧贴，有利于皮瓣愈合。护理上应注意以下问题。

（1）妥善固定引流管，保持通畅，避免受压、打折、扭曲等。

（2）保持有效负压吸引状态：负压吸引的压力大小应适宜，观察连接是否紧密，压力是否适当。若负压过高可导致引流管瘪陷，引流不畅；过低则不能有效引流，易致皮下积液、积血。

（3）观察并记录引流液的颜色、性状和量：一般术后1~2 d，每天引流血性液体50~200 mL，以后颜色逐渐变淡、量逐渐减少。

（4）拔除引流管：术后4~5 d，引流液转为淡黄色，每天量少于10~15 mL，创面与皮肤紧密相贴，按压切口周围皮肤无空虚感，即可考虑拔除。若拔管后出现积血积液，应在无菌操作下，穿刺抽液，之后加压包扎。

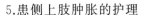

5.患侧上肢肿胀的护理

常因患侧腋窝淋巴结切除、头静脉被结扎、腋静脉栓塞、局部积液或感染等因素导致上肢淋巴回流不畅、静脉回流障碍而引起。护理上应注意:

(1)保护患侧上肢:平卧时,患肢肘关节轻度屈曲,下方垫枕抬高10°~15°;半卧位时,屈肘90°放于胸腹部;下床活动时,使用吊带托或用健侧手将患肢抬高于胸前,避免患肢过久下垂,需要他人扶持时只能扶健侧,以防腋窝皮瓣滑动而影响愈合。

(2)避免损伤:避免患肢过度负重和外伤,不要在患侧上肢测血压、抽血、静脉或皮下注射等。

(3)促进肿胀消退:可按摩患侧上肢;指导患者进行握拳、屈、伸肘运动;对于肿胀严重者,可弹性绷带包扎或戴弹力袖,以促进淋巴回流。

6.患侧上肢功能锻炼

术后加强肩关节活动可增强肌肉力量,松解和预防粘连,最大限度地恢复肩关节活动范围。具体方法如下所述。

(1)术后24 h内:活动手指和腕部,可作伸指、握拳、屈腕等锻炼。

(2)术后1~3 d:进行上肢肌肉等长收缩;也可用健侧上肢或他人协助,进行患侧上肢屈肘、伸臂等锻炼,逐渐过渡到肩关节的前屈、后伸运动(前屈<30°,后伸<15°)。

(3)术后4~7 d:鼓励患者用患侧手进食、刷牙、洗脸等,并逐渐进行患侧手触摸对侧肩部和同侧耳朵的锻炼。

(4)术后1~2周:皮瓣基本愈合后,开始进行肩关节活动,以肩部为中心,前后摆臂。术后10 d左右皮瓣与胸壁紧密贴附,循序渐进地进行抬高患侧上肢(将患侧肘关节伸屈、手掌置于对侧肩部,直至患侧肘关节与肩平)、手指爬墙(每天标记高度,逐渐递增幅度,直至患侧手指能高举过头)、梳头(以患侧手越过头顶梳对侧头发、扪对侧耳朵)等的锻炼。患侧肢体功能锻炼内容和活动量应根据患者的实际情况而定,一般以每天3~4次,每次20~30分钟为宜;循序渐进,逐渐增加功能锻炼的内容。原则是:上肢活动在术后7 d以后,7 d内不上举,10 d内不外展肩关节;不要以患肢支撑身体,以防皮瓣移动而影响创面愈合。

(三)健康指导

1.活动

近期避免患侧上肢搬动或提拉过重物品,继续进行功能锻炼。

2.避孕

术后5年内避免妊娠,防止乳腺癌复发。

3.坚持放疗、化疗

放疗期间应注意保护皮肤,出现放射性皮炎时及时就诊。化疗期间定期检查血常规、肝功能、肾功能,注意白细胞计数的变化,白细胞计数<3×10⁹/L,需及时就诊。放疗、化疗期间抵抗力低,应少到公共场所,以减少感染机会;加强营养,多进食高蛋白、高维生素、高热量、低脂肪的食物。

4.乳房定期检查

20岁以上的妇女,特别是高危人群应每月进行1次乳房自我检查,术后患者也应每月自查1次,以便早期发现复发征象。检查时间最好选在月经周期的第7~10天,或月经结束后2~3 d,已经绝经的妇女应选择每个月固定的1 d检查。乳房自我检查方法如下。

(1)视诊:站在镜前取各种姿势(两臂放松垂于身体两侧、向前弯腰或双手上举置于头后),观察双侧乳房的大小和外形是否对称;有无局限性隆起、凹陷或皮肤橘皮样改变;有无乳头回缩或抬高。

(2)触诊:乳房较小者平卧,乳房较大者侧卧,肩下垫软薄枕或将手臂置于头下进行触诊。一侧手的示指、中指、无名指并拢,用指腹在对侧乳房上进行环形触摸,要有一定的压力。从乳房外上象限开始检查,依次为外上、外下、内下、内上象限,然后检查乳头、乳晕,最后检查腋窝有无肿块,乳头有无溢液。若发现肿块和乳头溢液,应及时到医院做进一步检查。

(刘　媛)

第四节　甲状腺肿瘤

一、甲状腺腺瘤

甲状腺腺瘤是最常见的甲状腺良性肿瘤,多见于 40 岁以下女性。病理学分为滤泡状腺瘤和乳头状囊性腺瘤两种。以前者常见,占甲状腺腺瘤的 70%～80%,周围有完整的包膜;后者相对较少见,应与乳头状癌鉴别。

(一)临床表现

多数患者无任何症状,常在无意中或体检时发现颈部有圆形或椭圆形结节,多为单发,表面光滑,边界清楚,包膜完整,无压痛,随吞咽上下移动;瘤体性质决定结节质地,腺瘤质地较软,囊性腺瘤质地较韧;腺瘤生长缓慢,如乳头状囊性腺瘤因囊壁血管破裂而致囊内出血时,瘤体能在短期内迅速增大并伴有局部胀痛。

(二)辅助检查

1.B 超检查

可发现甲状腺肿块;伴有囊内出血,提示囊性病变。

2.放射性 ^{131}I 或 ^{99m}Tc 扫描

多呈温结节,若伴囊内出血则可呈冷结节或凉结节,一般边缘较清晰。

(三)治疗要点

因 20%甲状腺腺瘤可引起甲状腺功能亢进,10%病例有恶变的可能,原则上应早期行包括腺瘤的患侧甲状腺大部分或部分(腺瘤小)切除术,且术中切除标本须立即行病理学检查,以明确肿块的性质。

二、甲状腺癌

甲状腺癌是最常见的甲状腺恶性肿瘤,占全身恶性肿瘤的 1%左右,女性发病率高于男性。除髓样癌外,大多数甲状腺癌起源于滤泡上皮细胞。

(一)病因与发病机制

甲状腺癌的发病机制尚不明确,但是其相关因素包括许多方面,主要有以下几类:①原癌基因序列的过度表达、突变或缺失;②电离辐射;③遗传因素:部分甲状腺髓样癌是常染色体显性遗传病,常可询及家族史;④缺碘;⑤雌激素可影响甲状腺的生长,主要是通过促使垂体释放促甲状

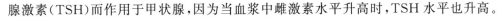

腺激素(TSH)而作用于甲状腺,因为当血浆中雌激素水平升高时,TSH水平也升高。

(二)病理分型

1.乳头状癌

约占成人甲状腺癌的70%和儿童甲状腺癌的全部。多见于21~40岁女性,低度恶性,生长缓慢,较早出现颈部淋巴结转移,预后较好。

2.滤泡状癌

约占15%。常见于中年人,中度恶性,生长较快,有侵犯血管倾向,主要经血运转移至肺、肝、骨及中枢神经系统,预后较乳头状癌差。

3.未分化癌

占5%~10%。常见于老年人,高度恶性,生长迅速,早期出现颈部淋巴结转移,易经血运转移至肺、骨等脏器,预后很差。

4.髓样癌

仅占7%,常有家族史。恶性程度中等,较早出现淋巴结转移和血运转移,预后较乳头状癌及滤泡状癌差,但好于未分化癌。

(三)临床表现

乳头状癌和滤泡状癌初期多无明显症状。仅在颈部发现单个、质硬、固定、表面不光滑、随吞咽上下移动的肿块。随着肿块的逐渐增大,肿块随吞咽上下移动度降低。未分化癌上述症状发展迅速,并侵犯周围组织。晚期常因肿块压迫喉返神经、气管或食管而出现声音嘶哑、呼吸困难和吞咽困难。若压迫颈交感神经节,可产生Horner综合征;若侵及颈丛浅支,可有耳、枕、颈和肩等部位的疼痛。可出现颈淋巴结转移及远处脏器转移,甲状腺远处转移多见于扁骨(颅骨、椎骨、胸骨、盆骨等)和肺。髓样癌组织可产生激素样活性物质,如5-羟色胺和降钙素,患者可出现腹泻、心悸、颜面潮红和血钙降低等症状,还可伴有其他内分泌腺体的增生。

(四)辅助检查

1.B超检查

测定甲状腺大小,结节的位置、大小、数目以及与周围组织的关系。如果结节是实质性、呈不规则反射,提示恶性的可能性较大。

2.X线检查

颈部正侧位X线摄片,能了解有无气管移位、狭窄、肿块钙化和上纵隔增宽。如果呈细小、絮状钙化影,提示有恶性可能。胸部和骨骼摄片能了解有无肺和骨的转移。

3.放射性^{131}I或^{99m}Tc扫描

甲状腺癌呈冷结节,一般边缘较模糊。

4.组织学检查

用细针从不同方向穿刺结节并抽吸、涂片检查,是明确甲状腺结节性质的有效方法,诊断的正确率高达80%以上。

5.血清降钙素测定

有助于髓样癌的诊断。

(五)治疗要点

手术切除是治疗甲状腺癌(除未分化癌)的基本治疗方法。

1.手术治疗

手术治疗包括甲状腺本身的切除及颈淋巴结的清扫。疗效与肿瘤的病理类型有关,同时根据病情及病理类型决定是否加行颈部淋巴结清扫或放射性碘治疗等。

2.内分泌治疗

甲状腺癌做次全或全切除者终身服用甲状腺片,以预防甲状腺功能减退及抑制 TSH。使用剂量以保持 TSH 低水平但不引起甲状腺功能亢进症为原则。

3.放射性核素治疗

术后[131]I 治疗适用于 45 岁以上乳头状腺癌、滤泡状腺癌、多发性病灶、局部浸润性肿瘤及存在远处转移者。

4.放射外照射治疗

主要用于未分化甲状腺癌。

(六)护理措施

(一)术前护理

(1)配合医师完成术前检查及准备。

(2)手术体位的练习:指导患者进行术时体位练习,即平卧,肩部垫软枕,保持头低颈过伸位,充分暴露手术部位。

(3)皮肤准备:根据手术术式和范围,进行手术区域的皮肤清洁,必要时剔除耳后毛发,以便行颈淋巴结清扫。

(4)心理护理:了解患者对所患疾病的认识程度,告知疾病相关的知识,说明手术的必要性和术前准备的意义。对于精神过度紧张或失眠者,术前晚遵医嘱应用镇静药或安眠类药物,保证患者身心处于最佳状态。

(二)术后护理

1.体位

患者回病室后,取平卧位;待生命体征平稳或麻醉清醒后取半坐卧位,以利于呼吸和引流。

2.保持呼吸道通畅

遵医嘱给予止咳化痰药物,预防肺部并发症。

3.病情观察

严密监测生命体征,注意有无并发症发生。观察呼吸、发音和吞咽状况,判断有无呼吸困难、声音嘶哑、音调降低、误咽、呛咳等。保持切口敷料整洁,及时发现创面渗血情况,估计渗血量,更换敷料。

4.引流管的护理

妥善固定引流管,勿扭曲、打折、受压,保持负压状态;观察并记录引流液的量、颜色及性状。

5.疼痛护理

头颈部保持舒适卧位;指导患者在更换卧位、起身或咳嗽时以手固定颈部,减少震动;遵医嘱及时应用镇痛药物,尤其对手术创伤大、颈淋巴结清扫的患者,以保证其休息和缓解疼痛。

6.饮食

病情平稳或麻醉清醒后,可少量饮水。若无不适,可进食或经吸管吸入少量温凉流食,克服吞咽困难,逐步过渡为半流质饮食及软食。禁忌过热饮食,以免诱发血管扩张,加重切口渗血。

7.并发症的观察与护理

甲状腺术后常见的并发症包括呼吸困难和窒息、喉返神经损伤、喉上神经损伤及手足抽搐。

(1)呼吸困难和窒息:是最危急的并发症,多发生于术后 48 h 内。常见原因包括:①切口内出血压迫气管;②喉头水肿;③气管塌陷;④双侧喉返神经损伤。表现为进行性呼吸困难、烦躁、发绀,甚至窒息;颈部肿胀,切口渗出鲜血等。若出现上述情况,应立即给氧并报告医师,行床旁抢救。对于血肿压迫所致呼吸困难和窒息,应迅速剪开缝线,敞开切口,除去血肿,结扎出血的血管;如呼吸仍无改善,则行气管切开,待病情好转,再送手术室做进一步检查、止血和其他处理。喉头水肿者应立即给予大剂量激素,呼吸困难无好转时,行环甲膜穿刺或气管切开。

(2)喉返神经损伤:多数因术中处理甲状腺下极时,导致喉返神经切断、缝扎、挫夹或牵拉而致永久性或暂时性损伤;少数因血肿或瘢痕组织压迫或牵拉所致。其损伤程度与损伤的性质(永久性或暂时性)和范围(单侧或双侧)密切相关。单侧喉返神经损伤常引起声音嘶哑,但随着健侧声带向患侧过渡内收而逐渐功能代偿;双侧喉返神经损伤导致双侧声带麻痹,造成失声、呼吸困难,甚至窒息,应立即行气管切开。若术中直接损伤喉返神经,患者即刻出现相应症状;若因血肿压迫、瘢痕组织牵拉而致,多数于术后数天出现相应症状。若为暂时性的损伤,经理疗等处理后,一般可在 3～6 个月内逐渐恢复。

(3)喉上神经损伤:常因术中处理甲状腺上极时不慎损伤喉上神经。若损伤喉上神经外支,可导致环甲肌瘫痪,引起声带松弛、声调降低;若损伤内支可使喉部黏膜感觉丧失而致进食特别是饮水时,发生误咽、呛咳,一般经理疗后可自行恢复。

(4)手足抽搐:常因术中不慎导致甲状旁腺被误切、挫伤或其血液供应受累而引起甲状旁腺功能低下、血钙浓度下降、神经肌肉应激性显著提高,引起手足抽搐。多数患者仅为面部、唇部或手足部的针刺样麻木感或强直感,一般经 2～3 周后,未受损伤的甲状旁腺增生、代偿,症状可消失。严重者可出现面肌及手足部伴有疼痛的持续性痉挛,每天发作多次,每次持续 10～20 分钟或更长,甚至发生喉和膈肌痉挛,引起窒息死亡。因此在甲状腺切除时,应注意保留腺体背面的甲状旁腺。一旦发生上述症状,应限制高磷食物的摄入,因含磷高的食物影响钙的吸收。如发生抽搐,应立即遵医嘱静脉注射 10％葡萄糖酸钙或氯化钙 10～20 mL。对于症状轻者,可口服葡萄糖酸钙或乳酸钙 2～4 g,每天 3 次;症状重或长期不恢复者,应加服维生素 D_3,每天$(5～10)\times 10^4$ U,以促进钙在肠道内的吸收。

8.健康教育

(1)康复锻炼:术后初期头颈部制动,之后逐渐指导患者进行颈部的功能锻炼,直至出院后3 个月。对于行颈淋巴结清扫的患者,斜方肌常有不同程度受损,故切口愈合后应开始进行肩关节和颈部的功能锻炼,并保持患侧肢体高于健侧,以避免肩下垂。

(2)心理指导:由于不同病理类型甲状腺癌的预后有明显差异,因此应针对个体预后情况和心理状况,指导患者调整心态,面对现实,积极配合后续治疗。

(3)术后用药与治疗:指导甲状腺全切的患者严格遵照医嘱服用甲状腺素制剂,以抑制 TSH的分泌,预防肿瘤复发。对于术后需放射性治疗的患者,应指导患者遵医嘱按时治疗。

(4)告知患者出院后定期复诊,教会患者颈部自检的方法,如发现结节、肿块,及时就诊。

(刘 媛)

第五节　急性阑尾炎

急性阑尾炎是最常见的外科急腹症之一,多发生于青壮年,男性发病率高于女性。

一、病因与转归

(一)病因

1.阑尾管腔阻塞

阑尾管腔阻塞是急性阑尾炎最常见的病因。导致阑尾管腔阻塞的原因:①淋巴小结明显增生,约占60%,多见于青年人。②粪石,约占35%;③异物、炎性狭窄、食物残渣、蛔虫、肿瘤等,较少见。④阑尾的管腔细长、开口狭小、系膜短致阑尾卷曲。

2.细菌入侵

致病菌多为肠道内的革兰氏阴性杆菌和厌氧菌。阑尾管腔阻塞后,细菌繁殖并分泌内毒素和外毒素,损伤黏膜上皮,产生溃疡,细菌经溃疡面向肌层扩散;也可因肠道炎性疾病蔓延至阑尾。

3.饮食因素

长期进食高脂肪、高糖和缺乏纤维的食物,因肠蠕动减弱、菌群改变、粪便黏稠而易形成粪石,阻塞管腔造成炎症。

(二)急性阑尾炎的转归

1.炎症消退

部分单纯性阑尾炎经及时治疗后炎症消退,无解剖学上的改变;化脓性阑尾炎药物治疗后,即使炎症消退,仍遗留管腔狭窄、管壁增厚和周围粘连,转为慢性阑尾炎。

2.炎症局限

部分化脓、坏疽或穿孔性阑尾炎被大网膜包裹后,炎症可局限化,形成阑尾周围脓肿,如脓液较少,经药物治疗后可被逐渐吸收。

3.炎症扩散

炎症重、发展快、又未得到及时治疗时,可发展为弥漫性腹膜炎、化脓性门静脉炎、细菌性肝脓肿甚至感染性休克等。

二、临床表现

(一)症状

1.转移性右下腹痛

发生率为70%~80%,即疼痛多开始于上腹部或脐周,位置不固定,在6~8 h后转移并固定于右下腹。少部分患者在发病初时即表现为右下腹痛。特殊位置阑尾的腹痛部位也不相同,如盲肠后位阑尾炎的腹痛在右侧腰部,盆位阑尾炎者的腹痛位于耻骨上区,肝下区阑尾炎表现为右上腹痛,极少数内脏反位者呈左下腹痛。

2.胃肠道反应

早期可出现畏食、恶心和呕吐,有些患者可发生腹泻或便秘。

3.全身表现

早期有乏力、低热。炎症加重可出现脉速、发热等,体温多在38 ℃以下。阑尾穿孔形成腹膜炎时,出现寒战、体温明显升高,若发生门静脉炎还可引起轻度黄疸。

(二)体征

1.右下腹固定压痛

压痛点通常位于麦氏点,虽然压痛点随阑尾解剖位置变异会有改变,但始终固定在一个位置。阑尾炎症扩散至周围组织时,压痛范围也相应扩大,但仍以阑尾所在位置最明显。

2.腹膜刺激征

腹膜刺激征包括压痛、反跳痛(Blumberg 征)、腹肌紧张、肠鸣音减弱或消失等。腹膜刺激征是壁腹膜受炎症刺激的一种防御性反应,常表示阑尾炎症加重。但小儿、老人、孕妇、肥胖、虚弱者或盲肠后位阑尾炎的腹膜刺激征不明显。

3.右下腹包块

右下腹可扪及压痛性包块,位置固定、边界不清,阑尾穿孔和阑尾周围形成脓肿者多见。

三、辅助检查

(一)实验室检查

多数患者的血常规检查可见白细胞计数和中性粒细胞比例升高。但新生儿、老年人及 HIV 感染者的白细胞计数不升高或升高不明显。部分单纯性阑尾炎患者白细胞可无明显升高,可查血清淀粉酶、脂肪酶除外胰腺炎,β-HCG 测定以除外异位妊娠。

(二)影像学检查

1.腹部 X 线检查

立位腹平片可见盲肠扩张和液气平;钡剂灌肠 X 线检查可见阑尾不充盈或充盈不全,阑尾腔不规则,72 h 后复查仍有钡剂残留,即可诊断慢性阑尾炎。

2.B 超检查

可显示阑尾肿大或脓肿。

四、治疗要点

大部分患者应早期手术治疗,部分成人急性单纯性阑尾炎患者可经非手术治疗而痊愈。

(一)非手术治疗

仅适用于诊断不很明确或症状比较轻的单纯性阑尾炎。主要治疗措施为应用抗生素控制感染、禁食、补液等。在非手术治疗期间,应密切观察病情,若病情有发展趋势,应及时行手术治疗。

(二)手术治疗

可用传统的开腹手术方法切除阑尾,也可采用腹腔镜进行手术。根据阑尾炎不同病理类型选择不同手术方式,具体方法如下。

1.急性单纯性阑尾炎

行阑尾切除术,切口Ⅰ期缝合。

2.急性化脓性或坏疽性阑尾炎

行阑尾切除术,若腹腔内有脓液,应彻底清除脓液,可根据病情放置引流。注意保护切口,可Ⅰ期缝合。

3.穿孔性阑尾炎

手术切除阑尾后,清除腹腔脓液并清洗腹腔,根据病情放置腹腔引流管。术中注意保护切口,冲洗腹腔,Ⅰ期缝合。

4.阑尾周围脓肿

全身应用抗生素治疗或同时联合局部外敷药物,以促进脓肿吸收消退;待肿块缩小局限、体温正常3个月后再手术切除阑尾。若在非手术治疗过程中,病情有发展趋势,则应行脓肿切开引流手术,待3个月后再行阑尾切除术。

五、护理措施

(一)术前护理

1.心理护理

在与患者及家属建立良好沟通的基础上,做好解释安慰工作,稳定患者情绪,减轻焦虑。

2.减轻或控制疼痛

(1)采取合适卧位:协助患者采取半卧位或斜坡卧位,以减轻腹壁张力。指导患者进行有节律的深呼吸,起到放松和减轻疼痛的作用。

(2)避免增加肠腔内压力:疾病观察期间,患者禁食,必要时遵医嘱给予胃肠减压,以减轻腹胀和腹痛;解除禁食后,应在严密的病情观察下,指导患者进清淡饮食,防止腹胀而引起疼痛。

(3)药物镇痛:对诊断明确或已决定手术的剧烈疼痛患者,可遵医嘱给予解痉或镇痛药,以缓解疼痛。

(4)控制感染:遵医嘱应用足量有效抗生素,以有效控制感染,达到减轻疼痛的目的。

3.病情观察

定时测量生命体征;加强巡视,观察患者腹部症状和体征,尤其注意腹痛的变化;禁用镇静镇痛药,以免掩盖病情。

(二)术后护理

(1)密切监测生命体征及病情变化。

(2)患者全麻术后清醒或硬膜外麻醉术后6 h,血压、脉搏平稳者改为半卧位。

(3)保持切口敷料清洁、干燥,观察切口愈合情况,及时发现切口出血及感染征象。妥善固定引流管,防止扭曲、打折、受压,观察并记录引流液的颜色、性状及量。

(4)患者术后禁食、胃肠减压,并经静脉补液。待肠蠕动恢复,肛门排气后,逐步恢复经口进食。

(5)应用有效抗生素,控制感染,防止并发症发生。

(6)鼓励患者术后床上翻身、活动肢体,早期下床活动,以促进肠蠕动恢复,减少肠粘连的发生。

(三)并发症的预防和护理

1.切口感染的预防和护理

(1)按时更换切口敷料,及时更换被渗液污染的敷料,保持切口敷料清洁和干燥。

（2）对化脓、坏疽或穿孔的阑尾炎患者,应根据脓液或渗液细菌培养和药物敏感试验结果应用敏感抗菌药物。

（3）注意观察手术切口情况,若术后 2～3 d,切口部位出现红肿、压痛、波动感,且伴体温升高,应考虑切口感染。

（4）发现切口感染后,应配合医师做好穿刺抽出脓液,或拆除缝线放出脓液及放置引流等,定期伤口换药,及时更换被渗液浸湿的敷料,保持敷料清洁、干燥。

2.腹腔脓肿的预防和护理

（1）术后患者血压平稳后给予半坐卧位,以利于腹腔内渗液积聚于盆腔或引流,避免形成腹腔脓肿。

（2）保持引流管通畅:妥善固定引流管,防止受压、扭曲、堵塞等,确保有效引流,防止因引流不畅而致积液或脓肿。

（3）遵医嘱应用足量、敏感的抗菌药物。

（4）术后密切观察患者的体温变化,若术后 5～7 d 患者体温下降后又升高,且伴腹痛、腹胀、腹肌紧张或腹部包块等,则提示腹腔感染或脓肿。

（5）一经确诊,应配合医师做好超声引导下穿刺抽脓、冲洗或置管引流,必要时遵医嘱做好手术切开引流的准备。

（四）健康指导

（1）对非手术治疗的患者,应向其解释禁食的目的,教会患者自我观察腹部症状和体征变化的方法。

（2）保持良好的饮食、卫生及生活习惯,餐后不做剧烈运动,尤其跳跃、奔跑等;术后鼓励患者摄入营养丰富齐全的食物,以利于切口愈合。

（3）指导患者术后早期下床活动,防止发生肠粘连甚至粘连性肠梗阻。

（4）阑尾周围脓肿者,出院时应告知患者 3 个月后再次住院行阑尾切除术。

（5）患者出院后,发现腹痛、腹胀等不适时及时就诊。

（刘　媛）

第六节　胃　癌

胃癌是我国最常见的恶性肿瘤之一,好发年龄在 50 岁以上,男性发病率明显高于女性,男女比例约为 2:1。

一、病因

胃癌的病因尚未完全清楚,目前认为与下列因素有关。

（一）地域环境与饮食生活因素

胃癌发病有明显的地域差别,我国西北与东部一些沿海地区的胃癌发病率明显高于南方地区。长期食用腌制、熏、烤食品者胃癌发病率高,可能与这些食品中亚硝酸盐、真菌毒素、多环芳烃化合物等致癌物的含量高有关。

（二）癌前病变和癌前疾病

胃癌的癌前病变是指容易发生癌变的病理组织学变化，而其本身尚不具备恶性改变，如胃黏膜上皮细胞的不典型增生，可分为轻、中和重度，75％～80％重度患者可能发展成胃癌。胃癌的癌前疾病是指一些使胃癌发病危险性增加的良性胃疾病，如慢性萎缩性胃炎、胃息肉、胃溃疡及残胃炎等。

（三）幽门螺杆菌（HP）感染

幽门螺杆菌（HP）感染是胃癌发生的主要因素之一。胃癌高发区人群中 HP 感染率高。HP 感染可引起胃黏膜慢性炎症并通过黏膜上皮细胞过度增殖而导致畸变致癌；HP 能促使硝酸盐转化为亚硝酸盐和亚硝胺而致癌；HP 的毒性产物可能具有促癌作用。

（四）遗传因素

胃癌有明显的家族聚集倾向，研究发现有胃癌家族史者的发病率高于普通人群 4 倍。

二、病理生理与分型

大约 50％胃癌发生在胃窦部，其次为贲门部，发生在胃体者较少。

（一）大体分型

胃癌的大体形态随病情发展而不同，分早期胃癌和进展期胃癌。

1.早期胃癌

早期胃癌是指病变仅局限于黏膜和黏膜下层，不论病灶大小或有无淋巴结转移。病灶局限于黏膜内，称为原位癌；癌灶直径＜5 mm，称为微小胃癌；癌灶直径在 6～10 mm 之间，称为小胃癌；癌灶更小仅在胃镜黏膜活检时诊断为胃癌，但切除后的胃标本虽经全黏膜取材未见癌组织，称为"一点癌"。早期胃癌按形态可分为 3 型。①Ⅰ型（隆起型）：癌灶突向胃腔；②Ⅱ型（浅表型）：癌灶比较平坦，无明显隆起或低陷5 mm 以内，又分 3 个亚型：Ⅱa（浅表隆起型），Ⅱb（浅表平坦型），Ⅱc（浅表凹陷型）；③Ⅲ型（凹陷型）：低陷深度超过 5 mm。

2.进展期胃癌

病变超过黏膜下层侵入胃壁肌层为中期胃癌；病变达浆膜下层或超出浆膜向外浸润至邻近脏器或有转移者为晚期胃癌。按照 Borrmann 分型法可分为 4 型。

（1）Ⅰ型（息肉型）：为边界清楚突入胃腔的块状癌灶。

（2）Ⅱ型（无浸润溃疡型）：为边界清楚、略隆起的溃疡状癌灶。

（3）Ⅲ型（浸润溃疡型）：为边界不清的溃疡状癌灶，癌组织向周围浸润。

（4）Ⅳ型（弥漫浸润型）：癌组织沿胃壁各层向四周弥漫浸润生长，可累及部分胃或全胃，致胃壁变厚、僵硬，胃腔缩小，呈革袋状，故又称皮革胃。恶性程度最高，转移较早，预后最差。

（二）组织学分型

世界卫生组织 2000 年将胃癌分为：①腺癌（肠型和弥漫型）；②乳头状腺癌；③管状腺癌；④黏液腺癌；⑤印戒细胞癌；⑥腺鳞癌；⑦鳞状细胞癌；⑧小细胞癌；⑨未分化癌；⑩其他。

（三）转移扩散途径

1.直接浸润

直接浸润是胃癌的主要扩散方式之一。胃癌可由原发部位向纵深浸润生长，穿破浆膜后，扩散到大网膜、肝脏、结肠、胰腺、脾脏、横膈等邻近器官。

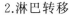

2.淋巴转移

淋巴转移是胃癌的主要转移途径,早期胃癌可有淋巴转移,进展期胃癌的淋巴转移率高达70％左右。胃癌的淋巴结转移率与肿瘤浸润深度呈正相关。

3.血行转移

最常见于晚期胃癌,癌细胞经门静脉或体循环转移至肝、肺、脑、肾、骨骼,以肝转移为多见。

4.腹腔种植转移

当癌肿浸润穿透浆膜层,癌细胞可脱落种植于腹膜、大网膜或其他脏器表面形成转移结节。癌细胞广泛播散时,可形成大量癌性腹水。

三、临床表现

(一)症状

早期胃癌多数无明显症状,部分患者可有上腹不适,伴嗳气、反酸、食欲缺乏等消化道症状。随着病情发展,症状日益加重,常有上腹部疼痛、食欲缺乏、呕吐、乏力、消瘦等症状。不同部位的胃癌表现不同:①贲门胃底癌可有胸骨后疼痛和进行性哽噎感;②幽门部胃癌可有呕吐宿食的表现;③癌肿溃破血管后,可有呕血和黑粪。

(二)体征

早期没有明显体征,可仅有上腹部深压不适或疼痛;晚期,可扪及上腹部肿块,多呈结节状、质硬,略有压痛。发生远处转移时,可有肝大、腹水、锁骨上淋巴结肿大等。

四、辅助检查

(一)纤维胃镜检查

纤维胃镜检查是诊断早期胃癌的有效方法。可直接观察病变部位和范围,也可直接取病变组织进行病理学检查。

(二)影像学检查

1.X线钡餐检查

X线气钡双重造影能发现较小而表浅的病变。肿块型胃癌表现为突向腔内的充盈缺损;溃疡型胃癌表现为胃壁内龛影,黏膜集中、中断、紊乱和局部蠕动波难以通过;浸润型胃癌表现为胃壁僵硬、蠕动波消失,呈狭窄的"革袋状胃"。

2.腹部超声

用于观察胃邻近脏器受浸润和淋巴结转移情况。

3.螺旋CT

有助于胃癌的诊断和术前临床分期。

(三)实验室检查

粪便潜血试验常呈持续阳性。胃液游离酸测定常显示游离酸缺乏或减少。

五、治疗要点

早期发现、早期诊断和早期治疗是提高胃癌疗效的关键。外科手术仍是治疗的首选方法。对于中、晚期胃癌,应辅以化疗、放疗及免疫治疗等综合治疗以提高疗效。

（一）手术治疗

1.根治性手术

切除原则为:癌肿整块切除包括癌肿和可能受浸润胃壁在内的全部或大部,以及大、小网膜和局域淋巴结,并进行消化道重建。切除范围:胃壁切线应距癌肿边缘 5 cm 以上,食管或十二指肠侧切缘应距离贲门或幽门 3～4 cm。

早期胃癌因病变局限且较少淋巴结转移,可行内镜下胃黏膜切除术、腹腔镜或开腹胃部分切除术。

扩大胃癌根治术适用于胃癌侵及邻近组织或脏器,是指包括胰体、尾及脾的根治性胃大部切除术或全胃切除术;有肝、结肠等邻近脏器浸润可行联合脏器切除术。

2.姑息性切除术

对于癌肿广泛浸润并转移,不能完全切除者,应以切除肿瘤、解除症状、延长生存期为主,包括姑息性胃切除术、胃空肠吻合术、空肠造口术等。

（二）化疗

化疗是最主要的辅助治疗方法,目的在于杀灭残留的亚临床癌灶或术中脱落的癌细胞,以提高综合治疗效果。常用的化疗给药途径有口服、静脉、腹膜腔、动脉插管区域灌注给药等。

（三）其他治疗

包括放疗、热疗、生物免疫治疗、中医中药治疗等。目前尚在探索阶段的还有基因治疗。

六、护理措施

（一）术前护理

1.改善营养状况

应根据患者的饮食和生活习惯,制订合理食谱,少量多餐,以高蛋白、高热量、富含维生素、低脂肪、易消化、少渣、无刺激的食物为宜。对不能进食或营养状态差的患者,应遵医嘱予以静脉输液,补充足够的热量,必要时输血浆或全血,以改善患者的营养状况,提高手术的耐受性。

2.胃肠道准备

对有幽门梗阻的患者,应禁食水,术前 3 d 起每晚用温生理盐水洗胃,以减轻胃黏膜的水肿;术前 3 d 给患者口服肠道不吸收的抗菌药物,必要时清洁肠道。

3.心理护理

耐心解释患者的各种疑问,根据患者及家属对胃癌诊断和治疗的了解程度,进行针对性的指导,使其明确手术的必要性;鼓励患者学会自我放松的方法,积极表达自身感受,还要鼓励患者家属多给予关心和支持,使患者能够积极配合治疗和护理工作,树立战胜疾病的信心。

（二）术后护理

1.病情观察

术后应严密观察患者的生命体征、意识状态、尿量、切口敷料、引流液等情况。

2.体位

全麻清醒前取去枕平卧位,头偏向一侧。麻醉清醒且生命体征平稳后取低半卧位,以减少腹部切口张力,减轻疼痛,有利于呼吸和引流。

3.有效控制疼痛

让患者掌握自我放松的方法;遵医嘱适当应用镇痛药物;对于应用自控镇痛泵者,护士应掌

握给药剂量,预防尿潴留、恶心、呕吐等并发症的发生。

4.维持有效胃肠减压

术后早期禁食水、胃肠减压,以减少胃内积气、积液,有利于吻合口的愈合。

(1)妥善固定胃管及胃肠减压装置,保持呈持续负压状态,防止松动和脱出。告知患者及家属胃管及有效胃肠减压的重要性,勿脱出或拔出,若胃管不慎脱出,应及时报告医师,不能自行插回。

(2)观察胃液的颜色、性质及量:一般术后24 h内,胃管引流出少量血液或咖啡样液体100～300 mL,以后胃液逐渐转清。如果短时间内从胃管引流出大量鲜红色血液,持续不止,应警惕出血,及时报告医师处理。

5.保持腹腔引流通畅

(1)妥善固定引流管,保持通畅,避免受压、扭曲和折叠。

(2)观察并记录引流液的颜色、性状及量。若术后持续引流出大量新鲜血性液体,可能有腹腔内出血,应及时报告医师。若术后数天引流液变混浊,带有异味,同时出现腹痛和体温下降后又上升,可能有腹腔内感染。

(3)严格无菌操作,定期更换引流袋,防止感染。

6.早期活动

早期活动可促进肠蠕动恢复,预防术后肠粘连和下肢深静脉血栓形成等并发症的发生。除年老体弱或病情较重者,应鼓励并协助患者术后第1天坐起轻微活动,第2天于床边活动,第3天可在室内活动,患者活动量应根据个体差异而定。还应鼓励患者定时做深呼吸、有效咳嗽和咳痰。

7.营养支持

(1)肠外营养支持:因术后禁食水,且胃肠减压期间引流出大量含有各种电解质的胃肠液,容易造成水、电解质和酸碱失衡与营养缺乏。因此,术后需及时输液补充患者所需的水、电解质和营养素,必要时输血浆清蛋白或全血,以改善患者的营养状况。护士应详细记录24 h出入液量,为合理输液提供依据。

(2)肠内营养支持:术中放置空肠营养管的胃癌根治术患者,可在术后早期经喂养管输注肠内营养液。需根据患者的个体状况,合理制订营养支持方案。护理时应注意以下问题。①喂养管的护理:妥善固定喂养管,防止滑脱、移动、扭曲和受压;保持喂养管通畅,每次输注营养液前后用生理盐水或温开水20～30 mL冲管,输注营养液的过程中4 h冲管1次,以防止营养液沉积堵塞导管;②控制输入营养液的温度、浓度和速度;③观察有无恶心、呕吐、腹痛、腹胀、腹泻和水电解质紊乱等并发症的发生。

(3)饮食护理:肠蠕动恢复后可拔除胃管,逐渐恢复饮食。注意少食牛奶、豆类等产气食物,忌生、冷、硬和刺激性食物。应少食多餐,开始时每天5～6餐,以后逐渐减少每天餐次并增加每餐量,逐步恢复至正常饮食。全胃切除术后,肠管代胃容量较小,开始全流质饮食时宜少量、清淡;每次饮食后需观察患者有无腹部不适。

8.并发症的观察和护理

(1)术后胃出血:术后短期内从胃管不断引流出大量新鲜血液,24 h后仍未停止,甚至出现呕血和黑粪,提示术后出血。术后24 h内的出血,多属术中止血不确切;术后4～6 d发生的出血,常为吻合口黏膜坏死脱落所致;术后10～20 d发生的出血,与吻合口缝线处感染或黏膜下脓肿腐蚀血管有关。非手术治疗方法包括禁食水、应用止血药物、补液、输新鲜血等，或用冰生理盐水洗胃。如果经非手术治疗不能有效止血或出血量＞500 mL/h时，应行手术止血。

（2）十二指肠残端破裂：为毕Ⅱ式胃大部切除术后近期的严重并发症。常因十二指肠残端处理不当或空肠输入袢梗阻致十二指肠内张力过高所致。多发生于术后24～48 h，表现为上腹部突发剧痛、腹膜刺激征伴发热，腹腔穿刺可抽出胆汁样液体。一旦发现，应立即行手术治疗。术后积极纠正水、电解质紊乱和酸碱失衡，经静脉或空肠造瘘管提供营养支持，全身应用广谱抗生素，涂氧化锌软膏保护引流管周围皮肤。

（3）胃肠吻合口破裂或吻合口瘘：是胃大部切除术后的早期严重并发症之一。与缝合不当、吻合口张力过大、组织供血不足有关。多发生在术后1周内，临床表现为高热、脉速等全身中毒症状，腹膜炎以及腹腔引流管引出含肠内容物的浑浊液体。如较晚发生，多形成局部脓肿或外瘘。出现弥漫性腹膜炎者需立即手术，做好急症手术准备。形成局部脓肿或外瘘而无弥漫性腹膜炎的患者，处理包括：①禁食水、胃肠减压；②进行局部引流，注意及时清洁瘘口周围皮肤并保持干燥，局部涂以氧化锌软膏、皮肤保护粉或皮肤保护膜加以保护，以免皮肤破损继发感染；③合理应用抗生素；④给予肠外营养支持，纠正水、电解质紊乱和维持酸碱平衡；⑤经上述处理后多数患者吻合口瘘可在4～6周自愈，若经久不愈，需再次手术。

（4）胃排空障碍：发病原因包括以下3条。①含胆汁的十二指肠液进入胃，干扰残胃功能；②输出段空肠麻痹而致功能紊乱；③变态反应多发生在术后4～10 d，表现为进食后突然出现上腹胀满、钝痛、继而呕吐含胆汁的胃内容物。处理包括：①禁食水、胃肠减压；②肠外营养支持，纠正低蛋白，维持水、电解质和酸碱平衡；③应用促进胃动力药物，也可用3％温盐水洗胃。

（5）术后梗阻：根据梗阻部位分为输入袢梗阻、输出袢梗阻和吻合口梗阻，前两者常见于毕Ⅱ式胃大部切除术后。

输入袢梗阻：可分为急、慢性两类。①急性完全性输入袢梗阻常见原因为输出袢系膜悬吊过紧压迫输入袢，或输入袢过长穿入输出袢与横结肠系膜的间隙孔形成内疝所致，易发生肠绞窄。临床表现为突发上腹部剧痛、频繁呕吐，呕吐量少、不含胆汁，呕吐后症状不缓解，且上腹有压痛性肿块。病情进展快，不久即出现烦躁、脉速、血压下降等休克症状。一旦发生应紧急手术治疗。②慢性不完全性输入袢梗阻常见原因为输入袢过长扭曲或输入袢过短在吻合口处形成锐角，使输入袢内胆汁、胰液和十二指肠液排空不畅而滞留。因消化液滞留在输入袢内，进食后消化液分泌明显增加，输入袢内压力升高，刺激肠管发生强烈的收缩，引起喷射状呕吐，也称"输入袢综合征"。表现为进食后出现上腹胀痛或绞痛，随即喷射状呕吐出大量含胆汁液体，呕吐后症状缓解。处理措施包括禁食水、胃肠减压、营养支持等，若症状在数周或数月内不能缓解，应手术治疗。

输出袢梗阻：常因胃肠吻合口下方输出袢粘连、大网膜水肿、炎性肿块压迫等所致。临床表现为上腹饱胀，呕吐食物和胆汁。如果保守治疗无效，应手术解除梗阻。

吻合口梗阻：常因吻合口过小或吻合口的胃肠壁内翻过多所致，也可为术后吻合口炎症水肿所致的暂时性梗阻。临床表现为进食后上腹饱胀和溢出性呕吐，呕吐物为食物，含或不含胆汁，X线钡餐检查显示造影剂完全停留在胃内。若经非手术治疗仍无改善，应行手术解除梗阻。

（6）倾倒综合征：由于胃大部切除术后，失去对胃排空的控制，导致胃排空过快所产生的一系列综合征。根据进食后症状出现的时间可分为早期和晚期两种。

早期倾倒综合征：多发生于餐后半小时内，与胃排空过快有关。因胃容积减少和幽门缺失，食物和液体快速进入十二指肠或空肠，导致胃肠功能和血管舒张功能紊乱而致。临床上以胃肠道症状和循环系统症状为主要表现。胃肠道症状为上腹饱胀不适,恶心和呕吐,肠鸣音频繁,可有绞痛,继而腹泻;循环系统症状为全身无力、头晕、晕厥、面色潮红或苍白、大汗淋漓、心悸、心动过速等。护理措施包括:指导患者少食多餐;以低碳水化合物、高蛋白饮食为宜;避免进食过甜、过咸、过浓的流质食物;进餐时限制饮水、喝汤;进餐后平卧 20 min。多数患者经调整饮食后,症状可减轻或消失,术后半年到 1 年内能逐渐自愈。极少数症状严重而持久患者需手术治疗。

晚期倾倒综合征又称低血糖综合征:主要因进食后胃排空过快,含糖食物迅速进入空肠后被快速吸收而致血糖迅速升高,高血糖促使胰岛素大量释放,继而发生反应性低血糖。表现为餐后 2～4 h,出现心慌、无力、眩晕、出汗、手颤、嗜睡,甚至虚脱。出现上述症状后稍进饮食,即可缓解。饮食中减少碳水化合物含量,增加蛋白质比例,少量多餐即可防止发生。

9.健康指导

(1)饮食指导:术后 1 年内胃容量受限,宜少量多餐、定时定量,少食腌、熏食物,忌食生、冷、硬、油炸、辛辣等刺激性食物。

(2)心理指导:教会患者自我调节情绪的方法,保持乐观的心态,注意劳逸结合。

(3)定期复查:定期门诊随访,检查血常规、肝功能等,术后 3 年内每 3～6 个月复查 1 次;3～5 年每半年复查 1 次;5 年后每年复查 1 次。内镜检查每年 1 次。如果出现腹部不适、腹胀、腹痛、肝区肿胀、锁骨上淋巴结肿大等症状,应及时就诊。

(刘　媛)

第七节　急性肠梗阻

一、概述

肠梗阻指肠内容物在肠道中通过受阻,为常见急腹症,可因多种因素引起。起病初梗阻肠段先有解剖和功能性改变,继则发生体液和电解质的丢失、肠壁循环障碍坏死和继发感染,最后可致毒血症休克死亡。当然如能及时诊断积极治疗大多能逆转病情的发展以至治愈。

二、病因

(一)机械性肠梗阻

1.肠外原因

(1)粘连与粘连带压迫:粘连可引起肠折叠扭转而造成梗阻。先天性粘连带较多见于小儿;腹部手术或腹内炎症产生的粘连是成人肠梗阻最常见的原因,但少数病例可无腹部手术及炎症史。

(2)嵌顿性外疝或内疝。

(3)肠扭转常由于粘连所致。

(4)肠外肿瘤或腹块压迫。

2.肠管本身的原因

(1)先天性狭窄和闭孔畸形。

(2)炎症肿瘤吻合手术及其他因素所致的狭窄。例如炎症性肠病肠结核放射性损伤肠肿瘤(尤其是结肠瘤)肠吻合等。

(3)肠套叠在成人较少见,多因息肉或其他肠管病变引起。

3.肠腔内原因

由于成团蛔虫异物或粪块等引起肠梗阻已不常见。巨大胆石通过胆囊或胆总管-指肠瘘管进入肠腔,产生胆石性肠梗阻的病例时有报道。

(二)动力性肠梗阻

(1)麻痹性:腹部大手术后腹膜炎、腹部外伤、腹膜后出血、某些药物肺炎、脓胸脓毒血症、低钾血症、或其他全身性代谢紊乱均可并发麻痹性肠梗阻。

(2)痉挛性:肠道炎症及神经系统功能紊乱均可引起肠管暂时性痉挛。

(三)血管性肠梗阻

肠系膜动脉栓塞或血栓形成和肠系膜静脉血栓形成为主要病因。各种病因引起肠梗阻的频率随年代地区、民族医疗卫生条件等不同而有所不同。例如:年前嵌顿疝所致的机械性肠梗阻的发生率最高,随着医疗水平的提高、预防性疝修补术得到普及,现已明显减少。而粘连所致的肠梗阻的发生率明显上升。

三、病理改变

单纯性完全机械性肠梗阻发生后,梗阻部位以上的肠腔扩张,肠壁变薄,黏膜易有糜烂和溃疡发生,浆膜可被撕裂,整个肠壁可因血供障碍而坏死穿孔,梗阻以下部分肠管多呈空虚坍陷。

麻痹性肠梗阻时肠管扩张肠壁变薄。

在绞窄性肠梗阻的早期,由于静脉回流受阻,小静脉和毛细血管可发生淤血、通透性增加、甚至破裂而渗出血浆或血液,此时肠管内因充血和水肿而呈紫色,继而出现动脉血流受阻、血栓形成,肠壁因缺血而坏死,肠内细菌和毒素可通过损伤的肠壁进入腹腔,坏死的肠管呈紫黑色最后可自行破裂。

四、病理生理

肠梗阻的主要病理生理改变为膨胀体液和电解质的丢失,以及感染和毒血症。这些改变的严重程度视梗阻部位的高低、梗阻时间的长短以及肠壁有无血液供应障碍而不同。

(一)肠膨胀

机械性肠梗阻时,梗阻以上的肠腔因积液积气而膨胀,肠段对梗阻的最先反应是增强蠕动,而强烈的蠕动引起肠绞痛。此时食管上端括约肌发生反射性松弛,患者在吸气时不自觉地将大量空气吞入胃肠,因此肠腔积气的 70% 是咽下的空气,其中大部分是氮气,不易被胃肠吸收,其余 30% 的积气是肠内酸碱中和与细菌发酵作用产生的,或自备注弥散至肠腔的 CO_2、H_2、CH_4 等气体。正常成人每天消化道分泌的唾液、胃液、胆液、胰液和肠液的总量约 8 L,绝大部分被小肠黏膜吸收,以保持体液平衡。肠梗阻时大量液体和气体聚积在梗阻近端引起肠膨胀,而膨胀能抑制肠壁黏膜吸收水分,以后又刺激其增加分泌,如此肠腔内液体越积越多,使肠膨胀进行性加重。在单纯性肠梗阻,肠管内压力一般较低,初是常低于 0.8 kPa(约 8 cmH_2O)。

但随着梗阻时间的延长,肠管内压力甚至可达到 1.8 kPa(约 18 cmH$_2$O)。结肠梗阻止肠腔内压力平均多在 2.5 kPa(约 25 cmH$_2$O)。结肠梗阻时肠腔内压力平均多在 2.5 kPa(约 25 cmH$_2$O)以上,甚至有高到 5.1 kPa(约 52 cmH$_2$O)水柱。肠管内压力的增高可使肠壁静脉回流障碍,引起肠壁充血水肿,通透性增加。肠管内压力继续增高可使肠壁血流阻断使单纯性肠梗阻变为绞窄性肠梗阻。严重的肠膨胀甚至可使横膈抬高,影响患者的呼吸和循环功能。

(二)体液和电解质的丢失

肠梗阻时肠膨胀可引起反射性呕吐。高位小肠梗阻时呕吐频繁,大量水分和电解质被排出体外。如梗阻位于幽门或十二指肠上段,呕出过多胃酸,则易产生脱水和低氯低钾性碱中毒。如梗阻位于十二指肠下段或空肠上段,则重碳酸盐的丢失严重。低位肠梗阻,呕吐虽远不如高位者少见,但因肠黏膜吸收功能降低而分泌液量增多,梗阻以上肠腔中积留大量液体,有时多达 5～10 L,内含大量碳酸氢钠。这些液体虽未被排出体外,但封闭在肠腔内不能进入血液,等于体液的丢失。此外,过度的肠膨胀影响静脉回流,导致肠壁水肿和血浆外渗,在绞窄性肠梗阻时,血和血浆的丢失尤其严重。因此,患者多发生脱水伴少尿、氮质血症和酸中毒。如脱水持续,血液进一步浓缩,则导致低血压和低血容量休克。失钾和不进饮食所致的血钾过低可引起肠麻痹,进而加重肠梗阻的发展。

(三)感染和毒血症

正常人的肠蠕动使肠内容物经常向前流动和更新,因此小肠内是无菌的,或只有极少数细菌。单纯性机械性小肠梗阻时,肠内纵有细菌和毒素也不能通过正常的肠黏膜屏障,因而危害不大。若梗阻转变为绞窄性,开始时,静脉血流被阻断,受累的肠壁渗出大量血液和血浆,使血容量进一步减少,继而动脉血流被阻断而加速肠壁的缺血性坏死。较窄段肠腔中的液体含大量细菌(如梭状芽孢杆菌、链球菌、大肠埃希菌等)、血液和坏死组织,细菌的毒素以及血液和坏死组织的分解产物均具有极强的毒性。这种液体通过破损或穿孔的肠壁进入腹腔后,可引起强烈的腹膜刺激和感染,被腹膜吸收后,则引起脓毒血症。严重的腹膜炎和毒血症是导致肠梗阻患者死亡的主要原因。

除上述三项主要的病理生理改变之外,如发生绞窄性肠梗阻往往还伴有肠壁、腹腔和肠腔内的渗血,绞窄的肠袢越长,失血量越大,亦是导致肠梗阻患者死亡的原因之一。

五、临床表现

症状和体征典型的肠梗阻是不难诊断的,但缺乏典型表现者诊断较困难。X 线腹部透视或摄片检查对证实临床诊断、确定肠梗阻的部位很有帮助。正常人腹部 X 线平片上只能在胃和结肠内见到少量气体。如小肠内有气体和液平面,表明肠内容物通过障碍,提示肠梗阻的存在。急性小肠梗阻通常要经过 6 h 肠内才会积聚足够的液体和气体,形成明显的液平面经过 12 h,肠扩张的程度肯定达到诊断水平。结肠梗阻发展到 X 线征象出现的时间就更长。充气的小肠特别是空肠可从横绕肠管的环状襞加以辨认,并可与具有结肠袋影的结肠相区别。此外,典型的小肠肠型多在腹中央部分,而结肠影在腹周围或在盆腔。根据患者体力情况可采用立或卧式,从正位或侧位摄片,必要时进行系列摄片。

肠梗阻的诊断确定后,应进步鉴别梗阻的类型。因于治疗及预后方面差异很大,如机械性肠梗阻多需手术解除,动力性肠梗阻则可用保守疗法治愈,绞窄性肠梗阻应尽早进行手术,而单纯性机械性肠梗阻可先试行保守治疗。应鉴别之点如下。

（一）鉴别机械性肠梗阻和动力性肠梗阻

首先要从病史上分析有无机械梗阻因素。动力性肠梗阻包括常见的麻痹性和少见的痉挛性肠梗阻。机械性肠梗阻的特征是阵发性肠绞痛、肠鸣音亢进和非对称性腹胀；而麻痹性肠梗阻的特征为无绞痛、肠鸣音消失和全腹均匀膨胀；痉挛性肠梗阻可有剧烈腹痛突然发作和消失，间歇期不规则，肠鸣音减弱而不消失，但无腹胀。X线腹部平片有助于两者的鉴别：机械性梗阻的肠胀气局限于梗阻部位以上的肠段；麻痹性梗阻时，全部胃、小肠和结肠均有胀气，程度大致相同；痉挛性梗阻时，肠无明显胀气和扩张。每隔分钟拍摄正、侧位腹部平片以观察小肠有无运动，常可鉴别机械性与麻痹性肠梗阻。

（二）鉴别单纯性肠梗阻和绞窄性肠梗阻

绞窄性肠梗阻可发生于单纯性机械性肠梗阻的基础上，单纯性肠梗阻因治疗不善而转变为绞窄性肠梗阻的占 15％～43％，一般认为出现下列征象应疑有绞窄性肠梗阻。

（1）急骤发生的剧烈腹痛持续不减，或由阵发性绞痛转变为持续性腹痛，疼痛的部位较为固定。若腹痛涉及背部提示肠系膜受到牵拉，更提示为绞窄性肠梗阻。

（2）腹部有压痛、反跳痛和腹肌强直，腹胀与肠鸣音亢进则不明显。

（3）呕吐物、胃肠减压引流物、腹腔穿刺液含血液，亦可有便血。

（4）全身情况急剧恶化，毒血症表现明显，可出现休克。

（5）X线平片检查可见梗阻部位以上肠段扩张并充满液体，状若肿瘤或呈"C"形面被称为"咖啡豆征"，在扩张的肠管间常可见有腹水。

（三）鉴别小肠梗阻和结肠梗阻

高位小肠梗阻呕吐频繁而腹胀较轻，低位小肠梗阻则反之。结肠梗阻的临床表现与低位小肠梗阻相似。但X线腹部平片检查则可区别。小肠梗阻是充气之肠祥遍及全腹，液平较多，而结肠则不显示。若为结肠梗阻则在腹部周围可见扩张的结肠和袋形，小肠内积气则不明显。

（四）鉴别完全性肠梗阻和不完全性肠梗阻

完全性肠梗阻多为急性发作而且症状明显，不完全性肠梗阻则多为慢性梗阻，症状不明显，往往为间歇性发作。X线平片检查完全性肠梗阻者肠祥充气扩张明显，不完全性肠梗阻则反之。

（五）肠梗阻病因的鉴别诊断

判断病因可从年龄、病史、体检、X线检查等方面的分析着手。例如，以往有过腹部手术、创伤、感染的病史，应考虑肠粘连或粘连带所致的梗阻；如患者有肺结核，应想到肠结核或腹膜结核引起肠梗阻的可能。遇风湿性心瓣膜病伴心房纤颤、动脉粥样硬化或闭塞性动脉内膜炎的患者，应考虑肠系膜动脉栓塞；而门静脉高压和门静脉炎可致门静脉栓塞。这些动静脉血流受阻是血管性肠梗阻的常见原因。在儿童中，蛔虫引起肠堵塞偶可见到；3岁以下婴幼儿中原发性肠套叠多见；青、中年患者的常见病因是肠粘连、嵌顿性外疝和肠扭转；老年人的常见病因是结肠癌、乙状结肠扭转和粪块堵塞，而结肠梗阻病例的90％为癌性梗阻。成人中肠套叠少见，多继发于Meckel憩室、肠息肉和肿瘤。在腹部检查时，要特别注意腹部手术切口瘢痕和隐蔽的外疝。

腹痛、呕吐、腹胀、便秘和停止排气是肠梗阻的典型症状但在各类肠梗阻中轻重并不一致。

1.腹痛

肠梗阻的患者大多有腹痛。在急性完全性机械性小肠梗阻患者中，腹痛表现为阵发性绞痛。腹痛是由梗阻部位以上的肠管强烈蠕动所引起，多位于腹中部，常突然发作，逐步加剧至高峰，持续数分钟后缓解。间隙期可以完全无痛，但过段时间后可以再发，绞痛的程度和间隙期的长短则视梗阻部位的高低和病情的缓急而异。一般而言,十二指肠、上段空肠梗阻时呕吐可起减压作用,患者绞痛较轻。而低位回肠梗阻则可因肠胀气抑制肠蠕动,故绞痛亦轻。唯急性空肠梗阻时绞痛较剧烈,一般2~5 min即发作1次。不完全性肠梗阻腹痛较轻,在一阵肠鸣或排气后可见缓解。慢性肠梗阻亦然,且间隙期亦长。急性机械性结肠梗阻时腹痛多在下腹部。一般较小肠梗阻为轻。结肠梗阻时若回盲瓣功能正常,结肠内容物不能逆流到小肠,肠腔因而逐渐扩大,压力增高,因之除阵发性绞痛外可有持续性钝痛。此种情况的出现应注意有闭袢性肠梗阻的可能性。发作间隙期的持续性钝痛亦是绞窄性肠梗阻的早期表现。如若肠壁已发生缺血坏死则呈持续性剧烈腹痛。至于麻痹性肠梗阻,由于肠肌已无蠕动能力,故无肠绞痛发作,可由高度肠管膨胀而引起腹部持续性胀痛。

2.呕吐

肠梗阻患者几乎都有呕吐,早期为反射性呕吐,吐出物多为胃内容物。后期则为反流性呕吐,因梗阻部位高低而不同,部位越高,呕吐越频越剧烈。低位小肠梗阻时呕吐较轻亦较疏。结肠梗阻时,由于回盲瓣可以阻止反流故早期可无呕吐,但后期回盲瓣因肠腔过度充盈而关闭不全时亦有较剧烈的呕吐,吐出物可含粪汁。

3.腹胀

腹胀是较迟出现的症状,其程度与梗阻部位有关。高位小肠梗阻由于频繁呕吐多无明显腹胀;低位小肠梗阻或结肠梗阻的晚期常有显著的全腹膨胀。闭袢性梗阻的肠段膨胀很突出,常呈不对称的局部膨胀。麻痹性肠梗阻时,全部肠管均膨胀扩大,故腹胀显著。

4.便秘和停止排气

完全性肠梗阻时,患者排便和排气现象消失。但在高位小肠梗阻的最初2~3 d,如梗阻以下肠腔内积存了粪便和气体,则仍有排便和排气现象,不能因此否定完全性梗阻的存在。同样,在绞窄性肠梗阻如肠扭转、肠套叠以及结肠癌所致的肠梗阻等都仍可有血便或脓血便排出。

5.全身症状

单纯性肠梗阻患者一般无明显的全身症状,但呕吐频繁和腹胀严重者必有脱水,血钾过低者有疲软、嗜睡、乏力和心律失常等症状。绞窄性肠梗阻患者的全身症状最显著,早期即有虚脱,很快进入休克状态。伴有腹腔感染者,腹痛持续并扩散至全腹,同时有畏寒、发热、白细胞增多等感染和毒血症表现。

六、治疗措施

肠梗阻的治疗方法取决于梗阻的原因、性质、部位、病情和患者的全身情况。但不论采取何种治疗方法,纠正肠梗阻所引起的水、电解质和酸碱平衡的失调,做胃肠减压以改善梗阻部位以上肠段的血液循环以及控制感染等皆属必要。

(一)纠正脱水、电解质丢失和酸碱平衡失调

脱水与电解质的丢失与病情与病类有关。应根据临床经验与血化验结果予以估计。一般成人症状较轻的约需补液1 500 mL,有明显呕吐的则需补3 000 mL,而伴周围循环虚脱和低血压时则需补液4 000 mL以上。若病情一时不能缓解则尚需补给从胃肠减压及尿中排泄的量以及正常的每天需要量。当尿量排泄正常时,尚需补给钾盐。低位肠梗阻多因碱性肠液丢失易有酸中毒,而高位肠梗阻则因胃液和钾的丢失易发生碱中毒,皆应予相应的纠正。在绞窄性肠梗阻和机械性肠梗阻的晚期,可有血浆和全血的丢失,产生血液浓缩或血容量的不足,故尚应补给全血

或血浆、清蛋白等方能有效地纠正循环障碍。

在制定或修改此项计划时，必须根据患者的呕吐情况、脱水体征，每小时尿量和尿比重，血钠、钾、氯离子、二氧化碳结合力、血肌酐以及血细胞压积、中心静脉压的测定结果加以调整。由于酸中毒、血浓缩、钾离子从细胞内逸出，血钾测定有时不能真实地反映细胞缺钾情况。而应进行心电图检查作为补充。补充体液和电解质、纠正酸碱平衡失调的目的在于维持机体内环境的相对稳定，保持机体的抗病能力，使患者在肠梗阻解除之前渡过难关，能在有利的条件下经受外科手术治疗。

（二）胃肠减压

通过胃肠插管减压可引出吞入的气体和滞留的液体，解除肠膨胀，避免吸入性肺炎，减轻呕吐，改善由于腹胀引起的循环和呼吸窘迫症状，在一定程度上能改善梗阻以上肠管的淤血、水肿和血液循环。少数轻型单纯性肠梗阻经有效的减压后肠腔可恢复通畅。胃肠减压可减少手术操作困难，增加手术的安全性。

减压管般有两种：较短的一种（Levin 管）可放置在胃或十二指肠内，操作方便，对高位小肠梗阻减压有效；另一种减压管长数米（Miller-Abbott 管），适用于较低位小肠梗阻和麻痹性肠梗阻的减压，但操作费时，放置时需要 X 线透视以确定管端的位置。结肠梗阻发生肠膨胀时，插管减压无效，常需手术减压。

（三）控制感染和毒血症

肠梗阻时间过长或发生绞窄时，肠壁和腹膜常有多种细菌感染（如大肠埃希菌、梭形芽孢杆菌、链球菌等），积极地采用以抗革兰氏阴性杆菌为重点的广谱抗生素静脉滴注治疗十分重要，动物实验和临床实践都证实应用抗生素可以显著降低肠梗阻的死亡率。

（四）解除梗阻恢复肠道功能

对单纯性机械性肠梗阻，尤其是早期不完全性肠梗阻，如由蛔虫、粪块堵塞或炎症粘连所致的肠梗阻等可做非手术治疗。早期肠套叠、肠扭转引起的肠梗阻亦可在严密的观察下先行非手术治疗。动力性肠梗阻除非伴有外科情况，不需手术治疗。

非手术治疗除前述各项治疗外尚可加用下列措施。

（1）油类：可用液状石蜡生豆油或菜油 200～300 mL 分次口服或由胃肠减压管注入。适用于病情较重，体质较弱者。

（2）麻痹性肠梗阻如无外科情况可用新斯的明注射、腹部芒硝热敷等治疗。

（3）针刺足三里、中脘、天枢、内关、合谷、内庭等穴位可作为辅助治疗。

绝大多数机械性肠梗阻需做外科手术治疗，缺血性肠梗阻和绞窄性肠梗阻更宜及时手术处理。

外科手术的主要内容为：①松解粘连或嵌顿性疝，整复扭转或套叠的肠管等，以消除梗阻的局部原因；②切除坏死的或有肿瘤的肠段，引流脓肿等，以清除局部病变；③肠造瘘术可解除肠膨胀，便利肠段切除，肠吻合术可绕过病变肠段，恢复肠道的通畅。

七、急救护理

急性肠梗阻护理要点是围绕矫正因肠梗阻引起的全身性生理紊乱和解除梗阻而采取的相应措施，即胃肠减压，纠正水、电解质紊乱和酸碱失衡，防治感染和中毒。采用非手术疗法过程中，需严密观察病情变化。如病情不见好转或继续恶化，应及时为医师提供信息，修改治疗方案。有

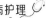

适应证者积极完善术前准备,尽早手术解除梗阻,加强围术期护理。

(一)护理目标

(1)严密观察病情变化,使患者迅速进入诊断、治疗程序。

(2)维持有效的胃肠减压。

(3)减轻症状:如疼痛、腹胀、呼吸困难等。

(4)加强基础护理,增加患者的舒适感。

(5)做好水分、电解质管理。

(6)预防各种并发症,提高救治成功率。

(7)加强心理护理,增强患者战胜疾病的信心。

(8)帮助患者及家属掌握自护知识,为患者回归正常生活做准备。

(二)护理措施

1.密切观察病情变化

(1)意识表情变化能够反映中枢神经系统血液灌注情况。意识由清醒变模糊或昏迷提示病情加重。

(2)监测患者血压、脉搏、呼吸、体温,隔 15～30 min 1 次,记录尿量,观察腹痛、腹胀、呕吐、肛门排气排便情况。如果患者有口渴、尿量减少、脉率增快、脉压缩小、烦躁不安、面色苍白等表现,为早期休克征象,应加快输液速度,配合医师进行抢救。早期单纯性肠梗阻患者,全身情况无明显变化,后因呕吐,水、电解质紊乱,可出现脉搏细速、血压下降、面色苍白、眼球凹陷、皮肤弹性减退,四肢发凉等中毒性休克征象,尤以绞窄性肠梗阻更为严重。

(3)注意有无突发的剧烈腹痛、腹胀明显加重等异常情况。若出现持续剧烈的腹痛,频繁的呕吐,非手术治疗疗效不明显,有明显的腹膜炎表现以及呕血、便血等症状为绞窄性肠梗阻表现,应尽早配合医师行手术治疗。

(4)术后密切观察患者术后一般情况,应 30～60 min 测血压、脉搏 1 次,平稳后可根据医嘱延长测定时间。对重症患者进行心电监护,预防中毒性休克。如发现异常情况要及时通知医师,做好抢救工作。

(5)保持各引流管通畅,妥善固定,防止挤压扭曲,同时密切观察引流液的性状,如量、颜色、气味等。

2.胃肠减压的护理

(1)肠梗阻的急性期须禁食,并保持有效的胃肠减压。胃肠减压可吸出肠道内气体和液体,减轻腹胀,降低肠腔内压力,改善肠壁血液循环,有利于改善局部病变及全身情况。关心安慰患者,讲解胃肠减压的作用及重要性,使患者重视胃肠减压的作用。

(2)妥善固定胃管,2 h 抽吸 1 次,避免折曲或脱出,保持引流通畅,若引流不畅时可用等渗盐水冲洗胃管,观察引出物的色、质、量并记录。

(3)避免胃内存留大量的液体和气体影响药物的保存和吸收。注药操作时,动作要轻柔,避免牵拉胃管引起患者不适,注射完毕,一定要夹紧胃管 2～3 h,以利于药物吸收及进入肠道。

(4)动态观察胃肠吸出物的颜色及量。若吸出物减少及变清,肠鸣音恢复,表示梗阻正在缓解;若吸出物的量较多,有粪臭味或呈血性,表示肠梗阻未解除,促使细菌繁殖或者引起肠管血循环障碍,应及早通知医师,采取合理手术治疗。

(5)术后更应加强胃肠减压的护理。每天记录胃液量,便于医师参考补液治疗。注意胃液性质,发现有大量血性液体引出时,应及时报告医师处理。

3.体位和活动的护理

(1)非手术患者卧床休息。在血压稳定的情况下,可采取半卧位,以减轻腹痛、腹胀,并有利于呼吸。

(2)术后待生命体征平稳后采用半卧位,以利于腹腔内渗出液流向盆腔而利于吸收(盆腔内腹膜吸收能力较强),使感染局限化,减少膈下感染,减轻腹部张力,减轻切口疼痛,有利于切口愈合。有造瘘口者应向造瘘口侧侧卧,以防肠内大便或肠液流出污染腹部切口或从造瘘口基底部刀口流入肠腔而致感染。护理人员应经常协助患者维持好半卧位。

(3)指导和协助患者活动。术后 6 h 血压平稳后可在床上翻身,动作宜小且轻缓,术后第一天可协助坐起并拍背促进排痰。同时鼓励患者早期下床活动,有利于肠蠕动恢复,防止肠粘连,促进生理功能和体力的恢复,防止肺不张。

(4)被动、主动活动双下肢,防止下肢静脉血栓形成。瘦、弱、年老的患者同时要特别注意骶尾部的皮肤护理,防止因受压过久发生压疮。

4.腹痛的护理

(1)患者主诉疼痛时应立即采取相应的处理措施,如给予舒适的体位、同情安慰患者、让患者做深呼吸。但在明确诊断前禁用强镇痛药物。

(2)禁食,保持有效的胃肠减压。

(3)观察腹疼的部位、性质、程度、进展情况。单纯性机械性肠梗阻一般为阵发性剧烈绞痛;绞窄性肠梗阻腹痛往往为持续性腹痛伴有阵发性加重,疼痛也较剧烈;麻痹性肠梗阻腹痛往往不明显,阵发性绞痛尤为少见;结肠梗阻一般为胀痛。要观察生命体征变化,判断有无绞窄性肠梗阻及休克的发生,为治疗时机选择提供依据。

5.呕吐的观察及护理

(1)呕吐时,协助患者坐起或使其头侧向一边,及时清理呕吐物,防止窒息和引起吸入性肺炎。

(2)呕吐后用温开水漱口,保持口腔清洁,清洁颜面部,并观察记录呕吐时间、次数、性质、量等。维持口腔清洁卫生,口腔护理每天 2 次,防止口腔感染。

(3)若留置胃肠减压后仍出现呕吐者,应考虑是否存在引流不畅,检查胃管的深度是否移位或脱出,管道是否打折、扭曲,管腔是否堵塞,应及时给予相应的处理。

6.腹部体征的观察及护理

(1)评估、记录腹胀的程度,观察病情变化。观察腹部外形,每小时听诊肠鸣音 1 次,腹胀伴有阵发性腹绞痛,肠鸣音亢进,甚至有气过水声或金属音,应严密观察。麻痹性肠梗阻时全腹膨胀显著,但不伴有肠型;闭袢性肠梗阻可以出现局部膨胀;结肠梗阻因回盲瓣关闭可以显示腹部高度膨胀,而且往往不对称。

(2)动态观察是否有肛门排气、排便。

(3)减轻腹胀的措施有胃管引流,保持有效负压吸引。热敷或按摩腹部。如无绞窄性肠梗阻,可从胃管注入海马沟,每次 20～30 mL,促进排气、排便。

7.加强水、电解质管理

(1)准确记录 24 h 出入量、每小时尿量,作为调整输液量的参考指标。

(2)遵医嘱尽快补充水和电解质的丢失。护士应科学、合理地安排补液顺序。危及生命的电

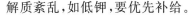

解质紊乱,如低钾,要优先补给。

(3)维持有效的静脉通道,必要时建立中心静脉通道。加强局部护理。

8.预防感染的护理

(1)为患者执行各项治疗、操作时严格遵守无菌技术原则。接触患者前后均用流水洗手,防止交叉感染。

(2)有引流管者,应每天更换引流袋,保持引流通畅。

(3)禁食和胃肠减压期间应用生理盐水或漱口液口腔护理,每天3次,防止口腔炎的发生。

(4)留置导尿管者应用0.1‰苯扎溴铵消毒尿道口或抹洗外阴,每天3次。

(5)加强皮肤护理,及时擦干汗液、清理呕吐物、更换衣被。2 h变换体位1次,按摩骨突部位,防止压疮的发生。

9.引流管的护理

(1)术后因病情需要放置腹腔引流管,护士应明确引流管的放置位置及作用,注意引流管是否固定牢固,有无扭曲、阻塞等。

(2)术后隔30 min挤压1次引流管,以避免管腔被血块堵塞,保持引流管通畅。

(3)注意观察引流液的量及性质,及时准确地向医师报告病情。

(4)在操作过程中注意无菌操作,防止逆行感染。

10.饮食护理

待胃肠功能恢复,肛门排气后给患者少量流质饮食。肠切除者,应在肛门排气后1～2 d后才能开始进食流质饮食。进食后如无不适,逐渐过渡至半流、软质、普通饮食。给予无刺激、易消化、营养丰富及富含纤维素的食物。有造瘘口者避免进食产气、产酸和刺激性食物如蛋、洋葱、芹菜、蒜或含糖高的食物,以免产生臭气。随着病情恢复,造瘘口功能的健全,2周左右可进容易消化的少渣普食及含纤维素高的食物,不但可使粪便成形,便于护理,而且起到扩张造瘘口的作用。

11.心理护理

肠梗阻发病急,疼痛剧烈,患者一般有紧张、恐惧、焦虑等不良情绪,入院后急于想得到治疗,缓解疼痛。护士耐心安慰解释,与家属做好沟通工作,共同鼓励、关心患者。

(1)介绍环境及负责医师、护士,协助患者适应新环境。为患者提供安静、整洁、舒适的环境,避免不良刺激。

(2)治疗操作前简单解释,操作轻柔,尽量减少引起患者恐惧的医源性因素。

(3)用浅显的语言向患者解释疾病的原因、治疗措施、手术需要的配合。

(4)对患者的感受表示理解,耐心倾听,鼓励其说出自己心中的感受,给予帮助。

(5)避免在与医师、家属充分沟通前,直接同患者谈论病情的严重性。

(三)健康教育

(1)养成良好的生活习惯,如生活起居要有规律,每天定时排便,排便时精力集中,即使无便意也要做排便动作,保持大便通畅。

(2)饱餐后不宜剧烈运动和劳动,防止发生肠扭转。

(3)定期复诊。有腹胀、腹痛等不适时,及时到医院检查。及早发现引起肠梗阻的因素,早诊断、早治疗。

(刘 媛)

第八节 肝 脓 肿

一、细菌性肝脓肿患者的护理

当全身性细菌感染,特别是腹腔内感染时,细菌侵入肝脏,如果患者抵抗力弱,可发生细菌性肝脓肿。细菌可以从下列途径进入肝脏。①胆道:细菌沿着胆管上行,是引起细菌性肝脓肿的主要原因,包括胆石、胆囊炎、胆道蛔虫、其他原因所致胆管狭窄与阻塞等;②肝动脉:体内任何部位的化脓性病变,细菌可经肝动脉进入肝脏,如败血症、化脓性骨髓炎、痈、疔等;③门静脉:已较少见,如坏疽性阑尾炎、细菌性痢疾等,细菌可经门静脉入肝;④肝开放性损伤:细菌可直接经伤口进入肝,引起感染而形成脓肿。细菌性肝脓肿的致病菌多为大肠埃希菌、金黄色葡萄球菌、厌氧链球菌等。肝脓肿可以是单个脓肿,也可以是多个小脓肿,数个小脓肿可以融合成为一个大脓肿。

(一)护理评估

1.健康史

注意询问有无胆道感染和胆道疾病、全身其他部位的化脓性感染特别是肠道的化脓性感染、肝脏外伤病史,是否有肝脓肿病史,是否进行过系统治疗。

2.身体状况

本病通常继发于某种感染性先驱疾病,起病急,主要症状为骤起寒战、高热、肝区疼痛和肝大。体温可高达 39 ℃~40 ℃,多表现为弛张热,伴有大汗、恶心、呕吐、食欲缺乏。肝区疼痛多为持续性钝痛或胀痛,有时可伴有右肩牵涉痛,右下胸及肝区叩击痛,增大的肝有压痛。肝前下缘比较表浅的脓肿,可有右上腹肌紧张和局部明显触痛。巨大的肝脓肿可使右季肋区呈饱满状态,甚至可见局限性隆起,局部皮肤可出现凹陷性水肿。严重时或并发胆道梗阻者,可出现黄疸。

3.心理-社会状况

细菌性肝脓肿起病急剧,症状重,如果治疗不彻底容易反复发作转为慢性,并且细菌性肝脓肿极易引起严重的全身性感染,导致感染性休克,患者产生焦虑。

4.辅助检查

(1)血液检查:化验检查白细胞计数及中性粒细胞增多,有时出现贫血。肝功能检查可出现不同程度的损害和低蛋白血症。

(2)X线胸腹部检查:右叶脓肿可见右膈肌升高,运动受限;肝影增大或局限性隆起;有时伴有反应性胸膜炎或胸腔积液。

(3)B超:在肝内可显示液平段,可明确其部位和大小,阳性诊断率在 96% 以上,为首选的检查方法。必要时可作 CT 检查。

(4)诊断性穿刺:抽出脓液即可证实本病。

(5)细菌培养:脓液细菌培养有助于明确致病菌,选择敏感的抗生素,并与阿米巴性肝脓肿相鉴别。

5.治疗要点

(1)全身支持疗法:给予充分营养,纠正水和电解质及酸碱平衡失调,必要时少量多次输血和血浆以纠正低蛋白血症,增强机体抵抗力。

(2)抗生素治疗:应使用大剂量抗生素。由于肝脓肿的致病菌以大肠埃希菌、金黄色葡萄球菌和厌氧性细菌最为常见,在未确定病原菌之前,可首选对此类细菌有效的抗生素,然后根据细菌培养和抗生素敏感试验结果选用有效的抗生素。

(3)经皮肝穿刺脓肿置管引流术:适用于单个较大的脓肿。在 B 型超声引导下进行穿刺。

(4)手术治疗:对于较大的单个脓肿,估计有穿破可能,或已经穿破胸腹腔;胆源性肝脓肿;位于肝左外叶脓肿,穿刺易污染腹腔;慢性肝脓肿,应施行经腹切开引流。病程长的慢性局限性厚壁脓肿,也可行肝叶切除或部分肝切除术。多发性小脓肿不宜行手术治疗,但对其中较大的脓肿,也可行切开引流。

(二)护理诊断及合作性问题

1.营养失调

低于机体需要量,与高代谢消耗或慢性消耗病程有关。

2.体温过高

其与感染有关。

3.急性疼痛

其与感染及脓肿内压力过高有关。

4.潜在并发症

急性腹膜炎、上消化道出血、感染性休克。

(三)护理目标

患者能维持适当营养,维持体温正常,疼痛减轻,无急性腹膜炎休克等并发症发生。

(四)护理措施

1.术前护理

(1)病情观察,配合抢救中毒性休克。

(2)高热护理:保持病室空气新鲜、通风、温湿度合适,物理降温。衣着适量,及时更换汗湿衣。

(3)维持适当营养:对于非手术治疗和术前的患者,给予高蛋白、高热量饮食,纠正水、电解质平衡失调和低蛋白血症。

(4)遵医嘱正确应用抗生素。

2.术后护理

(1)经皮肝穿刺脓肿置管引流术术后护理:术前做术区皮肤准备,协助医师进行穿刺部位的准确定位。术后向医师询问术中情况及术后有无特殊观察和护理要求。患者返回病房后,观察引流管固定是否牢固,引流液性状,引流管道是否密闭。术后第二天或数天开始进行脓腔冲洗,冲洗液选用等渗盐水(或遵医嘱加用抗生素)。冲洗时速度缓慢,压力不宜过高,估算注入液与引出液的量。每次冲洗结束后,可遵医嘱向脓腔内注入抗生素。待到引流出或冲洗出的液体变清澈,B 型超声检查脓腔直径小于2 cm即可拔管。

(2)切开引流术术后护理:切开引流术术后护理遵循腹部手术术后护理的一般要求。除此之外,每天用生理盐水冲洗脓腔,记录引流液量,少于10 mL 或脓腔容积小于15 mL,即考虑拔除引流管,改凡士林纱布引流,致脓腔闭合。

3.健康指导

为了预防肝脓肿疾病的发生,应教育人们积极预防和治疗胆道疾病,及时处理身体其他部位的化脓性感染。告知患者应用抗生素和放置引流管的目的和注意事项,取得患者的信任和配合。术后患者应加强营养和提高抵抗力,定期复查。

（五）护理评价

患者是否能维持适当营养,体温是否正常,疼痛是否减轻,有无急性腹膜炎、上消化道出血、感染性休克等并发症发生。

二、阿米巴性肝脓肿患者的护理

阿米巴性肝脓肿是阿米巴肠病的并发症,阿米巴原虫从结肠溃疡处经门静脉血液或淋巴管侵入肝内并发脓肿,常见于肝右叶顶部,多数为单发性。原虫产生溶组织酶,导致肝细胞坏死、液化组织和血液、渗液组成脓肿。

（一）护理评估

1.健康史

注意询问有无阿米巴痢疾病史。

2.身体状况

阿米巴性肝脓肿有着跟细菌性肝脓肿相似的表现,两者的区别详见表 7-1。

表 7-1　细菌性肝脓肿与阿米巴性肝脓肿的鉴别

鉴别要点	细菌性肝脓肿	阿米巴性肝脓肿
病史	继发于胆道感染或其他化脓性疾病	继发于阿米巴痢疾后
症状	病情急骤严重,全身中毒症状明显,有寒战、高热	起病较缓慢,病程较长,可有高热,或不规则发热、盗汗
血液化验	白细胞计数及中性粒细胞可明显增加。血液细菌培养可阳性	白细胞计数可增加,如无继发细菌感染液细菌培养阴性。血清学阿米巴抗体检查阳性
粪便检查	无特殊表现	部分患者可找到阿米巴滋养体或结肠溃面(乙状结肠镜检)黏液或刮取涂片可找阿米巴滋养体或包囊
脓液	多为黄白色脓液,涂片和培养可发现细菌	大多为棕褐色脓液,无臭味,镜检有时可到阿米巴滋养体。若无混合感染,涂片和培养无细菌
诊断性治疗	抗阿米巴药物治疗无效	抗阿米巴药物治疗有好转
脓肿	较小,常为多发性	较大,多为单发,多见于肝右叶

3.心理-社会状况

由于病程长,忍受较重的痛苦,担忧预后或经济拮据等原因,患者常有焦虑、悲伤或恐惧反应。

4.辅助检查

基本同细菌性肝脓肿。

5.治疗要点

阿米巴性肝脓肿以非手术治疗为主。应用抗阿米巴药物,加强支持疗法纠正低蛋白、贫血等,无效者穿刺置管闭式引流或手术切开引流,多可获得良好的疗效。

（二）护理诊断及合作性问题

(1)营养失调:低于机体需要量,与高代谢消耗或慢性消耗病程有关。

(2)急性疼痛:与脓肿内压力过高有关。

(3)潜在并发症:合并细菌感染。

(三)护理措施

1.非手术疗法和术前护理

(1)加强支持疗法:给予高蛋白、高热量和高维生素饮食,必要时少量多次输新鲜血、补充丙种球蛋白,增强抵抗力。

(2)正确使用抗阿米巴药物,注意观察药物的不良反应。

2.术后护理

除继续做好非手术疗法护理外,重点做好引流的护理。宜用无菌水封瓶闭式引流,每天更换消毒瓶,接口处保持无菌,防止继发细菌感染。如继发细菌感染需使用抗生素。

(高 莉)

第九节 胆囊结石

一、概述

胆囊结石是指原发于胆囊的结石,是胆石症中最多的一种疾病。近年来随着卫生条件的改善以及饮食结构的变化,胆囊结石的发病率呈升高趋势,已高于胆管结石。胆囊结石以女性多见,男女之比为(3～4):1;其以胆固醇结石或以胆固醇为主要成分的混合性结石为主。少数结石可经胆囊管排入胆总管,大多数存留于胆囊内,且结石越聚越大,可呈多颗小米粒状,在胆囊内可存在数百粒小结石,也可呈单个巨大结石;有些终身无症状而在尸检中发现(静止性胆囊结石),大多数反复发作腹痛症状,一般小结石容易嵌入胆囊管发生阻塞引起胆绞痛症状,发生急性胆囊炎。

二、诊断

(一)症状

1.胆绞痛

胆绞痛是胆囊结石并发急性胆囊炎时的典型表现,多在进油腻食物后胆囊收缩,结合移位并嵌顿于胆囊颈部,胆囊压力升高后强力收缩而发生绞痛。小结石通过胆囊管或胆总管时可发生典型的胆绞痛,疼痛位于右上腹,呈阵发性,可向右肩背部放射,伴恶心、呕吐,呕吐物为胃内容物,吐后症状并不减轻。存留在胆囊内的大结石堵塞胆囊腔时并不引起典型的胆绞痛,故胆绞痛常反映结石在胆管内的移动。急性发作、特别是坏疽性胆囊炎时还可出现高热、畏寒等显著的感染症状,严重病例由于炎性渗出或胆囊穿孔可引起局限性腹膜炎,从而出现腹膜刺激症状。胆囊结石一般无黄疸,但30%的患者因伴有胆管炎或肿大的胆囊压迫胆管,肝细胞损害时也可有一过性黄疸。

2.胃肠道症状

大多数慢性胆囊炎患者有不同程度的胃肠道功能紊乱,表现为右上腹隐痛不适、厌油、进食

253

后上腹饱胀感,常被误认为"胃病"。有近半数的患者早期无症状,称为静止性胆囊结石,此类患者在长期随访中仍有部分出现腹痛等症状。

(二)体征

1.一般情况

无症状期间患者大多一般情况良好,少数急性胆囊炎患者在发作期可有黄疸,症状重时可有感染中毒症状。

2.腹部情况

如无急性发作,患者腹部常无明显异常体征,部分患者右上腹可有深压痛;急性胆囊炎患者可有右上腹饱满、呼吸运动受限、右上腹触痛及肌紧张等局限性腹膜炎体征,Murphy 征阳性。有 1/3～1/2 的急性胆囊炎患者,在右上腹可扪及肿大的胆囊或由胆囊与大网膜粘连形成的炎性肿块。

(三)检查

1.化验检查

胆囊结石合并急性胆囊炎有血液白细胞升高,少数患者谷丙转氨酶也升高。

2.B 超

B 超检查简单易行,价格低廉,且不受胆囊大小、功能、胆管梗阻或结石含钙多少的影响,诊断正确率可达 96％以上,是首选的检查手段。典型声像特征是胆囊腔内有强回声光团并伴声影,改变体位时光团可移动。

3.胆囊造影

能显示胆囊的大小及形态并了解胆囊收缩功能,但易受胃肠道功能、肝功能及胆囊管梗阻的影响,应用很少。

4.X 线

腹部 X 线平片对胆囊结石的显示率为 10％～15％。

5.十二指肠引流

有无胆汁可确定是否有胆囊管梗阻,胆汁中出现胆固醇结晶提示结石存在,但此项检查目前已很少用。

6.CT、MRI、ERCP、PTC

在 B 超不能确诊或者怀疑有肝内胆管、肝外胆管结石或胆囊结石术后多年复发又疑有胆管结石者,可酌情选用其中某一项或几项诊断方法。

(四)诊断要点

1.症状

20％～40％的胆囊结石可终生无症状,称"静止性胆囊结石"。有症状的胆囊结石的主要临床表现:进食后,特别是进油腻食物后,出现上腹部或右上腹部隐痛不适、饱胀,伴嗳气、呃逆等。

2.胆绞痛

胆囊结石的典型表现,疼痛位于上腹部或右上腹部,呈阵发性,可向肩胛部和背部放射,多伴恶心、呕吐。

3.Mirizzi 综合征

持续嵌顿和压迫胆囊壶腹部和颈部的较大结石,可引起肝总管狭窄或胆囊管瘘,以及反复发作的胆囊炎、胆管炎及梗阻性黄疸,称"Mirizzi 综合征"。

4.Murphy 征

右上腹部局限性压痛、肌紧张,阳性。

5.B 超

胆囊暗区有一个或多个强回声光团,并伴声影。

(五)鉴别诊断

1.肾绞痛

胆绞痛需与肾绞痛相鉴别,后者疼痛部位在腰部,疼痛向外生殖器放射,伴有血尿,可有尿路刺激症状。

2.胆囊非结石性疾病

胆囊良、恶性肿瘤、胆囊息肉样病变等,B 超、CT 等影像学检查可提供鉴别线索。

3.胆总管结石

可表现为高热、黄疸、腹痛,超声等影像学检查可以鉴别,但有时胆囊结石可与胆总管结石并存。

4.消化性溃疡性穿孔

多有溃疡病史,腹痛发作突然并很快波及全腹,腹壁呈板状强直,腹部 X 线平片可见膈下游离气体。较小的十二指肠穿孔,或穿孔后很快被网膜包裹,形成一个局限性炎性病灶时,易与急性胆囊炎混淆。

5.内科疾病

一些内科疾病如肾盂肾炎、右侧胸膜炎、肺炎等,亦可发生右上腹疼痛症状,若注意分析不难获得正确的诊断。

三、治疗

(一)一般治疗

饮食宜清淡,防止急性发作,对无症状的胆囊结石应定期 B 超随诊;伴急性炎症者宜进食,注意维持水、电解质平衡,并静脉应用抗生素。

(二)药物治疗

溶石疗法服用鹅去氧胆酸或熊去氧胆酸对胆固醇结石有一定溶解效果,主要用于胆固醇结石。但此种药物有肝毒性,服药时间长,反应大,价格贵,停药后结石易复发。其适应证为:胆囊结石直径在 2 cm 以下;结石为含钙少的 X 线能够透过的结石;胆囊管通畅;患者的肝脏功能正常,无明显的慢性腹泻史。目前多主张采取熊去氧胆酸单用或与鹅去氧胆酸合用,不主张单用鹅去氧胆酸。鹅去氧胆酸总量为15 mg/(kg·d),分次口服。熊去氧胆酸为 8～10 mg/(kg·d),分餐后或晚餐后 2 次口服。疗程1～2 年。

(三)手术治疗

对于无症状的静止胆囊结石,一般认为无须施行手术切除胆囊。但有下列情况时,应进行手术治疗:①胆囊造影胆囊不显影;②结石直径超过 2～3 cm;③并发糖尿病且在糖尿病已控制时;④老年人或有心肺功能障碍者。

腹腔镜胆囊切除术适于无上腹创伤及手术史者,无急性胆管炎、胰腺炎和腹膜炎及腹腔脓肿的患者。对并发胆总管结石的患者应同时行胆总管探查术。

1.术前准备

择期胆囊切除术后引起死亡的最常见原因是心血管疾病。这强调了详细询问病史发现心绞痛和仔细进行心电图检查注意有无心肌缺血或以往心肌梗死证据的重要性。此外还应寻找脑血管疾病特别是一过性缺血发作的症状。若病史阳性或有问题时应做非侵入性颈动脉血流检查。此时对择期胆囊切除术应当延期,按照指征在冠状动脉架桥或颈动脉重新恢复血管流通后施行。除心血管病外,引起择期胆囊切除术后第二位的死亡原因是肝胆疾病,主要是肝硬化。除术中出血外,还可发生肝衰竭和败血症。自从在特别挑选的患者中应用预防性措施以来,择期胆囊切除术后感染中毒性并发症的发生率已有显著下降。慢性胆囊炎患者胆汁内的细菌滋生率占10%～15%;而在急性胆囊炎消退期患者中则高达 50%。细菌菌种为肠道菌如大肠埃希菌、产气克雷伯杆菌和粪链球菌,其次也可见到产气荚膜杆菌、类杆菌和变形杆菌等。胆管内细菌的发生率随年龄而增长,故主张年龄在 60 岁以上、曾有过急性胆囊炎发作刚恢复的患者,术前应预防性使用抗生素。

2.手术治疗

对有症状胆石症已成定论的治疗是腹腔镜胆囊切除术。虽然此技术的常规应用时间尚短,但是其结果十分突出,以致仅在不能施行腹腔镜手术或手术不安全时,才选用开腹胆囊切除术,包括无法安全地进入腹腔完成气腹,或者由于腹内粘连,或者解剖异常不能安全地暴露胆囊等。外科医师在遇到胆囊和胆管解剖不清以及遇到止血或胆汁渗漏而不能满意地控制时,应当及时中转开腹。目前,中转开腹率在 5%以下。

(四)其他治疗

体外震波碎石适用于胆囊内胆固醇结石,直径不超过 3 cm,且胆囊具收缩功能。治疗后部分患者可发生急性胆囊炎或结石碎片进入胆总管而引起胆绞痛和急性胆管炎,此外碎石后仍不能防止结石的复发。因并发症多,疗效差,现已基本不用。

四、护理措施

(一)术前护理

1.饮食

指导患者选用低脂肪、高蛋白质、高糖饮食。因为脂肪饮食可促进胆囊收缩排出胆汁,加剧疼痛。

2.术前用药

严重的胆石症发作性疼痛可使用镇痛剂和解痉剂,但应避免使用吗啡,因吗啡有收缩胆总管的作用,可加重病情。

3.病情观察

应注意观察胆石症急性发作患者的体温、脉搏、呼吸、血压、尿量及腹痛情况,及时发现有无感染性休克征兆。注意患者皮肤有无黄染及粪便颜色变化,以确定有无胆管梗阻。

(二)术后护理

1.症状观察及护理

定时监测患者生命体征的变化,注意有无血压下降、体温升高及尿量减少等全身中毒症状,及时补充液体,保持出入量平衡。

2.T 形管护理

胆总管切开放置 T 形管的目的是为了引流胆汁,使胆管减压:①T 形管应妥善固定,防止扭曲、脱落;②保持 T 形管无菌,每天更换引流袋,下地活动时引流袋应低于胆囊水平,避免胆汁回流;③观察并记录每天胆汁引流量、颜色及性质,防止胆汁淤积引起感染;④拔管:如果 T 形管引流通畅,胆汁色淡黄、清澄、无沉渣且无腹痛无发热等症状,术后 10～14 d 可夹闭管道。开始每天夹闭 2～3 h,无不适可逐渐延长时间,直至全日夹管。在此过程中要观察患者有无体温增高,腹痛,恶心,呕吐及黄疸等。经 T 形管造影显示胆管通畅后,再引流 2～3 d,以及时排出造影剂。经观察无特殊反应,可拔除 T 形管。

3.健康指导

进少油腻、高维生素、低脂饮食。烹调方式以蒸煮为宜,少吃油炸类的食物。适当体育锻炼,提高机体抵抗力。

（高　莉）

第八章

骨科常见病护理

第一节 关 节 脱 位

一、概述

关节稳态结构受到损伤,使关节面失去正常的对合关系,称为关节脱位。除了骨端对合失常外,其病理表现还有相应的骨端骨折、关节周围软组织损伤、关节腔的血肿及后期关节粘连异位骨化,丧失功能,可并发神经、血管损伤。创伤性脱位最多见,上肢脱位较下肢脱位常见。发生脱位的部位以肩关节、肘关节、髋关节多见。

（一）护理评估

1.健康史

(1)一般情况:如年龄、出生时的情况、对运动的喜好等。

(2)外伤史:评估患者有无突发外伤史,受伤后的症状和疼痛的特点、受伤后的处理方法。

(3)既往史:患者以前有无类似外伤病史、有无关节脱位的习惯、既往脱位后的治疗和回复情况等。

2.身体状况

(1)局部情况:患肢疼痛程度。有无血管和神经受压的表现、皮肤有无受损。

(2)全身情况:生命体征、躯体活动能力、生活自理能力等。

(3)辅助检查:X线检查有无阳性结果发现。

3.心理-社会状况

患者的心理状态,对本次治疗有无信心。患者所具有的疾病知识和对治疗、护理的期望。

（二）常见护理诊断/问题

(1)疼痛:与关节脱位引起局部组织损伤及神经受压有关。

(2)躯体功能障碍:与关节脱位、疼痛、制动有关。

(3)有皮肤完整受损的危险:与外固定压迫局部皮肤有关。

(4)潜在并发症:血管、神经受损。

（三）护理目标

(1)患者疼痛逐渐减轻直至消失,感觉舒适。

（2）患者关节活动能力和舒适度得到改善。

（3）患者皮肤完整，未出现压疮。

（4）患者未出现血管、神经损伤，若发生能被及时发现和处理。

（四）护理措施

1.体位

抬高患肢并保持患肢处于关节的功能位，以利于回流，减轻肿胀。

2.缓解疼痛

（1）局部冷热敷：受伤 24 h 内局部冷敷，达到消肿止痛目的；受伤 24 h 后，局部热敷以减轻肌肉痉挛引起的疼痛。

（2）镇痛：应用心理暗示、转移注意力或放松治疗法等非药物镇痛方法缓解疼痛，必要时遵医嘱给予镇痛剂。

3.病情观察

定时观察患肢远端血运、皮肤颜色、温度、感觉和活动情况等，若发现患肢苍白、发冷、疼痛加剧、感觉麻木等，及时通知医师。

4.保持皮肤完整性

使用石膏固定或牵引的患者，避免因固定物压迫而损伤皮肤。对皮肤感觉功能障碍的肢体，防止烫伤和冻伤。

5.心理护理

关节脱位多由意外事故造成，患者常焦虑、恐惧。在生活上给予帮助，加强沟通，使之心情舒畅，从而愉快地接受并配合治疗。

（五）护理评价

（1）疼痛得到有效控制。

（2）关节功能得以恢复，满足日常活动需要。

（3）皮肤完整，无压疮或感染发生。

（4）发生血管、神经损伤，若发生能被及时发现和处理。

二、肩关节脱位

肩关节脱位最为常见，约占全身关节脱位的 1/2。肩胛盂关节面小而浅，关节囊和韧带松大薄弱，有利于肩关节活动，但缺乏稳定性，容易脱位。

（一）病因与发病机制

肩关节脱位分为前脱位、后脱位、下脱位、盂上脱位，前脱位又分为喙突下脱位、盂下脱位、锁骨下脱位（图 8-1），由于肩关节前下方组织薄弱，以前脱位最为多见。

导致肩关节脱位最常见的暴力形式为间接外力。摔倒时肘或手撑地，肩关节处于外展、外旋和后伸位，肱骨头滑出肩胛盂窝，位于喙突的下方，发生最常见的喙突下脱位。当肩关节极度外展、外旋和后伸，以肩峰作为支点通过上肢的杠杆作用发生盂下脱位。前脱位除了前关节囊损伤外，可有前缘的盂缘软骨撕脱，称 Bankart 损伤。也可造成肩胛下肌近止点处肌腱损伤，造成关节不稳定，成为脱位复发的潜在因素。肱骨头后上骨软骨塌陷骨折称 Hill-Saehs 损伤，肩关节脱位还常合并肱骨大结节撕脱骨折和肩袖损伤。

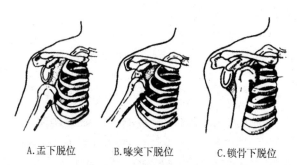

A.盂下脱位 B.喙突下脱位 C.锁骨下脱位

图 8-1 脱位类型

（二）临床表现

1.一般表现

外伤性肩关节前脱位主要表现为肩关节疼痛、周围软组织肿胀、关节活动受限。健侧手常用以扶持患肢前臂,头倾向患肩,以减少活动及肌牵拉,减轻疼痛。

2.局部特异体征

（1）弹性固定:上臂保持固定在轻度外展前屈位,任何方向上的活动都导致疼痛。

（2）Dugas 征阳性:患肢肘部贴近胸壁,患手不能触及对侧肩部,反之,患手放到对侧肩,患肘不能贴近胸壁。

（3）畸形:从前方观察患者,患肩失去正常饱满圆钝的外形,呈"方肩"畸形,患肢较健侧长,是肱骨头脱出于喙突下所致。

（4）关节窝空虚:除方肩畸形外,触诊肩峰下有空虚感,可在肩关节盂外触到脱位肱骨头。

（三）诊断要点

结合外伤病史,如跌倒时手掌撑地,肩部出现外展外旋,或肩关节后方直接受到剧烈撞击,就诊时患者特有的体态和临床表现,及 X 线检查可以确诊。

（四）实验室及其他检查

影像学检查 X 线检查可以了解脱位的类型,还能明确是否合并骨折。必要时行 MRI 检查,可进一步了解关节囊、韧带及肩袖损伤。

（五）治疗要点

包括急性期的复位、固定和恢复期的功能锻炼。

1.复位

（1）手法复位:新鲜脱位应尽早进行复位,以便早期解除病痛。切忌暴力强行手法复位,以免损伤神经、血管、肌肉,甚至造成骨折。经典方法有:①Hippocrates 法,医师站于患者的患侧,沿患肢畸形方向缓慢持续牵引的同时以足蹬于患侧腋窝,逐渐增加牵引力量,轻柔旋转上臂,借用足作为支点,内收上臂,完成复位（图 8-2）;②Stimson 法,患者俯卧于床,患肢垂于床旁,用布带将 2.3～4.5 kg 重物悬系患肢手腕自然牵拉 10～15 min,肱骨头可在持续牵引中自动复位。该法安全、有效（图 8-3）。

（2）切开复位:如手法正确仍不能完成复位者,可采用切开复位。切开复位指征:软组织阻挡、肩胛盂骨折移位、合并大结节骨折、肱骨头移位明显,影响复位和稳定者。

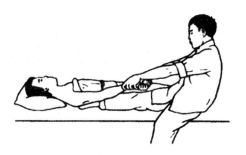

图 8-2 肩关节前脱位 Hippocrates 法复位

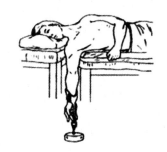

图 8-3 肩关节脱位 Stimson 法复位

2.固定

复位成功后,损伤的关节囊、韧带、肌腱、骨与软骨必须通过制动来修复。应使患肢内旋肘关节屈曲 90°于胸前,腋窝垫棉垫,以三角巾悬吊或将上肢以绷带与胸壁固定。关节囊破损明显或仍有肩关节半脱位者,将患侧手置于对侧肩上,上肢贴胸壁,腋窝垫棉垫,用绷带固定于胸壁前。40 岁以下患者宜制动3～4周;40 岁以上患者,制动时间可相应缩短,因为年长者复发性肩关节脱位发生率相对较低,而肩关节僵硬却常有发生。

3.功能锻炼

肩关节的活动锻炼应开始于制动解除以后,而且应循序渐进,切忌操之过急。固定期间,活动腕部和手指,症状缓解后指导患者用健手被动外展和内收患肢。3 周后指导患者锻炼患肢。方法:弯腰 90°,患肢自然下垂,以肩为顶点做圆锥环转,范围逐渐增大。4 周后,指导患者手指爬墙外展、举手摸头顶、借力臂上举等,使肩关节功能恢复。

(六)护理要点

1.心理护理

给予患者生活上的照顾,及时解决困难,精神安慰,缓解紧张心理。

2.病情观察

移位的骨端可压迫邻近的血管和神经,引起患肢缺血、感觉、运动障碍。对皮肤感觉功能障碍的肢体要防止烫伤。定时检查患肢末端的血液循环状况,若发现患肢苍白、发冷、大动脉搏动消失,提示有大动脉损伤的可能,应及时处理。动态观察患肢的感觉和运动,以了解患肢神经损伤的程度和恢复情况。

3.复位

做好复位前的身体与心理准备。复位前给予适当的麻醉,以减轻疼痛,同时使用肌肉松弛剂,利于复位。复位成功后被动活动。

4.固定

向患者及家属讲解复位后固定的目的、方法、意义、注意事项。使之充分了解关节脱位后复位固定的重要性。固定期间,要保持固定有效,经常观察患者肢体位置是否正确;固定时间不宜过长,固定时间过长易发生关节僵硬;固定时间过短,损伤得不到充分修复,易发生再脱位。一般固定3周左右,若合并骨折、陈旧性脱位、习惯性脱位,应适当延长固定的时间。由于肩关节脱位患肢固定于胸壁,注意腋窝下要垫棉垫以保护腋窝胸壁皮肤。40岁以上患者可适当缩短制动时间,注意肩关节僵硬的发生。

5.缓解疼痛

早期正确复位固定可使疼痛缓解或消失。移动患者时,帮患者托扶固定患肢,动作轻柔,避免因活动患肢加重疼痛。指导患者和家属应用心理暗示、松弛疗法等转移注意力而缓解疼痛。遵医嘱应用镇痛剂,促进患者舒适与睡眠。

6.健康指导

向患者及家属讲解关节脱位治疗和康复知识,讲述功能锻炼的重要性和必要性,指导并使患者能自觉地按计划进行正确的功能锻炼,减少盲目性。

三、肘关节脱位

全身大关节中,肘关节脱位的发生率相对低,约占总发病数的1/5。脱位后如不及时复位,容易导致前臂缺血性痉挛。

(一)病因与脱位机制

肘关节脱位可有后脱位、外侧方脱位、内侧方脱位和前脱位,其中后脱位最常见(图8-4),多为间接暴力所致。摔倒时前臂旋后位手掌撑地,由于肱骨滑车横轴线向外倾斜,使所传达的暴力达到肘部时转成肘外翻及前臂旋后过伸的应力,尺骨鹰嘴突在鹰嘴窝内呈杠杆作用,导致尺桡骨近端同时被推向后外侧,产生后脱位。肘前关节囊及肱前肌撕裂,后关节囊及内侧副韧带损伤,可合并肱骨内上髁骨折、正中神经和尺神经损伤。晚期可发生骨化性肌炎。

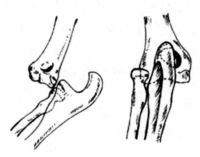

图8-4 肘关节后脱位

(二)临床表现

1.一般表现

伤后局部疼痛、肿胀、功能和活动受限。

2.特异体征

(1)畸形:肘后突,前臂短缩,肘后三角相互关系改变,鹰嘴突出内外髁,肘前皮下可触及肱骨下端。

(2)弹性固定:肘处于半屈近于伸直位,屈伸活动有阻力。

(3)关节窝空虚:肘后侧可触及鹰嘴的半月切迹。

3.并发症

脱位后,由于肿胀而压迫周围神经、血管。后脱位时可伤及正中神经、尺神经、肱动脉。

(1)正中神经损伤:成"猿手"畸形,拇指、示指、中指感觉迟钝或消失,不能屈曲,拇指不能外展和对掌。

(2)尺神经损伤:成"爪状手"畸形,表现为手部尺侧皮肤感觉消失,小鱼际及骨间肌萎缩,掌指关节过伸,拇指不能内收其他四指不能外展及内收。

(3)动脉受压:患肢血循环障碍,表现为患肢苍白、发冷、大动脉搏动减弱或消失。

（三）实验室及其他检查

X线检查用以证实脱位及发现合并的骨折。

（四）诊断要点

有外伤史,以跌倒手掌撑地最常见,根据临床表现和X线检查可明确诊断。

（五）治疗要点

1.复位

一般均能通过闭合方法完成复位。助手沿畸形关节方向对前臂和上臂作牵引和反牵引,术者从肘后用双手握住肘关节,以指推压尺骨鹰嘴向前下,同时矫正侧方移位,助手在复位过程中配合维持牵引并逐渐屈肘,出现弹跳感则表示复位成功。

2.固定

用长臂石膏或超关节夹板固定肘关节于功能位,3周后去除固定。

3.功能锻炼

要求主动渐进活动关节,避免超限和被动牵拉关节。固定期间,可主动伸掌、握拳、屈伸手指等,去除固定后练习肘关节屈伸旋转以利功能恢复。

（六）护理要点

1.固定

注意观察固定的正确有效,固定期间保持肘关节的功能位,不可随意放松。

2.保持清洁、平整

肘关节周围皮肤保持清洁,石膏夹板内衬物保持平整。

3.指导活动

指导患者活动患侧掌指,按摩患肢,防止肌肉萎缩。

四、桡骨头半脱位

桡骨头半脱位是小儿多见的日常损伤,俗称牵拉肘。多发生在5岁以内,以2～3岁最常见。

（一）损伤机制与病理

患儿肘关节处于伸直位,前臂旋前时突然受到牵拉致伤。前臂旋前时,桡骨头容易从环状韧带的撕裂处脱出,使环状韧带嵌于肱桡关节间隙内。一般环状韧带滑脱不到桡骨头周径的一半,所以屈肘和前臂旋后容易复位。5岁以后,环状韧带增厚,附着力渐强,不易发生半脱位。

（二）临床表现

患儿被牵拉受伤后,因疼痛哭闹,不让触动患部,不肯使用患肢,特别是举起前臂。检查发现前臂多呈旋前位,半屈;桡骨头处可有压痛,但无肿胀和畸形;肘关节活动受限。

（三）辅助检查与诊断

X线检查无阳性发现。诊断主要依靠牵拉病史、症状和体征。

（四）治疗要点

1.复位

闭合复位多能成功。方法是一手握住患儿的前臂和腕部,另一手握住肘关节,拇指压住桡骨头,使前臂旋后多能获得复位。

2.固定

复位后无须特殊固定,用三角巾或布带悬吊患肢于功能位1周即可。

（五）护理要点

嘱患儿家属勿强力牵拉患儿手臂,复位后症状不能立即消除者,要密切观察一段时间来明确复位是否成功。

五、髋关节脱位

髋关节是身体最大的杵臼关节,结构稳固,周围有强大韧带和肌肉附着,只有高能暴力才能导致脱位,如车祸中高速暴力撞击。按股骨头的移位方向,髋关节脱位分为前脱位、后脱位和中心脱位,其中后脱位最多见,占85%～90%。以髋关节后脱位为例详细阐述。

（一）病因、病理与分类

1.脱位机制

髋关节后脱位一般发生于交通事故时,患者处于髋关节屈曲内收和屈膝体位,强力使大腿急剧内收、内旋时,迫使股骨颈前缘抵于髋臼前缘形成支点,因杠杆作用股骨头冲破后关节囊,滑向髋臼后方形成后脱位。如暴力自前方作用于屈曲的膝,沿股骨纵轴传达到髋,也可使股骨头向后方脱位。

2.分类

临床上按有无合并骨折分型。①Ⅰ型:无骨折伴发,复位后无临床不稳定;②Ⅱ型:闭合手法不可复位,无股骨头或髋臼骨折;③Ⅲ型:不稳定,合并关节面、软骨或骨碎片骨折;④Ⅳ型:脱位合并髋臼骨折,须重建,恢复稳定和外形;⑤Ⅴ型:合并股骨头或股骨颈骨折。

（二）临床表现

脱位后出现髋部疼痛,髋关节活动受限。患肢呈屈曲、内收、内旋及短缩畸形,臀部可触及向后上突出移位的股骨头。可合并坐骨神经损伤,表现为大腿后侧、小腿后侧及外侧和足部全部感觉消失,膝关节屈曲,小腿和足部全部肌瘫痪,足部出现神经营养性瘫痪。

（三）实验室及其他检查

X线检查X线正位、侧位和斜位像可明确诊断。应注意是否合并骨折,特别是容易漏诊的股骨干骨折。CT可清楚显示髋臼后缘及关节内骨折情况。

（四）诊断要点

根据明显暴力外伤史,临床表现有疼痛、髋关节不能活动等确定诊断。

（五）治疗要点

对于Ⅰ型损伤可采取24 h内闭合复位治疗。对于Ⅱ～Ⅴ型损伤,多主张早期切开复位和对并发的骨折进行内固定。

1.闭合复位方法

应充分麻醉,使肌肉松弛。

(1)Allis法(图8-5):患者仰卧于地面垫上,助手双手向下按压两侧髂前上棘以固定骨盆。术者一手握住患肢踝部,另一前臂置于小腿上端近腘窝处,使髋、膝关节屈曲90°,再向上用力提拉持续牵引。待肌松弛后,再缓慢内旋、外旋,当听到或感到弹响,表示股骨头滑入髋臼,然后伸直患肢。若局部畸形消失、关节活动恢复,表示复位成功。

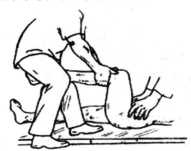

图 8-5　Allis 法复位

(2)Stimson法:患者俯卧于检查床上,患侧下肢悬空,髋及膝各屈曲90°。助手固定骨盆,术者一手握住患者的踝部,另一手置于小腿近侧,靠近腘窝部,沿股骨纵轴向下牵拉,即可复位(图8-6)。

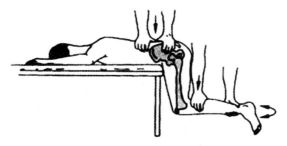

图 8-6　Stimson 法复位

2.切开复位术

当有梨状肌阻挡、关节囊嵌闭或骨软骨碎片卷入关节时,手法复位多失败。合并髋臼骨折片较大,影响关节稳定时,应手术切开复位,同时将骨折复位内固定。

3.固定

复位后患肢皮牵引3周。4周后可持腋杖下地活动,3个月后可负重活动。

4.功能锻炼

固定期间进行股四头肌收缩训练、未固定关节的活动。3周后,活动关节。4周后,皮牵引去除,指导患者挂双拐下地活动。3个月内患肢不负重,以防股骨头缺血坏死及受压变形。3个月后,经X线证实股骨头血供良好者,尝试去拐步行。

(六)护理要点

1.指导活动

髋关节脱位后常需皮牵引,牵引期间指导患者行股四头肌收缩训练,防止肌肉萎缩。

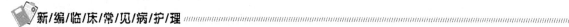

2.预防压疮

需长期卧床者注意做好皮肤护理预防压疮。

3.饮食护理

注意合理膳食,保持排便规律,预防便秘。

（毛素芳）

第二节 四 肢 骨 折

一、概述

四肢骨折包括上肢骨折、下肢骨折,常见的有锁骨骨折、肱骨干骨折、肱骨髁上骨折、尺桡骨骨折、股骨颈骨折、股骨干骨折、胫腓骨骨折等。

（一）护理评估

1.术前评估

（1）健康史。①一般情况:患者的年龄、职业特点、运动爱好、日常饮食结构、有无酗酒等;②受伤情况:了解患者受伤的原因、部位和时间、受伤时的体位和环境、外力作用的方式、方向和性质、伤后患者功能障碍及伤情发展情况、急救处理经过等;③既往史:重点了解与骨折愈合有关的因素,如患者有无骨质疏松、骨折、骨肿瘤病史或手术史;④服药史:患者近期有无服用激素类药物及药物过敏史等。

（2）身体状况。①全身:评估患者有无威胁生命的严重并发症;观察意识和生命体征;观察有无低血容量性休克的症状。②局部:评估患者骨折部位活动及关节活动范围,有无骨折局部特有特征和一般表现;皮肤是否完整,开放性损伤的范围、程度和污染情况;有无其他并发症。

（3）心理及社会因素:患者的心理状态取决于损伤的范围和程度。多发性损伤患者多寻住院和手术治疗,由此形成的压力影响患者和家庭成员的心理状态和相互关系。故应评估患者和家属的心理状态、家庭经济情况及社会支持系统。

（4）辅助检查:评估患者的影像学和实验室检查结果,以帮助判断病情和预后。

2.术后评估

（1）固定情况:评估切开复位固定术是否维持有效状态。

（2）并发症:评估术后是否出现并发症。

（3）康复程度:患者是否按照计划进行功能锻炼,功能恢复情况及有无活动功能障碍引起的并发症。

（4）心理状态和认知程度:评估患者对康复训练和早期活动是否配合,对出院后的继续治疗是否了解。

（二）常见护理诊断/问题

（1）有周围神经、血管功能障碍的危险:与骨和软组织创伤、石膏固定不当有关。

（2）疼痛:与骨折、软组织损伤、肌痉挛和水肿有关。

（3）有感染的危险:与组织损伤、开放性骨折、牵引或应用外固定架有关。

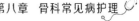

（4）潜在并发症：休克、肌萎缩、关节僵硬、骨筋膜室综合征、深静脉血栓形成等。

（三）护理目标

（1）维持正常的组织灌注，皮肤温度和颜色保持正常，末梢动脉搏动有利。

（2）患者疼痛逐渐减轻直至消失，感觉舒适。

（3）患者未发生骨或软组织感染等并发症。

（4）患者能独立行走或借助助行器行走，能自我护理并掌握功能锻炼和康复知识。

（四）护理措施

1.现场急救

（1）抢救生命：骨折患者，尤其是严重骨折者，往往合并其他组织和器官的损伤。应检查患者全身情况，首先处理休克、昏迷、呼吸困难、窒息或大出血等可能威胁患者生命的紧急情况。

（2）包扎止血：绝大多数伤口出血可用加压包扎止血。大出血出血时可用止血带止血，最好使用充气止血带，并应记录所用压力和时间。止血带应 40～60 min 放松 1 次，放松时间以局部血流恢复、组织略有新鲜渗血为宜。若骨折端已戳出伤口并已污染，又未压迫重要血管或神经，则不应现场复位，以免将污染物带到伤口深处。若在包扎时骨折端自行滑入上口内，应做好记录，以便入院后清创时进一步处理。

（3）妥善固定：凡疑有骨折者均应按骨折处理。对闭合性骨折者在急救时不必脱去患肢的衣裤和鞋袜，肿胀严重者可用剪刀剪开衣袖和裤脚。骨折有明显畸形，并有穿破软组织或损伤附近重要血管、神经的危险时，可适当牵引患肢，使之变直后再行固定。

（4）迅速转运：患者经初步处理后，应尽快转运至就近医院进行治疗。

2.一般护理

（1）疼痛护理：根据疼痛原因进行对症处理。若因创伤骨折引起的疼痛，现场急救中给予临时固定可缓解疼痛。若因伤口感染引起，应及时清创并应用抗生素治疗。疼痛较轻时可鼓励患者听音乐或看电视转移注意力。疼痛严重时遵医嘱给予止痛药。

（2）患肢缺血护理：骨折局部内出血、包扎过紧、不正确使用止血带或患肢严重肿胀等原因均可导致患肢血液循环障碍。应严密观察肢端有无剧痛、麻木、皮温降低、皮肤苍白或青紫、脉搏减弱或消失等血液灌注不足的表现。一旦出现应对因对症处理。

（3）并发症的观察和预防：观察患者意识和生命体征、患肢远端感觉、运动和末梢血液循环等，若发现骨折早期和晚期并发症，应及时报告医师，采取相应处理措施。

（4）心理护理：向患者及家属解释骨折的愈合是一个循序渐进的过程，充分固定能为骨折断端连接提供良好的条件，正确的功能锻炼可以促进断端生长愈合和患肢功能恢复。对骨折可能遗留残疾的患者，应鼓励患者表达自己的思想，减轻患者及家属的心理负担。

（5）生活护理：指导患者在患肢固定期间进行力所能及的活动，为其提供必要的帮助，如协助进食、进水和翻身等。

（6）加强营养：指导患者进食高蛋白、高维生素、高热量的食物，多饮水。

（五）健康教育

1.安全指导

指导患者及家属评估家庭环境的安全，妥善放置可能影响患者活动的障碍物，如散放的家具。指导患者安全使用步行辅助器械或轮椅。行走练习时需有人陪伴，以防跌倒。

2.功能锻炼

告知患者出院后坚持功能锻炼的意义和方法。指导家属如何协助患者完成各种活动。

3.复查

告知患者若骨折远端肢体肿胀或疼痛明显加重,肢体感觉麻木、肢端发凉,夹板、石膏或外固定器松动等,立即到医院复查并评估功能恢复情况。

(六)护理评价

(1)主诉骨折部位疼痛减轻或消失,感觉舒适。

(2)肢端维持正常的组织灌注,皮肤温度和颜色正常,末梢动脉搏动有力。

(3)出现并发症时被及时发现和处理。

二、锁骨骨折

锁骨是上肢与躯干的连接和支撑装置,呈S形。中外1/3是锁骨的力学薄弱部,骨折时容易受损。锁骨后方有锁骨下血管、臂丛神经,骨折可损伤这些血管、神经。

(一)病因与发病机制

锁骨骨折多数病例由间接暴力引起。多见于侧方摔倒时,肩、手或肘部着地。力传导至锁骨,发生斜形或横形骨折。直接暴力可由胸上方撞击锁骨,导致粉碎性骨折,较少见。骨折后若移位明显,可引起臂丛神经及锁骨下血管的损伤。

(二)临床表现

锁骨骨折后,出现肿胀、瘀斑和局部压痛,为减少肩部活动导致的疼痛,患者常用健手托住肘部,头部偏向患侧,以减轻胸锁乳突肌牵拉骨折近端而导致疼痛。查体时,常有局限性压痛和骨摩擦感。

(三)实验室及其他检查

上胸部的正位和45°斜位X线检查可发现骨折移位情况。CT扫描可查锁骨外端关节面。

(四)诊断要点

根据物理学检查和临床症状,可对锁骨骨折做出诊断。在无移位或儿童的青枝骨折时,单靠物理检查有时难以做出正确诊断,须经X线或CT进一步检查。

(五)治疗要点

1.非手术治疗

儿童的青枝骨折及成人的无移位骨折可不做特殊治疗。采用三角巾悬吊患肢3～6周。成人有移位的中段骨折,采用手法复位后横形"8"字绷带固定6～8周。

2.手术治疗

当骨折移位明显,手法复位困难,有骨片刺入深部组织手法复位可能造成严重后果,手法复位失败,对肩部活动要求高者,多采取手术治疗。切开复位时,根据骨折部位、类型及移位情况选择钢板、螺钉或克氏针进行固定。

(六)护理要点

1.保持有效的护理

横形"8"字绷带或锁骨带固定者,宜睡硬板床,采取平卧或半卧位,使两肩外展后伸。同时要观察皮肤的颜色,如皮肤苍白发紫,温度降低,感觉麻木,提示绷带固定较紧。要尽量使双肩后伸外展,并双手叉腰,症状一般能缓解,不缓解,调整绷带。

2.健康指导

(1)功能锻炼:骨折复位2～3 d后可开始做掌指关节、腕肘关节的旋转舒缩等主动活动。受伤4周后,外固定被解除,此期功能锻炼的常用的方法有关节牵伸活动,肩的内外摆动,手握小杠铃做肩部的前上举、侧后举和体后上举。

(2)出院指导:告知患者有效固定的重要意义,横形"8"字绷带或锁骨带固定后,经常做挺胸、提肩、双手叉腰动作,缓解对腋下神经、血管的压迫。强调坚持功能锻炼的重要性,循序渐进地进行肩关节的锻炼。定期复查、监测骨折愈合情况。

三、肱骨干骨折

肱骨外科颈下1～2 cm至肱骨髁上2 cm段内的骨折称为肱骨干骨折。常见于青年和中年人。

(一)病因与发病机制

肱骨干骨折可由直接暴力或间接暴力所致。直接暴力指暴力从外侧肱骨干中段打击,至横形或粉碎性骨折,多为开放骨折。间接暴力多见于手或肘部着地,向上传导的力,加上身体倾倒时产生的剪式应力,可致肱骨中下1/3的斜形或螺旋形骨折。骨折后是否移位取决于外力作用的大小、方向、骨折的部位和肌肉牵拉方向等。可引起骨折端分离或旋转畸形。大多数有成角、短缩及旋转畸形。

(二)临床表现

骨折后,出现上臂疼痛、肿胀、畸形、皮下瘀斑和功能障碍。肱骨干可有假关节活动、骨摩擦感、骨传导音减弱或消失和患肢缩短。合并桡神经损伤时,可出现垂腕、拇指不能外展、手指掌指关节不能背伸、前臂不能旋后、手背桡侧皮肤感觉障碍等。

(三)实验室及其他检查

正、侧位X线片可确定骨折类型、移位方向。应包括骨折的近端及肩关节,或远端及肘关节。

(四)诊断要点

根据伤后患者的症状和体征,及X线正侧位片可明确骨折的类型和移位方向。

(五)治疗要点

1.手法复位外固定

在局麻或臂丛神经阻滞麻醉的基础上,沿肱骨干纵轴持续牵引,按骨折移位的相反方向,行手法复位,X线摄片确认复位成功后,减少牵引力,小夹板或石膏固定维持复位。成人固定6～8周,儿童固定4～6周。

2.切开复位内固定

手术可以在臂丛阻滞麻醉或高位硬膜外麻醉下进行。在直视下达到解剖对位后,并用加压钢板螺钉内固定。也可用带锁髓内针或Ender针固定。

3.康复治疗

复位后均应早期进行功能锻炼。术后抬高患肢,进行手指主动屈伸活动。2～3周后,即可做腕、肘、肩关节的主动活动。

（六）护理要点

1.固定的患者护理

可平卧,要保持固定不移位,悬垂石膏固定患者取坐位或半卧位,以保证下垂牵引作用。内固定术后宜取半卧位,患肢下垫枕,减轻肿胀。伴有桡神经损伤者,注意观察神经恢复情况。石膏或夹板固定者,密切观察患肢血运。术后观察伤口渗血情况。

2.功能锻炼

骨折 1 周内,做患侧上臂肌肉的主动舒缩活动,握拳、伸曲腕关节、小幅度的耸肩运动。伴桡神经损伤者,可被动进行手指的屈曲活动。2～3 周后可做肩关节内收外展活动。4 周后可做肩部外展、外旋、内旋、后伸,手爬墙等运动以恢复患肢功能。

3.健康指导

向患者解释,肱骨干骨折复位后可遗留 20°以内向前成角,30°以内向外成角,不影响功能。伴桡神经损伤者伸指伸腕功能障碍,要鼓励坚持功能锻炼。嘱其分别在术后第 1、第 3、第 6 个月复查 X 线,伴桡神经损伤者,应定期复查肌电图。

四、肱骨髁上骨折

肱骨髁上骨折指在肱骨干与肱骨髁交界处发生的骨折。多发生于 10 岁以下儿童。易损伤神经和血管,导致前臂缺血性肌挛缩,引起爪形手畸形。

（一）病因与发病机制

1.伸直型骨折

肘关节处于过伸位跌倒时,手掌着地,暴力经前臂向上,加上身体前倾,向下产生剪式应力,尺骨鹰嘴向前的杠杆力,使肱骨干与肱骨髁交界处发生骨折。骨折远端向后上移位,近折端向前下移位,尺神经、桡神经可因肱骨髁上骨折的侧方移位受伤。

2.屈曲型骨折

此型较少见,由间接暴力引起。跌倒时,肘关节屈曲,肘后方着地,暴力向上传导至肱骨下端,导致髁上屈曲型骨折。较少合并血管和神经损伤。

（二）临床表现

肘部明显疼痛、肿胀、皮下瘀斑和功能障碍,伸直型骨折肘部向后突出,近折端向前移,并处于半屈位。局部明显压痛,有骨摩擦音及假关节活动,与肘关节脱位相比较肘后三角关系正常。如果合并有正中神经、尺神经、桡神经、肱动脉损伤,则出现前臂和手相应的神经支配区的感觉减弱或消失,及相应的功能障碍。如复位不当可致肘内翻畸形。

（三）实验室及其他检查

肘部正、侧位 X 线摄片可以明确骨折部位、类型、移位方向,为选择治疗方法提供依据。

（四）诊断要点

根据 X 线片和受伤病史可以明确诊断。

（五）治疗要点

1.手法复位外固定

若受伤时间短,血循环良好,局部肿胀不明显者,可行手法复位后外固定。给予局部麻醉或臂丛神经阻滞麻醉。在持续牵引下,行手法复位,使患肢肘关节屈曲 60°～90°给予后侧石膏托固定 4～5 周,X 线摄片证实骨折愈合良好,即可拆除石膏。

2.持续牵引

对于手法复位不成功,受伤时间较长,肢体肿胀明显者,可行尺骨鹰嘴牵引,牵引重量1～2 kg,牵引时间控制在4～6周。

3.手术复位

对于骨折移位严重,手法复位失败,有神经、血管损伤者,采取手术复位。复位方法有经皮穿针内固定、切开复位内固定。

(六)护理要点

1.保持有效的固定

观察固定的屈曲角度,离床活动时要用三角巾悬吊患肢于胸前。发现固定体位改变时,要及时给予纠正。

2.严密观察

重点观察患肢的血液循环、感觉、活动情况,以利于及时发现外伤后肱动脉、正中神经、尺桡神经的损伤。

3.康复锻炼

复位固定后当日可作握拳、屈伸手指练习,1周后可作肩部主动活动,并逐渐加大运动幅度。3周后去除外固定,可作腕、肘、肩部的屈伸练习。伸直型骨折注意恢复屈曲活动,屈曲型骨折注意恢复增加伸展活动。

五、尺桡骨干双骨折

尺、桡骨干骨折可由直接暴力、间接暴力、扭转暴力引起,青少年多见,占各类骨折的6%。

(一)病因与发病机制

1.直接暴力

由重物打击、机器或车轮的直接碾压,导致同一平面的横形或粉碎性骨折。

2.间接暴力

跌倒时手掌着地,暴力通过腕关节向上传导,暴力作用首先使桡骨骨折。若暴力较强,则通过骨间膜向内下方传导,可引起低位尺骨斜形骨折。

3.扭转暴力

跌倒时前臂旋转、手掌着地,或手遭受机器扭转暴力,导致不同平面的尺桡骨螺旋形骨折或斜形骨折。可并发软组织撕裂、神经、血管损伤,或合并他处骨折。

(二)临床表现

伤侧前臂出现疼痛、肿胀、成角畸形及功能障碍,主要不能进行旋转活动。局部明显压痛,严重者出现剧痛、患肢肿胀、手指屈曲。可扪及骨折端、骨摩擦感及假关节活动。听诊骨传导音减弱或消失。严重者可发生骨筋膜室综合征。

(三)实验室及其他检查

正位及侧位X线片可见骨折的部位、类型及移位方向,及是否合并有桡骨头脱位或尺骨小头脱位。

(四)诊断要点

可依据临床检查、X线正侧位片确诊。

（五）治疗要点

1.手法复位外固定

可在局部麻醉或臂丛神经阻滞麻醉下进行，重点是矫正旋转移位，恢复骨膜紧张度，紧张的骨间膜牵动骨折端复位。复位成功后，用小夹板或石膏托固定。

2.切开复位内固定

不稳定骨折或手法复位失败者倾向于切开复位，螺钉钢板或髓内针内固定术治疗。

（六）护理要点

1.保持有效的固定

注意观察石膏或夹板是否有松动和移位。

2.维持患肢良好血液循环

术后抬高患肢，观察患肢皮肤的颜色、温度、有无肿胀及桡动脉搏动情况。如出现剧痛，手部皮肤苍白、发凉、麻木，被动伸指疼痛，桡动脉搏动减弱或消失等表现时，提示骨筋膜室综合征的发生。如有缺血表现，立即通知医师处理。

3.康复锻炼

术后 2 周开始练习手指屈伸活动和腕关节活动。4 周后开始练习肘、肩关节活动。8～10 周后 X 线片证实骨折愈合后，可进行前臂旋转活动。

六、桡骨远端骨折

桡骨远端骨折（Colles 骨折）指距桡骨远端关节面 3 cm 内的骨折，占全身骨折的 6.7%～11%，多见于有骨质疏松的中老年人。

（一）病因与发病机制

多由间接暴力引起，通常跌倒时腕关节处于背伸位、手掌着地、前臂旋前，应力由手掌传导到桡骨下端发生骨折。骨折远端向背侧及桡侧移位。

（二）临床表现

骨折部疼痛、肿胀，可出现典型畸形，由于骨折远端向背侧移位，侧面看呈"银叉"畸形，骨折远端向桡侧移位，并有缩短桡骨茎突上移畸形，正面看呈"枪刺刀样"畸形（图 8-7）。检查局部压痛明显，腕关节活动障碍，皮下出现瘀斑。

（三）实验室及其他检查

X 线片可见骨折端移位表现有：桡骨远骨折端向背侧移位，远端向桡侧移位，骨折端向掌侧成角。可同时有下尺桡关节脱位及尺骨茎突撕脱骨折。

（四）诊断要点

根据 X 线检查结果和受伤史可明确诊断。

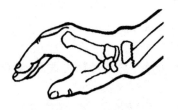

图 8-7　骨折后典型移位

（五）治疗要点

1.手法复位外固定

局部麻醉下手法复位后,用超过腕关节的小夹板固定或石膏夹板在屈腕、尺偏位固定2周,消肿后,腕关节中立位继续用小夹板或改用前臂管型石膏固定。

2.切开复位内固定

严重粉碎性骨折有明显移位者,桡骨下端关节面破坏;手法复位失败,或复位后不能维持固定者,应切开复位,用松质骨螺钉或钢针固定。

（六）护理要点

1.保持有效的固定

骨折复位固定后不可随意移动位置,注意维持骨折远端旋前、掌曲、尺偏位。避免腕关节旋后或旋前。肿胀消除后要及时调整石膏或夹板的松紧度。

2.密切观察患肢血液循环情况

如有无腕部肿胀、疼痛、颜色异常、皮温降低等。

3.康复锻炼

复位当天或手术后次日可做肩部的前后摆动练习,2～3天后可做肩肘部的主动活动。2～3周后可进行手和腕部的抗阻力练习。后期做腕部的主动屈伸练习和前臂的旋前、旋后牵引练习。

七、股骨颈骨折

股骨颈骨折指由股骨头下到股骨颈基底的骨折,多见于中、老年人,女性多于男性。由于局部血供特点,骨折治疗中易发生骨折不愈合,并且常出现股骨头坏死,老年易发生严重的全身并发症。

（一）病因与发病机制

股骨颈骨折是在站立或行走时跌倒发生,属间接暴力、低能损伤,老年人多有骨质疏松,轻微扭转暴力即可造成骨折。青壮年在受到高能暴力时可发生股骨颈骨折。

1.按骨折线走行和部位分类

分为股骨头下骨折、股骨颈骨折、股骨颈基底骨折。

2.按骨折线的倾斜角分类

分为外展骨折、中间型骨折、内收型骨折。

3.按骨折移位程度分类

分为不完全骨折和完全骨折。不完全骨折是指骨的完整性有部分中断,股骨颈部分出现裂纹。完全骨折是指骨折线贯穿股骨颈,骨结构完全破坏,包括无移位的完全骨折,部分移位的完全骨折,完全移位的完全骨折,最后一型的关节囊和滑膜破坏严重。

（二）临床表现

患侧髋部疼痛,内收型疼痛更明显,不能站立。患肢成典型的外展、外旋、缩短畸形,大转子明显突出。嵌插骨折患者,有时仍能行走或骑自行车,易漏诊。

（三）实验室及其他检查

1.X线检查

髋部正侧位X线摄片显示骨折的部位、类型和方向。

2.CT或MRI检查

骨折线不清楚或隐匿时进行,或卧床休息2周后再行X线检查。

（四）诊断要点

有移位的股骨颈骨折诊断不难。外伤史不明显，仅有局部微痛或不适，而且髋关节可屈伸，甚至可以步行，X线检查不易发现骨折线，应进一步进行CT或MRI检查，以明确诊断。

（五）治疗要点

1.非手术治疗

适用于年老体弱或外展、嵌插稳定型骨折。①持续皮牵引、骨牵引或石膏固定患肢于轻度外展位，牵引治疗后卧硬板床6～8周；②手法复位。

2.手术治疗

对于内收型骨折和有移位的骨折在给予皮牵引或骨牵引复位后，经皮多枚骨圆针或加压螺纹钉内固定术。内收型有移位的骨折，手法、牵引难以复位的，应采取切开复位内固定治疗。青少年股骨、颈骨折应尽量达到解剖复位，采用切开复位内固定治疗。

3.人工股骨头或全髋关节置换术

适用于60岁以上老年人，全身情况较好，有明显移位或股骨头旋转，陈旧性骨折股骨头缺血坏死者。

（六）护理要点

1.维持正确的体位

正确的体位是治疗股骨颈骨折的重要措施，应解释清楚，取得配合。平卧硬板床，保持患肢外展30°中立位，并用牵引维持，防止外旋、内收。尽量避免搬动髋部。

2.保持确实有效的牵引

患肢做皮牵引或骨牵引时，应保持患肢和牵引力在同一轴线上。不能随意加减重量。牵引时间一般为8～12周。

3.密切观察病情变化

股骨头骨折患者多为老年人，要密切观察病情变化。

4.预防并发症

股骨头骨折患者行非手术治疗时需长期卧床，易发生坠积性肺炎、泌尿系统感染、压疮等。因此要鼓励深呼吸、有效咳嗽，嘱患者多喝水，骨隆突处垫软垫。

5.功能锻炼

非手术者早期可在床上做股四头肌的静力收缩，去掉牵引后，可做直腿抬高运动。3个月后可依拐杖行走，6个月后可不依靠拐杖行走。对于术后内固定者，2 d后可扶患者床上坐起，3～4周后可扶拐行走，3个月后可稍负重行走，6个月后可负重行走。

八、股骨干骨折

股骨干骨折是指由小转子下至股骨髁上部位骨干的骨折。

（一）病因与发病机制

由强大的直接暴力或间接暴力所致，多见于30岁以下的男性。直接暴力可引起横形或粉碎形骨折，间接暴力多为坠落伤，可引起斜形骨折或螺旋形骨折。

（二）临床表现

股骨干骨折后出血多，当高能损伤时，软组织破坏，出血和液体外渗，肢体明显肿胀。常导致低血容量性休克。患侧肢体短缩、成角、旋转和功能障碍，可有骨擦感。如果损伤腘窝血管和神

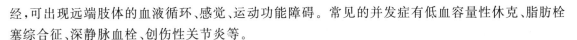

经,可出现远端肢体的血液循环、感觉、运动功能障碍。常见的并发症有低血容量性休克、脂肪栓塞综合征、深静脉血栓、创伤性关节炎等。

（三）实验室及其他检查

X线正侧位摄片应包括其近端的髋关节和远端的膝关节。骨折早期进行血气监测,可监测脂肪栓塞的发生。

（四）诊断要点

根据受伤史及受伤后患肢缩短、外旋畸形,X线正侧位片可明确骨折的部位和类型。

（五）治疗要点

1.儿童股骨干骨折的治疗

3岁以下儿童股骨干骨折常用Bryant架行双下肢垂直悬吊牵引。牵引重量以臀部稍悬空为宜。牵引时间为3～4周。由于儿童骨骼愈合塑形能力强,骨折断端即使重叠1～2 cm,轻度向前、外成角是可以自行纠正的。但不能有旋转畸形。

2.成人股骨干骨折的治疗

一般采用骨牵引,持续股骨髁上或胫骨结节骨牵引,直到骨折临床愈合,一般需6～8周。牵引过程中要复查X线,了解复位情况。非手术治疗失败或合并有神经、血管损伤或伴有多发性损伤不宜卧床过久的老年人可采用切开复位内固定,钢板、螺钉、带锁髓内针固定。

（六）护理要点

1.牵引的护理

小儿垂直悬吊牵引时,经常触摸患儿足部温度、颜色及足背动脉的搏动情况,以防血液循环障碍及皮肤破损。为有效产生反牵引力,注意牵引时臀部要离开床面,两腿牵引重量要相等。成人牵引时要抬高床尾,保持牵引力方向与股骨干纵轴成直线。定期测量下肢长度和力线以保持有效牵引。骨牵引针处每天消毒,严禁去除血痂。注意检查足背伸肌功能。腓骨头处加垫软垫,以防腓总神经受损伤。防止发生压疮。

2.功能锻炼

（1）小儿骨折:炎性期卧床进行股四头肌的静力收缩。骨痂形成期,患儿从不负重行走过渡到负重行走。骨痂成熟期,由部分负重行走过渡到完全负重行走。

（2）成人骨折:除疼痛减轻后进行股四头肌等长收缩外,还要练习踝关节、足关节等小关节的活动。去除外固定后,可进行行走训练,适应下床行走后,逐渐进行负重行走。

九、胫腓骨干骨折

胫腓骨干骨折指胫骨平台以下到踝上的部分发生的骨折。在长骨骨折中最多见,双骨折、粉碎性骨折及开放性骨折居多。

（一）病因与发病机制

1.直接暴力

主要的致病因素,如重物撞击、直接暴力打击、车轮碾轧等,胫腓骨骨折线在同一平面,呈横形、短斜形,高能损伤有严重肢体软组织损伤,骨高度粉碎。常见开放性骨折。

2.间接暴力

常见于弯曲和扭转暴力,如高处坠落足着地、滑倒等。局部软组织损伤轻,可发生长斜形、螺旋形骨折,双骨折时腓骨的骨折线高于胫骨骨折线,亦可造成开放性骨折。

3.胫骨骨折分类

胫骨骨折可分为三类,胫骨上 1/3 骨折,骨折远端向上移位,腘动脉分叉处受压,可造成小腿缺血或坏疽,易损伤腓总神经。胫骨中 1/3 骨折,可导致骨筋膜室综合征。胫骨下 1/3 骨折,由于血运差,软组织覆盖少,影响骨折愈合。

(二)临床表现

疼痛、肿胀、畸形和功能障碍。伴有腓总神经、胫神经损伤时,出现足下垂。如果继发有骨筋膜室综合征,远端肢体出现疼痛、肿胀、麻木、肢体苍白、感觉消失。但儿童青枝骨折及成人腓骨骨折后可负重行走。

(三)实验室及其他检查

正侧位的 X 线检查可明确骨折的部位、类型、移位情况。

(四)诊断要点

根据受伤史,膝、踝关节和胫腓骨 X 线片,对小腿肿胀明显者,警惕有无骨筋膜室综合征。

(五)治疗要点

1.非手术治疗

适合于稳定性骨折。熟悉骨折软组织损伤情况,包括可能的重要血管、神经损伤,可按逆创伤机制实施手法复位,复位后长腿石膏外固定,利用石膏塑形维持骨折的对位、对线。对于骨折手法复位失败,软组织损伤严重,合并骨筋膜室综合征者,可行跟骨骨牵引。

2.手术治疗

切开复位内固定适于不稳定骨折,多段骨折及污染不重、受伤时间较短的开放性骨折。切开复位后,螺丝钉或加压钢板、带锁髓内钉内固定。

(六)护理要点

1.牵引和固定的护理

石膏固定要密切观察患肢的疼痛程度和足趾背伸和跖屈及末梢循环情况。如怀疑神经受压,应立即减压。保持有效的牵引,做好皮肤护理,预防压疮。外固定后要把小腿抬高置于中立位。每天 2 次消毒固定针针眼周围皮肤,预防固定针感染。内固定时要观察伤口渗血渗液,以防感染。采用螺丝钉或钢板固定后,要注意预防关节僵硬。

2.功能锻炼

早期进行股四头肌的等长收缩,足趾和髌骨的被动及主动活动。跟骨牵引者,要进行髌骨被动活动和抬臀运动,以防跟腱挛缩。内固定早期做膝关节屈曲活动。除去外固定后,逐渐负重活动。

(毛素芳)

第三节 脊柱骨折

一、疾病概述

(一)概念

脊柱骨折又称脊椎骨折,占全身各类骨折的 5%~6%。脊柱骨折可以并发脊髓或马尾神经

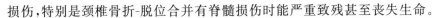

损伤,特别是颈椎骨折-脱位合并有脊髓损伤时能严重致残甚至丧失生命。

（二）相关病理生理

脊柱分为前中后三柱。中柱和后柱包裹了脊髓和马尾神经,该区的损伤可以累及神经系统,特别是中柱损伤,碎骨片和髓核组织可以突入椎管的前半部而损伤脊髓。胸腰段脊柱(T_{10}~L_2)处于两个生理弧度的交汇处,是应力集中之处,也是常见骨折之处。

（三）病因与诱因

主要原因是暴力,多数由间接暴力引起,少数因直接暴力所致。当从高处坠落时,头、肩、臀部或足部着地,地面对身体的阻挡,使身体猛烈屈曲,所产生的垂直分力可导致椎体压缩性骨折,水平分力较大时则可同时发生脊椎脱位。直接暴力所致的脊椎骨折,多见于战伤、爆炸伤、直接撞伤等。

1.病理和分类

暴力的方向可以通过 X、Y、Z 轴,牵拉和旋转;在 X 轴上有屈、伸和侧方移动;在 Z 轴上则有侧屈和前后方向移动。因此,胸腰椎骨折和颈椎骨折分别可以有六种类型损伤。

2.胸、腰椎骨折的分类

（1）单纯性楔形压缩性骨折:脊柱前柱损伤,椎体成楔形,脊柱仍保持稳定。

（2）稳定性爆破型:前柱、中柱损伤。通常是高处坠落时,脊柱保持正直,胸腰段脊柱的椎体因受力、挤压而破碎;后柱不损伤,脊柱稳定。但破碎的椎体与椎间盘可突出于椎管前方,损伤脊髓而产生神经症状。

（3）不稳定性爆破型:前柱、中柱、后柱同时损伤。由于脊柱不稳定,可出现创作后脊柱后突和进行性神经症状。

（4）Chance 骨折:椎体水平状撕裂性损伤。如从高空仰面落下,背部被物体阻挡,脊柱过伸,椎体横形裂开;脊柱不稳定。

（5）屈曲-牵拉型:前柱部分因受压缩力而损伤,而中柱、后柱同时因牵拉的引力而损伤,造成后纵韧带断裂,脊椎关节囊破裂,关节突脱位,半脱位或骨折;是潜在性不稳定型骨折。

（6）脊柱骨折-脱位:又名移动性损伤。脊柱沿横面移位,脱位程度重于骨折。此类损伤较严重,伴脊髓损伤,预后差。

3.颈椎骨折的分类

（1）屈曲型损伤:前柱因受压缩力而损伤,而后柱因牵拉的张力而损伤。前方半脱位(过屈型扭伤),后柱韧带完或不完全性破裂。完全性者可有棘突上韧带、棘间韧带、脊椎关节囊破裂和横韧带撕裂。不完全性者仅有棘上韧带和部分棘间韧带撕裂。双侧脊椎间关节脱位,因过度屈曲,中后柱韧带断裂,脱位的关节突超越至下一个节段小关节的前方与上方。大多数患者伴有脊髓损伤。单纯椎体楔形(压缩性)骨折,较常见,除椎体压缩性骨折外,还不同程度的后方韧带结构破裂。

（2）垂直压缩损伤:多数发生在高空坠落或高台跳水者。第一颈椎双侧前、后弓骨折,也称 Jefferson 骨折。爆破型骨折,颈椎椎体粉碎骨折,多见于 $C_{5,6}$ 椎体。破碎的骨折片可凸向椎管内,瘫痪发生率高达 80%。

（3）过伸损伤:过伸性脱位,前纵韧带破裂,椎体横行裂开,椎体向后脱位。损伤性枢椎椎弓骨折,暴力来自颏部,使颈椎过度仰伸,枢椎椎弓垂直状骨折。

（4）齿状突骨折:机制不清,暴力可能来自水平方向,从前向后经颅骨至齿状突。

（四）临床表现

有严重的外伤史,如高空坠落、重物撞击腰背部、塌方事件被泥土、矿石掩埋等。胸腰椎损伤后,主要症状为局部疼痛,站立及翻身困难。腹膜后血肿刺激了腹腔神经节,合并肠蠕动减慢,常出现腹痛、腹胀甚至肠麻痹症状。

检查时要详细询问病史、受伤方式、受伤时姿势、伤后有无感觉及运动障碍。注意多发伤,多发伤患者往往合并有颅脑、胸、腹脏器的损伤。要先处理紧急情况,抢救生命。检查脊柱时暴露面应足够,必须用手指从上至下逐个按压棘突,如发现位于中线部位局部肿胀和明显的局部压痛,提示后柱已有损伤;胸腰段脊柱骨折常可摸到后凸畸形。

（五）辅助检查

1.影像学检查

（1）X线检查:有助于明确脊椎骨折的部位、类型和移位情况。

（2）CT检查:用于检查椎体的骨折情况,椎管内有无出血及碎骨片。

（3）MRI检查:有助于观察及确定脊髓损伤的程度和范围。

2.肌电图

测量肌的电传导情况,鉴别脊髓完整性的水平。

3.实验室检查

除常规检查外,血气分析检查可判断有通气不足危险患者的呼吸状况。

（六）治疗原则

1.抢救生命

脊柱损伤患者伴有颅脑、胸、腹脏器损伤或并发休克时,首先处理紧急问题,抢救生命。

2.卧硬板床

胸腰椎骨折和脱位,单纯压缩骨折椎体压缩不超过1/3者,可仰卧于木板床,在骨折部加枕垫,使脊柱过伸。

3.复位固定

较轻的颈椎骨折和脱位者用枕颌带做卧位牵引复位;明显压缩移位者做持续颅骨牵引复位。牵引重量3～5 kg,复位后用头颈胸支具固定3个月。胸腰椎复位后用腰围支具固定。也可用两桌法或双踝悬吊法复位,复位后不稳定或关节交锁者,可手术治疗,做植骨和内固定。

4.腰背肌锻炼

胸腰椎单纯压缩骨折,椎体压缩不超过1/3者,在受伤后1～2 d开始进行,利用背伸肌的肌力及背伸姿势,使脊柱过伸,借椎体前方的前纵韧带和椎间盘纤维环的张力,使压缩的椎体自行复位,恢复原形状。严重的胸、腰椎骨折和骨折脱位,可通过腰背肌功能锻炼,使骨折获一定程度的复位。

二、护理评估

（一）一般评估

1.健康史

（1）一般情况:了解患者的年龄、职业特点、运动爱好、日常饮食结构、有无酗酒等。

（2）受伤情况:了解患者受伤的原因、部位和时间,受伤时的体位、症状和体征、搬运方式、现场及急诊室急救情况,有无昏迷史和其他部位复合伤等。

（3）既往史与服药史：有无脊柱受伤或手术史。

2.生命体征（T、P、R、BP）与意识

评估患者的呼吸、血压、脉搏、体温及意识情况，包括呼吸形态、节律、频率、深浅、呼吸道是否通畅、患者能否有效咳嗽和排除分泌物；有无心动过缓和低血压；有无出汗，患者皮肤的颜色、温度；有无体温调节障碍。对伴有颅脑损伤的患者，可用格拉斯昏迷量表评估患者的意识情况。排尿和排便情况，患者有无尿潴留或充盈性尿失禁；尿液颜色、量和比重；有无便秘或大便失禁。

3.患者主诉

受伤的时间、原因和部位，受伤时的体位、症状和体征，搬运方式，现场及急诊室急救的情况，有无昏迷史和其他部位的合并伤。患者既往健康情况，有无脊柱受伤或手术史，近期有无因其他疾病而服用药物，应用剂量、时间和疗程。

4.相关记录

疼痛评分、全身皮肤及其他外伤情况。

（二）身体评估

1.视诊

受伤部位有无皮肤组织破损，局部肤色和温度，有无活动性出血及其他复合性损伤的迹象。

2.触诊

评估感觉和运动情况，患者的痛、温、触及位置觉的丧失平面及程度。

3.叩诊

叩诊患肢神经反射是否正常。

4.动诊

肢体感觉，活动和肌力的变化，双侧有无差异，有无腹胀和麻痹性肠梗阻征象。

（三）心理-社会评估

评估患者有无恐惧、紧张心理；评估患者和亲属对疾病的心理承受能力和对相关康复知识的认知程度，家庭及社会支持情况。

（四）辅助检查阳性结果评估

评估患者的影像学检查和实验室检查结果有无异常，以帮助判断病情和预后。

（五）治疗效果的评估

1.术前评估要点

（1）术前实验室检查结果评估：血常规及血生化、腰椎片、心电图等。

（2）术前术区皮肤、饮食、肠道、用药准备情况。

（3）患者准备：评估患者对手术过程的了解程度，有无过度焦虑或者担忧；对预后的期望值等。

2.术后评估要点

（1）生命体征的评估：术后24 h内，密切观察生命体征的变化，进行床边心电监护，30 min至1 h记录1次，观察有无因术中出血、麻醉等引起血压下降。

（2）体位评估：是否采取正确的体位，以保持脊柱功能位及舒适为标准。

（3）术后感觉，运动和各项功能恢复情况。

（4）功能锻炼情况，如患者是否按计划进行功能锻炼及有无活动障碍引起的并发症出现。

三、主要护理诊断

（一）有皮肤完整性受损的危险

皮肤受损与活动障碍和长期卧床有关。

（二）潜在并发症

如脊髓损伤。

（三）有失用综合征的危险

失用综合征与脊柱骨折长期卧床有关。

四、护理措施

（一）病情观察与并发症预防

1.脊髓损伤的观察和预防

观察患者肢体感觉、运动、反射和括约肌功能是否随着病情发展而变化，及时发现脊髓损伤征象，报告医师并协助处理。尽量减少搬动患者，搬运时保持患者的脊柱中立位，以免造成或加重脊髓损伤。对已发生脊髓损伤者做好相应护理。

2.疼痛护理

及时评估患者疼痛程度，遵医嘱给予止痛药物。

3.预防压疮

（1）定时翻身：间歇性解除压迫是有效预防压疮的关键，故在卧床期间应2～3 h翻身1次。翻身时采用轴线翻身法，胸腰段骨折者双臂交叉放于胸前，两护士分别托扶患者肩背部和腰腿部翻至侧卧位；颈段骨折者还需1人托扶头部，使其与肩同时翻动。患者自行翻身时，应先挺直腰背部再翻身，以利用绷紧的躯干肌肉形成天然内固定夹板。侧卧时，患者背后从肩到臀用枕头抵住以免腰胸部脊柱扭转，上腿屈髋屈膝而下腿伸直。两腿间垫枕以防髋内收。颈椎骨折患者不可随意低头、抬头或转动颈部，遵医嘱决定是否垫枕及枕头放置位置。避免在床上拖拽患者，以减少局部皮肤剪切力。

（2）合适的床铺：床单清洁干燥和舒适，有条件的可使用特制翻身床、明胶床垫、充气床垫、波纹气垫等。注意保护骨突出部位，使用垫枕将各肢体保持良肢位并使骨突部位悬空，定时对受压的骨突部位进行按摩。保持个人清洁卫生和床单清洁干燥。

（3）增加营养：保证足够的营养素摄入，提高机体抵抗力。

4.牵引护理

（1）颅骨牵引时，每班检查牵引，并拧紧螺母，防止牵引弓脱落。

（2）牵引重锤保持悬空，不可随意增减或移去牵引重量，定期测量下肢的长度和力线，以免造成过度牵引和骨端旋转。

（3）注意牵引针是否有移位，若有移位应消毒后调整。

（4）保持对抗牵引力：颅骨牵引时，应抬高床头，若身体移位，抵住了床头，及时调整，以免失去反牵引作用。

（5）告知患者和家属牵引期间牵引方向与肢体方向应成直线，以达到有效牵引。

（二）饮食

给予患者高热量、高蛋白、高纤维素、高钙、富含维生素及果胶成分饮食。如牛奶、鸡蛋、海

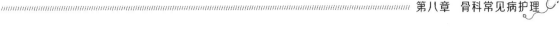

米、虾皮、鱼汤、骨头汤、新鲜蔬菜和水果等。

（三）用药护理

了解药物不良反应，对症处理用药时观察其用药后效果。根据疼痛程度使用止痛药，并评估不良反应。

（四）心理护理

向患者和家属解释骨折的愈合是一个循序渐进的过程，充分固定能为骨折断端连接提供良好的条件。正确的功能锻炼可以促进断端生长愈合和患肢功能恢复。鼓励患者表达自己的思想，减轻患者及其家属的心理负担。

（五）健康教育

1.指导功能锻炼

脊柱损伤后长期卧床可导致失用综合征，故应根据骨折部位、程度和康复治疗计划，指导和鼓励患者早期活动和功能锻炼。单纯压缩骨折患者卧床 3 d 后开始腰背部肌肉锻炼，开始臀部左右活动，然后要求做背伸动作，使臀部离开床面，随着腰背肌力量的增加，臀部离开床面的高度也逐渐增高。2 个月后骨折基本愈合，第 3 个月可以下地少量活动，但仍以卧床休息为主。3 个月后逐渐增加下地活动时间。除了腰背肌锻炼，还应定时进行全身各个关节的全范围被动或主动活动，每天数次，以促进血液循环，预防关节僵硬和肌萎缩。鼓励患者适当进行日常活动能力的训练，以满足其生活需要。

2.复查

告知患者及家属局部疼痛明显加重，或不能活动，应立即到医院复查并评估功能恢复情况。

3.安全指导

指导患者及家属评估家庭环境的安全性，妥善放置可能影响患者活动的障碍物。

五、护理效果评估

（1）患者是否主诉骨折部位疼痛减轻或消失，感觉舒适。

（2）患者皮肤是否保持完整，能否避免压疮发生。

（3）能否避免脊髓损伤等并发症的发生，一旦发生，能否及时发现和处理。

（4）患者在指导下能否按计划进行有效的功能锻炼，能否避免失用综合征的发生。

（毛素芳）

第九章

妇产科常见病护理

第一节 流 产

流产是妊娠不足 28 周、胎儿体重不足 1 000 g 而终止者,流产分为自然流产和人工流产。

一、病因

(一)胚胎因素
染色体异常是早期流产最常见的原因,染色体异常包括数目异常和结构异常。

(二)母体因素
全身性疾病、生殖器官异常、内分泌异常、免疫异常、母儿血型不合与不良习惯均可导致流产。孕妇过量吸烟、酗酒,过量饮咖啡、吸食二醋吗啡(海洛因)等毒品,均可导致流产。

(三)胎盘因素
滋养细胞的发育和功能不全是胚胎死亡的重要原因。

(四)环境因素
过多接触放射线和镉、铅、甲苯、氯丁二烯、氧化乙烯等化学物质,均可引起流产。

二、临床表现

停经、腹痛及阴道出血是流产的主要临床症状。

(一)早期流产
发生在孕 12 周前的流产为早期流产。开始时血窦开放,出现阴道流血,剥离的胚胎和血液刺激子宫收缩,排出胚胎或胎儿,产生阵发性下腹部疼痛。待胚胎及其附属物完全排除后,子宫收缩,血窦闭合,出血停止。

(二)晚期流产
发生在孕 12 周后的流产为晚期流产。晚期流产过程与早产和足月产相似,胎儿娩出后胎盘娩出,出血不多。

早期流产临床表现为先出现阴道流血,而后出现腹痛,晚期流产的临床表现为先出现腹痛(阵发性子宫收缩),而后出现阴道流血。

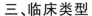

三、临床类型

(一)先兆流产

表现为停经后先出现少量阴道流血,量比月经少,有时伴有轻微下腹痛、腰痛、腰坠。妇科检查子宫大小与停经周数相符,宫颈口未开,胎膜未破,妊娠产物未排出。经休息及治疗后,若流血停止或腹痛消失,妊娠可继续进行;若流血增多或腹痛加剧,则可能发展为难免流产。

(二)难免流产

由先兆流产发展而来,流产已不可避免。表现为阴道流血量增多,阵发性腹痛加重。妇科检查子宫大小与停经周数相符或略小,宫颈口已扩张,但组织尚未排出;晚期难免流产还可有羊水流出或见胚胎组织或胎囊堵于宫颈口。

(三)不全流产

由难免流产发展而来,妊娠产物已部分排出体外,尚有部分残留于宫内,从而影响子宫收缩,致使阴道出血持续不止,严重时可引起出血性休克,下腹痛减轻。妇科检查一般子宫小于停经周数,宫颈口已扩张,不断有血液自宫颈口内流出,有时可见胎盘组织堵塞于宫颈口或部分妊娠物已排出于阴道内,而部分仍留在宫腔内,有时宫颈口已关闭。

(四)完全流产

妊娠产物已完全排出,阴道出血逐渐停止,腹痛随之消失。妇科检查宫颈口已关闭,子宫接近正常大小。

(五)稽留流产

指胚胎或胎儿已死亡,滞留在宫腔内尚未自然排出者。胚胎或胎儿死亡后,子宫不再增大反而缩小,早孕反应消失;若已至妊娠中期,孕妇自觉腹部不再增大,胎动消失。妇科检查子宫小于妊娠周数,宫颈口关闭,听诊不能闻及胎心。

(六)复发性流产

指自然流产连续同一性伴侣发生 3 次或 3 次以上者。每次流产多发生于同一妊娠月份,其临床经过与一般流产相同。早期流产的原因常为黄体功能不足、甲状腺功能低下、染色体异常等;晚期流产最常见的原因为宫颈内口松弛、子宫畸形、子宫肌瘤等。

四、辅助检查

(一)妇科检查

在消毒后进行妇科检查,了解宫颈口是否扩张,羊膜是否破裂,有无妊娠产物堵塞宫颈口,子宫大小,与停经周数是否相符,有无压痛,并应及时检查双附件。

(二)妊娠试验

临床多采用早孕诊断试纸条法,对诊断妊娠有价值。为进一步了解流产的预后,多选用放射免疫法连续进行 β-HCG 的定量测定。

(三)B 超检查

对疑为先兆流产者,根据妊娠囊的形态,有无胎心搏动,确定胚胎或胎儿是否存活,以指导正确的治疗方法。若妊娠囊形态异常或位置下移,预后不良。不全流产及稽留流产均可借助 B 超检查协助确诊。

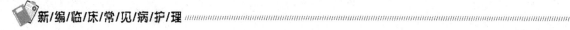

（四）孕激素测定

测定血孕酮水平，能协助判断先兆流产的预后。

五、治疗要点

（一）先兆流产

卧床休息，禁止性生活，减少刺激；必要时给予对胎儿危害小的镇静药；对于黄体功能不足的孕妇，每天肌内注射黄体酮 20 mg，以利于保胎；并注意及时进行超声检查，了解胚胎发育情况，避免盲目保胎。

（二）难免流产

一旦确诊，应尽早使胚胎组织完全排出。早期流产应及时行刮宫术，对妊娠物应仔细检查，并送病理检查。晚期流产时，子宫较大，出血较多，可静脉滴注缩宫素，促进子宫收缩。当胎儿及胎盘排出后检查是否完全，必要时刮宫以清除宫腔内残留的妊娠物。

（三）不全流产

一经确诊，应行吸宫术或者钳刮术以清除宫腔内残留组织。

（四）稽留流产

应及时促使胎儿和胎盘排出，以防稽留日久发生凝血功能障碍，处理前应做凝血功能检查。

（五）习惯性流产

以预防为主，在受孕前，对男女双方均应进行详细检查。

（六）流产合并感染

控制感染的同时尽快清除宫内残留物。

六、护理措施

（一）先兆流产的护理

1.休息

告知患者卧床休息，禁止性生活，禁止灌肠等，以减少各种刺激。避免不必要的阴道检查，勿触摸乳房及腹部，以防诱发宫缩。

2.饮食指导

加强营养，多食粗纤维食物，避免不洁或刺激性强的食物，以防便秘和腹泻而加重病情。

3.动态评估与指导

评估孕妇病情变化，给患者提供切实可行的指导，明确处理原则，积极配合医师为流产孕妇进行诊治；对患者疑问给予指导帮助，讲解疾病康复知识和用药知识，帮助患者建立信心。观察患者生命体征、腹痛、阴道流血、自觉症状，定时医用超声多普勒监测胎心情况，发生病情变化及时通知医师，并及时准确记录。

（二）妊娠不能再继续者的护理

1.终止妊娠准备

做好清宫手术前患者、手术器械及用物的各项准备，协助完成手术过程。

2.建立静脉通路

做好输液、输血准备。

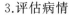

3.评估病情

评估生命体征、阴道流血、腹痛、休克征象,并做好护理记录。

4.预防并发症

有凝血功能障碍者,配合医师完成凝血功能检查,应给与纠正,然后再行引产或手术。

5.会阴护理

术后保持外阴清洁,遵照医嘱做好会阴擦洗。

6.心理护理

讲解疾病康复时间,再次妊娠时间及注意事项。针对患者疑问给予解释和指导。

(三)预防感染

1.监测感染征象

密切监测患者体温、血象及阴道流血、分泌物的性质、颜色、气味,有感染征象及时通知医师。

2.会阴护理

指导孕妇使用消毒会阴垫,保持会阴部清洁,每天擦洗会阴2次,遵医嘱应用抗生素。

3.心理护理

流产后的患者往往由于失去孩子而出现伤心、悲伤等不良情绪,护士应给予同情和理解,帮助患者及家属接受现实,顺利渡过悲伤期。

4.出院指导

告知患者1个月后复查,注意增强抵抗力。向孕妇及家属讲解流产的相关知识,帮助他们为再次妊娠做好准备。

(高照杰)

第二节 异位妊娠

异位妊娠是指受精卵在子宫体腔以外着床发育,习惯称宫外孕。异位妊娠包括输卵管妊娠、卵巢妊娠、腹腔妊娠、宫颈妊娠及阔韧带妊娠等。输卵管妊娠较为常见,其中壶腹部妊娠最多见,其次为峡部,伞部,间质部妊娠。

一、病因

(一)输卵管炎症

输卵管炎症是异位妊娠的主要病因。可分为输卵管黏膜炎和输卵管周围炎。

(二)输卵管手术史

输卵管绝育史及手术史者,输卵管妊娠的发生率为10%～20%。

(三)输卵管发育不良或功能异常

输卵管过长、肌层发育差、黏膜纤毛缺乏等发育不良,均可成为输卵管妊娠的原因。

(四)辅助生殖技术

由于辅助生殖技术的应用,使输卵管妊娠发生率增加,既往少见的异位妊娠,如卵巢妊娠、宫颈妊娠、腹腔妊娠的发生率增加。

（五）避孕失败

宫内节育器避孕失败，发生异位妊娠的机会较大。

（六）其他

子宫肌瘤或卵巢肿瘤压迫输卵管，影响输卵管通畅，使受精卵运行受阻，输卵管子宫内膜异位可增加受精卵着床于输卵管的可能性。

二、病理

（一）输卵管妊娠流产

多见于输卵管壶腹部妊娠，可分为输卵管完全流产和输卵管不完全流产。

（二）输卵管妊娠破裂

多见于妊娠6周左右输卵管峡部妊娠，患者易出现休克，出血量远大于输卵管妊娠流产。

（三）陈旧性宫外孕

长期反复内出血形成的盆腔血肿不消散，血肿机化变硬并与周围组织粘连导致。

（四）继发性腹腔妊娠

存活胚胎的绒毛组织附着于原位或排至腹腔后重新种植而获得营养，可继续生长发育而形成。

三、临床表现

（一）症状

1.停经

多数患者停经6～8周后出现不规则阴道流血，但有些患者因月经过期几天，误将不规则的阴道流血视为月经。

2.腹痛

腹痛是输卵管妊娠患者就诊的主要症状。输卵管妊娠未发生流产或破裂前，常表现为一侧下腹隐痛或酸胀感。输卵管妊娠流产或破裂时，患者突感一侧下腹撕裂样疼痛，常伴有恶心、呕吐；血液随后由局部、下腹流向全腹，疼痛亦遍及全腹，放射至肩部；当血液积聚于直肠子宫陷凹处，可出现肛门坠胀感。

3.阴道流血

胚胎死亡后，常有不规则阴道流血，色暗红或深褐，量少呈点滴状，一般不超过月经量。少数患者阴道流血量较多，类似月经。阴道流血可伴有蜕膜管型或蜕膜碎片排出，系子宫蜕膜剥离所致。阴道流血常在病灶去除后方能停止。

4.晕厥与休克

急性大量内出血及剧烈腹痛可引起患者晕厥或休克。内出血越多越急，症状出现也越迅速越严重，但与阴道流血量不成比例。

5.腹部包块

当输卵管妊娠流产或破裂后形成的血肿时间过久，可因血液凝固，逐渐机化变硬与周围器官（子宫，输卵管，卵巢，肠管等）发生粘连而形成包块。

（二）体征

1.一般情况

腹腔内出血较多时，患者呈贫血貌。出现面色苍白、脉快而细弱、血压下降等休克表现。

2.腹部检查

下腹有明显压痛及反跳痛,尤以患侧为重,但腹肌紧张轻微。出血较多时,叩诊有移动性浊音。有些患者下腹可触及包块,若反复出血并积聚,包块可不断增大变硬。

3.盆腔检查

阴道内常有来自宫腔内的少许血液。输卵管妊娠未发生流产或破裂者,除子宫略大较软外,仔细检查可触及胀大的输卵管,轻度压痛。输卵管妊娠流产或破裂者,阴道后穹隆饱满,有触痛。将宫颈轻轻上抬或左右摆动时引起剧烈疼痛,称为宫颈举痛或摇摆痛,此为输卵管妊娠的主要体征之一。内出血多时检查子宫有漂浮感。子宫一侧或其后方可触及肿块,其大小、形状、质地常有变化,边界多不清楚,触痛明显。

四、辅助检查

(一)阴道后穹隆穿刺

阴道后穹隆穿刺是一种简单可靠的诊断方法,适用于疑有腹腔内出血的患者。

(二)妊娠试验

放射免疫法测血中 HCG,尤其是 β-HCG 阳性有助诊断。异位妊娠时患者体内 β-HCG 水平较宫内妊娠低。

(三)超声检查

B 超显像有助于诊断异位妊娠。阴道 B 超检查较腹部 B 超检查准确性高。

(四)腹腔镜检查

视为异位妊娠诊断的金标准,而且可以在确诊的情况下起到治疗作用。有大量腹腔内出血或伴有休克者禁忌。

(五)子宫内膜病理检查

诊刮仅适用于阴道流血量较多的患者,目的在于排除宫内妊娠流产。

五、治疗要点

(一)手术治疗

应在积极纠正休克的同时进行手术,腹腔镜技术成为近年来治疗异位妊娠的主要方法。

(二)药物治疗

用化疗药物甲氨蝶呤等方法治疗输卵管妊娠。但在治疗中若有严重内出血征象,或疑输卵管间质部妊娠或胚胎继续生长时仍应及时手术治疗。

六、护理措施

(一)非手术治疗患者的护理

1.休息

患者入院后应绝对卧床休息,减少活动。嘱患者避免突变换体位及增加腹压的动作,不能灌肠,以免引起反复出血。

2.饮食指导

指导患者进食高营养、高维生素的半流质饮食,保持大便通畅,防止便秘,腹胀等不适。

3.病情观察

密切观察患者血压、脉搏、呼吸、体温、面色的变化,重视患者的主诉,注意阴道流血量与腹腔内出血量比例,当阴道流血量不多时,不要误以为腹腔内出血量亦很少。应告知患者病情发展指征,如出血增多,腹痛加剧,肛门坠胀感明显等,以便病情发展时,能及时发现,并给予相应处理。

4.建立静脉通路

应随时做好输液、输血及腹部手术的准备。

5.健康指导

指导患者正确留取血 β-HCG,以监测治疗效果。患者阴道有排出物时,应立即通知医师,留取好标本送病理检查,并讲明目的及意义。

6.预防感染

观察患者体温变化,体温过高,给予物理降温,告知患者多饮水;患者卧床期间,做好会阴护理;嘱患者勤换内衣、内裤、纸垫,保持外阴清洁。

7.心理护理

向患者讲述异位妊娠的相关知识,减少和消除患者的紧张、恐惧心理。

(二)手术治疗患者的护理

1.体位

在通知医师即刻到来的同时,应使患者平卧,以减少活动,增加脑血流及氧的供应。

2.病情观察

监测血压、血氧、脉搏、呼吸、体温及观察患者腹痛症状有无加剧,阴道流血量有无变化以及尿量、颜色,并做好记录。

3.抢救配合

立即建立静脉通路,交叉配血,给予患者输血、输液,配合医师积极纠正休克,补充血容量。按急诊手术要求迅速做好术前准备,协助医师通知手术室。

4.心理护理

向患者及家属讲述手术的必要性,保持周围环境安静、有序,减少患者的紧张、恐惧心理,协助患者接受手术。

5.健康指导

输卵管妊娠的预后在于防止输卵管的损伤和感染,因此护士应做好妇女的健康保健工作,防止发生盆腔感染。教育患者保持良好的卫生习惯,勤洗浴,勤换衣,性伴侣稳定。发生盆腔炎后须立即彻底治疗,以免延误病情。护士需告诉患者,下次妊娠时要及时就医,并且不要轻易终止妊娠。

(高照杰)

第三节　功能失调性子宫出血

功能失调性子宫出血(简称功血)是由于调节生殖的神经内分泌机制异常引起的异常子宫出血,而全身及内外生殖器官无明显器质性病变存在。常表现为月经周期长短不一、经期延长、经量过多或不规则阴道流血。按发病机制可分为无排卵性和排卵性功血两类,70%~80%的患者属于无排卵性功血。功血可发生于月经初潮至绝经间的任何年龄,50%患者发生于绝经前期,30%发生于育龄期,20%发生于青春期。

一、病因与发病机制

(一)无排卵性功血

无排卵性功血多见于青春期和围绝经期妇女,育龄期少见。各期功血发病机制不同。

1.青春期

青春期中枢神经系统下丘脑-垂体-卵巢轴正常功能的建立需经过一段时间,如果此时受到机体内部和外界因素诸如过度劳累、应激、刺激、精神过度紧张、恐惧、忧伤、环境、气候骤变或肥胖等因素的影响,就可能引起功血。

2.围绝经期

妇女卵巢功能不断衰退,剩余卵泡对促性腺激素的反应性降低,卵泡未能发育成熟,雌激素分泌量波动不能形成排卵前高峰,故不排卵。

3.育龄期

可因内、外环境中某种刺激,如劳累、应激、流产、手术或疾病等引起短暂阶段的无排卵。亦可因肥胖、多囊卵巢综合征、高催乳素血症等长期存在的因素引起持续无排卵。

各种因素造成的无排卵,均导致子宫内膜受单一的雌激素刺激、无黄体酮对抗而发生雌激素突破性出血或撤退性出血。

(二)排卵性功血

较无排卵性宫血少见,多发生于育龄期妇女。卵巢虽然有排卵功能,但黄体功能异常,可分为黄体功能不足和子宫内膜不规则脱落两种类型。

1.黄体功能不足

由于神经内分泌调节功能紊乱,导致卵泡期 FSH 缺乏,卵泡发育缓慢,使雌激素分泌减少,从而对垂体及下丘脑正反馈不足;LH 峰值不高,使黄体发育不全,孕激素分泌减少,使子宫内膜分泌反应不足。此外,生理性因素如初潮、分娩后及绝经过渡期,也可能因下丘脑-垂体-卵巢轴功能紊乱,导致黄体功能不足。

2.子宫内膜不规则脱落

在月经周期中,患者有排卵,黄体发育良好,但由于下丘脑-垂体-卵巢轴调节功能紊乱或黄体机制异常引起子宫内膜萎缩过程延长,导致子宫内膜不能如期完整脱落。

二、临床表现

(一)无排卵性功血

常见的症状是子宫不规则出血,特点是患者的月经周期紊乱,月经长短不一,出血量时多时少,可少至点滴淋漓,多至大量出血,不易自止。少数表现为类似正常月经的周期性出血,但量较多。出血期不伴有下腹疼痛或其他不适,出血多或时间长的患者常伴贫血,大量出血可导致休克。

(二)排卵性功血

1.黄体功能不足

表现为月经周期缩短,月经频发。有时月经周期虽在正常范围内,但是卵泡期延长,黄体期缩短,故不易受孕或孕早期流产发生率高。

2.子宫内膜不规则脱落

表现为月经周期正常,但经期延长,多达 9～10 d,且出血量多。

3.围排卵期出血

出血期<7 d,出血停止后数天又出血,量少,多数持续 1～3 d,时有时无。出血原因不明,可能与排卵后激素水平波动有关。

三、辅助检查

(一)妇科检查

盆腔检查排除器质性病灶,常无异常发现。

(二)诊断性刮宫

目的是止血,明确子宫内膜病理诊断。于月经前 3～7 d 或月经来潮后 6 h 内刮宫,以确定排卵或黄体功能。为确定是否子宫内膜不规则脱落,应在月经期第 5～6 天进行诊刮。不规则流血者可随时进行刮宫。诊刮时应注意宫腔大小、形态、宫壁是否光滑,刮出物的性质和量。

(三)宫腔镜检查

在宫腔镜直视下选择病变区进行活检,较盲取内膜的诊断价值高。可排除宫腔内病变,如子宫内膜息肉、子宫黏膜下肌瘤、子宫内膜癌等。

(四)基础体温测定

基础体温测定是测定排卵的简易可行方法。无排卵性功血者基础体温无上升改变,呈单相曲线(图 9-1),提示无排卵。排卵性功血者则表现为基础体温呈双相,但排卵后体温上升缓慢者,或上升幅度偏低,升高时间仅维持 9～10 d 即下降者提示黄体功能不全(图 9-2)。若黄体萎缩不全致子宫内膜脱落不全者,则基础体温呈双相,但下降缓慢(图 9-3)。

5.宫颈黏液结晶检查

经前出现羊齿植物叶状结晶提示无排卵。

6.阴道脱落细胞涂片检查

判断雌激素影响程度。一般表现为中、高度雌激素影响。

7.激素测定

为确定有无排卵,可测定血清孕酮或尿孕二酮,若呈卵泡期水平为无排卵。为排除其他内分泌疾病,可测定血催乳激素水平及甲状腺功能。

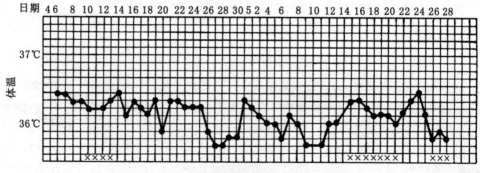

图 9-1 基础体温单相型(无排卵性功血)

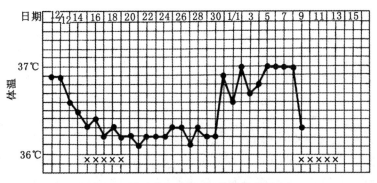

图 9-2　基础体温双相型(黄体功能不全)

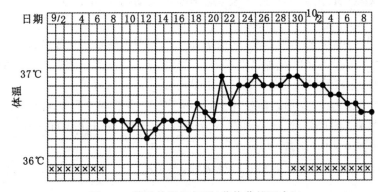

图 9-3　基础体温双相型(黄体萎缩不全)

四、治疗要点

功血的治疗原则是止血、纠正贫血、调整月经周期并防治感染。

(一)无排卵性功血

出血期间应迅速有效地止血并纠正贫血,血止后尽可能明确病因,并根据病因进行治疗,选择合适方案控制月经周期或诱导排卵,预防复发及远期并发症。

1.支持治疗

加强营养,改善全身状况。贫血者补充铁剂、维生素 C 和蛋白质。贫血严重者需输血。

2.药物治疗

内分泌治疗效果较好,但应根据不同年龄采取不同方法。治疗青春期少女和生育期妇女应以止血、调整周期、促使卵巢功能恢复和排卵为原则;围绝经期妇女止血后则以调整周期、减少经量,防止子宫内膜病变为原则。通常遵医嘱采用性激素止血和调整月经周期。

(1)止血:少量出血者使用最低有效量性激素减少药物不良反应;对大量出血患者,要求在性激素治疗 6～8 h 内见效,24～48 h 内出血基本停止,若 96 h 以上仍不止血,应考虑有器质性病变存在。常用的内分泌药物有孕激素、雌激素、雄激素、抗前列腺素及其他止血药如卡巴克络、酚磺乙胺等。

(2)调整月经周期:青春期及生育期无排卵性功血患者,需恢复正常的内分泌功能,以建立正常月经周期;对围绝经期妇女起到控制出血、预防子宫内膜增生症的发生。一般连续用药 3 个周期。常用的调整月经周期的方法有 3 种。①雌、孕激素序贯疗法:即人工周期,此法适用于青春期功血或育龄期功血内源性雌激素水平较低者,通过模拟自然月经周期中卵巢的内分泌变化将雌、孕激素序贯应用,使子宫内膜发生相应变化,引起周期性脱落。一般连续应用3个周期,用药2～3个周期后,患者常能自发排卵。②雌、孕激素合并应用:雌激素使子宫内膜再生修复,孕激素可以限制雌激素引起的内膜增生程度。适用于育龄期功血或围绝经期患者及内源性雌激素水平较高者。连用3个周期,撤药后出血,血量减少。③后半周期疗法:适用于青春期或绝经过渡期功血患者。可于月经周期后半期(撤药性出血的第16～25天)服用甲羟孕酮或肌内注射黄体酮,连用10 d为一周期,共3个周期为1个疗程。

(3)促进排卵:适用于青春期功血和育龄期功血尤其是不孕患者。促排卵治疗可从根本上防止功能失调性子宫出血复发。常用的药物有氯米芬(克罗米芬)、人绒毛膜促性腺激素(HCG)和人绝经期促性腺激素(HMG),和促性腺激素释放激素激动剂(GnRHa)。

3.手术治疗

(1)刮宫术:最常用,既能明确诊断,又能迅速止血。围绝经期出血患者激素治疗前宜常规刮宫,最好在子宫镜下行分段诊断性刮宫,以排除子宫腔内细微器质性病变。青春期功血患者出血少者可先服用3 d抗生素后进行,如出血多应立即进行。

(2)子宫内膜切除术:很少用以治疗功血,适用于经量多的围绝经期妇女和经激素治疗无效且无生育要求的生育期妇女。优点是创伤小,可减少月经量,部分患者可达到闭经效果;缺点是组织受热效应破坏影响病理诊断。

(3)子宫切除术:对药物治疗效果不佳或无效,并了解了所有治疗功血的可行方法后,可由患者和家属知情选择接受子宫切除。

(二)排卵性功血

1.黄体功能不足

治疗原则为促进卵泡发育,刺激黄体功能及黄体功能替代。分别应用氯米芬、绒促性素和黄体酮。氯米芬可促进卵泡发育,诱发排卵,促使正常黄体形成。绒促性素可促进及支持黄体功能。黄体酮补充黄体分泌孕酮的不足,用药后使月经周期正常,出血量减少。

2.子宫内膜不规则脱落

治疗原则为调节下丘脑-垂体-卵巢轴的反馈功能,使黄体及时萎缩,常用药物有孕激素和绒促性素。孕激素作用是通过调节下丘脑-垂体-卵巢轴的反馈功能,使黄体萎缩,内膜及时完整脱落。

五、护理措施

(一)一般护理

观察并记录患者的生命体征、出血量,嘱患者保留出血期间使用的会阴垫及内裤,以便准确地估计出血量。出血量较多者应卧床休息,贫血严重者,遵医嘱做好输血、止血措施。

(二)补充营养

成人体内大约每100 mL血中含50 mg铁,行经期妇女,每天从食物中吸收铁0.7～2 mg,经血多者应额外补充铁。向患者推荐含铁较多的食物如猪肝、豆角、蛋黄、胡萝卜、葡萄干等。按照患者的饮食习惯,制订适合于个人的饮食计划,保证患者获得足够的铁、维生素C和蛋白质等营养。

3.预防感染

监测患者体温、脉搏、子宫体压痛、白细胞计数和分类,保持局部清洁,做好会阴护理。如有感染征象,及时与医师联系并遵医嘱应用抗生素治疗。

4.遵医嘱使用性激素

(1)按时按量服用性激素,保持药物在血中的浓度稳定,不得随意停服和漏服,以免因性激素使用不当引起子宫出血。

(2)指导患者在治疗期间严格遵医嘱正确用药,如出现不规则阴道流血,应及时就诊。

(3)药物减量必须按规定在出血停止后才能开始,3 d减量1次,每次减量不得超过原剂量的1/3,直至维持量。

5.心理护理

(1)鼓励患者表达内心感受,耐心倾听患者的诉说,了解患者的疑虑。

(2)向患者解释病情及提供相关信息,帮助患者澄清问题,摆脱焦虑。也可交替使用放松技术,如看电视、听广播、看书等分散患者的注意力。

（高照杰）

第四节　妊娠滋养细胞疾病

妊娠滋养细胞疾病是一组来源于胎盘绒毛滋养细胞的疾病。根据滋养细胞增生程度、有无绒毛结构、侵蚀能力及其生物学特性不同可分为葡萄胎、侵蚀性葡萄胎和绒毛膜癌。葡萄胎是一种良性滋养层细胞疾病,侵蚀性葡萄胎和绒毛膜癌又统称为妊娠滋养细胞肿瘤。侵蚀性葡萄胎属于低度恶性滋养细胞肿瘤,绒毛膜癌为高度恶性滋养细胞肿瘤。滋养细胞疾病绝大部分继发于妊娠,极少数来源于卵巢或睾丸生殖细胞,称为非妊娠滋养细胞疾病,本章主要讨论妊娠性滋养细胞疾病。

一、良性滋养细胞疾病

葡萄胎是一种滋养细胞的良性病变,主要为组成胎盘的绒毛滋养细胞增生,绒毛间质水肿变性,各个绒毛的乳头变为大小不一的水泡,相互间由细蒂相连成串,形如葡萄状,故称葡萄胎,也称水泡状胎块。

葡萄胎可分为两类:①完全性葡萄胎表现水泡状组织充满宫腔,形如串串葡萄,没有胎儿及其附属物;②部分性葡萄胎表现为有胚胎,胎盘绒毛部分水泡状变性,并有滋养细胞增生。葡萄胎多数为完全性葡萄胎。

(一)病因

葡萄胎原因不明,它可发生在任何年龄的生育期妇女,年龄>35岁及<20岁妊娠妇女的发病率显著升高,可能与该年龄段容易发生异常受精有关。部分性葡萄胎与年龄无关,曾患葡萄胎的女性再次患病的可能性是第1次患病概率的40倍。有过一次或两次葡萄胎妊娠者,再次发生率分别为1％和15％～25％。另外,营养因素、感染因素、孕卵异常、细胞遗传异常、社会经济因素等可能与发病有关。流行病学调查资料显示,发生率有明显的地域差异,亚洲和拉丁美洲国家

发病率高,东南亚地区发病率比欧美国家高。

（二）病理

葡萄胎病变局限于子宫腔内,病变不侵入肌层,也不发生远处转移。水泡大小直径数毫米至数厘米不等,水泡壁薄、透亮,内含黏性液体。完全性葡萄胎大体检查水泡状物形如串串葡萄,泡壁薄,水泡间隙充满血液及凝血块。子宫膨大,宫腔充满水泡,无胎儿及其附属物可见。部分性葡萄胎时,可见胚胎或胎儿组织,胎儿多已死亡,合并足月儿极少,常伴发育迟缓或多发性畸形。镜下见部分绒毛变为水泡,轮廓不规则,滋养细胞增生程度较轻,间质内可见胎源性血管。

（三）临床表现

1.完全性葡萄胎

由于诊断技术的进展,越来越多的患者在尚未出现症状或仅有少量阴道流血时已作出诊断并得以治疗,所以症状典型的葡萄胎已越来越少见。完全性葡萄胎的典型症状如下。

（1）停经后阴道流血:为最常见的症状,多数患者在停经8～12周后出现不规则阴道流血,时断时续,量多少不定,常可反复发作大量出血导致贫血、感染、休克甚至死亡。有时在血中可发现水泡状物。

（2）子宫异常增大、变软:约1/3患者的子宫大小与停经月份相符,子宫小于停经月份的只占少数,其原因可能与绒毛水泡退行性变停止发展有关。由于滋养细胞增生及水泡状变化,或因宫腔内积血,半数以上患者的子宫体积大于停经月份,质地极软,并伴血清HCG水平异常升高。

（3）妊娠呕吐及妊娠期高血压疾病征象:出现较正常妊娠时间早,持续时间长,严重呕吐未及时纠正可导致水电解质紊乱。可在妊娠20周前出现高血压、蛋白尿和水肿,症状严重且持续时间长,易发展为子痫前期。

（4）卵巢黄素化囊肿:由于滋养细胞过度增生,产生大量的绒毛膜促性腺激素（HCG）刺激卵巢卵泡内膜细胞,产生过度黄素化反应,形成黄素化囊肿。妇科查体,患者常为双侧性、也可单侧卵巢囊性增大,囊壁薄,表面光滑,一般无症状,偶可发生扭转。黄素化囊肿随HCG水平的下降而消退,在水泡状胎块清除后2～4个月自行消退。

（5）腹痛:阵发性下腹隐痛,由于葡萄胎增长迅速,子宫急速膨大时可引起下腹胀痛,一般不剧烈,可忍受,多发生在阴道流血前,也是葡萄胎流产的表现。如黄素化囊肿急性扭转或破裂时则为急性腹痛。

（6）甲状腺功能亢进征象:约7%患者出现心动过速、皮肤潮热和震颤等甲状腺功能亢进症状,T_3、T_4水平升高,突眼少见。

2.部分性葡萄胎

大多数症状与完全性葡萄胎相同,但程度较轻。子宫大小与停经月份相符或小于停经月份,一般无腹痛,妊娠呕吐也较轻,常无妊娠期高血压疾病征象,一般不伴卵巢黄素化囊肿。不易与不全流产或过期流产相鉴别,刮宫后经组织学检查方能确诊。

（四）辅助检查

1.绒毛膜促性腺激素（HCG）测定

患者的血、尿HCG处于高值范围且持续不降或超出正常妊娠水平。

2.超声检查

为诊断葡萄胎的重要方法。完全性葡萄胎的典型超声影像学表现为增大的子宫内无妊娠囊或胎心搏动,宫腔内充满不均质密集状或短条状回声,呈"落雪状",若水泡较大则呈"蜂窝状"。

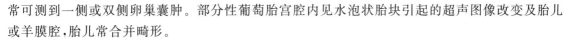

常可测到一侧或双侧卵巢囊肿。部分性葡萄胎宫腔内见水泡状胎块引起的超声图像改变及胎儿或羊膜腔,胎儿常合并畸形。

3.产科检查

腹部检查扪不到胎体,子宫大于停经月份,质软。

4.多普勒胎心测定

只能听到子宫血流杂音,无胎心音。

(五)治疗要点

葡萄胎的治疗原则是确诊后及时清除子宫腔内容物。如黄素化囊肿扭转且卵巢血运发生障碍,应手术切除患侧卵巢。年龄>40 岁,水泡小,病理报告滋养细胞高度增生或出现可疑的转移灶,伴有不典型增生或无条件随访的患者可采用预防性化疗。

(六)护理措施

1.心理护理

引导患者说出内心感受,评估患者对疾病的心理承受能力、接受清宫术的准备,多与患者沟通,确定其主要的心理问题,解除焦虑。向患者及家属讲解有关葡萄胎的病因、性质、治疗、预后等疾病知识,以取得配合,告诉患者治愈 2 年后可正常生育。

2.病情观察

观察和评估腹痛及阴道流血情况,保留会阴垫,以评估出血量及流出物的性质。观察阴道排出物有无水泡状组织并送病理检查,监测生命体征,发现阴道大量流血或清宫术中大出血时立即通知医师。

3.术前准备及术中护理

术前做好输血、输液准备,备好抢救药品及物品,建立静脉输液通路。在刮宫前遵医嘱静脉滴注缩宫素。清宫过程中注意观察面色及生命体征变化。葡萄胎清宫不易一次吸刮干净,一般于 1 周后再次刮宫。选取靠近宫壁的葡萄状组织送病理检查。对合并妊娠期高血压疾病者做好相应的护理。

4.健康教育

刮宫术后禁止性生活 1 个月,保持外阴清洁,以防感染。告知患者进高蛋白、高维生素、易消化饮食,适当运动,注意休息,提高机体的免疫功能;让患者和家属了解监测 HCG 的意义。对于年龄>40 岁、刮宫后 HCG 值不进行性下降、黄素化囊肿直径>6 cm、子宫较相应的妊娠月份明显大、子宫短时间内迅速增大、滋养细胞高度增生或伴有不典型增生、出现可疑转移灶、无条件随访者可采用预防性化疗。

5.随访指导

葡萄胎的恶变率 10%～25%,应重视刮宫术后的定期随访,具体包括以下内容。

(1)随访时间:葡萄胎清空后定量测定 HCG 每周 1 次,直至连续 3 次阴性,然后每月检查 1 次持续 6 个月。此后可每 6 个月 1 次,共随访 2 年。

(2)随访内容:除必须做 HCG 测定外应注意月经是否规律,有无不规则阴道流血,有无咳嗽、咯血及其他转移灶症状,做妇科检查,定期或必要时做 B 型超声及 X 线胸片或 CT 检查。

6.避孕

葡萄胎患者随访期间必须严格避孕 1 年。首选避孕套,也可选择口服避孕药,避免选用宫内节育器,以免穿孔或混淆子宫出血的原因。

二、妊娠滋养细胞肿瘤

妊娠滋养细胞肿瘤是滋养细胞的恶性病变,包括侵蚀性葡萄胎、绒毛膜癌和胎盘部位滋养细胞肿瘤。

妊娠滋养细胞肿瘤60％继发于葡萄胎,30％继发于流产,10％继发于足月妊娠或异位妊娠。继发于葡萄胎排空半年以内的妊娠滋养细胞肿瘤的组织学诊断多数为侵蚀性葡萄胎,而1年以上者多数为绒癌,半年至1年者,绒癌和侵蚀性葡萄胎均有可能,但一般来说时间间隔越长,绒癌的可能性越大。继发于流产、足月妊娠、异位妊娠者组织学诊断则应为绒癌。

侵蚀性葡萄胎是指葡萄胎组织侵入子宫肌层引起组织破坏或转移至子宫以外,恶性程度不高,一般仅造成局部侵犯,仅4％患者发生远处转移。预后较好。

绒毛膜癌是一种高度恶性肿瘤,主要经血行转移至全身,破坏组织或器官,引起出血坏死。最常见的转移部位是肺,其次是阴道和脑。患者多为育龄妇女,也有少数发生于绝经后。在化疗药问世以前,死亡率高达90％以上。随着诊断技术和化疗的进展,患者的预后已得到极大改善。

(一)病理

侵蚀性葡萄胎大体检查可见子宫肌壁内有大小不等、深浅不一的水泡状组织。当侵蚀病灶接近子宫浆膜层时,子宫表面可见紫蓝色结节,侵蚀较深时可穿透子宫浆膜层或阔韧带。显微镜下可见侵入子宫肌层的水泡状组织的形态和葡萄胎相似,可见绒毛结构和滋养细胞增生和分化不良,绒毛结构也可退化,仅见绒毛阴影。

绝大多数绒癌原发于子宫体,也有少数原发于输卵管、宫颈阔韧带等部位。肿瘤常位于子宫肌层内,可突入宫腔或穿破浆膜。单个或多个,无固定形态,与周围组织分界清,质地软而脆,剖视可见癌组织呈暗红色,常伴出血、坏死。镜下表现为滋养细胞不形成绒毛或水泡状结构,极度不规则增生,周围大片出血、坏死。肿瘤中不含间质和自身血管,瘤细胞靠侵蚀母体血管而获得营养物质。

(二)临床表现

1.无转移滋养细胞肿瘤

(1)不规则阴道流血:葡萄胎清除后、流产或足月产后出现不规则阴道流血,量多少不定,也可表现为一段时间的正常月经后再停经,然后出现阴道流血。长期流血者可继发贫血。

(2)子宫复旧不全或不均匀增大:常在葡萄胎排出后4~6周子宫未恢复到正常大小,质地偏软,也可因肌层病灶部位、大小而表现为子宫不均匀性增大。

(3)卵巢黄素化囊肿:在葡萄胎排空、流产或足月产后,两侧或一侧卵巢黄素化囊肿可持续存在。

(4)腹痛:一般无腹痛,若肿瘤组织穿破子宫时,可引起急性腹痛和腹腔内出血症状。黄素化囊肿发生扭转或破裂时也可出现急性腹痛。

(5)假孕症状:生殖道质地变软,外阴色素加深、阴道、宫颈黏膜着色。乳房增大,乳头、乳晕着色,甚至有初乳样分泌。

2.转移性滋养细胞肿瘤

大多为绒癌,症状和体征视转移部位而异。转移发生早而广泛,主要经血行播散,最常见的也较早见的转移部位是肺(80％),其次是阴道(30％)、盆腔(20％)、肝(10％)、脑(10％)。脑转移较少见,但致死率高。局部出血为各转移部位共同特点。

(1)肺转移:主要症状为咳嗽、血痰或反复咯血、胸痛及呼吸困难。当转移灶较小时可无症状。常急性发作,少数情况出现肺动脉高压和急性肺功能衰竭。

(2)阴道、宫颈转移:转移灶常位于阴道前壁及穹隆,局部表现蓝色结节,破溃后可大出血。

(3)肝转移:表现为上腹部或肝区疼痛,多伴肺转移,预后不良。病灶穿破肝包膜时出现腹腔内出血可导致死亡。

(4)脑转移:为主要死亡原因,致死率极高。常继发于肺转移之后。按病情进展可分为3期。①瘤栓期:表现为暂时性失语、失明、突然跌倒等;②脑瘤期:瘤组织增生侵入脑组织形成脑瘤,表现为头痛、喷射性呕吐、偏瘫、抽搐直至昏迷;③脑疝期:瘤组织增大及周围组织出血、水肿,表现为颅内压升高,脑疝形成压迫生命中枢而死亡。

(三)辅助检查

1.血和尿的绒毛膜促性腺激素(HCG)测定

患者多于葡萄胎排空后9周以上,或流产、足月产、异位妊娠4周以上,血、尿HCG测定持续高水平或一度下降又上升,排除妊娠物残留或再次妊娠,结合临床表现可诊断为滋养细胞肿瘤。

2.胸部X线检查

X线检查是诊断肺转移主要检查方法。患者如有咳嗽、咯血等症状应给予胸部X线摄片,典型表现为棉球状或团块状阴影。转移灶以右侧肺及中下部较多见。

3.超声检查

子宫正常大或不同程度增大,肌层内可见高回声团,边界清但无包膜;或肌层内有回声不均区域或团块,边界不清且无包膜;也可表现为整个子宫呈弥漫性高回声,内部伴不规则低回声或无回声。彩色多普勒超声主要显示丰富的血流信号和低阻力型血流频谱。

4.妇科检查

子宫增大,质软,发生阴道宫颈转移时局部可见紫蓝色结节。

5.CT和磁共振检查

磁共振主要用于脑和盆腔病灶诊断。CT对发现肺部转移小病灶及脑、肝等部位的转移灶具有较高诊断价值。

6.组织学诊断

凡在送检的子宫肌层或子宫外转移灶的组织切片仅见到成片的滋养细胞浸润及坏死出血未见绒毛结构,诊断为绒毛膜癌。若见到绒毛或退化的绒毛阴影,则诊断为侵蚀性葡萄胎。若原发灶和转移灶诊断不一致,只要在任一组织切片中见有绒毛结构即可诊断为侵蚀性葡萄胎。

(四)治疗要点

妊娠滋养细胞肿瘤患者的治疗原则是以化疗为主,手术和放疗为辅。年轻未生育者保留生育能力尽可能不切除子宫,需手术治疗者一般主张先化疗再手术,病情控制后再手术。对肝、脑有转移的重症患者,加用放疗。

(五)护理措施

1.心理护理

对住院患者做好环境、病友及医护人员的介绍,减轻患者的陌生感。主动与患者交谈,鼓励患者宣泄痛苦,耐心讲解疾病有关治疗进展和预后。向患者提供有关化疗及其护理的信息,以减少恐惧及无助感。详细解释患者所担心的各种疑虑,减轻患者的心理压力,鼓励其接受现实。列举治疗成功的病例,帮助患者和家属树立战胜疾病的信心。

2.病情观察

严密观察腹痛及阴道流血情况,记录出血量,出血多时密切观察患者的生命体征,剧烈腹痛并伴有腹腔内出血征象者,立即通知医师并及时做好手术准备。配合医师做好抢救工作。认真观察转移灶症状,发现异常,立即通知医师并配合处理。

3.做好治疗配合

接受化疗者按化疗护理。手术治疗者按妇科手术前后护理常规实施护理。

4.减轻不适

对疼痛、化疗不良反应等问题积极采取措施,减轻症状,尽可能满足患者的合理要求。

5.有转移灶者,按相应的症状护理

(1)阴道转移患者的护理:①密切观察阴道有无破溃出血,禁做不必要的检查和窥阴器检查,尽量卧床休息;②准备好各种抢救器械和物品,配血备用;③若发生溃破大出血时,立即通知医师并配合抢救。用长纱条填塞阴道压迫止血。严密观察阴道出血情况及生命体征,填塞的纱条必须于 24～48 h 内取出,若出血未止可再用无菌纱条重新填塞。取出时必须做好输液、输血及抢救的准备工作。按医嘱应用抗生素预防感染。

(2)肺转移患者的护理:①卧床休息,减轻患者消耗,有呼吸困难者给予半卧位并吸氧;②按医嘱给予镇静药及化疗药;③大量咯血时有窒息、休克甚至死亡的危险,如发现应立即让患者取头低侧卧位,轻击背部,排出积血,保持呼吸道通畅。配合医师进行止血抗休克治疗。

(3)脑转移的护理:①观察患者生命体征、神志,有无颅内压升高的症状,记录出入液量,观察有无电解质紊乱的症状;②按医嘱给予静脉补液、吸氧、化疗等,严格控制补液总量和补液速度,以防颅内压升高;③让患者尽量卧床休息,起床时应有人陪伴,采取必要的护理措施预防跌倒、咬伤、吸入性肺炎、角膜炎、压疮等发生;④做好血、尿 HCG 测定、CT、腰穿等项目的检查配合;⑤昏迷、偏瘫者按相应的护理常规实施护理。

(六)健康教育

指导患者进高蛋白、高维生素、易消化的饮食,鼓励患者进食,以增强机体的抵抗力。注意休息,不过分劳累,阴道转移者应卧床休息,以免引起溃破大出血。适当活动。保持外阴清洁,以防感染。出院后严密随访,第 1 次在出院后 3 个月,然后每 6 个月 1 次至 3 年,此后每年 1 次直至 5 年,以后可每 2 年 1 次。随访内容同葡萄胎。随访期间严格避孕,一般于化疗停止≥12 个月才能妊娠。

（高照杰）

第十章

耳鼻咽喉科常见病护理

第一节 耳 外 伤

一、耳郭外伤

（一）病因

多因机械性挫伤、锐器或钝器所致撕裂伤。

（二）护理评估

1.健康史

评估患者耳郭外伤发生的原因、时间、程度，出血情况、初步处理措施，有无神志不清等。

2.身体状况

主要表现为耳郭血肿、出血、耳郭断裂，破损处易继发感染。可单独发生，也可伴邻近组织的外伤。

3.心理-社会状况

评估患者的年龄、性别、情绪状况、文化层次等。

4.治疗原则

及时清创、止血；预防和控制感染；尽可能修复耳郭畸形。

（三）主要护理诊断及医护合作性问题

1.感染的危险

与耳郭外伤和断裂暴露环境中被污染有关。

2.知识缺乏

缺乏有关手术的配合知识和自我保健知识。

3.潜在并发症

耳郭畸形、脑脊液耳漏、颅内感染等。

（四）主要护理措施

（1）协助医师及时处理伤口，清除血块和血肿，加压包扎48小时。

（2）观察局部伤口渗血情况，生命体征，耳道内有无透明无色液体流出，观察耳郭修复后血运情况。

（3）健侧卧位或平卧位,如有脑脊液耳漏则取头高位或半卧位。

（4）按医嘱应用敏感抗生素治疗。

（5）健康指导:①注意保护术耳,使耳郭清洁干燥。避免用手触及和牵拉修复后耳郭。②日常生活工作中要注意自身安全。户外工作必须佩戴安全帽等防护措施。

二、耳郭冻伤

（一）病因

由于患者长期受冻于寒冷冬季,缺乏防冻保暖措施,使耳郭血管收缩,缺血缺氧,造成局部组织受损或坏死。

（二）护理评估

1.健康史

评估患者耳郭冻伤的时间,有无治疗及治疗的经过。有无长期暴露在寒冷地区工作,有无防护措施。

2.身体状况

受冻轻者,局部感觉不敏,仅有发痒和烧灼感。受冻重者局部完全失去感觉,冻伤区呈深红色或暗褐色,乃至形成水疱,局部疼痛明显。

3.心理-社会状况

评估患者的年龄、文化层次、职业、生活环境等。

4.治疗原则

保护耳郭,重建局部循环,预防感染。

（三）主要护理诊断及医护合作性问题

1.感染的危险

与局部抵抗力降低有关。

2.知识缺乏

缺乏有关治疗和预防保健知识。

（四）主要护理措施

（1）注意观察受冻部位皮肤的颜色、感觉、皮肤表面有无破裂溢血和水疱,及疼痛的程度。

（2）受冻较轻患者每天用 38 ℃～40 ℃或 42 ℃～44 ℃的温水作局部冲洗或热敷约 20 min,每天 2 次。

（3）如表皮破裂、渗出可遵医嘱外敷抗生素软膏。

（4）若患者耳郭局部失去感觉,呈死灰色,应及时与医师取得联系。

（5）健康指导:①指导患者注意保护双耳,每天用温水作局部热敷。②在寒冷季节,长期户外工作时必需戴棉质耳罩保暖。③若发现冻伤继续加重,应及时就诊。

三、耳郭化脓性软骨膜炎

（一）病因

主要因外伤后细菌感染引发,常见细菌依次为铜绿假单胞菌、金黄色葡萄球菌、链球菌、大肠埃希菌等。常见的外伤有创伤、烧伤、冻伤、抓伤、手术切口、针刺、打耳环孔等。

(二)护理评估

1.健康史

评估患者耳郭感染的时间,有无外伤史,有无采取治疗等。

2.身体状况

早期表现为局部烧灼感、红肿、疼痛,继而整个耳郭弥漫性肿大、疼痛加剧、体温升高。后期脓肿形成,触之有波动感,炎症期后软骨坏死。

3.心理-社会状况

评估患者的性别、年龄、文化层次、职业、生活习惯、卫生习惯等。

4.治疗原则

早期脓肿尚未形成时,应全身使用足量敏感抗生素,理疗改善局部循环。脓肿形成后,行脓肿切开引流,清除坏死组织。

(三)主要护理诊断及医护合作性问题

1.急性疼痛

与耳郭感染性炎症有关。

2.潜在并发症

反复感染致耳郭软骨坏死。

3.知识缺乏

缺乏治疗有关的配合知识和自我保健知识。

(四)主要护理措施

(1)及时按医嘱用药,观察用药效果。对于门诊治疗的患者,如果48 h之内症状好转,要叮嘱其至少继续使用抗生素1周。

(2)脓肿切开引流后,松散加压包扎,嘱患者健侧卧位或平卧位,每天或隔天换药。术后按医嘱使用抗生素至少2周。

(3)观察局部脓液引流、伤口渗血和耳郭颜色、血运情况。如渗出较多,耳郭颜色变深应及时处理。

(4)健康指导:①嘱患者注意保护术耳,使耳郭清洁干燥;②养成良好的卫生习惯,经常修剪指甲,避免用手搔抓和牵拉修复后的耳郭;③嘱患者如发生耳郭外伤,应及时处理,预防感染。

四、鼓膜外伤

(一)病因

因直接外力或间接外力作用所致,如挖耳棒、毛线针、火星溅入、小虫飞入、掌击耳部、放鞭炮、跳水气压伤等。

(二)护理评估

1.健康史

评估患者耳内不适感发生的时间,有无受到直接或间接外力的伤害。

2.身体状况

主要表现有耳痛、耳出血、听力减退、耳鸣、耳闷塞感等。

3.辅助检查

(1)耳镜检查鼓膜破裂情况。

（2）听功能检查呈传导性聋。

4.心理-社会状况

评估患者的文化层次、年龄、职业、情绪状况等。

5.治疗原则

清除外耳道异物、积血等，消毒外耳道及耳郭，预防感染。小的外伤性穿孔一般 3～4 周可自愈，大的穿孔不能自愈可行鼓膜修补术。

（三）主要护理诊断及医护合作性问题

1.焦虑

与担心预后有关。

2.有感染的危险

与鼓膜外伤，细菌易侵入有关。

3.知识缺乏

缺乏有关治疗的知识和预防保健知识。

（四）主要护理措施

（1）心理护理：向患者简单说明发病的原因和治疗的情况，并告知患者不要紧张担心，密切配合医师治疗，使伤口尽早愈合。

（2）遵医嘱给予抗生素治疗，外耳道口可用乙醇棉球擦拭后，放置无菌棉球防止感染。

（3）告知患者 1 个月内禁止耳内滴入任何药液，洗澡洗头时防止水进入耳道，禁止任何水上运动。

（4）嘱患者避免上呼吸道感染，掌握正确的擤鼻方法，切勿用力擤鼻涕。

（5）健康指导：勿自己用利器挖耳。耵聍分泌较多影响听力时，应到专科医院就诊。如有异物进入耳内不能取出时，应及时到专科医院就诊。遇到放鞭炮巨大声响时，应用棉花或手指塞耳。在强气压环境工作时要戴防护耳塞。

五、听骨链损伤

（一）病因

因头部外伤、爆炸伤、手术不当等引起砧镫关节脱位或镫骨弓骨折。

（二）护理评估

1.健康史

评估患者受伤发生的时间，何种外伤引起。有无昏迷、休克等其他全身症状。

2.身体状况

（1）主要表现有外伤后突然出现听力减退、耳鸣、耳痛伴有内耳损伤，可出现眼球震颤、眩晕和恶心。鼓膜可完整或穿孔，表面可见血性分泌物或血痂。

（2）外伤严重者可伴有昏迷、休克等。

3.辅助检查

听骨链损伤辅助检查有听功能检查和影像学检查。

4.心理-社会状况

评估患者的年龄、性别、职业、文化层次、对疾病的认识、情绪状况、经济状况等。

5.治疗原则

首先积极治疗全身症状,预防和控制感染。症状控制后根据听骨链中损伤位置的不同行听骨链重建术,鼓膜穿孔者同时行鼓膜修补术,伴有耳鸣眩晕者,予改善内耳微循环及促进神经细胞生长的药物。

(三)主要护理诊断及医护合作性问题

1.焦虑

与担心预后有关。

2.知识缺乏

缺乏有关手术的配合知识和自我保健知识。

(四)主要护理措施

(1)向患者简单说明手术的目的、基本过程、术中可能出现的不适及如何与医师配合。

(2)健康指导:①注意保暖,防止感冒,并掌握正确的擤鼻方法,勿用力擤鼻;②注意保持外耳道清洁干燥,洗头沐浴时应用棉球堵塞外耳道口,防止污水进入耳内;③叮嘱患者避免进行激烈运动,以防人工听骨脱落;④日常生活工作中要注意安全防护,必要时戴耳塞。

（徐贝贝）

第二节 鼻 窦 炎

鼻窦炎是鼻窦黏膜的炎症性疾病,多与鼻炎同时存在,所以也称为鼻-鼻窦炎,发病率15%左右,是鼻科最常见的疾病之一。

一、急性鼻窦炎

(一)病因

1.局部因素

鼻腔疾病(如急或慢性鼻炎、鼻中隔偏曲、异物及肿瘤等)、邻近器官的感染病灶(如扁桃体炎、上列第2前磨牙和第1、2磨牙的根尖感染、拔牙损伤上颌窦等)、直接感染(鼻窦外伤骨折、异物进入窦腔、跳水不当或游泳后用力擤鼻导致污水进入窦腔)、鼻腔填塞物留置过久、气压骤变(航空性鼻窦炎)等。

2.全身因素

如过度疲劳、营养不良、维生素缺乏、变应性体质、贫血及糖尿病、内分泌疾病(甲状腺、脑垂体或性腺功能不足)等。

(二)护理评估

1.健康史

(1)评估患者有无上呼吸道感染史,有无鼻部疾病。

(2)了解患者以往健康状况,有无全身其他疾病。

(3)了解患者最近有无乘坐飞机、潜水或跳水等。

2.身体状况

(1)全身症状:畏寒、发热、食欲减退、周身不适等。儿童可出现咳嗽、呕吐、腹泻等。

(2)局部症状:①持续性鼻塞,常有闭塞性鼻音;②大量黏液脓性或脓性涕,牙源性上颌窦炎有恶臭脓涕;③涕中带血或自觉有腥臭味;④局部疼痛和头痛。不同鼻窦炎疼痛的程度、位置和规律不同。急性上颌窦炎疼痛部位在颌面部或上列牙,晨起时不明显,后逐渐加重,至午后最明显;急性额窦炎为前额部疼痛,晨起后明显,渐加重,中午最明显,午后渐减轻;筛窦炎为内眦或鼻根处疼痛,程度较轻,晨起明显,午后减轻;蝶窦炎表现为枕后痛或眼深部痛,晨起轻,午后重。

(3)体征:鼻镜检查可见鼻黏膜充血肿胀,中鼻道或嗅裂有脓性分泌物。局部压痛:额窦炎压痛点在眶内上壁,筛窦压痛点在内眦,上颌窦压痛点在犬齿窝。

3.辅助检查

(1)实验室检查。

(2)鼻内镜检查、鼻窦 X 线或 CT 检查了解炎症程度和范围。

4.心理-社会评估

评估患者的年龄、性别、文化层次、对疾病认知程度、职业、情绪状态、生活方式、饮食习惯等。

5.治疗原则

消除病因,清除鼻腔、鼻窦分泌物,促进鼻腔和鼻窦的通气引流,控制感染,防止并发症或病变迁延成慢性鼻窦炎。

(1)全身治疗:包括对症处理、抗感染治疗、中医治疗等。

(2)局部治疗:包括鼻内用药、上颌窦穿刺冲洗、物理疗法等。

(三)主要护理诊断及医护合作性问题

1.急性疼痛

与炎症刺激以及真空性头痛有关。

2.知识缺乏

缺乏有关疾病预防、保健、治疗等方面的知识。

3.舒适改变

与鼻塞、流涕有关。

(四)主要护理措施

(1)向患者解释疼痛的原因和缓解方法,遵医嘱指导患者正确用药,尤其是抗生素使用要及时、足量、足够时间,不可随意停药,并教会患者正确的点鼻和擤鼻的方法,同时告知患者不宜长期使用鼻内血管收缩剂类药物。

(2)嘱患者注意休息,多饮水,多食柔软易消化、富含维生素的食物,避免辛辣刺激性食物。

(3)嘱患者注意生活环境的卫生,保持适宜的温度和湿度,要多开窗通风。

(4)治疗期间要定期随访至痊愈。

(5)对于抵抗力低下或者年老、体弱、婴幼儿,应当注意预防上呼吸道感染,增强体质。

(6)养成良好的生活和饮食习惯,不熬夜,不过度疲劳,饮食均衡,保证营养全面摄入。

(7)对于有鼻部或全身疾病的患者,应嘱其积极治疗原发病。

(8)飞行员、乘务员、潜水员应指导其及时保持鼻窦内外压力平衡的方法。

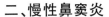

二、慢性鼻窦炎

急性鼻窦炎反复发作或急性鼻窦炎、鼻炎治疗不当,病程超过2～3个月,即为慢性鼻窦炎,以筛窦和上颌窦最为多见。

（一）病因

主要发病因素有细菌感染、变态反应、鼻腔和鼻窦的解剖变异、全身抵抗力差、鼻外伤、异物、肿瘤等。

（二）护理评估

1.健康史

(1)了解患者有无急性鼻窦炎反复发作史,了解其治疗过程。

(2)了解患者有无鼻部其他疾病或全身病。

2.身体状况

(1)全身症状:可有头昏、易倦、精神抑郁、记忆力减退、注意力不集中等现象。

(2)局部症状:①鼻塞;②流脓涕,牙源性鼻窦炎时,脓涕多带腐臭味;③嗅觉障碍;④局部疼痛及头痛,多在低头、咳嗽、用力或情绪激动时症状加重。

(3)后组筛窦炎和蝶窦炎偶可引起视力减退、视野缺损或复视等。

(4)检查可见鼻黏膜充血、肿胀,中鼻道、嗅裂及鼻咽部有脓。

3.辅助检查

(1)鼻内镜检查和鼻窦CT扫描可帮助了解鼻腔解剖学结构异常、病变累积的位置和范围。

(2)细菌培养或免疫学检查可进一步确定鼻窦炎的主要致病因素和特征。

4.心理-社会评估

评估患者年龄、性别、文化层次、对疾病的认知程度、职业、性格特点、生活方式、情绪反应等。

5.治疗原则

控制感染和变态反应导致的鼻腔鼻窦黏膜炎症。改善鼻腔鼻窦的通气、引流。病变轻者及不伴有解剖畸形者,采用药物治疗(包括全身和局部药物治疗)即可取得较好疗效;否则应采取综合治疗手段,包括内科和外科治疗。

(1)全身用药:抗生素、糖皮质激素、黏液稀释及改善黏膜纤毛活性药、抗组胺类药物。

(2)局部用药:鼻腔减充血剂、局部糖皮质激素、生理盐水冲洗。

(3)局部治疗:上颌窦穿刺冲洗、额窦环钻引流、鼻窦置换治疗、鼻内镜下吸引。

(4)手术治疗:以解除鼻腔鼻窦解剖学异常造成的机械性阻塞、结构重建、通畅鼻窦的通气和引流、黏膜保留为主要原则。

（三）主要护理诊断及医护合作性问题

1.焦虑

与担心疾病预后和对手术不了解有关。

2.舒适改变

与鼻塞、流脓涕、嗅觉减退有关。

3.知识缺乏

缺乏术前准备内容及有关手术方面的知识。

4.急性疼痛

与手术创伤有关。

5.有感染的危险

与手术创伤、鼻腔填塞纱条有关。

6.潜在并发症

出血、脑脊液漏、脑脓肿等。

（四）主要护理措施

（1）告知患者鼻腔填塞的纱条将于术后24～48 h抽出。纱条取出后次日可进行鼻腔冲洗。

（2）向患者解释鼻腔冲洗的目的及操作方法，协助并指导患者进行鼻腔冲洗，使患者熟练掌握正确的冲洗方法。

（3）注意观察患者体温变化，有无剧烈头痛、恶性、呕吐等，鼻腔内有无清水样分泌物流出，如发现应及时报告医师处理。

（徐贝贝）

第三节　咽部炎症

一、急性咽炎

急性咽炎是咽黏膜、黏膜下组织及其淋巴组织的急性炎症。可为原发性，亦可继发于上呼吸道感染，春、秋与冬季交替之际多见。

（一）病因

病毒或细菌感染引起，以柯萨奇病毒、腺病毒、副流感病毒或链球菌、葡萄球菌及肺炎链球菌多见，理化刺激，如高温、粉尘、烟雾、刺激性气体等也可导致本病。

（二）护理评估

1.健康史

（1）询问患者发病前有无感冒、劳累或烟酒过度。

（2）了解有无与上呼吸道感染患者的接触史。

（3）询问咽痛的时间和程度，有无发热、头痛、食欲缺乏和四肢酸痛等全身症状。

2.身体状况

起病较急，起初患者有咽部干燥、灼热、粗糙感，继有咽痛，吞咽时加重，疼痛可放射至耳部。全身症状一般较轻，但因年龄、免疫力以及病毒、细菌毒力不同而表现不一，严重者可有发热、头痛、食欲缺乏和四肢酸痛等症状。

3.辅助检查

（1）鼻咽镜检查：可观察口咽及鼻咽黏膜的急性炎症反应。

（2）血常规检查：可见白细胞总数和中性粒细胞数增多。

（3）咽部细菌培养以及血抗体测定：可明确病因。

4.治疗原则

感染较重,全身症状较明显者,选用抗病毒药和抗生素等治疗,并给予对症支持处理。全身症状较轻者,可采用漱口液含漱或口服含片等局部治疗。另外,可辅以中医中药治疗。

5.心理-社会状况

患者可能对该病危害性认识不足,不及时就医或治疗不彻底,因此,要注意评估患者对疾病的认知程度,另外,应注意评估患者的职业和生活环境。

(三)主要护理诊断及医护合作性问题

1.急性疼痛

与咽部急性炎症反应有关。

2.体温过高

与咽部急性炎症反应有关。

3.知识缺乏

缺乏预防疾病传播的知识和自我保健知识。

4.潜在并发症

扁桃体周围脓肿、急性会厌炎、风湿热、急性肾炎等。

(四)护理目标

通过治疗和护理,患者能够:①咽痛减轻或消失,吞咽无碍。②体温恢复正常。③无并发症发生。④掌握自我保健和预防本病传播的知识。

(五)主要护理措施

(1)嘱患者注意休息,多饮水。饮食以清淡易消化的流质或半流质为宜,并注意补充维生素,保持大便通畅。

(2)保持口腔清洁,遵医嘱给予含漱剂漱口、超声雾化吸入以及含片含服,以利局部清洁消炎。

(3)注意观察患者呼吸,必要时吸氧。对合并会厌炎呼吸困难者,应做好气管切开术的准备,以防发生窒息。

(4)观察患者体温的变化以及局部疼痛、红肿情况,注意有无关节疼痛、浮肿、蛋白尿等症状出现。体温升高者可给予物理降温。

(5)遵医嘱给予抗病毒药和抗生素等治疗,并观察药物疗效及可能出现的不良反应。

(6)健康教育:①指导患者正确的含漱方法。用含漱液含漱时头后仰、张口发"啊"音,使含漱液能清洁咽后壁,但注意勿将药液吞下。②注意锻炼身体,增强体质。③防止与有害气体接触,季节交替时注意预防上呼吸道感染。④发病期间,注意适当隔离,戴口罩,勤洗手,防止传播给他人。⑤告诫患者抗生素疗程要足够,不宜过早停药,以免产生并发症。

(六)护理评价

通过治疗和护理计划的实施,评价患者是否能够达到:①咽痛及吞咽障碍减轻或消除;②体温正常;③无并发症发生;④掌握自我保健和预防本病传播的知识。

二、慢性咽炎

慢性咽炎为咽部黏膜、黏膜下及淋巴组织的慢性炎症,常为上呼吸道慢性炎症的一部分。按病理可分为慢性单纯性咽炎和慢性肥厚性咽炎。

（一）病因

大多由急性咽炎反复发作转为慢性,其他与上呼吸道慢性炎症刺激和烟酒、粉尘、有害气体刺激以及全身性慢性疾病所致的身体抵抗力下降有关。

（二）护理评估

1.健康史

（1）询问患者发病前是否有反复的急性咽炎发作及各种慢性疾病史如牙病、鼻病、全身慢性疾病等。

（2）了解有无烟酒嗜好。

2.身体状况

一般无明显全身症状,咽部可有异物感、痒感、灼热感、干燥感或微痛感等。常在晨起出现刺激性干咳,严重时伴恶心。用嗓过度、受凉或疲劳时加重。

3.辅助检查

以鼻咽镜检查为主。

4.治疗原则

病因治疗为主,如戒烟酒,治疗鼻炎、气管支气管炎等其他慢性疾病,辅以局部治疗,如单纯性咽炎用漱口液含漱,肥厚性咽炎可用冷冻或激光治疗。

5.心理-社会状况

若该病长期迁延不愈,容易造成患者心理上的压力,引起紧张、烦躁等,应注意评估患者的心理状况。另外,注意评估患者的职业、工作环境和职业防护等。

（三）主要护理诊断

1.焦虑

与疾病长期迁延不愈有关。

2.知识缺乏

缺乏与疾病相关的防治知识。

3.舒适的改变

咽部异物感等与咽部慢性炎症刺激有关。

（四）主要护理措施

（1）心理护理:耐心向患者介绍疾病的发生、发展及转归过程,帮助患者树立信心,坚持治疗,减轻烦躁焦虑心理,促进康复。

（2）坚持局部用药,使用漱口液方法同"急性咽炎"。

（3）遵医嘱给予抗生素治疗,并注意观察药物的不良反应。

（4）进食清淡、富含蛋白质、维生素的饮食,以补充营养。多饮水,适当休息。

（5）健康教育:①积极治疗全身及邻近组织的慢性炎症,戒烟酒,少食辛辣、油煎等刺激性食物;②改善生活环境,保持室内空气清新;注意职业防护,避免接触有害气体;③坚持户外锻炼,以增强体质,提高抗病能力。

三、咽结核

咽部结核主要包括鼻咽结核、口咽及喉咽结核等,鼻咽结核多为原发性。口咽及喉咽结核通常继发于严重的肺结核和喉结核。

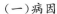

（一）病因

由结核杆菌侵入咽部所致,全身抵抗力下降或咽黏膜受损时易感。

（二）护理评估

1.健康史

询问患者发病前是否曾患肺、喉等其他部位的结核及其治疗情况。

2.身体状况

鼻咽结核可有鼻塞、流涕、听力下降等症状,常伴有颈淋巴结肿大。口咽及喉咽结核则有剧烈的咽部疼痛,可向耳部放射,吞咽时咽痛加剧,大多伴有全身中毒症状,如高热、盗汗、消瘦、咳嗽等。局部病损可分为急性粟粒型和慢性溃疡型。

3.辅助检查

（1）鼻咽镜检查:鼻咽部病变黏膜多呈苍白色,表面粗糙不平,或有结节状增生之肉芽,或为结核性溃疡。急性粟粒型咽结核可见口咽黏膜有散在的、粟粒大小的淡黄色小点,小点溃烂形成浅表溃疡。慢性溃疡型咽结核以咽部溃疡为主。

（2）咽分泌物涂片检查:可寻找结核杆菌。

（3）鼻咽部活检及结核菌素试验:有助于诊断。

4.治疗原则

全身抗结核治疗。局部治疗主要在于减轻疼痛及吞咽困难。

5.心理-社会状况

因该病为传染性疾病,易造成患者及家属心理上的压力,引起紧张、烦躁等情绪,注意评估患者及家属的心理状况和患者的年龄、职业、家庭环境及经济状况等。

（三）主要护理诊断和医护合作性问题

1.焦虑

与担心疾病转归、害怕传染有关。

2.急性疼痛

与咽部黏膜结核病变有关。

3.吞咽能力受损

与咽结核所致的咽痛有关。

4.知识缺乏

缺乏与结核相关的防治知识。

（四）主要护理措施

（1）心理护理:耐心向患者及家属介绍疾病的相关知识及其预后转归,使其树立信心,坚持治疗;同时做好相关的防传染知识教育,减轻担心、忧虑心理,积极配合治疗,促进患者康复。

（2）遵医嘱全身使用抗结核药,注意观察疗效。局部可采用复方硼砂溶液漱口,1‰链霉素溶液喷雾。

（3）局部剧痛者可酌情给予 0.5％～1％丁卡因少量喷雾咽部。

（4）饮食以高蛋白、高热量、高维生素、高纤维素流质或半流质为宜,少量多餐,疼痛减轻后可改为软食。

（5）健康教育:①积极配合全身抗结核治疗,遵医嘱用药直至疾病完全康复;②坚持户外活动,增强体质,提高抗病能力,促进机体康复;③增加营养摄入,饮食忌刺激,温度适宜,与体温相当;④保持咽部清洁,进食后漱口;⑤定期复查,坚持随访;⑥做好餐具等用品的消毒,防止传染。

四、急性扁桃体炎

急性扁桃体炎为腭扁桃体的急性非特异性炎症,伴有程度不等的咽黏膜和淋巴组织炎症。临床将急性腭扁桃体炎分为两类,即急性卡他性扁桃体炎和急性化脓性扁桃体炎,后者包括急性滤泡性扁桃体炎和急性隐窝性扁桃体炎。

(一)病因

主要致病菌为乙型溶血性链球菌。受凉、潮湿、过度劳累、烟酒过度等可诱发本病。

(二)护理评估

1.健康史

(1)询问患者发病前是否有上呼吸道感染史,有无受凉、劳累、过度烟酒、有害气体刺激等。

(2)询问咽痛的时间及程度,有无发热、头痛、食欲下降等全身症状。

2.身体状况

急性化脓性扁桃体炎起病急,全身可有畏寒、高热、头痛、食欲下降等不适,小儿可因高热而引起抽搐、呕吐及昏睡。局部咽痛剧烈,吞咽困难,通常放射至耳部。可有下颌角淋巴结肿大,转头不便。幼儿还可引起呼吸困难。急性卡他性扁桃体炎的全身及局部症状均较轻。

3.辅助检查

(1)咽部检查:可见腭扁桃体的急性炎症反应。

(2)触诊:下颌角淋巴结肿大。

(3)实验室检查:涂片多为链球菌,血液中白细胞明显增多。

4.治疗原则

首选青霉素治疗,局部可用口泰漱口液或1:5 000呋喃西林液漱口。反复发作或伴有并发症者,应在急性炎症消退后行扁桃体切除术。

5.心理-社会状况

注意评估患者年龄、职业、文化层次、对疾病的认知程度以及工作、居住环境。

(三)主要护理诊断及医护合作性问题

1.急性疼痛

与扁桃体急性炎症有关。

2.吞咽能力受损

与急性扁桃体炎所致的咽痛有关。

3.体温过高

与扁桃体急性炎症有关。

4.潜在并发症

扁桃体周围脓肿、败血症、风湿热、急性肾炎等。

5.知识缺乏

缺乏急性扁桃体炎的相关治疗与护理知识。

(四)主要护理措施

(1)局部可选用适当含漱液,教会正确方法,以保持咽部清洁,按医嘱全身使用抗生素,注意观察疗效。

（2）评估局部红肿及疼痛程度。注意倾听患者主诉，给予心理护理，尽量分散患者注意力以缓解疼痛。局部可选用各种含片含服，以消炎止痛。疼痛较重者可根据医嘱使用镇痛药。

（3）注意休息，鼓励进食高营养、易消化的软食或冷流质饮食，少量多餐，进食前后漱口，多饮水，注意评估患者的摄入状况，若较差，及时通知医师给予液体补充。

（4）观察患者体温变化，体温过高者给予物理降温，如用25％～30％的乙醇擦浴、冰袋冷敷等，必要时遵医嘱予退热剂或静脉补液。

（5）注意观察患者有无一侧咽痛加剧、言语含糊、张口受限、一侧软腭及腭舌弓红肿膨隆、腭垂偏向对侧等扁桃体周围脓肿表现，还应注意尿液的变化，发现异常及时与医师联系，给予相应处理。

（6）健康教育：①该病容易传染，患者应适当隔离。对频繁发作或有并发症的患者，建议在急性炎症消退2～3周后行扁桃体摘除手术。②加强身体锻炼，提高机体抗病能力，避免过度劳累，预防感冒，保持大便通畅，减少急性扁桃体炎的诱发因素。③戒除烟酒，少食辛辣刺激性食物，保持口腔卫生。

五、慢性扁桃体炎

慢性扁桃体炎是腭扁桃体的慢性炎症，多由急性扁桃体炎反复发作或扁桃体隐窝引流不畅演变而来。

（一）病因

链球菌和葡萄球菌为本病的主要致病菌。急性扁桃体炎反复发作可导致本病的发生，也可继发于鼻腔鼻窦感染及猩红热、白喉、流感、麻疹等急性传染病。

（二）护理评估

1.健康史

（1）询问患者发病前是否有急性扁桃体炎、呼吸道炎症反复发作病史。

（2）了解是否有风湿热、急性肾炎等全身性疾病的表现。

2.身体状况

患者常有咽痛，易感冒及急性扁桃体炎发作史，平时自觉症状少，可有咽内发干、发痒、异物感、刺激性咳嗽等轻微症状。若扁桃体隐窝内潴留干酪样腐败物或有大量厌氧菌感染，则出现口臭。小儿扁桃体过度肥大，可能出现呼吸不畅、睡时打鼾、吞咽或言语共鸣的障碍。有时可伴有全身反应，如消化不良、头痛、乏力、低热等。

3.辅助检查

（1）咽部检查：可见腭扁桃体慢性炎症表现。

（2）触诊：下颌角淋巴结肿大。

（3）实验室检查：检查尿液、抗链球菌溶血素"O"、血沉等，以观察有无并发症发生。

4.治疗原则

应用有效的抗生素，可结合免疫疗法或抗变应性措施，同时辅以局部涂药和体育锻炼。当出现以下情况时，可施行扁桃体切除术：①慢性扁桃体炎反复发作或多次并发扁桃体周围脓肿；②扁桃体过度肥大，影响吞咽、呼吸及发声功能；③慢性扁桃体炎已成为引起邻近器官或其他脏器病变的病灶。

5.心理-社会状况

应注意评估患者及家属对疾病的认知程度和情绪,了解患者的年龄、饮食习惯、生活及工作环境,有无理化因素的刺激。

(三)主要护理诊断及医护合作性问题

1.急性疼痛

与慢性扁桃体炎急性发作或手术切口有关。

2.焦虑

与慢性扁桃体炎反复发作或担心并发症、手术等有关。

3.潜在并发症

切口出血、风湿热、急性肾炎等。

4.知识缺乏

缺乏疾病相关的治疗与护理知识。

(四)主要护理措施

1.指导患者按医嘱正确用药

注意观察药物的疗效和不良反应。

2.注意观察

有无发热、关节酸痛、尿液变化等,警惕风湿热、急性肾炎等并发症的发生。

3.术前护理

(1)安慰患者做好心理护理,向患者解释手术的目的及注意事项,以减轻患者紧张心理,争取配合。主动关心患者,听取患者主诉,为患者创建舒适的休息环境,减轻患者焦虑。

(2)协助医师进行必要的术前检查。询问患者有无急性炎症、造血系统疾病、凝血机制障碍及严重的全身性疾病等,有无手术禁忌证,妇女经期、妊娠期不宜手术。

(3)保持口腔清洁,术前三天开始用漱口液含漱,每天 4～6 次;如有病灶感染,术前应用抗生素治疗 3 d。

(4)术日晨禁食,遵医嘱术前用药。

4.术后护理

(1)防止出血:术后嘱患者注意休息,少说话,避免咳嗽。密切观察口中分泌物的色、质、量,全麻未醒者,注意有无频繁吞咽动作,清醒后及局麻者取半卧位,嘱轻轻吐出口腔分泌物,不要咽下。如有活动性出血,立即通知医师并协助止血;术后观察患者的生命体征、神志及面色的变化等,若出现神志淡漠、血压下降、出冷汗及面色苍白等休克早期症状时,应怀疑出血量大,须通知医师紧急处理。

(2)疼痛护理:安慰患者切口疼痛为术后正常现象,教会患者分散注意力减轻疼痛的有效方法,如听音乐、看电视等。也可行颈部冷敷,必要时遵医嘱给予止痛剂。

(3)饮食护理:局麻患者术后 2 h、全麻患者术后 3 h 可进冷流质饮食,次日改为半流质饮食,两周内禁忌硬食及粗糙食物。患者因切口疼痛常进食较少,应加强宣教,鼓励进食,并注意评估患者的摄入情况,必要时遵医嘱给予液体补充。

(4)预防感染:观察患者的体温变化情况,以发现早期感染征象。术后次日起给予漱口液漱口,并告知患者注意口腔卫生。向患者解释次日创面会形成一层白膜,具有保护作用,勿触动之,以免出血和感染。遵医嘱应用抗生素控制及预防感染。

5.健康教育

(1)术后两周内避免进食硬的、粗糙食物,应进营养丰富的清淡软食。

(2)进食前后漱口,保持口腔清洁。

(3)注意休息和适当的锻炼,劳逸结合,提高机体抵抗力。

(4)告知患者,有白膜从口中脱出属正常现象,不必惊慌。

(5)避免感冒咳嗽等;若出现体温升高、咽部疼痛、口中有血性分泌物吐出等症状及时就诊。

六、咽后脓肿

咽后脓肿为咽后间隙的化脓性炎症,可分为急性型及慢性型两类。

(一)病因

急性型多因口、咽、鼻腔及鼻窦的感染引起咽后间隙化脓性淋巴结炎所致。咽部异物及外伤后感染,或邻近组织炎症扩散也可导致咽后脓肿。慢性型多由淋巴结结核或颈椎结核引起。

(二)护理评估

1.健康史

(1)询问患者在发病前是否有口、鼻咽部感染而引发的淋巴结炎。

(2)了解有无咽部异物及外伤史。

(3)了解有无其他结核病病史及治疗情况。

2.身体状况

(1)急性型:起病较急,畏寒、高热、并有咳嗽、吞咽困难等症状,小儿拒食,吸奶呛咳,说话及哭声含糊不清。患者有呼吸困难,其程度视脓肿大小而定,入睡时有鼾声与喘鸣。患者头常偏向病侧以减少张力,缓解疼痛。如脓肿增大,压迫喉入口,或炎症累及喉部,则呼吸困难加重。严重病例可出现脱水、衰竭等现象。

(2)慢性型:有结核病的全身表现,起病缓慢、隐匿、病程较长,无咽痛。随着脓肿的增大,可逐渐出现咽、喉部阻塞感,或吞咽不畅。

3.辅助检查

(1)咽部检查:有咽后壁隆起、充血等表现。

(2)触诊:患侧或双侧颈淋巴结肿大,压痛明显。

(3)X线摄片:以判断脓肿的大小及范围,检查有无异物或颈椎骨质破坏等。

(4)CT扫描:有利于脓肿与蜂窝织炎的鉴别。

4.治疗原则

及早切开排脓,术后应用抗生素控制感染;结核性咽后脓肿,可在口内穿刺抽脓,脓腔内注入抗结核药,同时积极治疗肺、颈椎结核。

5.心理-社会状况

患者因起病急、疼痛剧烈及需行切开排脓而紧张恐惧,应评估患者的心理状况及对疾病的认知程度。另外,还需评估患者年龄、职业、文化层次、家庭状况等。

(三)主要护理诊断及医护合作性问题

1.急性疼痛

与咽后脓肿压迫及炎症刺激有关。

2.体温过高

与咽部炎症反应有关。

3.恐惧

与疼痛、呼吸困难、担心切开排脓等有关。

4.有窒息的危险

与大量脓液涌出,呛入呼吸道有关。

5.潜在并发症

吸入性肺炎、急性喉炎、喉水肿、纵隔炎、大出血等。

6.知识缺乏

缺乏咽后脓肿的治疗和护理知识。

(四)主要护理措施

1.术前护理

(1)做好心理护理,保持患者情绪稳定,避免过度紧张,小儿患者尽量避免哭吵而加重呼吸困难或致脓肿破裂引起窒息。

(2)评估局部红肿及疼痛程度。注意倾听患者主诉,尽量分散患者注意力以缓解疼痛。疼痛较重者可根据医嘱使用镇痛药或酌情给予0.5%～1%丁卡因少量喷雾咽部。

(3)高热患者给予有效的物理降温措施;尽量多卧床休息,多饮水。

(4)予温凉流质、半流质饮食,并注意评估患儿摄入量,若明显不足,可遵医嘱予液体补充。注意口腔清洁,用漱口液漱口,每天3～4次。

(5)密切观察患者呼吸情况,备好各种抢救物品,如氧气、气切包、吸引器等。慎用压舌板,检查操作宜轻柔,避免患儿哭闹挣扎导致脓肿破裂,如发生意外,应速将患儿头部倒下,防止脓液流入气管,发生窒息或引起吸入性肺炎。

(6)遵医嘱使用抗生素,观察药物疗效和病情变化,及时发现脓肿可能向下或向外发展导致的急性喉炎、喉水肿、纵隔炎、大出血等征象,有异常及时报告医师并配合处理。

(7)解释切开排脓的目的及注意事项,取得患者配合。

2.术中配合

(1)协助患者取仰卧头低位,以免切开后脓液流入下呼吸道。

(2)若切开时脓液大量涌出,来不及吸引,应将患者立即转身俯卧,便于吐出脓液不致误吸。

(3)必要时做好气管切开术的准备。

3.术后护理

(1)取头低侧卧位,以利引流,及时清除口腔中分泌物,密切观察呼吸道是否通畅,备好抢救物品;术后仍有呼吸困难者,应考虑脓液是否未抽尽或咽后脓肿引起喉阻塞,应及时报告医师。

(2)按医嘱使用抗生素,预防继发感染;监测患者体温变化,及早发现感染征象。颈侧切开排脓患者还需注意观察切口处渗血渗液情况。

(3)关心患者饮食,按不同情况给予流质或半流质饮食,并鼓励进食高蛋白,高维生素,营养丰富的食物,保持大便通畅。

(4)注意口腔卫生,每次进食后使用漱口液漱口。

4.健康教育

(1)提倡健康的生活方式,加强锻炼,提高机体免疫力,防止上呼吸道感染。

（2）如有鼻部、咽部、耳部感染，应及早至医院积极治疗。

（3）防止咽、颈部外伤及异物存留。

（徐贝贝）

第四节 喉 部 灼 伤

一、病因

多因误饮沸水或误服强酸、强碱等化学腐蚀剂以及火灾、矿山、瓦斯爆炸等引起。烫伤多见于年幼儿童，成人多见于自杀或精神失常者。

二、护理评估

（一）健康史

评估患者灼伤发生的时间、致伤的物质，有无呼吸困难等。

（二）身体状况

口腔及咽部疼痛，吞咽困难和流口水等，如伴有喉水肿，可出现呼吸困难。重度灼伤常有发热或中毒症状。检查可见唇、颊、咽峡、软腭、悬雍垂、咽后壁、会厌舌面、杓会厌襞等处黏膜充血水肿、水疱、糜烂或假膜。

（三）辅助检查

鼻咽镜、间接喉镜、纤维喉镜检查了解灼伤的范围和程度。

（四）心理-社会评估

评估患者的年龄、文化程度、对疾病认知程度、情绪状况、工作性质、经济条件、医疗费用支付方式等。

（五）治疗原则

（1）对吸入性灼伤者应密切观察呼吸情况，伴喉水肿及呼吸困难明显者，应立即行气管切开术。

（2）强碱灼伤可用食醋、橘子水、柠檬水，酸性灼伤可用镁乳、氢氧化铝凝胶中和。

（3）选用糖皮质激素及有效的抗生素。

（4）轻度灼伤可用1％过氧化氢、朵贝液漱口，创面涂甲紫或喷布碱式碳酸铋粉末，保护创面。

（5）必要时早期插鼻饲管。咽部灼伤后造成的严重咽喉狭窄或闭锁，需待病情稳定后施行整复手术。

三、主要护理诊断及医护合作性问题

（一）急性疼痛

与烧灼创伤有关。

（二）知识缺乏

缺乏疾病治疗和自我保健的知识。

（三）有窒息的危险

与灼伤引起喉水肿有关。

（四）营养失调

低于机体需要量与患者咽部疼痛，吞咽困难有关。

（五）潜在并发症

咽喉狭窄或闭锁。

四、主要护理措施

（1）向患者解释疼痛的原因及康复的过程，遵医嘱及时正确用药，以减轻患者的症状。

（2）向患者及家属讲解疾病的相关知识，勿食过热的食物，远离浓酸、浓碱。在发生火灾时保护好呼吸道等。教会患者正确漱口和创面涂药的方法。

（3）密切观察患者呼吸，床旁备氧气、吸引器，需要气管切开的患者做好术前准备，术后按照气管切开护理常规进行护理。

（4）对于吞咽障碍的患者，可留置胃管，保证营养供给，做好胃管护理，同时可预防咽部狭窄。

（5）按医嘱及时使用激素，预防咽喉狭窄。

（徐贝贝）

第五节　喉　　癌

喉癌是头颈部常见的恶性肿瘤，喉癌占全身恶性肿瘤的 2.1%。喉癌的发生有地区差异，我国华北和东北地区的发病率远高于江南各省，近年来喉癌的发病率有明显上升的趋势。喉癌男性较女性多见，高发年龄为 40～60 岁。

一、病因与发病机制

喉癌的病因尚不明确，与以下因素有关，常是多种致癌因素协同作用的结果。

（一）吸烟

据统计约 95% 的喉癌患者有长期吸烟史，并且吸烟持续时间越长、数量越多、吸入程度越深和不戒烟者的发病率越高。因烟草燃烧时产生烟草焦油，其中含有致癌物质苯丙芘。烟草可使呼吸道纤毛运动迟缓或停止，黏膜充血水肿，上皮增厚和鳞状化生，成为致癌基础。

（二）饮酒

临床观察和流行病学调查结果显示慢性乙醇摄入与喉癌发生有一定相关性。当吸烟和饮酒共存时有致癌的协同作用。

（三）环境因素

（1）长期大量吸入生产性粉尘或工业废气：如二氧化硫、芥子气、石棉等。

（2）长期接触各种有机化合物：如多环芳香烃、亚硝胺等。

（3）长期接触放射性同位素：如镭、铀、氪等。

（四）病毒感染

许多研究表明,人乳头状瘤病毒可引起喉乳头状瘤,目前认为是喉癌的癌前病变。

（五）其他

喉癌的发生可能与性激素代谢紊乱、免疫功能低下、体内微量元素缺乏有关。

二、分区及分期

根据喉癌的生长范围和扩散程度,按照国际抗癌协会（UICC）TNM 分类标准（2002）方案如下述,临床分期见表 10-1。

表 10-1　喉癌临床分期

0 期	T_{is}	N_0	M_0
Ⅰ 期	T_1	N_0	M_0
Ⅱ 期	T_2	N_0	M_0
	T_3	N_0	M_0
Ⅲ 期	T_1,T_2,T_3	N_1	M_0
ⅣA 期	T_{4a}	N_0,N_1	M_0
	T_1,T_2,T_3,T_{4a}	N_2	M_0
ⅣB 期	任何 T	N_3	M_0
	T_{4b}	任何 N	M_0
ⅣC 期	任何 T	任何 N	M_1

（一）解剖分区

(1)声门上区:舌骨上会厌;杓会厌襞,喉面;勺状软骨;舌骨下部会厌;室带。

(2)声门区:声带;前联合;后联合。

(3)声门下区。

（二）TNM 分类

1.原发肿瘤（T）

T_x:原发肿瘤不能评估

T_0:无原发肿瘤证据

T_{is}:原位癌

(1)声门上型。

T_1:肿瘤局限于声门上一个亚区,声带活动正常

T_2:肿瘤侵犯声门上一个亚区以上、侵犯声门或声门上区以外（如舌根黏膜、会厌谷等）,无喉固定

T_3:肿瘤局限于喉内,声带固定,和（或）下列部位受侵:环后区、会厌前间隙、声门旁间隙和（或）伴有甲状软骨局灶破坏（如内板）

T_{4a}:肿瘤侵透甲状软骨板和（或）侵及喉外组织（如气管、颈部软组织等）

T_{4b}:肿瘤侵及椎前间隙,包裹颈总动脉,或侵及纵隔结构

(2)声门型。

T_1:肿瘤侵犯声带,但是声带活动正常

T_{1a}:肿瘤局限于一侧声带

T_{1b}:肿瘤侵犯两侧声带

T_2:肿瘤侵犯声门上或声门下,和(或)声带活动受限

T_3:肿瘤局限于喉内,声带固定和(或)侵犯声门旁间隙,和(或)有甲状软骨局灶破坏

T_{4a}:肿瘤侵透甲状软骨板或侵及喉外组织

T_{4b}:肿瘤侵及椎前间隙,侵及纵隔结构,或包裹颈总动脉

(3)声门下型。

T_1:肿瘤局限于声门下

T_2:肿瘤侵及声带,声带活动正常或受限

T_3:肿瘤局限于喉内,声带固定

T_{4a}:肿瘤侵透环状软骨或甲状软骨板,和(或)侵及喉外组织

T_{4b}:肿瘤侵及椎前间隙,侵及纵隔结构,或包裹颈总动脉

2.区域淋巴结转移(N)

N_X:颈部淋巴结无法确定

N_0:无颈部淋巴结转移

N_1:同侧单个淋巴结转移,直径≤3 cm

N_2:同侧、对侧或双侧单个或多个淋巴结转移,最大直径≤6 cm;N_3:淋巴结转移,最大直径>6 cm

3.远处转移(M)

M_X:远处转移无法确定

M_0:无远处转移

M_1:有远处转移

三、临床表现

(一)根据癌肿发生部位的不同,临床表现不一

见表 10-2。

表 10-2　喉癌分型及临床表现

分型	发生部位	早期症状	特点	临床表现
声门上癌(包括边缘区)	会厌,喉,面根部	无特异症状,仅有咽部不适、痒感或异物感	分化差,发展快,早期易出现颈淋巴结转移	向深层浸润或出现较深溃疡时,可有咽喉痛,并可放射到同侧耳部。侵犯梨状窝可影响吞咽。癌肿表面溃烂时,有咳嗽和痰中带血,并有臭味。晚期症状:呼吸困难、咽下困难、咳嗽、痰中带血。随着肿瘤增大,声嘶逐渐加重,或出现发声粗哑,甚至失声
声门癌(最多见)		声音改变,初期为发声易疲倦或声嘶,时轻时重	分化较好,转移较少	呼吸困难是声门癌另一个常见症状,常为声带运动受限或固定,或肿瘤组织堵塞声门引起肿瘤组织表面糜烂可出现痰中带血。晚期,肿瘤向声门上区或声门下区发展,除严重声嘶或失声外,可出现放射性耳痛、呼吸困难、咽下困难、频繁咳嗽、咳痰困难、口臭等症状

续表

分型	发生部位	早期症状	特点	临床表现
声门下癌（最少见）	位于声带平面以下,环状软骨下缘以上部位	症状不明显		可出现刺激性咳嗽、声嘶、咯血和呼吸困难
贯声门癌	原发于喉室,跨越两个解剖区域即声门上区及声门区	症状不明显	癌组织在黏膜下浸润扩展,广泛浸润声门旁间隙	出现声嘶时,常已有声带固定,但喉镜检查仍未见肿瘤。随着肿瘤向声门旁间隙扩展,浸润和破坏甲状软骨时,可引起咽喉痛

（二）体征

喉镜可见喉部有菜花样、结节样或溃疡性新生物。注意观察声带运动是否受限或固定。仔细触摸会厌前间隙是否饱满,再触摸颈部有无淋巴结肿大,并注意喉体、颈前软组织和甲状腺有无肿块。

四、辅助检查

（一）间接喉镜检查

此法最常用,可了解癌肿的部位、形态、范围和喉的各部分情况,观察声带运动和声门大小情况等。

（二）纤维喉镜或电子喉镜检查

能进一步观察癌肿大小、形态和基底部。并可进行活检,确定诊断。

（三）影像学检查

颈部和喉部 CT 和 MRI 检查能了解病变范围及颈部淋巴结转移情况,协助确定手术范围。

五、治疗要点

喉癌的治疗手段包括手术、放疗、化疗及免疫治疗等,目前多主张以手术为主的综合治疗。

（一）手术治疗

目前为治疗喉癌的主要手段。原则是在彻底切除癌肿的前提下,尽可能保留或重建喉功能,以提高患者的生存质量。喉癌的手术包括喉全切除术和各种喉部分切除术。喉部分切除术的术式很多,不同术式的选择主要根据肿瘤的部位、范围以及患者的全身状况等因素而定。喉癌常有颈淋巴结转移,为此颈淋巴结清扫是喉癌手术的重要组成部分。

（二）放疗

适应证:①小而表浅的单侧或双侧声带癌,声带运动正常;②位于会厌游离缘,比较局限的声门上型癌;③全身情况差,不宜手术者;④病变范围广,术前先行放疗,术后补充放疗者。放疗的剂量和疗程根据具体情况而定。

（三）化疗

喉癌中 98% 左右为鳞状细胞癌,常对化疗不太敏感,虽然近年来化疗有一定的进展,但在喉癌的治疗中仍不能作为首选治疗方法。

（四）生物治疗

随着分子生物学、细胞生物学、肿瘤免疫学及遗传工程的发展,使肿瘤生物治疗将可能成为肿瘤治疗的第 4 种方式。生物治疗主要包括生物反应调节和基因治疗。

六、护理措施

(一)术前护理

1.预防窒息

(1)密切观察患者的呼吸情况。

(2)避免剧烈活动,限制活动范围。

(3)预防上呼吸道感染。

(4)手术前夜加强巡视,必要时床旁备好气管切开包。

2.术前指导

(1)保证营养供给。

(2)保持口腔清洁。

(3)教会患者放松的技巧,如缓慢的深呼吸等。

(4)对不能书写者教会简单的手语。

(5)戒除烟酒。

3.术区准备

术前 1 d 根据手术范围备皮、剃须:一般喉癌切除术加双颈淋巴结清扫术的备皮范围为上起下唇水平,下平乳头,左右均至胸锁乳突肌前缘。双侧耳后及耳上各四指皮肤,将发根剃净。

4.术日晨准备

全麻患者术前至少禁食 6 h。术前置入鼻饲管,全麻后置入导尿管。

5.心理护理

(1)评估患者的焦虑程度、心理承受能力。

(2)注意倾听患者的感受并表示理解。

(3)鼓励家属多陪伴患者,给予情感支持。

(4)向患者及家属详细讲解疾病的相关知识、治疗方法及预后。

(5)如需施行喉全切除术,需向患者和家属讲解切除喉的必要性及术后语言沟通的替代方法。帮助患者树立信心,积极配合治疗及护理。

(二)术后护理

1.保持呼吸道通畅

(1)向患者讲解术后呼吸方式:术后气体由颈部气管套管口或气管瘘口进出而不是由鼻进出,嘱患者不要遮盖或堵塞颈部气管套管口(喉部分切除术)或气管瘘口(喉全切除术)。

(2)密切观察患者呼吸节律和频率,监测血氧饱和度。

(3)及时吸出气管套管(或气管瘘口)内痰液,定时湿化气道。

(4)随时检查气管套管系带松紧度,防止气管套管脱出。

(5)病室内湿度保持在 55%~65%,防止气道干燥、痰液结痂。

(6)鼓励患者深呼吸及有效咳嗽(深呼吸,于吸气末屏气片刻,注意要利用胸部力量屏气后将痰液咳出,而非以往的颈部用力屏气),排出气道分泌物。

(7)长期戴管者气管套管套囊需定时充、放气,防止长期压迫气管壁导致气管壁坏死、软化塌陷。

2.防止切口出血

(1)密切观察患者血压、心率变化。

(2)密切观察出血量:敷料渗透情况;引流液的量、颜色及性状;口腔、气管套管或气管瘘口内分泌物的量、颜色及性状。

(3)切口加压包扎。

(4)吸痰动作轻柔,以免剧烈咳嗽引起出血。

(5)气管套管套囊在术后24 h内遵医嘱定时充、放气,防止创面渗血进入气道内,如无血性分泌物吸出,可不再给套囊充气。

(6)患者发生大量出血时:立即协助患者平卧;保持气管套管套囊充气状态,如为喉全切除术患者,应于气管瘘口内置入硅胶气管套管,并保持套囊充气状态,以减少血液流入气道内;快速测量生命体征并用负压吸引装置吸出血液以防误吸;迅速建立静脉通路,遵医嘱使用止血药物或协助止血,必要时予以输血。

3.防止切口感染

(1)遵医嘱全身使用抗生素。

(2)观察体温变化。

(3)操作时严格遵守无菌原则。

(4)气管套管护理:定时刷洗、消毒气管内套管;气管套管垫布潮湿或污染时及时更换。

(5)做好口腔护理,嘱患者有唾液及时吐出,1周内不做吞咽动作。

(6)保持负压引流管通畅,防止无效腔形成。

4.保证足够的营养摄入

(1)术后6 h后抽吸胃内容物如无血性液体可给予50 mL温开水,患者无不适方可给予鼻饲流质饮食。

(2)少量多餐,逐步加量,患者无不适后应隔2 h鼻饲1次,每次给予200 mL或根据患者需求适当增加量及次数,以保证鼻饲量。

(3)注意鼻饲饮食中各种营养的供给,包括蛋白质、热量、维生素、纤维素等。

(4)观察患者鼻饲后反应,如患者出现腹胀、腹泻、恶心、呕吐等,及时通知医师予以处理。

(5)做好鼻饲管护理:防止扭曲、打折及脱出;鼻饲前后用30 mL温水冲管,以防堵管。

5.疼痛的护理

(1)评估疼痛的部位、程度,告知患者疼痛的原因及可能持续的时间。

(2)床头抬高30°～45°,利于术后患者呼吸,减轻水肿及颈部切口张力,在协助患者改变卧位时注意头部的保护。

(3)吸痰时动作轻柔,防止剧烈咳嗽加剧切口疼痛。

(4)必要时遵医嘱给予镇痛泵或镇痛药物。

6.语言交流障碍护理

(1)多与患者沟通,同时鼓励患者与他人交流,可使用写字板、图片、手语等方式。

(2)要耐心领会患者所表达需求,并尽量满足。

7.患者适应自己的形象改变

(1)关爱患者,鼓励其表达自己的感受,调动家庭、社会支持系统,使患者树立战胜疾病的信心。

（2）请同病种恢复好的患者现身说法。

（3）教会患者自我护理,用一些遮盖气管套管口或气管瘘口的技巧如穿自制立领衬衫、佩戴自制围巾等。

8.防止发生肺部感染及压疮

鼓励并协助患者早日下床活动,开始活动要适量。

（三）放疗的护理

1.观察呼吸

放疗可致喉黏膜肿胀,喉阻塞加重。故如有呼吸困难的患者应先行气管切开,然后进行放疗;已做气管切开术的患者,放疗前需更换非金属性气管套管,喉部分切除术后达拔管指征的患者结束放疗后再拔除气管套管。

2.皮肤护理

颈部皮肤若有发黑、红肿、糜烂等放疗反应,应用温水清洁,勿用肥皂、沐浴露等擦拭皮肤。清洁后涂抗生素油膏加以保护。

3.心理护理

向患者及家属讲解早期喉癌患者经放疗可达到治愈的目的,晚期喉癌患者放疗配合手术治疗能降低癌肿复发率和颈淋巴结转移率,为患者树立信心,克服放疗反应,坚持完成每个疗程。

（四）健康指导

1.气管套管或气管瘘口的护理

（1）保持局部清洁:①照镜子观察气管套管口或气管瘘口周围是否有痰液或痰痂附着,可用湿润棉签清洁,切勿伸入套管或瘘口擦拭,以防棉签误吸入气道,必要时用消毒棉球消毒气管套管口或气管瘘口周围皮肤;②教会患者或家属清洗、消毒、佩戴气管内套管或全喉套管的方法,以防感染。

（2）加强保护:①外出时用有系带的清洁纱布系在颈部,遮住气管套管口或气管瘘口,防止异物及灰尘吸入;②沐浴时避免水流入气管套管口或气管瘘口内。

2.湿化气道,防痰痂形成

（1）遵医嘱定时向气道内滴入湿化液,以稀释痰液防止痰痂形成。

（2）鼓励多饮水,保证体内水分供应充足。

（3）对室内干燥的空气进行加湿。

（4）如果气道内有痂皮形成,切勿自行处理,应去医院请医师清理。

3.疾病知识指导

（1）防止上呼吸道感染:不可去人群密集场所;加强锻炼,提高免疫力;勿进行水上运动,注意劳逸结合,勿剧烈运动。

（2）加强营养:进高蛋白、高热量、高维生素、高纤维素的饮食;禁烟酒和刺激性食物,保持大便通畅。

（3）指导患者加强恢复头、颈、肩部功能的训练。

4.自我监测

（1）遵医嘱定期随访、复查,1个月内每2周1次,3个月内每月1次,1年内每3个月1次,1年后每半年1次。

（2）气管套管口或气管瘘口发现新生物、颈部触及包块、出现出血或呼吸困难等情况及时就诊。

5.发声功能康复训练

(1)食管发声:是最为经济、简便、得到患者认可的方法。具体如下:吞咽空气并贮留在食管上段,然后以打嗝的方式将空气吐出,从而振动咽、食管部分发出声音,再配合口腔、舌、唇的动作,即构成语句。缺点是发声断续,不能讲长句子。并需患者有较好的体力及长期的训练。

(2)电子喉发声:为喉全切除患者常用的交流方式。具体如下:将电子喉置于患者颏部或颈部做说话动作,利用音频振荡器产生声音。缺点是带有杂音,不够自然,不易理解。

(3)食管气管造瘘术:通过手术方式在气管后壁与食管前壁之间造瘘,插入发声钮(单向阀)。发声原理为:患者吸气后,堵住气管瘘口,使呼出的气体通过单向阀进入食管上端和下咽部,产生振动而发声,再配合患者口腔、舌、嘴唇、牙的动作形成语言。食管气管造瘘术的缺点为不是所有患者都适合此手术,而且手术易产生局部感染等并发症。

(徐贝贝)

第十一章

急诊科常见病护理

第一节 高血压急症

高血压急症是指短时间内(数小时或数天)血压明显升高,舒张压>16.0 kPa(约 120 mmHg)和(或)收缩压>24.0 kPa(约 180 mmHg),伴有重要器官组织,如心脏、脑、肾、眼底、大动脉的严重功能障碍或不可逆性损害。高血压急症可以发生在高血压患者,表现为高血压危象或高血压脑病;也可发生在其他许多疾病过程中,主要在心、脑血管病急性阶段,如脑出血、蛛网膜下腔出血、缺血性脑卒中、急性左侧心力衰竭伴肺水肿、不稳定型心绞痛、急性主动脉夹层和急、慢性肾衰竭等情况时。

单纯的血压升高并不构成高血压急症,血压的高低也不代表患者的危重程度;是否出现靶器官损害以及哪个靶器官受累不仅是高血压急症诊断的关键,也直接决定治疗方案的选择。及时正确处理高血压急症,可在短时间内使病情缓解,预防进行性或不可逆性靶器官损害,降低死亡率。根据降压治疗的紧迫程度,高血压急症可分为紧急和次急两类。前者需要采用静脉途径给药,在几分钟到 1 h 内迅速降低血压;后者需要在几小时到 24 h 内降低血压,可使用快速起效的口服降压药。

一、发病机制

长期高血压及伴随的危险因素引起小动脉中层平滑肌细胞增生和纤维化,中动脉、大动脉粥样硬化,管壁增厚和管腔狭窄,导致重要靶器官,如心、脑、肾缺血。在此基础上或在其他许多疾病过程中,因紧张、疲劳、情绪激动、突然停服降压药、嗜铬细胞瘤阵发性高血压发作等诱因,小动脉发生强烈痉挛,血压急剧上升,使重要靶器官缺血加重而产生严重功能障碍或不可逆性损害;或由于过高的血压突破了脑血流自动调节范围,脑组织血流灌注过多引起脑水肿、脑功能障碍。

妊娠时子宫胎盘血流灌注减少,使前列腺素在子宫合成减少,从而促使肾素分泌增加,通过血管紧张素系统使血压升高。

二、临床表现

(一)高血压脑病

高血压脑病常见于急性肾小球肾炎,亦可见于其他原因高血压,但在醛固酮增多症和嗜铬细

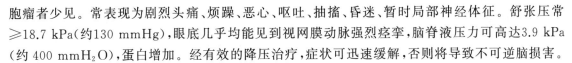

胞瘤者少见。常表现为剧烈头痛、烦躁、恶心、呕吐、抽搐、昏迷、暂时局部神经体征。舒张压常≥18.7 kPa(约130 mmHg),眼底几乎均能见到视网膜动脉强烈痉挛,脑脊液压力可高达3.9 kPa(约400 mmH$_2$O),蛋白增加。经有效的降压治疗,症状可迅速缓解,否则将导致不可逆脑损害。

(二)急进型或恶性高血压

此类多见于中青年,血压显著升高,舒张压持续≥18.7 kPa(约130 mmHg),并有头痛、视力减退、眼底出血、渗出和视盘水肿;肾损害突出,持续蛋白尿、血尿与管型尿;若不积极降压治疗,预后很差,常死于肾衰竭、脑卒中、心力衰竭。病理上以肾小球纤维样坏死为特征。

(三)急性脑血管病

急性脑血管病包括脑出血、脑血栓形成和蛛网膜下腔出血。

(四)慢性肾疾病合并严重高血压

原发性高血压可以导致肾小球硬化,肾功能损害,在各种原发或继发性肾实质疾病中,包括各种肾小球肾炎、糖尿病肾病、红斑狼疮肾炎、梗阻性肾病等,出现肾性高血压者可达80%～90%,是继发性高血压的主要原因。随着肾功能损害加重,高血压的出现率、严重程度和难治程度也加重。

(五)急性左侧心力衰竭

高血压是急性心力衰竭最常见的原因之一。

(六)急性冠脉综合征(ACS)

血压升高引起内膜受损而诱发血栓形成致 ACS。

(七)主动脉夹层

主动脉内的血液经内膜撕裂口流入囊样变性的中层,形成血肿,随血流压力的驱动,逐渐在主动脉中层内扩展。临床特点为急性起病,突发剧烈胸、背部疼痛、休克和血肿压迫相应的主动脉分支血管时出现的脏器缺血症状。多见于中老年患者,约 3/4 的患者有高血压。超高速 CT和 MRI 能明确诊断,必要时主动脉造影。一旦诊断明确,立即进行解除疼痛、降低血压、减慢心率的治疗。

(八)子痫

先兆子痫是指以下三项中有两项者:血压＞21.3/14.7 kPa(约 160/110 mmHg);尿蛋白≥3 g/24 h;伴水肿、头痛、头晕、视物不清、恶心、呕吐等自觉症状。子痫指妊娠高血压综合征的孕产妇发生抽搐。辅助检查:血液浓缩、血黏度升高、重者肌酐升高、凝血机制异常,眼底可见视网膜痉挛、水肿、出血。

(九)嗜铬细胞瘤

嗜铬细胞瘤可产生和释放大量去甲肾上腺素和肾上腺素,常见的肿瘤部位在肾上腺髓质,也可在其他具有嗜铬组织的部位,如主动脉分叉、胸腹部交感神经节等。临床表现为血压急剧升高,伴心动过速、头痛、苍白、大汗、麻木、手足发冷。发作持续数分钟至数小时。通过发作时尿儿茶酚胺代谢产物香草基杏仁酸(VMA)和血儿茶酚胺的测定可以确诊。

高血压次急症,也称为高血压紧迫状态,指血压急剧升高而尚无靶器官损害。允许在数小时内将血压降低,不一定需要静脉用药。包括急进型或恶性高血压无心、肾和眼底损害,先兆子痫,围术期高血压等。

三、诊断与评估

(一)诊断依据

(1)原发性高血压病史。

(2)血压突然急剧升高。

(3)伴有心功能不全、高血压脑病、肾功能不全、视盘水肿、渗出、出血等靶器官严重损害。

(二)评估

发生高血压急症的患者基础条件不同,临床表现形式各异,要决定合适的治疗方案,有必要早期对患者进行评估,做出危险分层,针对患者的具体情况制订个体化的血压控制目标和用药方案。

在病情诊断及评估中,简洁但完整的病史收集有助于了解高血压的持续时间和严重性、并发症情况以及药物使用情况;需要明确患者是否有心血管、肾、神经系统疾病病史,检查是否有靶器官损害的相关征象;进行必要的辅助检查:血电解质、尿常规、ECG、检眼镜等。根据早期评估选择适当的急诊检查,如X线胸部平片、脑CT等。一旦发现患者有靶器官急性受损的迹象,就应该进行紧急治疗,绝不能一味等待检查结果。

四、治疗原则

(一)迅速降低血压

选择适宜有效的降压药物静脉滴注,在监测下将血压迅速降至安全水平,以预防进行性或不可逆性靶器官损害,避免使血压下降过快或过低,导致局部或全身灌注不足。

(二)降压目标

高血压急症降压治疗的第一个目标是在 30~60 min 将血压降到一个安全水平。由于患者基础血压水平各异,合并的靶器官损害不一,这一安全水平必须根据患者的具体情况决定。指南建议:①1 h 内使平均动脉血压迅速下降但不超过 25%。一般掌握在近期血压升高值的 2/3 左右。但注意对于临床的一些特殊情况,如主动脉夹层和急性脑血管病患者等,血压控制另有要求。②在达到第一个目标后,应放慢降压速度,加用口服降压药,逐步减慢静脉给药的速度,逐渐将血压降低到第二个目标。在以后的 2~6 h 将血压降至 21.3/13.3~14.7 kPa(约 160/100~110 mmHg),根据患者的具体病情适当调整。③如果这样的血压水平可耐受和临床情况稳定,在以后 24~48 h 逐步降低血压达到正常水平,即高血压急症血压控制的第三步。

五、常见高血压急症的急诊处理

(一)高血压脑病

高血压脑病临床处理的关键一方面要考虑将血压降低到目标范围内,另一方面要保证脑血流灌注,尽量减少颅内压的波动。脑动脉阻力在一定范围内直接随血压变化而变化,慢性高血压时,该设定点也相应升高,迅速、过度降低血压可能降低脑血流量,造成不利影响。因而降压治疗以静脉给药为主,1 h 内将收缩压降低 20%~25%,血压下降幅度不可超过 50%,舒张压一般不低于 14.7 kPa(约 110 mmHg)。在治疗时要同时兼顾减轻脑水肿、降颅压,避免使用降低脑血流量的药物。迅速降压过去首选硝普钠,起始量 20 μg/min,视血压和病情可逐渐增至 200~300 μg/min。但硝普钠可能引起颅内压增高,并影响脑血流灌注,以及可能产生蓄积中毒,在用药时需对患者进行密切监护。现多用尼卡地平、拉贝洛尔等。其中尼卡地平不仅能够安全平稳地控制血压,同时还能较好的保证脑部、心脏、肾等重要脏器的血供。尼卡地平急诊应用于高血压急症时,以静脉泵入为主,剂量为每分钟 0.5～6 μg/kg,起始量每分钟 0.5 μg/kg,达到目标血压后,根据血压调节点滴速度。拉贝洛尔 50 mg 缓慢静脉注射,以后隔 15 min 重复注射,总剂量不超过 300 mg,或给初始量后以 0.5～2 mg/min 的速度静脉点滴。对合并有冠心病、心功能不全者可选用硝酸甘油。颅压明显升高者应加用甘露醇、利尿药。一般禁用单纯受体阻断药、可乐定和甲基多巴等。二氮嗪可反射性地使心率增快,并可增加心搏量和升高血糖,故有冠心病、心绞痛、糖尿病者慎用。

（二）急性脑血管病

高血压患者在出现急性脑血管病时,脑部血流的调节机制进一步紊乱,特别是急性缺血性脑卒中患者,几乎完全依靠平均动脉血压的增高来维持脑组织的血液灌注。因而在严重高血压合并急性脑血管病的治疗中,需首先把握的一个原则就是"无害原则",避免血流灌注不足。急性卒中期间迅速降低血压的风险和好处并不清楚,因此,一般不主张对急性脑卒中患者采用积极的降压治疗,在病情尚未稳定或改善的情况下,宜将血压控制在中等水平[约 21.3/13.3 kPa（约 160/100 mmHg）],血压下降不要超过 20%。治疗时避免使用减少脑血流灌注的药物,可选用尼卡地平、拉贝洛尔、卡托普利等。联合使用血管紧张素转换酶抑制药（ACEI）和噻嗪类利尿药有利于减少卒中发生率。

1.脑梗死

许多脑梗死患者在发病早期,其血压均有不同程度的升高,且其升高的程度与脑梗死病灶大小及是否患有高血压有关。脑梗死早期的高血压处理取决于血压升高的程度及患者的整体情况和基础血压来定。如收缩压在 24.0～29.3 kPa（约 180～220 mmHg）或舒张压在 14.7～16.0 kPa（约 110～120 mmHg）,一般不急于降压治疗,但应严密观察血压变化;如血压＞29.3/16.0 kPa（约 220/120 mmHg）,或伴有心肌缺血、心力衰竭、肾功能不全及主动脉夹层等,或考虑溶栓治疗的患者,则应给予降压治疗。根据患者的具体情况选择合适的药物及合适剂量。如尼卡地平 5 mg/h 作为起始量静脉点滴,隔 5 min 增加 2.5 mg/h 至满意效果,最大 15 mg/h。拉贝洛尔 50 mg 缓慢静脉注射,以后隔 15 min 重复注射,总剂量不超过 300 mg,或给初始量后以 0.5～2 mg/min 的速度静脉点滴。效果不满意者可谨慎使用硝普钠。β 受体阻断药可使脑血流量降低,急性期不宜用。

2.脑出血

脑出血时血压升高是颅内压增高情况下保持正常脑血流的脑血管自动调节机制,脑出血患者合并严重高血压的治疗方案目前仍有争论,降压可能影响脑血流量,导致低灌注或脑梗死,但持续高血压可使脑水肿恶化。一般认为,在保持呼吸道通畅,纠正缺氧,降低颅内压后,如血压≥26.7/14.7 kPa（约200/110 mmHg）时,才考虑在严密血压监测下使用经静脉降压药物进行治疗,使血压维持在略高于发病前水平或 24.0/14.0 kPa（约 180/105 mmHg）左右;收缩压在 22.7～26.7 kPa（约 170～200 mmHg）或舒张压在 13.3～14.7 kPa（约 100～110 mmHg）,暂不必使用降压药,先脱水降颅压,并严密观察血压情况,必要时再用降压药。可选择 ACEI、利尿药、拉贝洛尔等。钙通道阻滞药能扩张脑血管、增加脑血流,但可能增高颅内压,应慎重使用。α 受体阻断药往往出现明显的降压作用及明显的直立性低血压,应避免使用。在调整血压的同时,防止继续出血、保护脑组织、防治并发症,需要时采取手术治疗。

(三)急性冠脉综合征

急性冠脉综合征包括不稳定性心绞痛和心肌梗死,其治疗目标在于降低血压、减少心肌耗氧量,但不可影响到冠脉灌注压,从而减少冠脉血流量。血压控制的目标是使其收缩压下降10%～15%。治疗时首选硝酸酯类药物,如硝酸甘油,开始时以5～10 μg/min速率静脉滴注,逐渐增加剂量,隔5～10 min增加5～10 μg/min。早期联合使用其他降血压药物治疗,如β受体阻断药、ACEI、α$_1$受体阻断药,必要时还可配合使用利尿药和钙通道阻滞药。另外,配合使用镇痛、镇静药等。特别是尼卡地平能增加冠状动脉血流、保护缺血心肌,静脉点滴能发挥降压和保护心脏的双重效果。拉贝洛尔能同时阻断α$_1$和β受体,在降压的同时能减少心肌耗氧量,也可选用。心肌梗死后的患者可选用ACEI、β受体阻断药和醛固酮拮抗药。此外,原发病的治疗如溶栓、抗凝、血管再通等也非常重要,对ST段抬高的患者溶栓前应将血压控制在20.0/12.0 kPa(约150/90 mmHg)以下。

(四)急性左心衰竭

急性左侧心力衰竭主要是由收缩期高血压和缺血性心脏病导致的。严重高血压伴急性左心衰竭治疗的主要手段是通过静脉用药,迅速降低心脏的前后负荷。在应用血管扩张药迅速降低血压的同时,配合使用强效利尿药,尽快缓解患者的缺氧和高度呼吸困难。就心脏功能而言,应力求将血压降到正常水平。血压被控制的同时,心力衰竭亦常得到控制。血管扩张药可选用硝普钠、硝酸甘油、酚妥拉明等,广泛心肌缺血引起的急性左心衰竭,首选硝酸甘油。在降压的同时以吗啡3～5 mg静脉缓注,必要时隔15 min重复1次,共2～3次,老年患者酌减剂量或改为肌内注射;呋塞米20～40 mg静脉注射,2 min内推完,4 h后可重复1次;并予吸氧、氨茶碱等。洋地黄仅在心脏扩大或心房颤动伴快速心室率时应用。

(五)急性主动脉夹层

3/4的主动脉夹层患者有高血压,血压增高是病情进展的重要诱因。治疗目标为通过扩张血管、减缓心动过速、抑制心脏收缩、降低血压及左心室射血速度、降低血流对动脉的剪切力,从而阻止夹层血肿的扩展。主动脉夹层在升主动脉及有并发症者尽快手术治疗;主动脉夹层病变局限在降主动脉者应积极内科治疗。患者应绝对卧床休息,严密监测生命体征和血管受累征象,给予有效止痛、迅速降压、镇静和吸氧,忌用抗凝或溶栓治疗。疼痛剧烈患者立即静脉使用较大剂量的吗啡或哌替啶。不论患者有无收缩期高血压,都应首先静脉应用β受体阻断药来减弱心肌收缩力,减慢心率,降低左心室射血速度。如普萘洛尔0.5 mg静脉注射,随后隔3～5 min注射1～2 mg,直至心率降至60～70次/分钟。心率控制后,如血压仍然很高,应加用血管扩张药。降压的原则是在保证脏器足够灌注的前提下,迅速将血压降低并维持在尽可能低的水平。一般要求在30 min内将收缩降至13.3 kPa(约100 mmHg)左右。如果患者不能耐受或有心、脑、肾缺血情况,也应尽量将血压维持在16.0/10.7 kPa(约120/80 mmHg)以下。治疗首选硝普钠或尼卡地平静脉点滴。其他常用药物有乌拉地尔、艾司洛尔、拉贝洛尔等。必要时加用血管紧张素Ⅱ受体拮抗药、ACEI、或小剂量利尿药,但要注意ACEI类药物可引起刺激性咳嗽,可能加重病情。肼苯达嗪和二氮嗪因有反射性增快心率,增加心排血量作用,不宜应用。主动脉大分支阻塞患者,因降压后使缺血加重,不宜采用降压治疗。

(六)子痫和先兆子痫

妊娠急诊患者的处理需非常小心,因为要同时顾及母亲和胎儿的安全。在加强母儿监测的同时,治疗时需把握三项原则:镇静防抽搐、止抽搐;积极降压;终止妊娠。①镇静防抽搐、止抽搐。常用药物为硫酸镁,肌内注射或静脉给药,用药时监测患者血压、尿量、腱反射、呼吸,避免发生中毒反应。镇静药可选用冬眠1号或地西泮。②积极降压。当血压升高>22.7/14.7 kPa(约170/110 mmHg)时,宜静脉给予降压药物,控制血压,以防脑卒中及子痫发生。究竟血压应降至多少合适,目前尚无一致意见。注意避免血压下降过快、幅度过大,影响胎儿血供。保证分娩前舒张压在12.0 kPa(约90 mmHg)以上,否则会增加胎儿死亡风险。紧急降压时可静脉滴注尼卡地平、拉贝洛尔或肼苯达嗪。尼卡地平是欧洲妊娠血压综合征治疗的首选药,它的胎盘转移率低,长时间使用对胎儿也无不良影响,能在有效降压的同时,延长妊娠,有利于改善胎儿结局,尤其适用于先兆子痫患者使用。另外,尼卡地平有针剂和口服两种剂型,适合孕产妇灵活应用。但应注意其可能抑制子宫收缩而影响分娩,在与硫酸镁合用时应小心产生协同作用。肼苯达嗪常用剂量为40 mg加于5‰葡萄糖溶液500 mL静脉滴注,0.5～10 mg/h。血压稳定后改为口服药物维持。ACEI、血管紧张素Ⅱ受体拮抗药可能对胎儿产生不利影响,禁用;利尿药可进一步减少血容量,加重胎儿缺氧,除非存在少尿情况,否则不宜使用利尿药;硝普钠可致胎儿氰化物中毒亦为禁忌。③结合患者病情和产科情况,适时终止妊娠。

(七)特殊人群高血压急症的处理

1.老年性高血压急症

老年人患高血压比例较高,容易出现靶器官损害,甚至是多个靶器官损害,高血压急症的发展速度较快,危险度更高。降压治疗可减少老年患者的心脑血管病及死亡率。但是老年高血压患者血压波动大,控制效果差。另外,老年患者多有危险因素和复杂的基础疾病,因而在遵循一般处理原则的同时,需格外注意以下几点:①降压不要太快,尤其是对于体质较弱者。②脏器的低灌注对老年患者的危害更大,建议血压控制目标为收缩压降至20.0 kPa(约150 mmHg),如能耐受可进一步降低。舒张压若<9.3 kPa(约70 mmHg)可能产生不利影响。③大多数患者的药物初始剂量宜降低,注意药物不良反应。④常需要两种或更多药物控制血压。由于尼卡地平具有脏器保护功能的优势,对于老年人高血压急症,建议优先使用。⑤注意原有的和药物治疗后出现的直立性低血压。

2.肾功能不全患者

治疗原则为在强效控制血压的同时,避免对肾功能的进一步损害,通常需要联合用药,根据患者的具体情况选择合适的降压药物。血压一般以降至20.0～21.3/12.0～13.3 kPa(约150～160/90～100 mmHg)为宜,第1小时使平均动脉压下降10％,第2小时下降10％～15％,在12 h内使平均动脉压下降约25％。选用增加或不减少肾血流量的降压药,首选ACEI和血管紧张素Ⅱ受体拮抗药,常与钙通道阻滞药、小剂量利尿药、β受体阻断药联合应用;避免使用有肾毒性的药物;经肾排泄或代谢的降压药,剂量应控制在常规用量的1/3～1/2。病情稳定后建议长期联合使用降压药,将血压控制在<17.3/10.7 kPa(约130/80 mmHg)。

六、常用于高血压急症的药物评价

高血压急症的降压治疗除了选择起效迅速、作用持续时间短、停药后作用消失较快、不良反应小的静脉用药外,为增强降压作用、减少不良反应、保护重要脏器血流,以及出于特殊人群的需要,常需联合使用口服降压药,并且在血压控制后逐步减少静脉用药,转而用口服降压药物长期维持治疗。选择药物时应充分权衡血压与组织灌注、心脏负荷、血管损害、出凝血等的关系,合理控制降压的幅度与速度,考虑各种降压药物的作用和不良反应。

临床上用于降低血压的药物主要分为钙通道阻滞药、ACEI、血管紧张素Ⅱ受体拮抗药、α受体阻断药、β受体阻断药、利尿药及其他降压药7类,其中,常用于高血压急症的静脉注射药物为:硝普钠、尼卡地平、乌拉地尔、二氮嗪、肼苯达嗪、拉贝洛尔、艾司洛尔、酚妥拉明等。其他药物则根据患者的具体情况酌情配合使用,如紧急处理时可选用硝酸甘油、卡托普利等舌下含服;ACEI、血管紧张素Ⅱ受体拮抗药对肾功能不全的患者有很好的肾保护作用;α受体阻断药可用于前列腺增生的患者;在预防卒中和改善左心室肥厚方面,血管紧张素Ⅱ受体拮抗药均优于β受体阻断药;心力衰竭时需采用利尿药联合使用ACEI、β受体阻断药、血管紧张素Ⅱ受体拮抗药等药物。

部分常用药物比较如下。

(一)硝普钠

硝普钠能直接扩张动脉和静脉,降压作用迅速,停药后效果持续时间短,可用于各种高血压急症。但是由于快速降低血压的同时也带来一系列不良反应,从而使硝普钠在临床的应用具有一定的局限性。如其控制血压呈剂量依赖性,同时还可以降低脑血流量,增加颅内压;对心肌供血的影响可引起冠脉缺血,增加急性心肌梗死早期的死亡率。静脉滴注时需密切观察血压,以免过度降压,造成器官组织血流灌注不足。长期或大剂量应用时可导致血中氰化物蓄积中毒,引起急性精神病和甲状腺功能低下等。小儿、冠状动脉或脑血管供血不足、肝肾或甲状腺功能不全者禁用;代偿性高血压、动静脉并联、主动脉狭窄和孕妇禁用。高血压急症伴急性冠状动脉综合征、高血压脑病、急性脑血管病或严重肾功能不全者使用时应谨慎。

(二)尼卡地平

尼卡地平为二氢吡啶类钙通道阻滞药,是世界上第一个取得抗高血压适应证的钙通道阻滞药。尼卡地平主要扩张动脉,降低心脏后负荷,对椎动脉、冠状动脉、肾动脉和末梢小动脉的选择性远高于心肌,在降低血压的同时,能改善脑、心脏、肾的血流量,并对缺血心肌具有保护作用。另外,它还具有利尿作用,也不影响肺部的气体交换。基于以上机制,尼卡地平在治疗高血压急症时具有以下特点:降压作用起效迅速、效果显著、血压控制过程平稳、血压波动性小;能有效保护靶器官;不易引起血压的过度降低,用量调节简单、方便;不良反应少且症状轻微,停药后不易出现反跳,长期用药也不会产生耐药性,安全性很好。与硝普钠相比降压效果上近似,而其安全性及对靶器官的保护作用明显优于硝普钠,因而尼卡地平不仅是治疗高血压的一线药物,也是急诊科在处理大多数高血压急症的理想选择。

(三)乌拉地尔

乌拉地尔为选择性α₁受体阻断药,具有外周和中枢双重降压作用,起效快,效果显著,不影响心率,无反跳现象,对嗜铬细胞瘤引起的高血压危象有特效。暂不提倡与ACEI类药物合用;主动脉峡部狭窄、哺乳期妇女禁用;妊娠妇女仅在绝对必要的情况下方可使用;老年患者需慎用,初始剂量宜小,在脏器供血维持方面欠佳。

(四)拉贝洛尔

拉贝洛尔对α₁和β受体均有阻断作用,能减慢心率,减少心排血量,减小外周血管阻力。其降压作用温和,效果持续时间较长。特别适用于妊娠高血压。充血性心力衰竭、房室传导阻滞、心率过缓或心源性休克、肺气肿、支气管哮喘、脑出血禁用;肝、肾功能不全、甲状腺功能低下等慎用。

（五）艾司洛尔

艾司洛尔选择性 β_1 受体阻断药,起效快,作用时间短。能减慢心率,减少心排血量,降低血压,特别是收缩压。支气管哮喘、严重慢性阻塞性肺病、窦性心动过缓、二至三度房室传导阻滞、难治性心功能不全、心源性休克及对本品过敏者禁用。

七、急救护理

（一）保持安静

绝对卧床休息,半卧位。减少患者搬动,教会患者缓慢改变体位。避免一切不良刺激和不必要的活动。消除紧张恐惧心理、稳定情绪,必要时按医嘱使用镇静药。

（二）保持呼吸道通畅

吸氧 $4\sim5$ L/min,如呼吸道分泌物较多,患者呼吸功能较差,应用吸引器吸出。呕吐时头偏向一侧,防止误吸导致窒息。

（三）建立有效静脉通路

立即建立静脉通路,迅速按医嘱使用降压药及时降低血压。降低血管阻力,解除血管的痉挛状态。一般首选硝普钠,应避光静脉注射,以微量泵控制注入速度,缓慢降压。$4\sim6$ h 更换 1 次,持续静脉注射一般不超过 72 h,以免发生硫氰酸盐中毒,严重肝、肾疾病患者应慎用。

（四）密切监测病情变化

严密观察血压变化,尤其在更换药物或改变给药速度时,降压不宜过快或过低,应在短时间内把血压降至安全范围,并不要将血压降至完全正常水平,以免造成脑供血不足和肾血流量下降,如出现出汗、不安、头痛、心悸、胸骨后疼痛等血管过度扩张现象,应立即停止用药。也可选用硝酸甘油、硝苯地平舌下含服;制止抽搐用地西泮肌内注射或静脉注射;降低颅内压、减轻脑水肿用呋塞米或甘露醇快速静脉滴注。

严密观察脉搏、呼吸、心率、血压、神志、瞳孔、尿量变化,如发现异常,随时与医师联系。准确记录 24 h 出入量。

（五）提供保护性护理

患者意识不清时应加床栏以防止坠床;发生抽搐时用牙垫置于上、下磨牙间防止唇舌咬伤;避免屏气用力呼气或用力排便;保持周围安静,减少噪声的刺激。

（六）饮食护理

合理饮食,给予低盐、低脂、低胆固醇、清淡饮食,少量多餐,避免过饱及刺激性食物。适当控制能量,多食含维生素和蛋白质食物,增加蔬菜、水果、高膳食纤维食物的摄入,限烟酒,达到减轻心脏负荷、防止水和钠潴留、预防便秘、降低血压的效果。

（七）心理护理

长期的抑郁或情绪激动、急剧而强烈的精神创伤可使交感-肾上腺素活性增强,血压升高,因此,保持良好的心理状态非常重要。可通过了解患者性格特征及有关社会心理因素进行心理疏导,说明本病需长期甚至终身治疗,取得患者的充分理解和配合,教会患者训练自我控制能力,消除紧张恐惧心理、安定情绪,保持最佳的心理状态。

（八）康复护理

指导并鼓励患者坚持非药物治疗,如给予低盐、低脂、低胆固醇和富含维生素食物,少量多餐,适当控制总热量;减肥、控制体重;合理安排休息和活动,保证充足的睡眠,参加适当的体育锻炼和劳动,避免重体力劳动,精神过度紧张和情绪激动等诱发因素。帮助患者建立长期治疗的思想准备,按时遵医嘱服药。定期门诊随访,教会患者及家属测量血压,病情变化时随时就医。

(郑　娜)

第二节　急性脑血管病

脑血管病是由各种血管源性病因引起的脑部疾病的总称,可分为急性和慢性两种类型。急性脑血管病是一组突然起病的脑血液循环障碍性疾病,表现为局灶性神经功能缺失,甚至伴发意识障碍,称为脑血管意外或卒中;主要病理过程为脑缺血和脑出血两类。慢性脑血管病是指脑部因慢性的血供不足,导致脑代谢障碍和功能衰退。其症状隐袭,进展缓慢,如脑动脉粥样硬化、血管性痴呆等。

一、概述

（一）血液供应
脑的血液由颈动脉和椎-基底动脉系统供应。

1.颈动脉系统
通过颈内动脉、大脑前动脉和大脑中动脉供应大脑半球前 3/5 部分的血液。

2.椎-基底动脉系统
通过两侧椎动脉、基底动脉、小脑上动脉、小脑前下动脉及小脑后下动脉和大脑后动脉供应大脑半球后 2/5 部分(枕叶和颞叶底部)以及丘脑后半部、脑干和小脑的血液。

（二）分类
1.缺血性脑血管病
多由于脑动脉硬化等原因,使脑动脉管腔狭窄,血流减少或完全阻塞,脑部血液循环障碍,脑组织受损而发生的一系列症状。这类患者临床较多见,占全部脑血管患者的 70%～80%。

2.出血性脑血管病
多由于长期高血压、先天性脑血管畸形等因素所致。由于血管破裂,血液溢出,压迫脑组织,血液循环受阻,常表现颅内压增高、神志不清等症状。这类患者占脑血管病的 20%～30%。

（三）危险因素
1.高血压
(1)高血压是最重要的危险因素。
(2)尤其是脑出血,只有当血压短期内急骤升高,造成血管破裂而导致出血性脑卒中。
(3)正常血压下的脑出血比较少见。
(4)血压长期持续高于正常,发生脑卒中的危险性高;血压越高,脑卒中的危险性越大。

2.吸烟
吸烟者脑卒中的发病率比不吸烟者高 2～3 倍;停止吸烟,危险随之消失。

3.糖尿病
糖尿病患者的脑卒中发生率明显高于正常人群。

4.高血脂症

高血脂症也可引发脑血管疾病。

5.嗜酒和滥用药物

嗜酒可引起高血压、心肌损害。有些药的滥用也会引起脑卒中,尤其是可卡因和其他毒品。可卡因能引起血压升高诱发脑出血。

6.肥胖

控制体重不仅有利于预防脑卒中,而且对高血压、糖尿病、高血脂都会带来有益的影响。

7.久坐不动的生活习惯

久坐不动,活动量少,容易肥胖,容易患高血压,也容易引起体内动脉血栓形成。

8.血液黏稠

由于血液黏稠容易形成血栓,堵塞脑血管,发生脑卒中。

9.心房颤动

慢性心房颤动容易在心脏内形成血栓,栓子脱落后随血流到达脑血管内导致脑栓塞。

二、临床特征

(一)短暂性脑缺血发作

(1)突然发病,几分钟至几小时的局灶性神经功能缺失,多在24 h以内完全恢复,而且在CT等影像学上无表现,但可有反复的发作。

(2)颈动脉系统的缺血发作以对侧肢体发作性轻度瘫痪最为常见。

(3)椎-基底动脉系统的缺血发作有时仅表现为眩晕、眼球震颤、共济失调。

(4)未经治疗的短暂性脑缺血发作者约1/3以后可发展为脑梗死,1/3继续反复发作,还有1/3可自行缓解。

(二)脑血栓形成

(1)脑血栓形成是脑血管疾病中较常见的一种。供应脑部的动脉血管壁发生病理改变,使血管腔变狭窄,最终完全闭塞,导致某一血管供应范围的脑梗死。脑梗死分为白色梗死和红色梗死。

(2)脑血栓形成的发病年龄较高,常有血管壁病变基础,如高脂血症、动脉粥样硬化、糖尿病等,可能有短暂性脑缺血发作史,多在安静、血压下降时发病,起病较缓。

(3)脑血栓形成的临床表现与血液供应障碍的部位有关:①颈内动脉,大脑前、中、后动脉,椎-基底动脉等血栓形成可出现相应动脉支配区的神经功能障碍;②脑动脉深支管腔阻塞,造成大脑深部或脑干的小软化灶,称为腔隙性梗死。

(4)其较常见且有特点的临床表现有:①纯运动性脑卒中、构音障碍、手笨拙综合征、纯感觉性脑卒中、共济失调性轻度偏瘫;②也有一部分患者不出现临床表现,仅在影像学检查时被发现。

(三)脑栓塞

(1)脑栓塞是指来自身体各部位的栓子经颈动脉或椎动脉进入颅内,阻塞脑部血管引起的脑功能障碍。

(2)栓子来源以心源性最常见,栓塞多见于颈内动脉系统,特别是大脑中动脉。

(3)由于栓子突然堵塞动脉,故起病急骤,且可多发。

（4）体检多见肢体偏瘫,常伴有风湿性心脏病和(或)心房颤动等体征。

（5）红色梗死较为常见,诊治时应予警惕。

（四）脑出血

（1）指的是出血部位原发于脑实质时,以高血压动脉硬化出血最为常见。

（2）80%位于大脑半球,主要在基底节附近;其次为各脑叶的皮质下白质;余者见于脑干、小脑、脑室,多在动态下发病。

（3）根据破裂血管的出血部位不同,临床表现各异。起病时血压明显增高,常见头痛、呕吐,伴脑局部病变的表现。①基底节区出血:常见对侧肢偏瘫、偏身感觉障碍及偏盲的“三偏征”;②脑叶出血:颅内高压和脑膜刺激征,对侧肢体有不同程度的瘫痪和感觉障碍,发病即昏迷;③脑桥中央区出血:深昏迷、针尖样瞳孔、四肢瘫痪、高热;④小脑出血:眩晕明显,频繁呕吐,枕部疼痛,以及共济失调、眼球震颤,严重者可出现脑干症状,颈项强直、昏迷;⑤脑室出血:可有一过性昏迷和脑膜刺激征,出血量多者昏迷、呕吐、去脑强直或四肢松弛性瘫痪。

（五）蛛网膜下腔出血

（1）常指原发性蛛网膜下腔出血,即脑部非外伤性动脉破裂,血液流入蛛网膜下腔。

（2）常见的病因是先天性动脉瘤和脑血管畸形。前者多位于颅底动脉环的分支处,常累及脑神经,以动眼神经功能障碍较多。脑血管畸形常位于大脑前动脉和大脑中动脉供血区脑的表面,部分患者在过去史中可有癫痫发作史。

（3）临床表现以突发剧烈头痛、呕吐、脑膜刺激征为主,少数有抽搐发作、精神症状及脑神经受累,以动眼神经麻痹多见。年迈者的临床表现常不典型,多表现为精神症状或意识障碍。

（4）延迟性血管痉挛影响蛛网膜下腔出血死亡率的因素除再次复发出血外,由于蛛网膜下腔中血细胞,直接刺激血管或血细胞破坏后产生多种血管收缩物质所致的延迟性血管痉挛也是因素之一。其临床表现的特征为:一般在蛛网膜下腔出血后的2周内出现渐进性意识障碍和局灶性神经功能障碍,如肢体瘫痪等,而头颅CT检查无再出血征象。如早期识别,积极处理,预后可有改善。

三、治疗原则

急性脑血管病处理的基本原则是在抢救患者生命的同时,力求及早明确病变类型和可能的病因。

（一）急救措施

（1）无法区别是出血性或缺血性时,则应该首先做如下处理:①保持安静,患者平卧;②保持呼吸道通畅,给氧;③严密观察意识(意识的变化可提示病情进展)、眼球位置(供病变定位参考)、瞳孔(判断脑神经受累及有否脑疝)、血压、心率、心律、呼吸、体温(可反映颅内压和病情程度);④调控血压,最好能维持在患者的平时水平或20.0/12.0 kPa(约150/90 mmHg)左右,不宜降得过低;⑤加强护理,定时翻身、吸痰,保持大小便通畅,用脱水剂者应注意膀胱情况;⑥保持营养和水电解质平衡,如有头痛、呕吐等颅内高压症状时,应予降颅内压处理。

（2）一旦缺血性或出血性脑血管病诊断明确后,应分类处理。

（二）短暂性脑缺血发作

（1）其治疗主要是防治高血压和动脉硬化,如有心脏病、糖尿病、高脂血症等应积极治疗,也可采用脑血栓形成的治疗方法,外科手术尚需根据患者的具体情况重考虑。

(2)短暂性脑缺血发作是一个多病因的疾病,应排除脑血管病以外的病因,如脑肿瘤等。

(3)治疗原则是防止血栓进展及减少脑梗死范围。

（三）脑血栓形成

(1)有高血压者应降压药,降压不宜过速过低,以免影响脑血流量。有意识障碍、颅内压增高脑水肿者用脱水剂。

(2)扩充血容量用于无明显脑水肿及心脏严重功能不全者。

(3)溶栓药物溶栓治疗是脑血栓形成的理想治疗方法,用于起病后极早期及缓慢进展型卒中。溶栓治疗过程中,应注意出血并发症。

(4)抗凝治疗过去主张用于进展性非出血性梗死,但抗凝治疗可能发生出血并发症,要求有较完善的实验室条件,随时监测,不断调节剂量。

(5)可适当应用脑代谢活化剂,促进脑功能恢复。

(6)手术治疗对急性小脑梗死导致脑肿胀及脑内积水者,可作脑室引流术或去除坏死组织,以挽救生命。

（四）脑栓塞

(1)除治疗脑部病变外,要同时治疗脑栓塞的原发疾病。

(2)脑部病变的治疗基本上与脑血栓形成相同。

(3)脑栓塞常为红色梗死,溶栓治疗应予慎重。

（五）脑出血

(1)保持安静,防止继续出血。

(2)积极防治脑水肿,降低颅内压。

(3)调控血压,改善血液循环。

(4)加强护理,防治并发症。

(5)手术治疗:如基底节附近出血,经内科治疗症状继续恶化、小脑出血血肿体积>15 mL或脑叶血肿>45 mL,但体质较好者,条件许可时采取手术清除血肿。对通过颅骨钻孔清除血肿,其适应证和禁忌证尚未形成完全一致的认识。

(6)注意事项:①应用高渗性利尿剂等脱水时要注意水、电解质平衡和肾功能;②若无颅内压增高,血压应调控在发病前原有的水平或 20.0/12.0 kPa(约 150/90 mmHg);③止血剂和凝血剂的应用尚有争议,但如伴有消化道出血或凝血障碍时应予使用;④用调控胃酸药以避免应激性溃疡;⑤有感染、尿潴留、烦躁或抽搐等应对症处理。

（六）蛛网膜下腔出血

治疗原则是制止出血,防治继发性脑血管痉挛,去除出血的原因和防止复发。

四、脑水肿与甘露醇

（一）脑水肿的发生

急性脑血管疾病时的脑水肿主要与脑能量代谢和微循环障碍有关,近年强调自由基的毒性作用和细胞内钙超载是导致脑水肿的分子生物学机制。这些因素之间有密切的内在联系,它们对脑组织的损害及最终结果产生共同影响。

1.急性脑梗死

(1)脑损害的主要原因是缺血缺氧。在急性脑梗死早期,先出现细胞性脑水肿;若缺血缺氧迅速改善,细胞性脑水肿可减轻或消失;若缺血缺氧时间超过数小时至数天,导致血管内皮细胞和血-脑屏障损害,又可发生血管源性脑水肿。

(2)脑水肿进一步妨碍脑血流,使局部脑缺血缺氧进一步恶化。局部脑血流量减少,又促使梗死灶扩大及脑水肿加重,甚至引起颅内压增高。

(3)颅内压增高是使临床症状进一步恶化的主要原因。

2.脑出血

(1)颅内压增高的机制中血肿的占位效应是首要因素。颅腔内组织有一定的调节作用,可使约 50 mL 体积的血肿得到缓冲,使颅内压得到代偿。临床及实验发现,在血肿清除后,颅内压可获一过性降低,之后又有继发性升高。

(2)延迟性血肿清除时可见血肿周围脑组织已有明显水肿。这提示除血肿本身因素外,血肿周围脑水肿对颅内压增高可能起关键作用。实验还证实离血肿越近,脑水肿越重,且远离血肿的对侧半球脑含水量亦增加。

(3)临床及实验研究均发现脑出血后产生广泛性脑血流量降低,故目前认为缺血性因素参与了脑出血后脑水肿的形成。

(4)血管源性脑水肿产生于脑出血后的 12 h 内,而细胞性脑水肿在出血后 24 h 达高峰,并持续2~3 d。

(5)由于血肿溶解而逸出的大分子物质进入细胞外间隙,引起局部渗透压梯度改变,大量水分进入组织间隙,而产生高渗性水肿。

(二)甘露醇的作用机制

(1)甘露醇是通过渗透性脱水作用减少脑组织含水量。用药后使血浆渗透压升高,能把细胞间隙中的水分迅速移入血管内,使组织脱水。

(2)由于形成了血-脑脊液的渗透压差,水分从脑组织及脑脊液中移向血循环,由肾脏排出,使细胞内外液量减少,从而达到减轻脑水肿、降低颅内压目的。

(3)甘露醇也可能具有减少脑脊液分泌和增加其再吸收,最终使脑脊液容量减少而降低颅内压。

(4)甘露醇还是一种较强的自由基清除剂,能较快清除自由基连锁反应中毒性强、作用广泛的中介基团羟自由基,减轻迟发性脑损伤,故近年已将甘露醇作为神经保护剂用于临床。

(5)甘露醇还具有降低血黏度,改善微循环,提高红细胞变形性,而促进组织水平的氧转运,有益于改善脑梗死和脑出血周围的脑水肿。

(三)甘露醇的临床应用

(1)甘露醇仍为急性脑血管疾病发病早期的主要脱水药物。虽然对急性脑血管疾病是否应用甘露醇仍有不同意见,焦点在于甘露醇是否脱去正常脑组织水分,而对脑损伤部位水肿组织无明显作用。但在临床实践中缺少确切的因用甘露醇引起脑部病情恶化的实例。

(2)急性脑血管疾病发病后不论轻重,都存在不同程度的脑水肿,原则上应使用抗脑水肿药物。

(3)由于甘露醇疗效发生快,作用持续时间长,每 8 g 甘露醇可带出水分 100 mL,脱水降颅压作用可靠确实。

(4)对已有颅内压升高,甚至出现脑疝者,甘露醇应列为首选。

(5)脑血管疾病伴心功能不全者用甘露醇应慎重,以免因输入过快或血容量增加而诱发心力

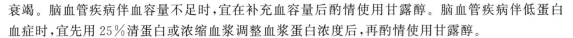

衰竭。脑血管疾病伴血容量不足时,宜在补充血容量后酌情使用甘露醇。脑血管疾病伴低蛋白血症时,宜先用25%清蛋白或浓缩血浆调整血浆蛋白浓度后,再酌情使用甘露醇。

(6)甘露醇应用后先发生短暂性高血容量而使血压升高。故对同时伴高血压者,在用甘露醇前,可先用呋塞米(速尿)将血容量调整后,再用甘露醇,以避免不良反应产生。

(7)当患者血浆渗透压>330 mmol/L时,应停止使用。因此时无论给予任何剂量甘露醇,也不可能起到脱水作用。

(四)使用方法

1.使用时间

一般7~10 d为宜。

2.使用剂量

根据病灶体积、脑水肿程度和颅内压情况而定。病灶直径在3 cm以上者,每天应给予一定量甘露醇。病灶大、脑水肿严重或伴颅高压者,予每次1~2 g/kg,隔4~6 h可重复使用;对出现脑疝者,剂量可更大些。尤其对于脑出血并发脑疝者,可为后续的手术治疗赢得时间。

3.用药速度

一般主张250 mL液量宜在20 min内滴入。用药后20 min,颅内压开始下降,2~3 h达高峰,其作用持续6 h左右,颅内压可降低46%~55%。有报道快速注入小剂量每次0.25~0.5 g/kg甘露醇,可能获得与采用大剂量类似的效果。

(五)注意事项

1.预防内环境紊乱

甘露醇在降颅内压的同时也带走了水分和电解质,若不注意易导致水、电解质紊乱和酸碱平衡,更加重脑损害。故在用药期间,应定期观察有关项目,及时发现和调整。切勿将由于严重内环境紊乱导致脑功能恶化,误认为脱水不足而继续使用甘露醇,造成严重医源性后果。

2.预防肾功能损害

甘露醇肾病表现为用药期间出现血尿、少尿、无尿、蛋白尿、尿素氮升高等。部分患者发病后不是死于脑血管病,而是死于肾衰竭,其中部分与甘露醇有关。故对原有肾功能损害者应慎用。主要非必要时用量切勿过大,使用时间勿过长。用药期间密切监测有关指标。发现问题及时减量或停用。一旦出现急性肾衰竭,应首选血液透析,部分患者经一次透析即可恢复。

3.注意反跳现象

一般认为甘露醇不能或很少进入脑细胞内,因此无反跳现象。但在不同患者,因其血管通透性改变程度不同而有差异。对通透性极度增高者,甘露醇可能会渗入脑组织而发生反跳现象。为防止反跳现象,在2次甘露醇用药期间,静脉注射1次高渗葡萄糖或地塞米松,以维持其降颅压作用。

4.警惕变态反应

甘露醇变态反应少见,偶有致哮喘、皮疹甚至致死。

5.其他不良反应

(1)当给药速度过快时,部分患者出现头痛、眩晕、心律失常、畏寒、视物模糊和急性肺水肿等不良反应。剂量过大,偶可发生惊厥。

(2)可影响某些检查结果,可使血胆红素、肌酐增加,尿酸、磷酸盐增加,分析检验结果时需充分认识。

（3）心功能不全及脱水致少尿的患者慎用,有活动性颅内出血者禁用(开颅手术时除外),因能透过胎盘屏障,引起胎儿组织水肿,故孕妇禁用。

（六）护理措施

1.静脉炎

近来静脉留置针和中心静脉穿刺的应用,大大减轻了血管穿刺性损伤,同时所选血管较粗,血流速度较快,降低了静脉炎的发生率。一旦出现注射静脉疼痛、发红等静脉炎症状,及时采取乙醇湿敷、50%硫酸镁热敷、甘露醇加温输入等方法,可控制静脉炎症状,必要时更换部位,进行静脉穿刺。

2.渗漏

输注甘露醇时,一旦发生渗漏,需及时处理,可采取50%硫酸镁局部湿敷、0.01%酚妥拉明溶液浸湿纱布湿敷、烫伤膏外敷等措施,可改善微循环,消除水肿,防止组织坏死。如外渗伴有局部淤血,可局部封闭注射,可降低局部血管的脆性,从而减轻或阻止液体的外渗及疼痛反应,缓解血管痉挛,改善缺血缺氧状态,有利于渗出物的吸收,减轻局部损伤。如处理不及时,超过24 h多不能恢复,对已发生局部缺血,严禁使用热敷,因热敷可使局部组织温度升高,代谢加快,氧耗增加,加重组织坏死。

五、护理措施

（一）体位

1.急救体位

（1）急性期应严格卧床,尽量少搬动患者,特别是出血性脑血管病急性期的重症患者,原则上应就地抢救。

（2）患者头部可放一轻枕,抬高15°～30°角,以促进静脉回流,减轻脑水肿,降低颅内压。

（3）对于缺血性脑血管病,为防止脑血流量减少,患者可取平卧位。

（4）头偏向一侧,可防止误吸,以保持呼吸道通畅。

2.康复体位

脑血管病的治疗实际上是分两个重要阶段进行的,一是急性期的治疗;二是恢复期的治疗与康复锻炼。两个治疗阶段有着密切的因果关系,但是具有同等的重要性。从急性期的治疗开始,不论患者意识清楚与否,护理人员都应注意肢体的正确姿势的摆放。防止出现畸形或肢体挛缩,使脑血管病患者康复后能恢复正常的姿势。

（1）仰卧位:头部枕于枕头上,躯干平展,在患侧臀部至大腿下外侧垫放一个长枕,防止患侧髋关节外旋。患侧肩胛下方放一枕头,使肩上抬,并使肘部伸直、腕关节背伸、手指伸开手中不握东西。患侧下肢伸展,可在膝下放一枕头,形成膝关节屈曲,足底不接触物品,可用床架支撑被褥。

（2）健侧卧位:健侧肢体处于下方的侧卧位。头枕于枕头上,躯干正面与床面保持直角。患侧上肢用枕头垫起,肩关节屈曲约100°角,上肢尽可能伸直,手指伸展开。患侧下肢用枕头垫起,保持屈髋、屈膝位,足部亦垫在枕头上,不能悬于枕头边缘。健侧肢体在床上取舒适的姿势,可轻度伸髋屈膝。健侧卧位有利于患侧的血液循环,可减轻患侧肢体的痉挛,预防患肢水肿。

（3）患侧卧位:患侧肢体处于下方,这样有助于刺激、牵拉患侧,减轻痉挛。患侧头稍前屈,躯干后倾,用枕头稳固支撑后背,患侧肩前伸、肘伸直、前臂旋后、手腕背伸、手心向上、手指伸展开。

患侧下肢髋关节伸展、微屈膝。注意一定要保持患侧肩处于前伸位。

（4）上述 3 种卧床姿势,可经常交替变换。还可采取以下措施,保持正确体位:①腋下放置一枕头,防上肢内收挛缩;②患侧下肢足部放一稍软物体,以防足下垂;③大腿外侧置沙袋,以防外旋;④进行关节被动运动,每天至少 2 次。

（二）急救护理

1.镇静

（1）许多患者有情绪激动的表现,这会对患者、看护者和家庭带来痛苦,并可能导致自伤。躁动的常见原因为发热、容量不足,去除病因后再考虑使用镇静剂及抗精神病药。

（2）推荐小心使用弱到强的地西泮药,迅速起效的苯二氮䓬类最好,但剂量不宜过大,以免影响意识程度的观察。必要时加用其他药如止痛药对症处理严重的头痛。剂量和服药时间应根据临床需要。

（3）慎用鸦片类药物及其他呼吸抑制剂。尤其是当伴有颅内压增高时,更应注意,以免导致呼吸骤停。

（4）卒中后癫痫的治疗,首选抗惊厥药为苯二氮䓬类,静脉给予地西泮（5 mg,＞2 min,最大量10 mg）,可反复应用,随后应改用长效抗惊厥药。

2.血压

（1）缺血或出血性卒中发生后血压升高,一般不需要紧急治疗。在发病 3 d 内一般不用抗高血压药,除非有其他疾病:①心肌梗死;②出现梗死后出血;③合并高血压脑病;④合并主动脉夹层;⑤合并肾衰竭;⑥合并心脏衰竭。

（2）缺血性卒中需立即降压治疗的适应证是收缩压＞29.3 kPa（约 220 mmHg）、舒张压＞16.0 kPa（约 120 mmHg）或平均动脉压（MAP）＞17.3 kPa（约 130 mmHg）。需溶栓治疗者,应将血压严格控制在收缩压＜24.7 kPa（约 185 mmHg）,或舒张压＜14.7 kPa（约 110 mmHg）。

（3）对出血性卒中,一般建议比脑梗死患者更积极控制血压。有高血压病史的患者,血压水平应控制平均动脉压在 17.3 kPa（约 130 mmHg）以下。刚进行手术后的患者应避免平均动脉压大于 14.7 kPa（约 110 mmHg）。如果收缩压 24.0 kPa（约 180 mmHg）,舒张压 14.0 kPa（约 105 mmHg）,暂不降压。如果收缩压低于 12.0 kPa（约 90 mmHg）,应给予升压药。

（4）平均动脉压＝舒张压＋1/3 收缩压与舒张压之差,或平均动脉压＝（收缩压＋2 倍舒张压）/3。

3.高颅压

（1）头位抬高 20°～30°角。

（2）保持患者良好体位,以避免颈静脉压迫。

（3）对于大多数患者,给予生理盐水或乳酸 Ringer's 溶液静脉注射维持正常的容量,速度50 mL/h。除非患者有低血压,否则避免快速点滴,因为有增加脑水肿的危险。避免给予含糖溶液（怀疑低血糖者除外）,此类溶液低渗,有增加脑水肿的危险。

（4）维持正常体温。

（5）渗透压治疗,如果有指征,用甘油果糖,甘露醇或地西泮。

（6）保持正常通气[PCO_2 4.7～5.3 kPa（约 35～40 mmHg）或略低水平]。

（7）对于轻至中度脑血管病者,如无缺氧情况,不常规给氧;如 SO_2＜90%,给氧 2～4 L/min,禁忌高浓度吸氧。

（8）如果无病理性呼吸,血气分析提示中度缺氧,则给予氧吸入即可。如果有病理性呼吸、严重低氧血症或高碳酸血症、有较高误吸危险的昏迷患者,建议早期气管插管。

（三）心理护理

卒中患者因病程长,发病迅速,致残率高以至于引起患者忧郁、紧张、焦虑、烦躁、甚至轻生,这些不良的情绪刺激不但使患者在思想上产生消极对抗,使卒中患者失去锻炼的信心,而且对人体各系统产生影响,如使呼吸频率加快,神经功能失调,内分泌功能紊乱等。

护士应积极主动的给予患者心理疏导,安慰患者,消除不良情绪刺激。实践证明,不良的情绪可引起大脑皮层兴奋,促使去甲肾上腺、肾上腺素及儿茶酚胺分泌增加,以至于全身小动脉出现收缩,心跳加快,血压升高,易导致再卒中。而处于兴奋状态和良好情绪时,神经抑制解除,这时神经肌肉调节达到最佳状态,有利于肢体功能恢复。

（四）健康教育

1.脑血管病后肢体运动恢复

脑血管病的运动恢复,Brunnstrom 将它分为 6 个过程。

(1)第 1 期:松弛性瘫痪,无活动。

(2)第 2 期:在共同形式下的活动,出现痉挛。

(3)第 3 期:主动运动的出现仅见于肢体共同运动形式时,痉挛增强。

(4)第 4 期:在共同形式活动外,出现随意运动,痉挛减轻。

(5)第 5 期:能出现对个别或单独活动的控制。

(6)第 6 期:恢复至接近正常活动控制。

大多数患者可按以上分期恢复,但部分患者可因不同原因,使康复在某一时期不再延续好转。一般说第一期持续时间 7～10 d,不超过 2 周;第 2 期、第 3 期时间从 2 周到 1 个月末。

2.卒中的危险和饮酒

近来关于饮酒和卒中危险的临床观察性试验显示,两者之间是一种 J 形曲线关系,适当程度的饮酒引起缺血性卒中降低 30%,而大量饮酒至少增加了 60%的危险性。

结果显示每天饮用少于 2 个乙醇饮料或者 24 g 以下乙醇,能降低缺血性卒中的危险,而饮用 5 个乙醇饮料或 60 g 以上的乙醇,将显著增加任何类型卒中的危险包括出血性和缺血性卒中。

还发现饮酒和缺血性卒中危险性之间存在 J 形曲线关系,而和出血性卒中之间存在线性关系。和不饮酒者相比,每天饮酒超过60 g者出血性卒中危险性增加超过 2 倍,而且较低量饮酒者也没有发现保护作用。

因此,由于大多数卒中类型是缺血性卒中,适当饮酒导致的卒中总数的减少很大程度上是由于降低缺血性卒中引起的。

（郑　娜）

第三节　脑　疝

一、概念

颅内某分腔占位性病变或弥漫性脑肿胀,使颅内局部或整体压力增高,形成压强差,造成脑组织移位、嵌顿,导致脑组织、血管及脑神经受压,产生一系列危急的临床综合征,称为脑疝 (Brain hernia)。简而言之,脑组织被挤压突入异常部位谓之脑疝。

二、脑疝的分类及命名

颅内硬脑膜间隙及孔道较多,因而脑疝可以发生的部位也较多,目前尚无统一命名。按照颅脑的解剖部位,临床工作中较多见的脑疝有四类。

(一)小脑幕孔疝

(1)小脑幕孔下降疝:最常见,小脑幕上压力高于幕下压力时所引起。多见于幕上占位性病变。但幕下病变引起梗阻性脑积水,导致脑室系统幕上部位(侧脑室及第三脑室)明显扩张时,亦可出现小脑幕上压力高于幕下。靠近幕孔区的幕上结构(海马回、钩回等)随大脑、脑干下移而被挤入小脑幕孔。

由于幕孔区发生疝的部位不同,受累的脑池和突入的脑组织也不同,故此类脑疝又分为3种:①脚间池疝(颞叶钩回疝);②环池疝(海马回疝);③四叠体池(大脑大静脉池)疝;以上几种脑疝以脚间池疝较多见。

(2)小脑幕孔上升疝:此病为颅后凹占位性病变引起,并多与枕骨大孔疝同时存在。其症状和预后较钩回疝更为严重。

(二)枕骨大孔疝

枕骨大孔疝是由于小脑扁桃体被挤入枕骨大孔及椎管内,故又称为小脑扁桃体疝。

(三)大脑镰下疝

大脑镰下疝疝出脑组织为扣带回,它被挤入大脑镰下的间隙,故又称为扣带回疝。

(四)蝶骨嵴疝

蝶骨嵴疝是额叶后下部被推挤进入颅中窝,甚至挤入眶上裂、突入眶内。

三、脑疝形成机制及病理改变

(一)小脑幕孔疝

(1)局部解剖学特点:小脑幕是一个横铺于颅腔后部的硬脑膜组织,它将颅腔分为幕上幕下两个空间,其间有幕孔相通。幕孔呈卵圆形,纵径长于横径,其前缘游离。幕孔及邻近结构造成脑疝病变的解剖学基础是:①颞叶内侧的海马沟及海马回正常情况下即位于小脑幕切迹游离缘的上方,其内侧跨过小脑幕孔游离缘。因此当外侧有占位性病变向内下挤压时,海马沟或海马回易于挤入幕孔之内造成脑疝。②脑干中脑部分,动眼神经及血管等重要结构均由幕孔通过。③基底动脉的分支小脑上动脉和大脑后动脉,分别走行于小脑幕切迹下方和上方,两动脉之间有动眼神经向前伴行。④中脑与幕孔之间有脑池,是脑脊液循环由幕下通向幕上的重要通道。此处前方为脚间池,两侧为环池,后方是四叠体池。

(2)脑疝形成机制:小脑幕孔疝多因一侧幕上占位性病变或脑水肿较为严重,从而造成颅内压力不平衡,特别是颞部压力的推动,使病变一侧的脑组织向压力较低的对侧及小脑幕下移位。因颅骨不具有弹性,小脑幕也较坚硬,这时位于小脑幕切迹上内方的海马沟或海马回即被挤入小脑幕孔的间隙内,从而形成了脑疝。脑疝形成后阻塞了脚间池、环池或四叠体池,并且压迫中脑和动眼神经及重要血管。这样就会发展成为如下的恶性循环。

小脑幕孔疝形成后,由于疝出的脑组织挤压中脑及动眼神经、大脑后动脉,并阻塞环池和导水管的脑脊液循环,从而促使颅压不断增高,脑缺氧、缺血严重,如未及时抢救阻止这一恶性循环,即会使局部性的病变引起全局性病变,从而导致整个中枢神经系统的功能衰竭而死亡。

一般说来,广泛性的脑水肿,脑脊液梗阻性脑积水,及颅内两侧对称的占位病变,由于是弥漫性颅压增高,脑疝多发生于中线部位,即使形成海马沟或海马回疝,也往往为双侧疝。凡是足以引起脑组织侧移位的占位病变,脑疝常发生在病变同侧的小脑幕切迹处。颅内前方如有占位性病变,脑疝即发生在病变的后方。颅内幕上后方如有占位病变,脑疝即发生在病变前方。

接近小脑幕孔区的占位性病变,如颞叶及内囊部位的病变,最易形成颞叶钩回疝(前位疝)。顶枕部的占位性病变,易于形成海马回疝(后位疝)。幕孔周围质地坚韧的病变,如蝶骨嵴内侧脑膜瘤,由于病变本身的覆盖阻挡了小脑幕孔间隙,所以反而可以妨碍脑疝的形成。

小脑幕孔上升疝发生机制:已如前述。

(3)小脑幕孔疝的病理改变。①疝入的脑组织早期常有轻度水肿和淤血,晚期则发生出血、梗死或软化,因此体积膨大,从而对中脑的压迫更加严重。以上改变主要是由于疝入的脑组织嵌顿于小脑幕切迹游离缘与中脑之间,使血管受压,局部发生血液循环障碍所引起的。②中脑本身的变化:脑疝时中脑出现变形、移位、出血和水肿。严重者,脑疝压及中脑,使中脑水肿加剧,甚至引起导水管闭锁。中脑变形和移位随脑疝的发生方向和体积而改变,一般由于脑疝从一侧挤压,致脑干前后径因挤压而拉长,横径因挤压而变短,故同时脑干可有侧移位,而使中脑脚底挤压于小脑幕游离缘上,造成压迹。小脑幕上升疝或下降疝方向不同,脑干可以分别出现向上或向下移位,甚至使之扭曲。脑疝所致中脑出血和水肿是由于中脑局部受压损伤,以及弥漫性脑组织缺血缺氧造成的。因为中脑和脑桥旁正中穿通动脉随脑干变形和移位,在脑干内容易被牵拉损伤,可导致脑干出血,出血还常常会向上下两个方向蔓延,向上会影响到大脑中线部位结构如视丘下部,向下则会累及延髓。导水管闭锁是中脑受压、变形、水肿、出血的结果。导水管闭锁绞窄引起脑脊液循环通路梗阻,造成梗阻性脑积水,从而使颅压增高加重。③脑神经的损伤:动眼神经从脚间窝发出到海绵窦的走行过程中,易受损害。受伤机制如下:脑干向下移位时,大脑后动脉也向下移位,从而压迫动眼神经。岩床内侧韧带、小脑幕切迹缘、斜坡嵴等处均为坚韧结缔组织或骨性组织,可在以上部位受累而损伤动眼神经。动眼神经损害者可无病理改变,重者可使受压处发生压痕,局部有点状出血,甚至坏死。滑车神经因位置低,且在幕下,很少受累。但上升疝时则可损伤。④血管的改变:脑疝时血管位置及本身发生的改变。脚间池疝(钩回疝):海马沟可将后交通动脉呈现弓形拉向内侧,大脑后动脉的起始段伴随脑干向下向内移位。环池疝:大脑后动脉后部向下向内移位。由于中脑和脑桥上部向下移位,基底动脉上端也向下移位。基底静脉后部则向后下及内侧移位。四叠体池疝:如脑疝偏重一侧,大脑后动脉的后方及其分支颞枕动脉和枕内动脉常被推向内下方,甚至超过中线。上升性小脑幕切迹疝:大脑后动脉,小脑上动脉,基底静脉及大脑内静脉均向上移位。由于血管移位和血管受损甚至梗死或出血,往往会导致枕叶梗死和脑软化。大脑大静脉的及基底静脉的损伤或阻塞会引起深部脑组织淤血水肿。以上严重的病理改变,就会造成致命的严重后果。脑脊液循环障碍:由于小脑幕孔周围的脑池阻塞及导水管受压闭锁,使脑脊液既不能流向第四脑室,也不能使脑脊液由幕下通过脑池流向幕上蛛网膜下腔。结果形成梗阻性脑积水,使颅内压力增高。

除上述变化外,由于脑干向下移位,使视丘下部被牵拉压迫于后床突及附近韧带上,致垂体柄折叠,加以血管受损,梗阻性脑积水、脑组织缺血缺氧等病理变化,从而导致自主神经功能紊乱、代谢和内分泌障碍等,使病变更加复杂,更加严重。以上病理改变,错综复杂,形成恶性病理循环,局部病变累及为全脑性病变,全脑性病变又加重了局部病理变化,当脑干遭到严重损害,患者往往因生命中枢衰竭而死亡。

(二)枕骨大孔疝

(1)解剖特点:枕大孔为卵圆形,其前后径约为 3.5 cm,横径约为 3 cm。其下缘相当于延髓与脊髓相连接处。枕骨大孔的上缘相邻为延髓,下缘为颈髓,后上邻近小脑扁桃体及小脑延髓池。除脑干外还有副神经、椎动脉、脊前和脊后动脉通过此孔。

(2)发生机制:颅后窝容量较小,对颅压增高缓冲力有限。当颅压增高传导至颅后窝占位病变时,由于周围为颅骨,上方为坚实的小脑幕,因此可发生两种脑疝。其一,邻近枕骨大孔后上方的小脑扁桃体被推挤入小脑延髓池,进而推入枕大孔突入椎管内。压迫延髓和上颈髓即形成小脑扁桃体疝。与此同时小脑延髓往往下降移位。其二,幕下压力增高,为求得空间代偿,邻近小脑幕孔区的小脑上蚓部及小脑前叶向上移动,严重者即可发生上升性小脑幕切迹疝。

如小脑扁桃体疝急性发生,可由于疝出组织对延髓压迫导致延髓水肿、淤血、出血、软化等病理改变,加以脑脊液循环障碍和血管改变,致迅速出现延髓功能(生命中枢)衰竭。

如系颅后窝原发病灶,因病程发展缓慢,颅压缓慢增高,则可出现慢性小脑扁桃体疝。随后是小脑扁桃体缓缓地坠入椎管内,并无明显脑疝症状。但在这种病变基础上,如有用力咳嗽、挣扎、外伤、施行腰椎穿刺并快速大量放出脑脊液等诱因,即可引起脑脊液动力改变,使枕骨大孔疝骤然恶化,出现延髓危象,甚至突然呼吸停止。

综上所述,小脑幕上的病变容易引起小脑幕孔下降疝,小脑幕下病变易引起枕骨大孔疝。但从脑疝发生机制考虑,小脑幕上病变有可能引起以下两类脑疝:即小幕孔下降疝(其中包括种类型与一侧完全疝或双侧疝)及枕骨大孔疝。幕下占位性病变有可能引起以下三类脑疝:即枕骨大孔疝,小脑幕孔上升疝及小脑幕孔下降疝。

颅内占位性病变,有时还可并发其他部位的脑疝,成为多发性脑疝。这种情况多见于晚期脑疝病例。如小脑幕孔疝常合并有大脑镰下疝及蝶骨嵴疝等,往往使病情更加错综复杂。

(三)大脑镰下疝(扣带回疝)

当一侧大脑半球有占位病变,除海马沟回小脑幕孔疝入外,病变侧的大脑内侧面扣带回也在大脑镰下前 2/3 部位向对侧疝入,因大脑镰后 1/3 与胼胝体接近,而其前 2/3 则与胼胝体有一段距离。一般扣带回疝不引起特殊症状,但有时由于扣带回疝可使大脑前动脉绞窄,使本侧额叶内侧面或旁中央小叶出现血液循环障碍,甚至软化,出现对侧下肢运动和深感觉障碍以及排尿障碍等。但此种合并症并不常见。

四、脑疝的分期

根据脑疝病程发展规律,在临床上可分为以下 3 期。

(一)脑疝前驱期(初期)

指脑疝即将形成前的阶段。主要症状是:患者突然发生或逐渐发生意识障碍。剧烈头痛,烦躁不安,频繁呕吐以及轻度呼吸深而快脉搏增快,血压增高,体温上升等。以上症状是由于颅压增高使脑缺氧程度突然加重所致。

(二)脑疝代偿期(中期)

指脑疝已经形成,脑干受压迫,但机体尚能通过一系列调节作用代偿,勉强维持生命的阶段。此期全脑损害引起症状为昏迷加深,呼吸深而慢,缓脉,血压、体温升高等。另外由于脑干受压,局灶性体征可有一侧瞳孔散大,偏瘫或锥体束征出现等。

（三）脑疝衰竭期（晚期）

由于脑疝压迫,脑干功能衰竭,代偿功能耗尽。主要表现深度昏迷,呼吸不规律,血压急速波动并逐渐下降,瞳孔两侧散大而固定,体温下降,四肢肌张力消失。如不积极抢救,终因脑干功能衰竭死亡。

脑疝各期持续时间长短和临床表现的特点,取决于导致脑疝的原发病灶性质、部位和脑疝发生类型等因素。例如急性颅脑损伤后所致脑疝,病程短促,多数一天之内即结束全部病程。而某些诱因(如腰穿)造成的急性枕骨大孔疝,往往呼吸突然停止而死亡,就无法对病程进行分期。

五、脑疝的临床表现

（一）小脑幕孔疝的临床表现

(1)意识障碍:患者在颅压增高的基础上,突然出现脑疝前驱期症状(即烦躁不安,呕吐,剧烈头痛,呼吸深快,血压升高等),以后意识模糊,逐渐昏迷。但也可昏迷突然出现。昏迷往往逐渐加深,至脑疝衰竭期进入深昏迷。因此颅压增高病变患者突然发生昏迷或昏迷逐渐加重,应当认为是脑疝的危险信号。脑疝出现昏迷的原因,一般认为是由于颅压增高时脑缺氧,加以位于中脑部位的网状结构受脑疝的压迫,尤其中脑背盖部缺氧、出血,使中脑—间脑上升性网状结构受到损害所致。

从解剖关系来看,小脑幕孔疝较早出现意识障碍,是因为易影响网状结构上行激活系统所致。相反,枕骨大孔疝尤其是慢性枕骨大孔疝发生意识障碍往往不明显或出现较晚。

(2)生命体征的改变:脑疝前驱期:呼吸深快,脉搏频数,血压升高。脑疝代偿期:呼吸深慢,脉搏缓慢,血压高。脑疝衰竭期:呼吸抑制,不规则,脉搏细弱,血压急速波动至衰竭。

以上表现是由于脑疝初期因颅压增高,脑血循环障碍,脑缺氧,血中二氧化碳蓄积,兴奋呼吸中枢,呼吸变深变快。血压升高,从而代偿脑组织对血液和氧气需要量。至脑疝代偿期,颅压增高及脑缺氧严重,使呼吸和心血管中枢再加强其调节作用来克服脑缺氧,血压更加增高,甚至收缩压可超过26.7 kPa(约200 mmHg)以上,同时脉搏缓慢有力。这种缓脉的出现是由于血压骤然升高,通过心跳抑制中枢反射作用使心搏变慢的结果。也有人认为这是由于迷走神经受到刺激所致。脑疝衰竭,因呼吸和心血管中枢受到严重损害,失去调节作用,从而使呼吸变慢,血压下降,脉搏细弱和不规则;甚至呼吸停止,循环衰竭。一般为呼吸首先停止,而心跳和血压仍可维持一段时间。呼吸首先停止的原因,是因为呼吸中枢较心血管中枢敏感,易于衰竭,或因为延髓内呼吸中枢位置低于心血管中枢,枕骨大孔疝时呼吸中枢易先受压,所以呼吸最先停止。呼吸停止而心跳继续维持的原因可能与心脏的自动节律有关,因为此时有试验证明心血管中枢调节作用已经完全丧失。

脑疝时体温升高主要是由于位于视丘下部的体温调节中枢受损害,交感神经麻痹,汗腺停止排汗,小血管麻痹;使体内热量不能发散,加上脑疝时肌肉痉挛和去脑强直产热过多,使体温升高。

(3)眼部症状:脑疝时首先是脑疝侧瞳孔缩小,但时间不长,易被忽略;以后病变侧瞳孔逐渐散大,光反射减弱,而出现两侧瞳孔不等大现象;最后脑疝衰竭期双侧瞳孔全部散大,直接和间接光反应消失。在病变瞳孔出现变化的前后,可出现眼肌麻痹,最后眼球固定。

小脑幕孔下降疝时眼部症状主要是由于同侧动眼神经的损害所致。动眼神经是一种混合神经,其中包含有两种不同作用的神经纤维,一种是副交感神经纤维支配缩瞳肌和睫状肌;另一种是运动神经纤维,支配除上斜肌及外直肌以外的其余眼外肌。钩回疝时,瞳孔首先发生改变的原因有人认为副交感神经纤维分布在动眼神经的上部,当脑干向内向下移位时,使大脑后动脉压迫动眼神经,最初仅仅是副交感神经受到刺激,所以瞳孔缩小(刺激现象),以后因神经麻痹而致瞳孔散大,支配眼外肌的运动神经纤维直径细并且对损伤敏感,所以脑疝发生首先出现瞳孔改变。但以上仍然难以解释临床上各种复杂现象,其原理有待于进一步研究。

(4)对侧肢体瘫痪或锥体束损伤:由于颞叶钩回疝压迫同侧大脑脚,损伤平面在延髓锥体束交叉以上,使支配对侧肢体的锥体束受到损伤。依据压迫程度不同可以出现不同程度对侧肢体偏瘫或轻偏瘫或锥体束征阳性。

少数病例也有出现同侧肢体偏瘫及锥体束征者,这可能是由于海马回及钩回疝入小脑幕孔内将脑干挤向对侧,使对侧大脑脚在小脑幕切迹游离缘上挤压较重所致。极个别情况,属于解剖变异,锥体束纤维可能未行交叉而下降。小脑幕疝时出现的病变同侧动眼神经麻痹及对侧肢体偏瘫,即形成交叉性瘫痪。这是中脑受损的典型定位体征(Weber综合征)。

(5)去大脑强直:脑疝衰竭期,患者表现为双侧肢体瘫痪或间歇性或持续性四肢伸直性强直。往往同时伴有深昏迷,瞳孔两侧极度散大,呼吸不规则,高热等生命体征危重变化。去大脑强直这是由于脑疝挤压,在脑干红核及前庭核之间形成横贯性损伤,破坏了脑干网状结构下行抑制系统的结果。其四肢伸直性强直与去大脑皮层后上肢屈曲,下肢伸直性强直不同,后者的损伤部位是两侧大脑皮层或两侧内囊损害。

去大脑强直是病情危重,预后不良的表现之一。持续时间越长,预后越差。至脑疝晚期肌张力完全丧失,常为临近死亡征兆。

(二)枕骨大孔疝的临床症状

(1)枕颈部疼痛及颈肌强直:慢性枕骨大孔疝时,除有颅压增高症状外,常因小脑扁桃体下疝至颈椎管内,上颈脊神经根受到压迫和刺激,引起枕颈部疼痛及颈肌强直以至强迫头位。慢性枕骨大孔疝,有时因某一诱因(如用力咳嗽,腰穿放出大量脑脊液或过度搬运头部等)而引起脑疝急剧恶化,出现延髓危象甚至死亡。

(2)呼吸受抑制现象:由于小脑扁桃体对延髓呼吸中枢的压迫,表现为呼吸抑制,呼吸缓慢或不规则,患者此时往往神志清楚但烦躁不安。脑疝晚期,呼吸首先停止。

(3)瞳孔:由于枕大孔疝不直接影响动眼神经,所以不出现动眼神经受压症状。但这种脑疝发生时,初期常为对称性瞳孔缩小,继而散大,光反射由迟钝变成消失。这是由于急性脑缺氧损害动眼神经核的结果。

(4)锥体束征:枕骨大孔疝时,由于延髓受压,可以出现双侧锥体束征。一般由于小脑同时受累,故肌张力和深反射一并消失,锥体束征也可以不出现。而常表现为四肢肌张力减低。

(5)生命体征改变及急性颅压增高表现同小脑幕孔疝。

六、诊断

(一)病史及临床体征

注意询问是否有颅压增高症的病史或由慢性脑疝转为急性脑疝的诱因。颅压增高症患者神志突然昏迷或出现瞳孔不等大,应考虑为脑疝。颅压增高患者呼吸突然停止或腰穿后出现危象,应考虑可能为枕骨大孔疝。

诊断小脑幕孔疝的瞳孔改变应注意下列各种情况。

(1)患者是否应用过散瞳或缩瞳剂,是否有白内障等疾病。

(2)脑疝患者如两侧瞳孔均已散大,不仅检查瞳孔,尚可以检查两眼睑提肌张力是否有差异,肌张力降低的一侧,往往提示为动眼神经首先受累的一侧,常为病变侧。当然也可对照检查肢体肌张力,锥体束征及偏瘫情况以确定定位体征。

(3)脑疝患者两侧瞳孔散大,如经脱水剂治疗和改善脑缺氧后,瞳孔改变为一侧缩小,一侧仍散大,则散大侧常为动眼神经受损侧,可提示为病变侧。

(4)脑疝患者,如瞳孔不等大,假使瞳孔较大侧光反应灵敏,眼外肌无麻痹现象,而瞳孔较小侧睑提肌张力低,这种情况往往提示瞳孔较小侧为病侧。这是由于病侧动眼神经的副交感神经纤维受刺激而引起的改变。

体检时如仅凭瞳孔散大一侧定为病变侧,而忽略眼外肌改变及其他有关体征即进行手术检查,则有时会发生定侧错误,因此应当提高警惕。

脑外伤后即刻发生一侧瞳孔散大,应考虑到是原发性动眼神经损伤。应鉴别为眶尖或眼球损伤所致。

(二)腰椎穿刺

脑疝患者应禁止腰穿。即使有时腰穿所测椎管内压力不高,也并不能代表颅内压力,由于小脑扁桃体疝可以梗阻颅内及椎管内的脑脊液循环。

(三)X 线检查

颅骨平片(正侧位)。注意观察松果体钙化斑有无侧移位,及压低或抬高征象。

(四)头颅超声检查

了解是否有脑中线波移位或侧脑室扩大。以确定幕上占位性病变侧别。个别病例可见肿瘤或血肿之病理波。

(五)脑血管造影术

颞叶钩回部时除表现有幕上大脑半球占位性病变的特点之外,还可见大脑后动脉及脉络膜前动脉向内移位。小脑幕孔上升疝时相反。慢性小脑扁桃体疝时,气脑造影往往气体不能进入第四脑室内而积存在椎管中,有时可显示出扁桃体的阴影。

(六)CT 扫描检查

小脑幕孔疝时可见基底池(鞍上池)、环池、四叠体池变形或消失。下疝时可见中线明显不对称和移位。

(七)MRI 检查

可观察脑疝时脑池变形、消失情况,清晰度高的 MRI 可直接观察到脑内结构如钩回、海马回、间脑、脑干及小脑扁桃体。

七、预防

(1)对于颅压增高症患者应早期诊断,早期治疗,以预防病变突然恶化,引起脑疝发生。

(2)颅压增高症患者补液原则。①每天输液总量要少:一般成人患者总量为 1 500~2 000 mL;②输液速度要慢:以预防颅压骤然升高;③静脉输入的液体,宜采用高渗葡萄糖溶液:一般采用10%葡萄糖溶液为主。

(3)运送和搬运患者应尽量防止震动,检查患者时也应注意防止用力过大,如过猛地搬动患者的头颈部等。

（4）体位　颅内压增高症患者宜采用头高位，一般采用头高位 $5°\sim15°$，以利于颅内静脉血回流。

（5）腰椎穿刺不要快速大量放出脑脊液。颅压增高症患者腰椎穿刺时，应当谨慎，最好采用细针并密闭测量颅压。

八、治疗

（一）急救措施

脑疝发生后患者病情突然恶化，医务人员必须正确、迅速、果断地奋力抢救。其急救措施，首先应当降低颅内压力。

（1）脱水降颅压疗法：由于脑水肿是构成脑疝恶性病理循环的一个重要环节，因此控制脑水肿发生和发展是降低颅压的关键之一。颅内占位性病变所导致的脑疝，也需要首先应用脱水药物降低颅压，为手术治疗争得一定时间，为开颅手术创造有利条件。因此在脑疝紧急情况下，应首先选用强力脱水剂由静脉快速推入或滴入。

脱水疗法的原理：脱水药物降低颅内压力其原理可分为两类。一是高渗透性脱水药物，二是全身利尿性药物。

高渗透性脱水药物是由于静脉快速大量注射高渗药物溶液，使血液内渗透压增高，由于血-脑屏障作用，该种大分子药物不易进入脑及脑脊液内，在一定时间内，血液与脑组织之间形成渗透压差，从而使脑组织及脑脊液的水分被吸收入血液内，这部分水分再经肾脏排出体外，因而使脑组织脱水。同时因血液渗透压增高及血管反射功能，抑制脉络丛的滤过和分泌功能，脑脊液量减少，使颅内压力降低。此类药物如：高渗尿素溶液、甘露醇、高渗葡萄糖溶液等。

利尿性药物的作用是通过增加肾小球的过滤和抑制肾小管的再吸收，尿量排出增加，使全身组织脱水，从而降低颅压。此类药物如依他尼酸钠、呋塞米、醋唑磺胺、氢氯噻嗪等。

脱水降颅压疗法的并发症：长时间应用强力脱水药物，可引起机体水和电解质的紊乱，如低钾和酸中毒等现象。颅脑损伤和颅内血肿患者，脱水降颅压疗法可以使这类患者病情延误或使颅内出血加剧。因此在颅脑损伤患者无紧急病情时，一般伤后 12 h 内不用脱水药物而严密观察。脱水疗法可能导致肾功能损害。心血管功能不全者，可能引起心力衰竭。

应用脱水降颅压疗法的注意事项：①高渗溶液的剂量和注入的速度直接影响脱水降颅压的效果：一般用量越大，颅压下降越明显，持续时间越长；注入速度越快，降颅压效果越好；②高渗溶液内加入氨茶碱 250 mg 或激素（氢化可的松 $100\sim200$ mg）可增强降颅压效果；③在严重脑水肿和颅压增高发生脑疝的紧急情况下，应当把 20% 甘露醇作为首选药物，足量快速静脉推入或滴入，为进一步检查和治疗做好准备，但应注意纠正水电解质的紊乱。

（2）快速细孔钻颅脑室体外持续引流术：颅内占位性病变尤其是颅后窝或中线部位肿瘤，室间孔或导水管梗阻时，即出现脑室扩大。在引起脑疝危象时，可以迅速行快速细孔钻颅，穿刺脑室放液以达到减压抢救目的。应用脱水药未达到治疗效果者行脑室穿刺放液，脑室体外引流常常可以奏效。婴幼儿患者，也可以行前囟穿刺脑室放液。对于幕上大脑半球占位性病变所致小脑幕孔疝时不适宜行脑室引流，这类引流可加重脑移位。

（二）去除病因的治疗

对已形成脑疝的病例，及时清除原发病灶是最根本的治疗方法。一般在脑疝代偿期或前驱期,清除原发病灶后,脑疝大多可以自行复位。但在脑疝衰竭期,清除原发病灶外,对某些病例还需要处理脑疝局部病变。处理脑疝局部的方法为以下几种。

(1)小脑幕孔疝:切开小脑幕游离缘,使幕孔扩大,以解除"绞窄",或直接将疝出脑组织还纳复位。有时在清除原发病灶颅压降低情况下,刺激患者的气管,引起咳嗽,以帮助脑疝还纳。

(2)枕骨大孔疝:清除原发病灶外,还应将枕骨大孔后缘,第一颈椎后弓椎板切除,并剪开寰枕筋膜,以充分减压,解除绞窄并使疝下的脑组织易于复位或者直接将疝出的小脑扁桃体予以切除以解除压迫。

由巨大脑脓肿、慢性硬脑膜下血肿引起的脑疝,可以先行体外引流以降低颅压,待患者情况稳定后再考虑开颅手术。

(三)减压手术

原发病灶清除后,为了进一步减低颅压,防止术后脑水肿,或者原发病灶无法清除,则常常需要进行减压手术。减压术的目的,是为了减低颅压和减轻脑疝对脑干的压迫。例如囊虫病、脑肿胀、脑水肿、广泛蛛网膜炎症粘连等疾病,原发病变不可能一举清除,也可行减压术。常做的减压术为:①颞肌下减压术;②枕肌下减压术;③内减压术。

前二者减压时,切除之骨窗应够大,硬脑膜切开要充分,以达到减压之目的,后者应切除"哑区"之脑组织。对于颅内压很高的颅脑损伤合并血肿者,还可以考虑大骨片减压或双额叶切除减压等。

(四)椎管内加压注射脑疝还纳术

当颅后窝或中线部位占位性病变,突然发生脑疝以致呼吸停止的紧急情况下,一方面行人工呼吸及快速细孔钻颅,脑室体外引流并应用脱水降颅压疗法。一方面注射呼吸兴奋药物,若此时患者呼吸仍不恢复,为使疝出之小脑扁桃体复位还纳至颅内,减少对延髓的压迫和牵拉,在颅压降低的前提下,作腰椎穿刺椎管内快速注射生理盐水 50～100 mL,使椎管压力升高,将疝出之小脑扁桃体推回颅内。推入液体同时,可见到脑室体外引流管的液体快速流出,有时可收到一定效果。

5.其他治疗

脑疝形成的患者,无论其原发疾病性质如何,均处于十分紧急危险状态。因此在以上治疗或手术前后均应注意其他各方面的治疗。其中包括支持疗法;氧气吸入及保持呼吸道通畅,如气管切开术;促进中枢神经系统代谢药物治疗,如应用三磷酸腺苷、辅酶 A、细胞色素 C、核苷酸等以促进细胞代谢消除脑肿胀。其他药物如激素治疗及促进中枢神经系统兴奋和清醒的药物,如甲氯芬酯、乙胺硫脲等亦可应用。

在抢救脑疝过程中,无论是否手术,或手术前后,应注意纠正水电解质紊乱,合理应用降颅压、抗感染、解除脑缺氧(如吸氧及高压氧舱等)等各项措施,从而对脑疝患者进行积极正确有效的抢救。

(郑　娜)

第十二章

风湿免疫科常见病护理

第一节　系统性红斑狼疮

一、概述

系统性红斑狼疮(systemic lupus erythematosus,SLE)是自身免疫介导的,以免疫性炎症为突出表现的弥漫性结缔组织病。血清中出现以抗核抗体为代表的多种自身抗体和多系统受累是SLE的两个主要临床特征。多数慢性起病,病程迁延反复。死亡原因主要是感染、肾衰竭和中枢神经系统病变。SLE好发于生育年龄女性,多见于15～45岁年龄段,女男比为(7～9):1,患病率为70/10万人。

二、病因与病理生理

遗传、感染、环境、性激素、药物等综合因素所致的免疫紊乱导致了SLE的发生。其基本病理改变是免疫复合物介导的血管炎。

三、临床表现

SLE临床表现复杂多样。多数呈隐匿起病,开始仅累及1～2个系统,表现轻度的关节炎、皮疹、隐匿性肾炎、血小板减少性紫癜等,部分患者长期稳定在亚临床状态或轻型狼疮,部分患者可由轻型突然变为重症狼疮,更多的则由轻型逐渐出现多系统损害;也有一些患者一起病就累及多个系统,甚至表现为狼疮危象。SLE的自然病程多表现为病情的加重与缓解交替。

(一)全身表现

患者常常出现发热,可能是SLE活动的表现,但应除外感染因素,尤其是在免疫抑制治疗中出现的发热,更需警惕。疲乏是SLE常见但容易被忽视的症状,常是狼疮活动的先兆。

(二)皮肤与黏膜

在鼻梁和双颧颊部呈蝶形分布的红斑是SLE特征性的改变,其他皮肤损害还有光敏感、脱发、手足掌面和甲周红斑、盘状红斑、结节性红斑、脂膜炎、网状青斑、雷诺现象等。

(三)关节和肌肉

常出现对称性多关节疼痛、肿胀,通常不引起骨质破坏。SLE可出现肌痛和肌无力,少数可有肌酶谱的增高。激素治疗中的 SLE 患者出现髋关节区域隐痛不适,需除外无菌性股骨头坏死。

（四）肾脏损害

肾脏损害又称狼疮性肾炎(Lupus nephritis,LN),表现为蛋白尿、血尿、管型尿,乃至肾衰竭。50%～70%的 SLE 病程中会出现临床肾脏受累,肾活检显示几乎所有 SLE 均有肾脏病理学改变。LN 对 SLE 预后影响甚大,肾衰竭是 SLE 的主要死亡原因之一。病理分型对于估计预后和指导治疗有积极的意义,通常Ⅰ型和Ⅱ型的预后较好,Ⅳ型和Ⅵ型预后较差。

（五）神经系统损害

神经系统损害又称神经精神狼疮。轻者仅有偏头痛、性格改变、记忆力减退或轻度认知障碍;重者可表现为脑血管意外、昏迷、癫痫持续状态等。中枢神经系统表现包括无菌性脑膜炎、脑血管病、脱髓鞘综合征、头痛、运动障碍、脊髓病、癫痫发作、急性精神错乱、焦虑、认知障碍、情绪失调、精神障碍,周围神经系统表现包括格林-巴利综合征、自主神经系统功能紊乱、单神经病变、重症肌无力、脑神经病变、神经丛病变、多发性神经病变等。存在一种或一种以上上述表现,并除外感染、药物等继发因素,结合影像学、脑脊液、脑电图等检查可诊断神经精神狼疮。

（六）血液系统表现

贫血和(或)白细胞减少和(或)血小板减少常见。贫血可能为慢性病贫血或肾性贫血。短期内出现重度贫血常是自身免疫性溶血所致,多有网织红细胞升高,Coomb's 试验阳性。本病所致的白细胞减少,一般发生在治疗前或疾病复发时,多数对激素治疗敏感;而细胞毒药物所致的白细胞减少,其发生与用药相关,恢复也有一定规律。血小板减少与血清中存在抗血小板抗体、抗磷脂抗体以及骨髓巨核细胞成熟障碍有关。部分患者在起病初期或疾病活动期伴有淋巴结肿大和(或)脾肿大。

（七）肺部表现

SLE 常出现胸膜炎,如合并胸腔积液其性质为渗出液。SLE 所引起的肺脏间质性病变主要是急性和亚急性期的磨玻璃样改变和慢性期的纤维化,表现为活动后气促、干咳、低氧血症,肺功能检查常显示弥散功能下降。少数病情危重者、伴有肺动脉高压或血管炎累及支气管黏膜者可出现咯血。SLE 合并弥漫性出血性肺泡炎病死率极高。SLE 还可出现肺动脉高压、肺梗死、肺萎缩综合征。后者表现为肺容积的缩小,横膈上抬,盘状肺不张,呼吸肌功能障碍,而无肺实质、肺血管的受累,也无全身性肌无力、肌炎、血管炎的表现。

（八）心脏表现

患者常出现心包炎,表现为心包积液,但心包压塞少见。可有心肌炎、心律失常,多数情况下 SLE 的心肌损害不太严重,但重症者,可伴有心功能不全,为预后不良指征。

（九）消化系统表现

消化系统症状表现为恶心、呕吐、腹痛、腹泻或便秘,其中以腹泻较常见,可伴有蛋白丢失性肠炎,并引起低蛋白血症。活动期 SLE 可出现肠系膜血管炎,其表现类似急腹症,甚至被误诊为胃穿孔、肠梗阻而手术探查。当 SLE 有明显的全身病情活动,有胃肠道症状和腹部阳性体征(反跳痛、压痛),在除外感染、电解质紊乱、药物、合并其他急腹症等继发性因素后,应考虑本病。

（十）其他

眼部受累包括结膜炎、葡萄膜炎、眼底改变、视神经病变等。眼底改变包括出血、视盘水肿、视网膜渗出等,视神经病变可以导致突然失明。SLE 常伴有继发性干燥综合征,有外分泌腺受累,表现为口干、眼干,常有血清抗 SSB、抗 SSA 抗体阳性。

四、辅助检查

(一)免疫学异常

(1)抗核抗体谱(ANAs)免疫荧光抗核抗体(IFANA)是 SLE 的筛选检查。对 SLE 的诊断敏感性为 95%,特异性相对较低为 65%。除 SLE 之外,其他结缔组织病的血清中也常存在 ANA,一些慢性感染也可出现低滴度的 ANA。ANAs 包括一系列针对细胞核中抗原成分的自身抗体。其中,抗双链 DNA(ds-DNA)抗体对 SLE 的特异性 95%,敏感性为 70%,它与疾病活动性及预后有关。抗 Sm 抗体的特异性高达 99%,但敏感性仅 25%,该抗体的存在与疾病活动性无明显关系。抗核糖体 P 蛋白抗体与 SLE 的精神症状有关;抗单链 DNA、抗组蛋白、抗 u1RNP、抗 SSA 抗体和抗 SSB 抗体等也可出现于 SLE 的血清中,但其诊断特异性低,因为这些抗体也见于其他自身免疫性疾病。抗 SSB 与继发干燥综合征有关。

(2)抗磷脂抗体综合征有关的抗磷脂抗体(包括抗心磷脂抗体和狼疮抗凝物);与溶血性贫血有关的抗红细胞抗体;与血小板减少有关的抗血小板抗体;与神经精神性狼疮有关的抗神经元抗体。

(3)血清类风湿因子阳性,高 γ 球蛋白血症和低补体血症。

(二)肾活检

LN 的肾脏免疫荧光多呈现多种免疫球蛋白和补体成分沉积,被称为"满堂亮"。

(三)腰穿

中枢神经受累时常有脑脊液压力增高、蛋白和白细胞增多。

(四)X 线表现

(1)胸膜增厚或胸腔积液。

(2)斑点或片状浸润性阴影,阴影呈游走性。

(3)双中下肺网状结节状阴影,晚期出现蜂窝状。

(4)肺水肿。

(5)心影增大。

(五)CT 表现

肺纹理增粗,肺门周围的片状阴影,表现为间质性或肺泡性肺水肿、肺出血等。

(六)超声心动

超声心动用于诊断心脏瓣膜病变、心包积液、肺动脉高压等。

(七)SLE 的免疫病理学检查

皮肤狼疮带试验表现为皮肤的表真皮交界处有免疫球蛋白(IgG、IgM、IgA 等)和补体(C_{3c}、C_{1q} 等)沉积,对 SLE 具有一定的特异性。

五、治疗原则

SLE 是一种高度异质性的疾病,临床医师应根据病情的轻重程度,掌握好治疗的风险与效益之比。既要清楚药物的毒副反应,又要明白药物给患者带来的生机。SLE 活动性和病情轻重程度的评估是治疗方案拟订的先决条件。常需要有经验的专科医师参与和多学科的通力协作。

（一）轻型 SLE 的药物治疗

患者虽有疾病活动，但症状轻微，仅表现光过敏、皮疹、关节炎或轻度浆膜炎，而无明显内脏损害。药物治疗包括。

1.非甾体抗炎药（NSAIDs）

NSAIDs 可用于控制关节炎。应注意消化道溃疡、出血、肾、肝功能等方面的不良反应。

2.抗疟药

抗疟药可控制皮疹和减轻光敏感，常用氯喹 0.25 g，每天 1 次，或羟氯喹 200 mg，每天 1～2 次。主要不良反应是眼底病变，用药超过 6 个月者，可停药 1 个月，有视力明显下降者，应检查眼底，明确原因。有心脏病史者，特别是心动过缓或有传导阻滞者禁用抗疟药。

3.激素治疗

可短期局部应用激素治疗皮疹，但脸部应尽量避免使用强效激素类外用药，一旦使用，不应超过 1 周。小剂量激素（泼尼松≤10 mg，每天 1 次）可减轻症状。

注意事项：权衡利弊，必要时可用硫唑嘌呤、甲氨蝶呤或环磷酰胺等免疫抑制剂。应注意轻型 SLE 可因过敏、感染、妊娠生育、环境变化等因素而加重，甚至进入狼疮危象。

（二）重型 SLE 的治疗

治疗主要分两个阶段，即诱导缓解和巩固治疗。诱导缓解目的在于迅速控制病情，阻止或逆转内脏损害，力求疾病完全缓解（包括血清学指标、症状和受损器官的功能恢复），但应注意过分免疫抑制诱发的并发症，尤其是感染、性腺抑制等。目前，多数患者的诱导缓解期需要超过半年至 1 年才能达到缓解，不可急于求成。

1.糖皮质激素

糖皮质激素具有强大的抗炎作用和免疫抑制作用，是治疗 SLE 的基础药。糖皮质激素对免疫细胞的许多功能及免疫反应的多个环节均有抑制作用，尤以对细胞免疫的抑制作用突出，在大剂量时还能够明显抑制体液免疫，使抗体生成减少，超大剂量则可有直接的淋巴细胞溶解作用。重型 SLE 的激素标准剂量是泼尼松 1 mg/（kg·d），通常晨起 1 次服用（高热者可分次服用），病情稳定后 2 周或疗程 8 周内，开始以每 1～2 周减 10% 的速度缓慢减量，减至泼尼松 0.5 mg/（kg·d）后，减药速度按病情适当调慢；如果病情允许，维持治疗的激素剂量尽量小于泼尼松 10 mg，每天 1 次。在减药过程中，如果病情不稳定，可暂时维持原剂量不变或酌情增加剂量或加用免疫抑制剂联合治疗。可选用的免疫抑制剂如环磷酰胺、硫唑嘌呤、甲氨蝶呤等，联合应用以便更快地诱导病情缓解和巩固疗效，并避免长期使用较大剂量激素导致的严重不良反应。对有重要脏器受累，乃至出现狼疮危象的患者，可以使用较大剂量［泼尼松≥2 mg/（kg·d）］甚至甲泼尼龙冲击治疗，甲泼尼龙可用至 500～1 000 mg，每天 1 次，加入 5% 葡萄糖 250 mL，缓慢静脉滴注 1～2 h，连续 3 d 为 1 个疗程，疗程间隔期 5～30 d，间隔期和冲击后需口服泼尼松 0.5～1 mg/（kg·d），疗程和间隔期长短视具体病情而定。甲泼尼龙冲击疗法对狼疮危象常具有立竿见影的效果，疗程多少和间隔期长短应视病情因人而异。MP 冲击疗法只能解决急性期的症状，疗效不能持久，必须与环磷酰胺冲击疗法配合使用，否则病情容易反复。需强调的是，在大剂量冲击治疗前或治疗中应密切观察有无感染发生，如有感染应及时给予相应的抗感染治疗。

激素的不良反应除感染外，还包括高血压、高血糖、高血脂、低钾血症、骨质疏松、无菌性骨坏死、白内障、体重增加、水和钠潴留等。治疗开始应记录血压、血糖、血钾、血脂、骨密度、胸片等作为评估基线，并定期随访。应指出对重症 SLE 患者，尤其是在危及生命的情况下，股骨头无菌性坏死并非是使用大剂量激素的绝对禁忌。大剂量 MP 冲击疗法常见不良反应包括脸红、失眠、头痛、乏力、血压升高、短暂的血糖升高;严重不良反应包括感染、上消化道大出血、水和钠潴留、诱发高血压危象、诱发癫痫大发作、精神症状、心律失常,有因注射速度过快导致突然死亡的报道,所以 MP 冲击治疗应强调缓慢静脉滴注 60 min 以上;用药前需注意水-电解质和酸碱平衡。

2.环磷酰胺(CTX)

CTX 是主要作用于 S 期的细胞周期特异性烷化剂,通过影响 DNA 合成发挥细胞毒作用。其对体液免疫的抑制作用较强,能抑制 B 细胞增殖和抗体生成,且抑制作用较持久,是治疗重症 SLE 的有效的药物之一,尤其是在狼疮性肾炎和血管炎的患者中,环磷酰胺与激素联合治疗能有效地诱导疾病缓解,阻止和逆转病变的发展,改善远期预后。目前普遍采用的标准环磷酰胺冲击疗法是:$0.5\sim1.0$ g/m^2 体表面积,加入生理盐水 250 mL 中静脉滴注,每 $3\sim4$ 周 1 次,个别难治、危重患者可缩短冲击间期。白细胞计数对指导环磷酰胺治疗有重要意义,治疗中应注意避免导致白细胞过低,一般要求白细胞低谷不小于 3.0×10^9/L。环磷酰胺冲击治疗对白细胞影响有一定规律,一次大剂量环磷酰胺进入体内,第 3 天左右白细胞开始下降,$7\sim14$ d 至低谷,之后白细胞逐渐上升,至 21 d 左右恢复正常。对于间隔期少于 3 周者,应更密切注意血象监测。大剂量冲击前需查血常规。

除白细胞减少和诱发感染外,环磷酰胺冲击治疗的不良反应包括:性腺抑制(尤其是女性的卵巢功能衰竭)、胃肠道反应、脱发、肝功能损害,少见远期致癌作用(主要是淋巴瘤等血液系统肿瘤)、出血性膀胱炎、膀胱纤维化和长期口服而导致的膀胱癌。

3.硫唑嘌呤

硫唑嘌呤为嘌呤类似物,可通过抑制 DNA 合成发挥淋巴细胞的细胞毒作用。疗效不及环磷酰胺冲击疗法,尤其在控制肾脏和神经系统病变效果较差,而对浆膜炎、血液系统、皮疹等较好。用法 $1\sim2.5$ mg/(kg·d),常用剂量 $50\sim100$ mg,每天 1 次。不良反应包括:骨髓抑制、胃肠道反应、肝功能损害等。少数对硫唑嘌呤极敏感者用药短期就可出现严重脱发和造血危象,引起严重粒细胞和血小板缺乏症,轻者停药后血象多在 $2\sim3$ 周内恢复正常,重者则需按粒细胞缺乏或急性再障处理,以后不宜再用。

4.甲氨蝶呤(MTX)

MTX 为二氢叶酸还原酶拮抗剂,通过抑制核酸的合成发挥细胞毒作用。疗效不及环磷酰胺冲击疗法,但长期用药耐受性较佳。剂量 $10\sim15$ mg,每周 1 次,或依据病情适当加大剂量。主要用于关节炎、肌炎、浆膜炎和皮肤损害为主的 SLE。其不良反应有胃肠道反应、口腔黏膜糜烂、肝功能损害、骨髓抑制,偶见甲氨蝶呤导致的肺炎和肺纤维化。

5.环孢素

环孢素可特异性抑制 T 淋巴细胞 IL-2 的产生,发挥选择性的细胞免疫抑制作用,是一种非细胞毒免疫抑制剂。对狼疮性肾炎(特别是 V 型 LN)有效,环孢素剂量 $3\sim5$ mg/(kg·d),分两次口服。用药期间注意肝、肾功能及高血压、高尿酸血症、高血钾等,有条件者应测血药浓度,调整剂量,血肌酐较用药前升高 30%,需要减药或停药。环孢素对 LN 的总体疗效不如环磷酰胺冲击疗法,且价格昂贵,毒副作用较大,停药后病情容易反跳。

6.霉酚酸酯

霉酚酸酯为次黄嘌呤单核苷酸脱氢酶抑制剂,可抑制嘌呤从头合成途径,从而抑制淋巴细胞活化。治疗狼疮性肾炎有效,能够有效地控制 IV 型 LN 活动。剂量为 $10\sim30$ mg/(kg·d),分

2次口服。

(三)狼疮危象的治疗

治疗目的在于挽救生命、保护受累脏器、防止后遗症。通常需要大剂量甲泼尼龙冲击治疗，针对受累脏器的对症治疗和支持治疗，以帮助患者度过危象。后继的治疗可按照重型 SLE 的原则，继续诱导缓解和维持巩固治疗。

1.急进性肾小球肾炎

急进性肾小球肾炎表现为急性进行性少尿、浮肿、蛋白尿/血尿、低蛋白血症、贫血、肾功能进行性下降、血压增高、高血钾、代谢性酸中毒等。B 超肾脏体积常增大，肾脏病理往往呈新月体肾炎，多符合 WHO 的 LN 的Ⅳ型。治疗包括纠正水电解质酸碱平衡紊乱、低蛋白血症，防治感染，纠正高血压、心力衰竭等合并症，为保护重要脏器，必要时需要透析支持治疗。为判断肾损害的急慢性指标，明确肾损病理类型，制定治疗方案和判断预后，应抓住时机肾穿。对明显活动、非纤维化/硬化等不可逆病变为主的患者，应积极使用激素[泼尼松≥2 mg/(kg·d)]，或使用大剂量 MP 冲击疗法，同时用环磷酰胺 0.4～0.8 g，每 2 周静脉冲击治疗。

2.神经精神狼疮

神经精神狼疮必须除外化脓性脑膜炎、结核性脑膜炎、隐球菌性脑膜炎、病毒性脑膜脑炎等中枢神经系统感染。弥漫性神经精神狼疮在控制 SLE 的基础药物上强调对症治疗，包括抗精神病药物(与精神科医师配合)，癫痫大发作或癫痫持续状态时需积极抗癫痫治疗，注意加强护理。ACL 相关神经精神狼疮，应加用抗凝、抗血小板聚集药物。有全身血管炎表现的明显活动证据，应用大剂量 MP 冲击治疗。中枢狼疮包括横贯性脊髓炎在内，在除外中枢神经系统感染的情况下，可试用地塞米松 10 mg，或地塞米松 10 mg 加 MTX 10 mg，鞘内注射，每周 1 次，共 2～3 次。

3.重症血小板减少性紫癜

血小板<20×10^9/L，有自发出血倾向，常规激素治疗无效[1 mg/(kg·d)]，应加大激素用量用至 2 mg/(kg·d)以上。还可静脉滴注长春新碱(VCR)每周 1 次，每次 1～2 mg，3～6 次。静脉输注大剂量静脉注射用人免疫球蛋白(IVIG)对重症血小板减少性紫癜有效，可按0.4 g/(kg·d)，静脉滴注，连续 3～5 d 为 1 个疗程。IVIG 一方面对 SLE 本身具有免疫治疗作用，另一方面具有非特异性的抗感染作用，可以对大剂量甲泼尼龙和环磷酰胺的联合冲击治疗所致的免疫力挫伤起到一定的保护作用，能够明显提高各种狼疮危象治疗的成功率。无骨髓增生低下的重症血小板减少性紫癜还可试用其他免疫抑制剂，如环磷酰胺、环孢素等。其他药物包括达那唑、三苯氧胺、维生素 C 等。内科保守治疗无效，可考虑脾切除。

4.弥漫性出血性肺泡炎和急性重症肺间质病变

部分弥漫性出血性肺泡炎的患者起病可无咯血，支气管镜有助于明确诊断。本病极易合并感染，常同时有大量蛋白尿，预后很差。迄今无治疗良策。对 SLE 肺脏累及应提高警惕，结合 SLE 病情系统评估、影像学、血气分析和纤维支气管镜等手段，以求早期发现、及时诊断。治疗包括氧疗、必要时机械通气，控制感染和支持治疗。可试用大剂量 MP 冲击治疗，IVIG 和血浆置换。

5.严重的肠系膜血管炎

严重的肠系膜血管炎常需 2 mg/(kg·d)以上的激素剂量方能控制病情。应注意水电解质酸碱平衡，加强肠外营养支持，防治合并感染，避免不必要的手术探查。一旦并发肠坏死、穿孔、中毒性肠麻痹，应及时手术治疗。

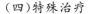

（四）特殊治疗

血浆置换等治疗不宜列入常规治疗,应视患者具体情况选择应用。

六、护理问题

（一）体温过高

体温过高与原发病有关。

（二）皮肤黏膜受损

皮肤黏膜受损与狼疮导致的皮疹与血管炎有关。

（三）体液过多

体液过多与无菌性炎症引起的多浆膜腔积液有关。

（四）潜在并发症

（1）感染:与长期应用激素及白细胞减少有关。

（2）出血:与血小板低下有关。

（3）狼疮脑病:与原发病有关。

（4）排便异常:腹泻或肠梗阻。

（5）血栓:与原发病有关。

七、护理措施

（一）一般护理

保持病室温湿度,急性期嘱患者卧床休息,嘱患者进食高热量、高维生素、低盐、低蛋白食物,准确记录 24 h 液体出入量,如肾脏受损要注意低盐饮食,同时注意补钙。活动时注意勿碰撞,以防发生骨折。

（二）专科护理

1.全面护理

监测体温,并及时通知医师,必要时遵医嘱给予物理或药物降温,使体温下降,勤换被服,增加舒适感,多饮水,必要时补液,保证出入量平衡,满足生理需求。

2.注意休息

活动期患者应卧床休息,卧床期间要注意保持关节功能位;慢性期或病情稳定的患者可以适当活动或工作,并注意劳逸结合。关节疼痛者遵医嘱给予镇痛药及外涂药,给予心理安慰,协助患者摆放关节功能位,指导患者关节肌肉的功能锻炼,协助患者做好生活护理。

3.皮肤受累的护理

（1）嘱患者避免日光照射,指导患者避免将皮肤暴露于阳光的方法,如避免在上午 10 点至下午 3 点阳光较强的时间外出,禁止日光浴,夏日外出就穿长袖长裤,打伞戴遮阳镜及遮阳帽等,以免引起光过敏,使皮疹加重。不烫发,不使用碱性或其他有刺激性的物品洗脸,禁用碱性强的肥皂清洁皮肤,宜用偏酸或中性的肥皂,最好用温水洗脸。勿用各类化妆品。

（2）剪指甲不要过短,防止损伤指甲周围皮肤。

（3）注意个人卫生,特别是口腔、女性会阴部的清洁。因服用大量激素及免疫抑制剂,造成全身抵抗力下降,应注意预防各种感染。预防感冒,一旦发现感染灶如疖肿立即积极治疗。顽固腹泻患者肛周皮肤保证干燥清洁。

4.狼疮脑病的护理

评估狼疮脑病的程度,观察病情变化,遵医嘱给予脱水降颅压治疗,观察用药效果,对于躁动、抽搐患者注意安全防护,必要时给予约束,防止自伤、伤人行为,稳定患者及家属情绪,配合治疗及护理。

5.血液系统受累的护理

(1)白细胞下降:监测血常规变化,个人饮食卫生,保证六洁,防止感染,必要时保护性隔离,限制探视,减少感染来源。

(2)血小板下降:评估血小板降低的程度,遵医嘱给予卧床/绝对卧床,指导患者口腔、牙齿护理,观察有无出血倾向,避免外伤,遵医嘱给予成分输血。血小板低的患者易出血,避免外伤,刷牙时用软毛牙刷,勿用手挖鼻腔。

(3)贫血:评估贫血的程度,必要时遵医嘱给予吸氧,指导患者活动,防止因头晕出现跌倒等不良情况。遵医嘱给予成分输血,同时指导患者饮食,协助纠正贫血。

6.肺受累的护理

倾听患者主诉,给予氧气吸入,协助患者排痰,必要时给予雾化吸入,加强翻身拍背咳痰,预防肺部感染。遵医嘱给予抗感染治疗,协助医师对有胸腔积液患者进行胸腔穿刺,指导并协助肺栓塞/肺动脉高压患者活动,警惕猝死。注重抗凝治疗的护理及观察,观察用药疗效。

7.心脏受累的护理

评估心脏病变程度,倾听患者主诉,注意控制高血压,给予吸氧,指导患者活动与休息,控制出入量,预防心力衰竭的发生。

8.消化系统受累的护理

饮食以高蛋白,富含维生素,营养丰富,易消化为原则,避免刺激性食物。肾功能损害者,宜给予低盐饮食,适当限水;尿毒症患者应限制蛋白质的摄入;心脏明显受累者,应给予低盐饮食;吞咽困难者给予鼻饲;消化功能障碍者应给予无渣饮食。必要时给予肠内或肠外营养以满足机体需要量。

9.肾脏受累的护理

评估患者水肿程度、部位、范围,以及皮肤状况。每天测量患者体重、腹围、肢围。严格记录24 h出入量,尿量少时应及时通知医师。对于使用利尿剂的患者,护士应监测患者血清电解质浓度。有腹水、肺水肿、胸腔积液、心包积液的患者应半坐位或半卧位,以保证呼吸通畅。对于有下肢水肿的患者,应抬高下肢,以利于静脉回流。因肾脏损害而致水肿时,应限制盐及水的摄入,尿毒症患者应限制蛋白的摄入。护士应协助卧床水肿患者及时更换体位,防止压疮发生。

(三)心理护理

目前还没有根治的办法,但恰当的治疗可以使大多数患者达到病情的完全缓解。强调早期诊断和早期治疗,以避免或延缓组织脏器的病理损害。多与患者交流,使患者了解本病的治疗原则、告知患者此病为慢性病,可迁延多年,在治疗护理下可控制病情发展,使其趋于治疗。通过交流消除其焦虑心理,配合治疗。

(四)健康教育

(1)向患者宣教正确认识疾病,消除恐惧心理。保持心情舒畅及乐观情绪,对疾病的治疗树立信心,积极配合,避免情绪波动及各种精神刺激。

(2)学会自我认识疾病活动的征象,同时注意药物的不良反应。长期服用大量激素及免疫抑制剂可造成血压高、糖尿病、骨质疏松、骨坏死、血象下降、结核复发、消化道出血、兴奋、失眠、库兴综合征等，必要时随诊治疗。定期监测血常规、肝肾功。

(3)避免过度疲劳，劳逸结合，坚持身体锻炼。

(4)遵医嘱服药，不可擅自停药、减量、加量，明白规律用药的意义。

(5)避免过多的紫外光暴露，外出使用防紫外线用品(防晒霜等)。

(6)定期复查，随时了解自己的疾病情况。配合治疗、遵从医嘱，定期随诊。懂得长期随访的必要性。

(7)女性患者要在医师指导下妊娠。

（雷　艳）

第二节　系统性硬化症

一、概述

系统性硬化是一种原因不明的临床上以局限性或弥漫性皮肤增厚和纤维化为特征的结缔组织病。除皮肤受累外，它也可影响内脏(心、肺和消化道等器官)。本病的严重程度和发展情况变化较大，有多种亚型，它们的临床表现和预后各不相同。一般以皮肤受累范围为主要指标将系统性硬化分为多种亚型。本文主要讨论弥漫性硬皮病。

二、病因与发病机制

本病病因不明，女性多见，发病率大约为男性的 4 倍，儿童相对少见。

三、临床表现

(一)早期症状

系统性硬化最多见的初期表现是雷诺现象和隐袭性肢端和面部肿胀，并有手指皮肤逐渐增厚。多关节病同样也是突出的早期症状。胃肠道功能紊乱(胃烧灼感和吞咽困难)或呼吸系统症状等，偶尔也是本病的首发表现。患者起病前可有不规则发热、胃纳减退、体重下降等。

(二)皮肤

皮肤病变可局限在手指(趾)和面部或向心性扩展，累及上臂、肩、前胸、背、腹和腿。有的可在几个月内累及全身皮肤，有的在数年内逐渐进展，有些呈间歇性进展，通常皮肤受累范围和严重程度在三年内达高峰。临床上皮肤病变分期及表现。

(三)骨和关节

多关节痛和肌肉疼痛常为早期症状，也可出现明显的关节炎。约 29% 可有侵蚀性关节病。

(1)于皮肤增厚且与其下关节紧贴，致使关节挛缩和功能受限。

(2)由于腱鞘纤维化，当受累关节主动或被动运动时，特别在腕、踝、膝处，可觉察到皮革样摩擦感。

(3)长期慢性指(趾)缺血，可发生指端骨溶解。

357

(4)X线表现关节间隙狭窄和关节面骨硬化。

(5)由于肠道吸收不良、废用及血流灌注减少,常有骨质疏松。

(四)消化系统

消化道受累为硬皮病的常见表现,仅次于皮肤受累和雷诺现象。消化道的任何部位均可受累,其中食管受累最为常见,肛门、直肠次之,小肠和结肠较少。

1.口腔

张口受限,舌系带变短,牙周间隙增宽,齿龈退缩,牙齿脱落,牙槽突骨萎缩。

2.食管

食管下部括约肌功能受损可导致胸骨后灼热感,反酸。长期可引起糜烂性食管炎、出血、下食管狭窄等并发症。

3.小肠

常可引起轻度腹痛、腹泻、体重下降和营养不良。

4.大肠

钡灌肠可发现10%～50%的患者有大肠受累,但临床症状往往较轻。累及后可发生便秘、下腹胀满,偶有腹泻。

5.CREST综合征

患者可发生胆汁性肝硬化。

(五)肺部

在硬皮病中肺脏受累普遍存在。病初最常见的症状为运动时气短,活动耐受量减低;后期出现干咳。随病程增长,肺部受累机会增多,且一旦累及,呈进行性发展,对治疗反应不佳。肺间质纤维化和肺动脉血管病变常同时存在。在弥漫性硬皮病伴抗Scl-70阳性的患者中,肺间质纤维化常常较重;在CREST综合征中,肺动脉高压常较为明显。肺动脉高压常为棘手问题,它是由于肺间质与支气管周围长期纤维化或肺间小动脉内膜增生的结果。

(六)心脏

病理检查80%患者有片状心肌纤维化。临床表现为气短、胸闷、心悸、水肿。

(七)肾脏

硬皮病肾病变临床表现不一,部分患者有多年皮肤及其他内脏受累而无肾损害的临床现象;有些在病程中出现肾危象,即突然发生严重高血压、急进性肾衰竭,如不及时处理,常于数周内死于心力衰竭及尿毒症。虽然肾危象初期可无症状,但大部分患者感疲乏加重,出现气促、严重头痛、视力模糊、抽搐、神志不清等症状。

四、辅助检查

(一)一般化验

一般化验无特殊异常。血沉可正常或轻度增快。

(二)免疫学检测

(1)血清ANA阳性率达90%以上。

(2)抗着丝点抗体(ACA):80%的CREST综合征患者阳性。

(3)20%～40%系统性硬化症患者,血清抗Scl-70抗体阳性。

(4)约30%病例RF阳性。

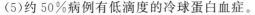

（5）约 50％病例有低滴度的冷球蛋白血症。

（三）病理及甲皱检查

硬变皮肤活检见表皮变薄，表皮突消失，皮肤附属器萎缩。甲褶毛细血管显微镜检查显示毛细血管祥扩张与正常血管消失。

（四）食管组织病理

食管组织病理示平滑肌萎缩，黏膜下层和固有层纤维化，黏膜呈不同程度变薄和糜烂。

（五）食管功能

食管功能可用食管测压、卧位稀钡钡餐造影、食管镜等方法检查。

（六）高分辨 CT

高分辨 CT 可显示肺部呈毛玻璃样改变，肺间质纤维化常以嗜酸性肺泡炎为先导。

（七）支气管肺泡灌洗

支气管肺泡灌洗可发现灌洗液中细胞增多。

（八）X 线胸片

X 线胸片示肺间质纹理增粗，严重时呈网状结节样改变，在基底部最为显著。

（九）肺功能检查

肺功能检查示限制性通气障碍，肺活量减低，肺顺应性降低，气体弥散量减低。

（十）心导管检查

心导管检查可发现肺动脉高压。

（十一）超声心动检查

超声心动检查可发现肺动脉高压或心包肥厚或积液。

（十二）肾活检

硬皮病的肾病变以叶间动脉、弓形动脉及小动脉为最著，其中最主要的是小叶间动脉。血管平滑肌细胞发生透明变性。血管外膜及周围间质均有纤维化。

五、治疗原则

本病尚无特效药物。皮肤受累范围和病变程度为诊断和评估预后的重要依据，而重要脏器累及的广泛性和严重程度决定它的预后。早期治疗的目的在于阻止新的皮肤和脏器受累，而晚期的目的在于改善已有的症状。

（1）糖皮质激素对本症效果不显著，通常对炎性肌病、间质性肺部疾病的炎症期有一定疗效；在早期水肿期，对关节痛、肌痛亦有疗效。免疫抑制剂疗效不肯定。常用的有环孢素、环磷酰胺、硫唑嘌呤、甲氨蝶呤等，有报道对皮肤关节和肾脏病变有一定疗效，与糖皮质激素合并应用，常可提高疗效和减少糖皮质激素用量。

（2）青霉胺能抑制新胶原成熟，并激活胶原酶，使已形成的胶原纤维降解。

（3）钙通道拮抗剂、丹参注射液、双嘧达莫（潘生丁）和小剂量阿司匹林、血管紧张素受体拮抗剂可缓解雷诺现象，治疗指端溃疡，阻止红细胞及血小板的聚集，降低血液黏滞性，改善微循环。

（4）组胺受体阻断剂（西咪替丁或雷尼替丁等）或质子泵抑制剂（奥美拉唑）等减少胃酸，缓解反流性食管炎的症状。

（5）血管紧张素转换酶抑制剂，如卡托普利、依那普利、贝那普利等药物，控制血压增高，预防肾危象出现。

(6)近年来国外采用口服内皮素受体拮抗剂和抗转移生长因子 β_1（$TGF\beta_1$）治疗硬皮病所致的肺动脉高压已取得一定疗效。

六、护理问题

（一）皮肤黏膜完整性受损

皮肤黏膜完整性受损与皮肤黏膜失去弹性有关。

（二）感染

感染与长期服用激素有关。

（三）焦虑

焦虑与患慢性疾病有关。

（四）知识缺乏

不了解疾病相关知识。

七、护理措施

（一）一般护理

(1)密切监测患者生命体征,听取患者主诉,嘱其保持情绪稳定;尽量减少活动;进食纤维易消化食物,保持大便通畅,必要时给予通便处理。

(2)巡视患者,及时满足其生活需要。

(3)与患者多交流,多安慰患者,使其接受现实,勇敢面对,积极配合治疗。

(4)监测体温,监测血常规。对已发生的感染,遵医嘱给予口服或静脉抗菌药治疗。

（二）专科护理

1.皮肤自我护理

(1)皮肤硬化失去弹性,应在患处涂油预防干裂。避免接触刺激性较强的洗涤剂。口唇、鼻腔干裂可涂油。注意保暖,冷天外出多加衣服,戴棉手套,穿厚袜,衣着宽松。

(2)患者皮肤调节体温的功能减退,夏季应多饮水,多吃一些利尿解暑的蔬菜水果,如西瓜、冬瓜、黄瓜、丝瓜、苦瓜等,通过尿液带走体内热量而起到降温的作用。此外应避免高温时外出,避免阳光曝晒,外出应戴遮阳帽或打伞,避免中暑。室内温度过高可装空调或电扇。

(3)经常摩擦肢端、关节或骨骼隆起处,避免磕碰、外伤而导致营养性溃疡。

2.饮食自我护理

饮食上注意多吃蛋白质含量丰富的食物,如蛋类、肉等。多吃新鲜的蔬菜水果以保证维生素和食物纤维的供给。并可减少便秘的发生。注意少吃多餐、细嚼慢咽。避免辛辣过冷的食物,以细软易消化为好并食用含钙多的食物如牛奶等。若进食后有胸骨后不适等症状应注意不能一次大量进食,少吃多餐,进食后稍走动后再躺下,再取头高足低位以减少食物反流。戒烟戒酒。

3.环境及健康

避免感冒而引起继发肺部感染,加重肺脏负担。保持居室内一定的温度和湿度,定时通风换气,保持空气新鲜。不去人多拥挤的公共场所,在感冒流行季节减少外出。

4.做好防御

经常监测血压,发现血压升高应及时处理。当患者出现气短、胸闷、心悸、水肿等时,积极协助医师处理,密切观察病情变化,准备好抢救物品。

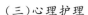

（三）心理护理

多与患者交流,告知患者此病为慢性病,主要是采取措施改善症状,控制病情使其稳定,减缓病情进展,因此要遵医嘱规律治疗。通过交流消除其焦虑心理,配合治疗。

（四）健康教育

（1）正确认识疾病,消除恐惧心理。保持乐观的精神、稳定的情绪,避免过度激动、紧张、焦虑等不良情绪。

（2）适当锻炼身体,增加机体抗病能力。劳逸结合,但要避免过度劳累加重病情。

（3）了解皮肤保护的方法,特别是手足避冷保暖。

（4）有心脏受累应长期服药,并备有硝酸甘油等药物随身携带。

（5）了解药物的作用和不良反应。明白规律用药的意义,配合治疗、遵从医嘱。定期监测血常规、肝肾功。

（6）严格遵医嘱服药,不可随意加量、减量、停药和改药。禁用血管收缩剂:新麻液、麻黄素、肾上腺素等。

（7）学会自我认识疾病活动的征象,定期复查。懂得长期随访的必要性。

（8）告知患者要少食多餐,餐后取立位或半卧位。戒烟、酒、咖啡等刺激性食物。

（雷　艳）

第三节　干燥综合征

一、概述

干燥综合征（Sjogren's syndrome,SS）是一个主要累及外分泌腺体的慢性炎症性自身免疫病。临床除有唾液腺和泪腺受损功能下降而出现口干、眼干外,尚有其他外分泌腺及腺体外其他器官的受累而出现多系统损害的症状。本病分为原发性和继发性两类,前者指不具另一诊断明确的结缔组织病（CTD）的干燥综合征。后者是指发生于另一诊断明确的 CTD 如系统性红斑狼疮（SLE）、类风湿关节炎等的干燥综合征。本节主要叙述原发性干燥综合征。

二、病因与发病机制

本病的确切病因和发病机制尚不明确,一般认为与遗传、免疫、病毒感染有关。原发性干燥综合征属全球性疾病,在我国人群的患病率为 $0.3\%\sim0.7\%$,在老年人群中患病率为 $3\%\sim4\%$。本病女性多见,男女比为 1：（9~20）。发病年龄多在 40~50 岁,也见于儿童。

三、临床表现

（一）局部表现

1.口干燥症

因唾液腺病变,使唾液黏蛋白缺少而引起下述常见症状。

(1)有70%～80%患者诉有口干,但不一定都是首症或主诉,严重者因口腔黏膜、牙齿和舌发黏以致在讲话时需频频饮水,进固体食物时必须伴水或流食送下,有时夜间需起床饮水等。

(2)猖獗性龋齿是本病的特征之一,表现为牙齿逐渐变黑,继而小片脱落,最终只留残根。

(3)成人腮腺炎,50%患者表现有间歇性交替性腮腺肿痛,累及单侧或双侧。大部分在10 d左右可以自行消退。

(4)舌部表现为舌痛、舌面干裂、舌乳头萎缩而光滑。

(5)口腔黏膜出现溃疡或继发感染。

2.干燥性角结膜炎

因泪腺分泌的黏蛋白减少而出现眼干涩、异物感、泪少等症状,严重者痛哭无泪。部分患者有眼睑缘反复化脓性感染、结膜炎、角膜炎等。

3.其他表现

其他浅表部位如鼻、硬腭、气管及其分支、消化道黏膜、阴道黏膜的外分泌腺体均可受累,使其分泌较少而出现相应症状。

(二)系统表现

除口眼干燥表现外,患者还可出现全身症状如乏力、低热等。约有2/3患者出现系统损害。

1.皮肤

皮肤病变的病理基础为局部血管炎,有下列表现。

(1)过敏性紫癜样皮疹:多见于下肢,为米粒大小边界清楚的红丘疹,压之不褪色,分批出现。每批持续时间约为10 d,可自行消退而遗有褐色色素沉着。

(2)结节红斑:较为少见。

(3)雷诺现象:多不严重,不引起指端溃疡或相应组织萎缩。

2.骨骼肌肉

关节痛较为常见。仅小部分表现有关节肿胀但多不严重且呈一过性。关节结构的破坏非本病的特点。肌炎见于约5%的患者。

3.肾

主要累及远端肾小管,表现为因Ⅰ型肾小管酸中毒而引起的低血钾性肌肉麻痹,严重者出现肾钙化、肾结石及软骨病。

4.肺

大部分患者无呼吸道症状。轻度受累者出现干咳,重者出现气短。肺部的主要病理为间质性病变,部分出现弥漫性肺间质纤维化,少数人可因此而呼吸功能衰竭而死亡。

5.消化系统

胃肠道可以因其黏膜层的外分泌腺体病变而出现萎缩性胃炎、胃酸减少、消化不良等非特异性症状。约20%患者有肝脏损害,临床谱从黄疸至无临床症状而有肝功能损害不等。

6.神经

以周围神经受累为多见,不论是中枢或周围神经损害均与血管炎有关。

7.血液系统

本病可出现白细胞减少或(和)血小板减少,血小板低下严重者可出现出血现象。

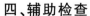

四、辅助检查

（一）眼部检查

Schirmer（滤纸）试验（＋）；角膜染色（＋）；泪膜破碎时间（＋）。

（二）口腔检查

唾液流率（＋）；腮腺造影（＋）；唾液腺核素检查（＋）；唇腺活检组织学检查（＋）。

（三）尿液检查

多次尿 pH＞6 则有必要进一步检查肾小管酸中毒相关指标。

（四）周围血检测

周围血检测可以发现血小板低下，或偶有的溶血性贫血。

（五）血清免疫学检查

（1）抗 SSA 抗体是本病中最常见的自身抗体，见于 70％的患者。

（2）抗 SSB 抗体有称是本病的标记抗体，见于 45％的患者。

（3）高免疫球蛋白血症，均为多克隆性，见于 90％患者。

（六）肺影像学检查

肺影像学检查可以发现有相应系统损害的患者。

五、治疗原则

本病目前尚无根治方法，主要是采取措施改善症状，控制和延缓因免疫反应而引起的组织器官损害的进展以及继发性感染。

（1）口干可适当饮水，或用人工唾液，减少对口腔的物理刺激。嘱患者保持口腔清洁，勤漱口，减少龋齿和口腔继发感染的可能。防止口腔细菌增殖，应早晚刷牙，选用软毛牙刷，继发口腔感染者可用复方硼砂溶液漱口，真菌感染者可用制霉菌素涂口腔，口干严重者可用麦冬、枸杞子、甘草等泡水喝。

（2）保护眼睛，干燥性角结膜炎可给以人工泪液滴眼以减轻眼干症状并预防角膜损伤。

（3）肌肉、关节痛者可用非甾体抗炎药以及羟氯喹。

（4）系统损害者应以受损器官及严重度而进行相应治疗。给予肾上腺糖皮质激素，剂量与其他结缔组织病治疗用法相同。对于病情进展迅速者可合用免疫抑制剂如环磷酰胺、硫唑嘌呤等。出现有恶性淋巴瘤者宜积极、及时地进行联合化疗。

（5）合并肾小球肾炎，纠正低钾血症的麻痹发作可采用静脉补钾（氯化钾），待病情平稳后改口服钾盐液或片，有的患者需终身服用，以防低血钾再次发生。

（6）合并肺间质性病变、呼吸道黏膜干燥明显者，可给予雾化吸入。鼻黏膜干燥者可给予复薄油滴鼻。

六、护理问题

（一）皮肤黏膜改变

皮肤黏膜改变与唾液减少有关。

（二）潜在的感染

感染与服用激素及免疫抑制剂有关。

（三）电解质紊乱

电解质紊乱与肾小管酸中毒有关。

（四）舒适的改变

不适与口干、眼干有关。

（五）部分自理能力受限

自理能力受限与电解质紊乱有关。

（六）有出血的危险

出血与血小板降低有关。

七、护理措施

（一）一般护理

（1）减轻口干较为困难，嘱患者应停止吸烟、饮酒及避免服用引起口干的药物如阿托品等。保持口腔清洁，勤漱口，减少龋齿和口腔继发感染的可能，对生活不能自理的患者给予口腔护理。干燥性角结膜炎可给以人工泪液滴眼以减轻眼干症状并预防角膜损伤。有些眼膏也可用于保护角膜。

（2）巡视患者，及时满足其生活需要。

（3）嘱患者床旁活动，必要时需绝对卧床，避免磕碰，用软毛牙刷刷牙，定期监测血常规。

（二）专科护理

（1）减少对口腔的物理刺激，防止口腔细菌增殖，应早晚刷牙，选用软毛牙刷，饭后漱口，戒烟酒。

（2）保护眼睛，睡前涂眼膏保护角膜，避光避风，外出时戴眼防护镜。

（3）对于皮肤油性水分减少的患者应预防皮肤干裂，给予润肤剂外涂。冬季嘱患者减少洗澡次数。

（4）注意观察激素及免疫抑制剂的不良反应，定期监测血常规、肝肾功，并告知患者用药注意事项。

（5）合并有神经系统受累者大部分为周围神经病变，肢体麻木，感觉减退，护士应注意安全防护。

（6）低钾血症的患者在补钾过程中，注意观察患者尿量的变化、尿 pH，准确记录出入量及分记日夜尿量。

（7）合并肺间质性病变、呼吸道黏膜干燥明显者，注意补充水分，预防感冒及肺部感染，加强拍背咳痰。

（8）合并肝脏损害、胰腺外分泌功能受影响引起消化液减少，导致营养不良，故应为患者提供清淡易消化的食物。

（9）合并血细胞低下的患者注意安全防护，避免磕碰，观察患者出血倾向。

（三）心理护理

多与患者交流，使患者了解本病的治疗原则、告知患者此病为慢性病，主要是采取措施改善症状，控制和延缓因免疫反应而引起的组织器官损害的进展以及继发性感染。本病预后良好，经恰当治疗后大多数可以控制病情达到缓解，因此要遵医嘱规律治疗。通过交流消除其焦虑心理，配合治疗。

（四）健康教育

（1）正确认识疾病，消除恐惧心理，保持心情舒畅及乐观情绪，对疾病治疗树立信心。

（2）注意口腔卫生，每天早晚至少刷牙两次，选用软毛牙刷，饭后漱口并用牙签将食物的碎屑从牙缝中清除。忌烟酒，忌刺激性食物，这可预防继发口腔感染和减少龋齿，可用朵贝尔漱口液、2% $NaHCO_3$ 漱口液。有龋齿要及时修补。

（3）保护眼睛，眼泪的减少可引起角膜干涩、损伤，易细菌感染。日间可用人工泪液 4~5 次/天，睡前可抹眼膏。多风天气外出时可戴防风眼镜。

（4）保护皮肤、减少沐浴次数，使用中性沐浴品。沐浴后可适当用中性护肤液涂抹全身皮肤，以防止瘙痒。

（5）干燥综合征可引起肾小管损害，出现低血钾（腹胀、乏力、肠蠕动减慢、诱发肠麻痹、心动过速等症状）。故需定期监测血钾，并服用含钾高的食物，如橘子、香蕉、肉、蛋、谷类。有时药物补钾需终身服用，以防低血钾发生。饮食中注意多食含水量多、易消化、高蛋白、高维生素的食物。

（6）观察日夜尿量并记录，观察排尿时有无尿频、尿急、尿痛。每天应清洗会阴部，以防止泌尿系感染。

（7）病变累及鼻、气管、肺等可引起咽干、慢性咳嗽、肺纤维化，可用雾化吸入，加强扩胸运动，学会正确咳痰方法，预防肺部感染。

（8）预防感冒，流行期应尽量少到公共场所，避免感冒。室内应定时开窗通风，时间 15~30 min，保证房间的湿度适宜。

（9）了解激素及免疫抑制剂的不良反应。遵医嘱服药，不可擅自停药、减量、加量。明白规律用药的意义。

（10）应定期复查，随时了解自己疾病的情况，学会自我认识疾病活动的征象，配合治疗，遵从医嘱，定期随诊。懂得长期随访的必要性。

（雷　艳）

第十三章

中医科常见病护理

第一节　感　冒

感冒是人体感受外邪引起的一种病证,以头痛、鼻塞、流涕、咳嗽、恶寒、发热、全身不适等为主要临床表现。本病四季皆可发生,尤以春、冬多见。如在一个时期内广泛流行,证候重且多相类似者,称为时行感冒。西医学的上呼吸道感染、流行性感冒可参本证辨证施护。

一、病因病机

(一)六淫

"风为百病之长",因而外感为病以风为先导,风邪常夹其他病邪(如寒、湿、热、暑等)伤人。

(二)时行病毒

主要是指具有传染性的时行疫邪病毒侵袭人体而致病,多由四时不正之气、天时疫疠之气流行而造成。其致病特点为发病快,病情重,有广泛的流行性,且不限于季节性,而六淫又易夹时行病毒伤人。

感冒主要是风邪兼夹时令之气侵袭人体,至于感邪后是否发病,又和机体正气的强弱有着密切的关系。其病机关键在于邪犯肺卫,卫表失和。

二、辨证施护

(一)风寒感冒

1.主症

恶寒重,发热轻,无汗,头身疼痛,鼻塞流清涕,或见咳嗽,痰稀薄色白,舌苔薄白而润,脉浮或浮紧。

2.调护方法

辛温解表,宣肺散寒。

(1)药物调护:选用荆防败毒散加减,汤药宜热服,药后稍加衣被,避风,多饮热水或热粥助其发汗。

(2)针灸调护:取印堂、迎香、太阳、风池、大椎、列缺、合谷穴,毫针刺以泻法。

(3)推拿调护:用按揉法在风府、风门两穴重点操作,每穴 2 min,使背部有轻松感为度;患者取俯卧位,术者位于患者右侧,用推法沿足太阳膀胱经经背部两条侧线,操作 3～5 min,以透热为度。

（二）风热感冒

1.主症

发热重,恶寒轻,有汗,头痛,咳嗽痰黄,咽喉红肿疼痛,鼻塞,流黄浊涕,口渴欲饮,舌苔薄白或微黄,脉浮数。

2.调护方法

辛凉解表,宣肺清热。

（1）药物调护:选用银翘散加减,汤药宜轻煎温服。

（2）针灸调护:取风池、大椎、曲池、外关、合谷穴,毫针刺以泻法。

（3）推拿调护:坐位,医者用一指禅推法沿督脉循行自印堂推至上星,反复操作 5 min;用按揉法在百会、曲池穴操作 1～2 min。

（4）饮食调护:饮食宜清淡、凉润,多饮水,多食用新鲜蔬菜、水果,忌辛辣、油腻之品,可用薄荷茶、菊花茶、绿豆汤、西瓜汁等清凉解热。

（三）暑湿感冒

1.主症

发热,微恶寒,无汗或少汗,肢体酸重或疼痛,头昏重胀痛,鼻塞流涕,胸闷泛恶,小便短赤,舌苔薄黄而腻,脉濡数。多见于夏季。

2.调护方法

祛暑解表,清热化湿。

（1）药物调护:选用新加香薷饮加减,汤药宜温服。

（2）针灸调护:取孔最、合谷、中脘、足三里穴,毫针刺以泻法。

（3）推拿调护:按揉法在心俞、脾俞、胃俞穴操作 2 min;摩揉腹部 5 min,拿三阴交 1～2 min。

（4）饮食调护:饮食宜清淡、易消化,少食多餐,多食清热化湿解暑之品,如绿豆粥、薏苡仁粥等,或藿香、佩兰煎水代茶饮,避免过食生冷、油腻和甜品。

（四）气虚感冒

1.主症

恶寒较甚,发热,肢体倦怠乏力,咳嗽,咯痰清稀,舌淡苔白,脉浮而无力。

2.调护方法

益气解表,理气化痰。

（1）药物调护:选用参苏饮加减,汤药宜热服。

（2）针灸调护:取风池、列缺、曲池、天枢、气海、足三里穴,毫针刺以补法。

（3）推拿调护:在肾俞、命门、足三里穴处按揉,每穴 2 min;重按合谷、太阳、肺俞,捶打足三里。

（4）饮食调护:宜选用温性食物,如山药粥等。

三、预防与调养

（1）加强锻炼,增强体质,注意卫生,起居有常,饮食有节。

（2）注意四时变化,冬春季节防寒保暖,随时增减衣服,避免外感。

(3)感冒流行季节,减少人群活动,室内保持空气新鲜,防止交叉感染。

(4)感冒流行季节,可预防性服药,如板蓝根冲剂,或大青叶、金银花等药物煎汤代茶。

(5)易患感冒者,可坚持按摩印堂、太阳、迎香、风池等穴。

(孟宪丽)

第二节 咳 嗽

咳嗽是指肺气上逆作声,咯吐痰液。有声无痰谓之咳,有痰无声谓之嗽,一般多为痰声并见,故以咳嗽并称,为肺系疾病的主要证候之一。

咳嗽既是具有独立性的证候,又是肺系多种疾病的一个症状,本节讨论范围,重点在于以咳嗽为主要表现的病证,其他疾病兼见咳嗽的,可与本节联系互参。如西医学中的上呼吸道感染、急慢性支气管炎、肺炎、肺结核等疾病,均可参本证辨证施护。而久咳致喘,表现肺气虚寒或寒饮伏肺等证者,当参阅"喘证"。

一、病因病机

咳嗽分为外感和内伤两大类。外感咳嗽多因卫外功能减退或天气冷热失常,致使六淫外邪乘虚侵袭肺系;内伤咳嗽为脏腑功能失调,内邪干肺所致,又可分为肺脏自病和他脏及肺。以上因素均可引起肺失宣肃,肺气上逆而作咳。咳嗽是内、外病邪犯肺,肺脏为了祛邪外达所产生的一种病理反应。

二、辨证施护

首辨外感与内伤,外感者宜宣肺散邪,内伤者宜依病证虚实,随其所在而调之。

(一)风寒袭肺

1.主症

咳嗽声重,痰白稀薄,常伴鼻塞流清涕,头痛身楚,恶寒,发热,舌苔薄白,脉浮或浮紧。

2.调护方法

疏风散寒,宣肺止咳。

(1)药物调护:选用三拗汤合止嗽散加减,宜热服,药后饮热稀粥并盖被,以助邪外出,并注意血压变化。咳嗽剧烈时,可选用通宣理肺丸、急支糖浆等。

(2)针灸调护:针刺肺俞、合谷、列缺、风府、外关穴。鼻塞声重者加迎香,头痛者加头维、太阳、印堂等,发热、恶寒者加大椎。均用毫针刺以泻法。

(3)推拿调护:用拇指点按风池、风府两穴,每穴操作2~3 min,以局部酸胀向周围扩散为宜;擦背部膀胱经,以透热为度;拿肩井3 min,使头部、胸部有轻快感觉为宜。

(4)饮食调护:饮食宜辛温、清淡,多食葱白、芫荽、生姜、蒜等;忌食生冷、油腻、厚味、酸味食品。可用白萝卜1个切片,甜杏仁10 g(去皮尖)捣碎,冰糖30 g,共同蒸熟热服,连用7 d。

(5)生活调护:室内保持空气清新、温暖,避免刺激性气体,戒烟,注意天气变化,及时增加衣被。

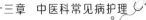

（二）风热犯肺

1.主症

咳嗽气粗，痰黄而稠，咯痰不爽，口渴咽干，常伴发热恶风、头痛汗出、舌苔薄黄、脉浮数。

2.调护方法

疏风清热，宣肺止咳。

（1）药物调护：选用桑菊饮加减，汤药宜轻煎温服。咳嗽剧烈时，选用急支糖浆、止咳枇杷露、鲜竹沥液等。川贝母10 g，梨一个，煮水顿服。

（2）针灸调护：选取肺俞、大椎、尺泽、曲池、列缺、合谷等穴，鼻塞者加迎香，用泻法，或点刺曲池、合谷出血。

（3）推拿调护：用手掌小鱼际推、搓大椎、肺俞及背部压痛点各3 min；用按揉法在曲池、合谷两穴操作3 min，使感应扩散到整个上肢。拿肩井2 min。

（4）饮食调护：饮食宜清淡可口，多食梨、枇杷、萝卜、海蜇、荸荠等，忌食辛辣、香燥、肥腻等食品。可食枇杷叶粥（鲜枇杷叶15 g，粳米适量，煮粥服食）。或用川贝母10 g，梨1个，煮水顿服。

（5）生活调护：保持室内空气清新，温、湿度适宜。恶风时应避免直接吹风，发热者卧床休息，衣被适中。

（6）对症调护：痰稠不易咯出，可用远志、金银花、桔梗各3 g，煎水，做雾化吸入，使痰液稀释，以利于排出，或用竹沥水。

（三）痰湿蕴肺

1.主症

咳嗽反复发作，痰多色白稠厚而黏，容易咯出，胸脘满闷，时有呕恶，纳呆，体倦，舌苔白腻，脉濡滑。

2.调护方法

燥湿化痰，理气止咳。

（1）药物调护：调护选用二陈汤合三子养亲汤加减，宜饭后温服。痰多不宜咳出者，可用蛇胆陈皮口服液或蛇胆川贝口服液，亦可药物雾化吸入。症状缓解后服用六君子汤扶正固本。

（2）针灸调护：取肺俞、太渊、脾俞、太白、章门、丰隆、合谷等穴，平补平泻刺法，加灸法。

（3）推拿调护：重点在手三里、丰隆两穴按揉，每穴3 min；用推、抹法施术于前胸与胁肋部2～3 min，然后在章门穴按揉2 min，以呼吸道通畅、咳出黏痰为度。

（4）饮食调护：饮食宜清淡、易消化，常食山药、茯苓、柑橘、薏苡仁、枇杷、白萝卜、白扁豆等；忌食辛辣、生冷、肥甘食品，禁烟酒。可食薏苡仁粥、山药粥、橘红粥、苏子粥（薏苡仁30 g，或山药30 g，或橘皮15 g，或苏子15 g，粳米适量，煮粥食用）等以健脾化痰。

（5）生活调护：避免受凉，劳逸结合，注意休息；室内空气清新，湿度应略低；患者宜侧卧，定时更换体位，以利于痰液排出；若痰多而无力咯吐者，可拍其背部，以助排痰。

（6）情志调护：内伤咳嗽，反复发作，应及时做好患者的解释开导工作，解除顾虑，树立信心，配合治疗。

（四）痰热塞肺

1.主症

咳嗽气促，甚则胸胁满痛，痰黄黏稠质厚，咯吐不爽；或面赤身热，口干喜饮，便秘溲赤，舌红苔黄，脉滑数。

2.调护方法

清热化痰宣肺。

(1)药物调护:选用清金化痰汤,宜饭后稍凉服。痰多黄稠可用竹沥水、川贝粉以化痰清热;亦可选用橘红丸或蛇胆川贝液。

(2)针灸调护:针肺俞、尺泽、大椎、曲池、鱼际、合谷等穴,用泻法。

(3)推拿调护:用一指禅推法在天柱、肩井穴处操作各 1 min;重按太冲、行间、三阴交,使酸胀感沿经脉向上扩散。

(4)饮食调护:饮食宜清淡、凉润,多食枇杷、梨、荸荠、香蕉、马齿苋、薏苡仁、紫菜、番木瓜、蕨菜等以清热止咳;忌食辛辣、香燥食品。可食鲜芦根粥(鲜芦根 30 g,粳米适量,煮粥服食),或用川贝母 10 g。

(5)生活调护:保持室内空气清新,温度宜偏低。

(五)燥邪犯肺

1.主症

干咳无痰或痰少而黏,不易咯出,咳甚则胸痛,鼻燥咽干;初期或伴恶寒发热,头痛肢楚,舌尖红,苔薄黄而干,脉浮数。

2.调护方法

温燥伤肺者,清宣燥热,润肺止咳;凉燥犯肺,疏风散寒,润肺止咳。

(1)药物调护:温燥伤肺者选用桑杏汤加减,凉燥犯肺者选用杏苏散合止嗽散加减。汤药宜轻煎,小量多次服用。痰不易排出者可用竹沥水或杏苏止咳糖浆。

(2)针灸调护:选取肺俞、孔最、鱼际、复溜、照海等穴,用泻法。

(3)推拿调护:同"风热犯肺"。

(4)饮食调护:饮食宜清凉滋润,多食藕、梨、蜂蜜、西瓜、罗汉果、菠菜等;忌食辛辣、温燥品,禁烟酒。可用川贝母 10 g、桑叶 3 g、冰糖 15 g,共为细末,开水冲服。

(5)生活调护:居处温度宜偏低,湿度略高;注意卧床休息,避免劳累,适当进行户外活动;注意多饮水。

(六)肝火犯肺

1.主症

气逆咳嗽阵作,痰少质黏,咯吐不利,胸胁胀痛,咳则引痛,面红目赤,烦热口干,舌质红,苔薄黄少津,脉弦数。

2.调护方法

泻肝清肺,化痰止咳。

(1)药物调护:选用黛蛤散合泻白散加减。

(2)针灸调护:选取肺俞、肝俞、经渠、太冲等穴,用泻法。

(3)推拿调护:同"痰热犯肺"。

(4)饮食调护:饮食宜清凉疏利,多食梨、荸荠、柑橘、萝卜、海蜇、芹菜等;忌食辛辣食品,禁烟酒,可常饮菊花茶。

(5)情志调护:多安慰患者,稳定情绪,或转移注意力,避免不良因素刺激,防止情绪波动加重病情。

（七）肺阴亏虚

1.主症

干咳无痰,痰少而黏,或痰中带血,喉痒声哑,潮热,颧红,盗汗,消瘦。神疲,舌红,少苔,脉细数。

2.调护方法

养阴清热,润肺止咳。

(1)药物调护:选用沙参麦冬汤加减,宜饭前稍凉服。亦可选用养阴清肺膏或止咳枇杷露。

(2)针灸调护:针肺俞、膏肓俞、太溪、三阴交、足三里、阴郄等穴,用补法。

(3)推拿调护:同"风热犯肺"。

(4)饮食调护:饮食宜滋补肺阴,常食梨、枇杷、桑葚、蜂蜜、百合、甲鱼、芝麻、银耳、芒果、罗汉果等;忌食辛辣、香燥食品,禁烟酒。可食沙参山药粥(沙参 30 g,山药 60 g,粳米适量,煮粥服食);糯米阿胶粥(阿胶 10 g 烊化后加入糯米粥 1 碗,服食);或用沙参、麦冬煎水代茶饮。

(5)生活调护:注意卧床休息,避免劳累。适当进行户外活动,保持室内空气清新,居处温度宜偏低,湿度略高。

(6)情志调护:痰中带血或咯血时,应安定患者情绪,避免紧张。

三、预防与调养

(1)顺应四时气候变化,随时增减衣服,注意保暖,避免外邪侵袭。

(2)若已有感冒迹象者,可服用姜糖水或解表药以驱邪外出。

(3)锻炼身体,增强体质,配合气功或呼吸操等,以逐渐增强正气,增强抗御外邪的能力。

(4)戒烟,忌食辛辣油腻之品。

(5)养成良好的卫生习惯,咳嗽、打喷嚏时用纸巾遮挡,不随地吐痰。

（孟宪丽）

第三节 胃 痛

胃痛又称胃脘痛,是以上腹部近心窝处经常发生疼痛为主症。胃主受纳,腐熟水谷,胃气宜降,以和为顺。如寒邪内客于胃、饮食不节伤胃、肝气横逆犯胃或脾胃自身虚弱,均可致胃气郁滞,失于和降而引起疼痛。胃痛是临床常见的一个症状,多见于西医的急慢性胃炎、胃与十二指肠溃疡、胃神经官能症等胃部疾病,也可见于其他消化系统疾病,如胰腺炎、胆囊炎、胆石症等,凡此皆可参照本证辨证施护。

一、病因病机

（一）寒邪犯胃

外感寒邪,内客于胃,胃气郁滞,不通则痛。

（二）饮食伤胃

饮食不节,损伤脾胃,胃失和降而发生胃痛。

（三）情志不畅

郁怒伤肝，肝气犯胃，致胃失和降而发生胃痛。或气滞日久，气滞血瘀或气郁化火，耗伤胃阴，使胃络失养，而致胃痛。

（四）脾胃虚弱

素体脾胃虚弱，或劳倦太过，或久病伤及脾胃，中焦虚寒，中阳不振，胃失温养而作痛。

二、辨证施护

（一）寒邪客胃

1.主症

胃痛暴作，恶寒喜暖，得温痛减，遇寒痛剧，口淡不渴，或喜热饮，苔薄白，脉弦紧。

2.调护方法

温中散寒止痛。

（1）药物调护：良附丸加减，汤剂宜饭前热服；亦可将白胡椒、肉桂各6 g，共捣为丸，如梧桐子大，每服5粒。

（2）针灸调护：取上脘、中脘、梁门、足三里、内关穴，毫针刺以泻法。可艾灸中脘、足三里穴，或盐炒热后熨推胃脘部；亦可运用温热疗法，如拔火罐、药熨、熏蒸；局部作热敷或艾灸中脘、足三里等穴。

（3）推拿调护：按摩中脘、气海、天枢、足三里、肝俞、脾俞、胃俞穴；抹腹部自剑突下至脐下，摩腹；一指禅推上脘、中脘、天枢、气海、摩全腹；按揉足三里穴。

（4）饮食调护：以清淡、温热、易消化为原则，宜用姜、葱、芥末、胡椒、大蒜等性温热的食物作调料；忌食生冷和油腻之品。可常用高良姜粥；亦可热服生姜红糖汤或温黄酒一杯，顿服，温中散寒止痛。

（5）生活调护：慎风寒，免劳累。

（二）饮食停滞

1.主症

胃痛胀满拒按，厌食，嗳腐吞酸，呕吐不消化食物，吐后痛减，大便不爽，舌苔厚腻，脉滑。

2.调护方法

消食导滞，和胃止痛。

（1）药物调护：选用山楂丸或保和丸加减。

（2）针灸调护：取中脘、下脘、梁门、足三里、内关、天枢穴，毫针刺以泻法。

（3）推拿调护：按摩中脘、气海、天枢、足三里、肝俞、脾俞、胃俞穴，顺时针方向摩腹。

（4）饮食调护：适当控制饮食，或给予清淡、易消化的流食，半流食；忌煎炸、油腻、厚味、辛辣刺激食品，适当控制饮食，病重者禁食6～12 h，待缓解后给予素食；养成定时、定量的习惯。也可用神曲30 g煎取药汁，加入100 g粳米煮粥服食；或炒莱菔子10 g，与粳米同煮粥，连服1～2 d；或用山楂、麦芽、萝卜煎汤饮用；为了保持大便通畅，亦可用番泻叶泡水代茶饮或焦米锅巴汤代茶饮。

（5）生活调护：生活起居有规律，保持大便通畅；可试用探吐法，使患者将积食吐出，胃痛有可能缓解。

(三)肝气犯胃

1.主症

胃脘胀满,通连两胁,胸闷,暖气,善叹息,矢气则舒,常伴吞酸,呕吐,大便不畅,舌苔薄白,脉弦。

2.调护方法

疏肝理气,和胃止痛。

(1)药物调护:柴胡疏肝散加减,以及舒肝丸或胃苏冲剂,宜餐后半小时温服。疼痛发作时,可用木香粉 1.5 g,元胡粉 1 g 调服。

(2)针灸调护:取中脘、章门、太冲、行间、天枢、足三里、脾俞、胃俞、肝俞、膻中、期门穴,毫针刺以泻法。

(3)推拿调护:抹腹部自剑突下至脐下,摩腹;一指禅推上脘、中脘、天枢、章门、期门穴,摩全腹;按揉肝俞、胆俞、足三里穴。

(4)饮食调护:少食生冷、甜黏食品,可食用大蒜、韭菜、香菇、萝卜、芫荽、洋葱、薤白、柑橘等行气开胃之品;忌食土豆、南瓜、红薯等食品,禁酒。可用玫瑰花茶(玫瑰花 6 g,佛手 10 g,泡水代茶饮);橙皮、生姜各 10 g,水煎服,1～2 次/天,7 d 为 1 个疗程。情志调护:及时做好心理疏导,消除郁怒烦恼,避免不良情绪刺激,保持情绪稳定、愉快,积极配合治疗。

(四)肝胃郁热

1.主症

胃脘灼热,痛势急迫,烦躁易怒,泛酸嘈杂,口干口苦,舌红苔黄,脉弦或数。

2.调护方法

疏肝泻热和胃。

(1)药物调护:化肝煎加减。

(2)针灸调护:一般治疗同"肝气犯胃"。痛甚可针刺中脘、合谷、内关穴止痛。禁用温热疗法。

(3)推拿调护:同"肝气犯胃"。

(4)饮食调护:多给予疏肝泻热之品,如绿豆汤、荷叶粥。疼痛发作时,宜少食多餐;忌辛辣烟酒、烤熏甜腻之品。

(5)生活调护:注意口腔卫生,胃酸过多者,用淡盐水漱口。

(6)情志调护:恼怒抑郁是导致疼痛的重要原因,故应避免各种不良情志刺激。

(五)瘀血停滞

1.主症

胃脘疼痛,如锥刺刀割,痛有定处而拒按,或有呕血,黑便,舌质紫暗有瘀斑,脉弦涩。

2.调护方法

活血化瘀,理气止痛。

(1)药物调护:选用失笑散合丹参饮加减,宜饭前温服。亦可用元胡止痛片或胃复春;桃仁、五灵脂各等份,为细末醋糊为丸,如梧桐子大,每服 20 丸,2 次/天;或以阿胶 10 g 烊化,加入三七粉 0.5 g 温开水送服,2 次/天。吐血、便黑者可选用三七片或血竭胶囊。

(2)针灸调护:取中脘、天枢、气海、膈俞、血海、内关、足三里穴,痛甚者加梁丘穴,毫针刺以泻法。

（3）推拿调护：按摩中脘、气海、天枢、足三里、肝俞、脾俞、胃俞穴。

（4）饮食调护：饮食应细、软、烂，以流质或半流质饮食，少量多餐；忌炙烤煎炸、坚硬食品，禁酒；吐血、便血者应暂禁食。可用三七粉 1 g，白及粉 1.5 g，温开水送服，每天 2 次；鲜藕汁一小杯煮沸，加入生鸡蛋1个、三七粉 1 g。

（5）生活调护：环境安静，注意保暖，严密观察出血征兆，出血时应观察出血量、色及胃痛的性质。

（6）情志调护：对因出血而情绪紧张者，应及时做好解释工作，保持情绪稳定，积极配合治疗。

（六）胃阴亏虚

1.主症

胃脘灼痛，饥不欲食，口燥咽干，五心烦热，消瘦乏力，大便秘结，舌红少津或剥脱无苔，脉细数。

2.调护方法

养阴清热，和胃止痛。

（1）药物调护：选用一贯煎合芍药甘草汤加减，汤药饭前温服。

（2）针灸调护：取中脘、内关、足三里、三阴交、太溪穴，毫针刺以补法。

（3）推拿调护：抹腹部自剑突下至脐下，摩腹；一指禅推上脘、中脘、天枢、气海、关元穴，摩全腹；按揉肾俞、脾俞、足三里穴。

（4）饮食调护：多食润燥、生津之品，如西瓜、雪梨、莲藕、荸荠、甘蔗、菠萝、百合、银耳、甲鱼、花生、杨梅、柿子、番茄、蜂蜜等；忌辛辣、煎炸、烟酒、浓茶及咖啡类刺激之品。可常服八宝粥，多饮水或果汁；或用石斛、麦冬适量煎汤代茶饮。便秘者，每天早晚食蜂蜜一汤匙，或番泻叶通便；胃酸缺乏，可饭后吃山楂、话梅、乌梅汤等酸甘助阴。

（5）生活调护：室内宜偏凉润、向阴、清净，适当休息，减少活动，不宜作热敷或药熨等温热疗法。

（6）情志调护：消除恐惧心理，积极配合治疗。

（七）脾胃虚寒

1.主症

胃痛隐隐，喜暖喜按，空腹痛甚，得食痛减，遇寒发作或疼痛加重，泛吐清水，神疲纳差，四肢欠温，大便溏薄，舌淡，苔白，脉细弱或沉迟。

2.调护方法

温胃散寒，健脾止痛。

（1）药物调护：选用黄芪建中汤加减：附子理中丸或香砂养胃丸，汤药温服。或以干姜 10 g，砂仁 10 g，水煎服，亦可用饴糖 1～2 匙，温水化服，3 次/天。服药后宜进热粥、热饮，以助药力。疼痛时饮生姜红糖汤可温胃止痛。

（2）针灸调护：取中脘、足三里、脾俞、胃俞、内关穴，毫针刺以补法，可加灸法。痛时可胃脘部热敷、药熨；或艾灸中脘、足三里、神阙等穴。

（3）推拿调护：抹腹部自剑突下至脐下，摩腹；一指禅推上脘、中脘、天枢、气海、关元穴，摩全腹；按揉肾俞、脾俞、足三里穴；擦命门。

（4）饮食调护：饮食宜温热，有补中、益气、温胃作用的食品，如姜、葱、胡椒、花椒、桂圆、莲子、大枣、南瓜、扁豆、番茄、牛奶、鸡蛋、瘦肉、黄鱼、鳝鱼、河虾、胡桃等；忌生冷瓜果、油腻辛辣。可用吴茱萸粥(用饴糖1~2匙,温水化服,3次/天;或用粳米100 g煮粥,待米熟后下吴茱萸末3 g,生姜、葱白少许服用);或生姜红糖汤。饭前胃痛,可在饥饿时稍进糕点以缓中止痛。

(5)生活调护:本证患者遇寒则发,故应特别注意保暖,室温宜偏高,居室宜向阳。可用热水袋热敷上腹部。

三、预防与调养

(1)饮食有节,定时定量,勿暴饮暴食,戒烟酒,避免辛辣、油腻食物。

(2)保持良好的精神状态,注重劳逸结合,帮助患者克服不良情绪。

(3)注意胃脘部保暖,或用手掌自上脘向下按摩胃脘部,反复做20次,每天数次,可增强脾胃功能。

(4)查明引起胃痛的原因,积极治疗原发病,若反复发作,迁延不愈,应定期做有关检查,防止恶变。

(孟宪丽)

第四节　白　血　病

白血病发病凶险,患者病情重,护理难度大,疾病自然发展过程呈不可逆性,典型临床表现为贫血、发热、感染、出血及白血病细胞浸润症状,需给予精心护理。

一、发热的护理

发热是白血病常见的症状,多由感染引起,也可由白血病细胞刺激机体产生发热物质引起,热型不一,应根据白血病中医分型不同,给予辨证施护。

(一)气阴两虚型

此型属虚证,正气虚衰,感受邪毒而致病。邪气入内,耗气伤阴,气虚则疲乏无力,自汗,气虚则有低热、盗汗、口干苔黄等症。

此型患者发热为阴虚所致,属内伤发热,一般为低热或中等热,如有高热,多为外感引起。患者发热多伴有出汗,汗后毛孔张开,外邪极易乘虚而入。因此,出汗时应注意保暖,把汗擦干,及时更换汗湿的衣服,以免汗出当风。患者发热常缠绵反复,故在体温正常后一段时间内,仍需注意体温的变化,并经常提醒患者随气候变化增减衣服。

(二)毒血炽盛型

此型属实证,邪气有余,病常急起,以出血、发热为主,病情凶险。血得热而行,得寒则凝,故控制体温很重要。高热者给予物理降温,如温水擦浴或头枕冰袋,颈两侧、腋下、腹股沟等处放置冰块,使患者体温逐渐下降至正常。物理降温时不易采用乙醇擦浴法,用乙醇可使皮肤表面血管扩张,诱发出血。

白血病患者的发热可为高热,也可为低热,发热伴有畏寒、多汗、盗汗、消瘦、衰竭等症状。患者发热时应协助其多饮水,出汗多时注意用毛巾擦汗,及时更衣,注意保暖,防止感冒。体温超过39 ℃以上,也可用退热药,如吲哚美辛等。

二、感染的护理

感染是白血病最常见的并发症和主要死亡原因,好发于口咽部、呼吸道、泌尿道和肛周,口咽部感染的发生率最高,其次是肛周、呼吸道、泌尿道,预防和护理口腔及肛周感染,是护理工作的重点。

(一)口腔感染

白血病发病初期,外周血中白细胞虽然数量多,但这些细胞大多没有正常白细胞的抗感染作用,是白血病细胞的大量增殖,引起正常的粒细胞的减少,使患者极易发生口腔感染。同时化疗后也易发生口腔溃疡,一般化疗后 7～14 d 出现。因此,在使用长春新碱、柔红霉素、安吖啶等药物时,要特别注意检查口腔,注意倾听患者的主诉,做好预防,发现溃疡及时处理。化疗期间,常规做口腔护理,注意口腔 pH 的变化,保持口腔清洁、湿润,因为口腔干燥也是诱发溃疡的因素之一。发现溃疡,交替使用过氧化氢,洗必泰和制霉菌素做口腔护理。用中药野菊花和野蔷薇液漱口,黄连甘草液做口腔护理,也都能取得很好的效果。做口腔护理时,动作宜轻柔,避免损伤黏膜及牙龈,以免诱发出血。

(二)肛周感染

肛周感染发生率仅次于口腔。白血病患者在化疗过程中或化疗结束后,由于化疗药物对骨髓的抑制作用,出现白细胞降低期,有的甚至外周血中的白细胞数降到零,患者极易受外界微生物的侵害。最常侵入的为机体和外界接触的孔道,如口腔、肛门。化疗药物还易引起消化道黏膜细胞的损伤,引起溃疡。同时化疗又引起血小板减少,患者的毛细血管易破损出血,其聚集在消化道中,成为一种较好的培养基,微生物极易大量繁殖,使感染难以控制。如果患者有肛裂、痔疮等,细菌易从肛周皮肤黏膜破损处引起肛周脓肿等。因此,对患者的肛门护理尤为重要。

(1)保持大便通畅,避免肛裂及痔疮出血。平时可饮蜂蜜水,多食香蕉(空腹食用效果最佳)等水果,必要时可口服石油、酚酞、麻仁丸等轻泻剂软化大便。

(2)保持肛门及会阴部的清洁。每次便后用氯己定清洗肛周或用 1 : 5 000 高锰酸钾溶液坐浴。

(3)忌食辛辣食物,减少对胃肠道的刺激,以免对肛门造成不必要的损伤。

(4)发生肛周感染,应根据感染程度及时处理,定时换药。也有报道用乙醇湿化局部,可治愈严重的皮肤黏膜感染。

(5)缓解期积极治疗痔疮等肛门疾病。

三、出血的护理

出血是白血病的重要死亡原因之一,患者出血的原因主要是异常增殖的白血病细胞抑制了血小板的生成,对血管或组织的浸润以及消耗大量血液中的凝血物质,造成外周血中血小板数量明显减少、血管组织结构遭到破坏,血液凝固障碍等,引起出血。出血可见全身各处,如消化道、泌尿道、皮肤黏膜、脑等。发生出血后治疗效果差,要密切观察病情变化,配合医师处置、抢救。

(一)脑出血的护理

白血病患者发生出血有 1/3 为脑出血,是白血病的严重并发症。

(1)密切观察病情变化。观察的项目有血压、瞳孔、意识等,血压升高、瞳孔大小、对光反射有变化、烦躁不安、头痛、视物不清、喷射状呕吐等,多为脑出血症状,眼底出血是颅内出血的先兆,要注意观察。

(2)做好患者心理。避免情绪过分激动和任何不良刺激,以诱发脑出血。

(3)注意监测血小板计数。当血小板计数低于 $20 \times 10^9/L$,要时刻警惕脑出血的发生。防止外伤。尤其患者有高热、神志不清或虚弱时,要加强护理和防护。

(4)一旦发生脑出血,应配合医师进行抢救。立即采取脱水、出血、肾上腺皮质激素、输注新鲜血小板悬液等措施。

(二)皮肤黏膜出血的护理

白血病出血以皮肤、黏膜出血多见。常见的有鼻腔出血、齿龈出血、皮肤瘀点、瘀斑等,护理时要注意以下几点。

(1)嘱患者避免用硬毛牙刷刷牙,不用牙签剔牙,不食过硬事物。不用手抠鼻,不用力擤鼻。

(2)不搔抓皮肤,不穿过硬衣服。

(3)尽量避免肌内、皮下注射,如必须注射时选用较细针头,注射完毕延长压迫时间或局部冷敷 5 min。

(4)减少静脉穿刺次数。静脉穿刺时,止血带扎得不易过紧,时间不宜太长。测血压时,袖带不要过度充气。

(5)有鼻衄时,可用冷毛巾敷前额或鼻根部,量较大时用大黄油纱条或麻黄棉条填塞鼻孔压迫止血,用仙鹤草液和地榆糊剂处理效果也较好。有齿衄者,应注意口腔护理,预防口腔感染。系用肾上腺素稀释液、云南白药、吸收性明胶海绵、大黄止血膜等止血均有效。

(三)消化道出血的护理

白血病常有肝脾大、淋巴结肿大,伴有消瘦、腹泻、骨痛、贫血、出血发热等症状,舌见瘀点、瘀斑,苔黄腻,脉弦滑等。此型为瘀血癥结型,消化道症状较重,易出现消化道出血。要注意观察患者的呕吐物、大便等,保持大便通畅,养成按时排便的习惯。少食过高蛋白饮食,以免肠胀气诱发消化道出血。一旦呕血,应使患者平卧或去枕平卧,头偏向一侧,积极采取止血措施,出现柏油样便时是病情危重的表现,应立即配合医师抢救。

(四)DIC 的护理

白血病并发 DIC,常见于早幼粒细胞白血病,预后差,如早期发现和及时处理可使患者转危为安。护理上要加强观察,当有多部位广泛出血时,应考虑弥漫性血管内凝血的可能,观察要注意以下几点。

(1)体表广泛出血点、紫癜,指压皮肤后压痕呈苍白色。

(2)各种注射后针孔持续渗血,肌内注射后局部出现血肿。

(3)摩擦前臂后或扎止血带后,出血点剧增。

(4)血性排泄物,包括尿、便、呕吐物。

(5)脉压<2.7 kPa(约 20 mmHg)。

四、化疗期间血管不良反应的护理

白血病目前最主要的治疗手段是化疗,化疗最主要的给药途径是通过静脉给药。因此,做好化疗期间血管的保护,减小药物对血管的刺激和损伤,防止药液外渗造成对局部组织的损害,对患者的治疗具有重要意义。

（一）对静脉炎的护理

（1）有计划地选择血管。一般选择弹性好、无结节瘢痕、无粘连的中、大静脉，由远心端至近心端。不在同一条静脉上短距离内反复穿刺，应交替进行，让血管有休息期。

（2）提高静脉输液技术水平。尽量做到一次穿刺成功，以免血管多部位的反复受损。忌用过细针头穿刺。拔针后压迫 3～5 min，以防出现瘀血肿胀，使血管与周围组织粘连，不利以后使用。针头固定牢固，以免移位脱出致药液外溢，或针头贴管壁，造成血管损伤。

（3）减少化疗药物对血管壁的刺激。化疗时，先输注刺激性强的药再输注刺激性弱的药物，推药前后用生理盐水冲注，边推边抽回血。静脉注射化疗药时，注意速度适当，虽主张宜快不宜慢，但也不能太快，一般 20 mL 药液推注时间不应少于 3 min。

（4）发生静脉炎的处理。发生静脉炎的血管停止输液，抬高患肢，早期用冷敷。对局部肿胀、疼痛明显的患者，可局部用超短波理疗、局部药敷，可用如意金黄散、红花、甘草散、六神丸等。

（5）对大剂量化疗的患者，可选择中心静脉插管，可选择颈内 V、锁骨下 V、由于管壁粗，血流快，可减少化疗药对血管壁的刺激，减轻患者痛苦，对于大剂量化疗患者是一个较好的给药途径。

（二）防治渗漏

（1）穿刺后确定针头在血管内再输注化疗药，静推药时，边推边抽回血，以防针头滑出血管外，造成药液外渗。

（2）注意观察输液局部和倾听患者主诉，同时发现肿胀等现象，如患者感觉局部疼痛，应给予观察处理，有渗漏可疑者应立即更换穿刺部位，不可勉强推药。

（3）静推药物应稀释至浓度适当，一般一次用量稀释液不少于 20 mL。

（4）同一静脉避免多次反复穿刺，穿刺应避开神经、韧带、关节等处，以防渗漏影响功能。

（5）一旦发生药液渗漏，应停止给药，利用原针头再接一无菌注射器，进行多方向穿刺回抽渗漏药液，然后另接注射器做局部封闭，封闭液可用 5% 碳酸氢钠、地塞米松等。局部可给冰冷敷，同时涂肤氢松软膏等。如局部已坏死，由暗红转为黑褐色，应保持创面干燥，待结痂脱落，用油纱条保护、换药。

五、心理护理

白血病是严重威胁人类健康的疾病，当患者得知身患白血病后，对患者的打击是巨大的，悲观失望情绪明显，心理难以承受，心态失衡，情绪失常，医护人员应给予患者心理上的支持，结合患者实际，做好心理护理。

（1）根据情况采取保护性医疗制度。评估患者的心理承受能力，在适当的时候，采取适当的方式向患者说明诊断，使其能更好地配合治疗。当病情恶化时，为了避免对患者精神上更大的打击，可不把疾病的全部真相告诉患者。

（2）与患者有效的沟通，做患者的朋友，对于他们任何情绪上的反映给予理解、尊重，多与患者交流，允许其宣泄自己的悲伤、痛苦，做一个忠实的听众。

（3）善于观察患者的心理变化，及时发现一些苗头，做好预防。细致观察患者有无精神异常行为，如自杀意念或行为、暴力或攻击行为、拒绝治疗、绝食、幻觉或精神错乱、反应迟钝等，做好心理疏导，给予心理支持。

（4）在生活上多给予关心、照顾，在病情允许的情况下，根据个人爱好、安排适当的娱乐活动，如下棋、打扑克、听音乐、看电视、看书等，转移其注意力，调节情绪，减轻身心痛苦，提

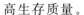

高生存质量。

（5）化疗期间多给心理支持。告之患者化疗药物的不良反应，如脱发影响美观，建议患者买一顶漂亮的帽子或戴上假发，以弥补因脱发带来的不良心理刺激。向患者介绍白血病的现代治疗进展，使其树立战胜疾病的信心，对治疗抱乐观态度，接受治疗。

六、腹胀的护理

白血病是一种造血系统异常增生性疾病。其病变主要累及骨髓、肝、脾与淋巴结，也可累及其他器官。腹胀症状是白血病患者常见的症状，其发生原因大致有：①白血病细胞浸润；②贫血；③离子紊乱；④肝脾淋巴结肿大；⑤化疗。

（一）心理护理

白血病患者心理负担重，经常处于恐惧、悲观或敏感的精神状态，轻微的刺激就会引发患者的不适及不良情绪。其中包括消化系统症状。因此医护人员和患者亲友要耐心安慰、体贴患者，要向患者讲明紧张可以抑制人体对疾病的免疫反应；精神因素亦可对治疗及疗效产生不同影响；积极配合治疗的态度和强烈的求生意志往往能够促进疾病向好的方向转归；恐惧、悲观、抑郁、孤僻等精神负担则会加重病情，从而使患者心情能尽可能地保持平和。医护人员、家属要在物质上、精神上支持患者，帮助患者端正治疗态度，增加战胜疾病的自信心，积极配合治疗；同时鼓励病友之间加强沟通，相互鼓励。

（二）白血病细胞浸润引起腹胀的护理

约25%的患者在确诊时胃肠道已有白血病细胞浸润，严重者可出现胃肠道出血，黏膜炎和肠梗阻。

（1）病室应安静，整洁，干燥，凉爽，通风良好。患者宜卧床休息，若因腹胀挤压胸部而致气短喘急时，可以采取半卧位。

（2）重点观察患者腹大程度，定时测量腹围，做好记录。还需要注意腹壁皮肤的色泽和脉络显露情况，以及腹部的坚硬度，从而判断病势的轻重和趋向。

（3）重病患者腹大如鼓，床上活动困难，生活起居皆需要细心照料，定时协助长期卧床的患者翻身，要保持病床单整洁、软松、干燥，加强皮肤护理，预防发生压疮和坠积性肺炎。

（4）便秘者，可嘱患者多食新鲜水果、蔬菜及含丰富维生素的食物，或者选用蜂蜜水、麻仁丸口服，外用开塞露等方法，避免因腑气不通诱发神昏。但应该禁忌用碱性液体，如肥皂水灌肠通便。

（5）需要放腹水时，应协助医师行腹腔穿刺术，并注意观察病情，警惕发生昏迷、出血、腹腔感染等并发症。穿刺前先让患者排尿，并做好解释工作。穿刺放液过程要注意患者有无头晕、恶心、心悸、出汗、面色苍白、脉数、血压下等表现，如有上述症状，应立即停止放液，并协助医师紧急处理。放液速度不宜过快，每次放液量一般不超过 2 000 mL，防止诱发昏迷和腹水迅速生长。穿刺过程中要严格执行无菌技术，防止感染。穿刺后以多头腹带裹紧腹部，以免腹压骤然降低而发生休克。术后穿刺处如有漏液，应及时处理，防止伤口感染。放液后需注意观察患者有无出血、昏迷等并发症。

（6）观察出血倾向。轻者可有鼻出血、牙龈出血或皮肤出血形成瘀斑；重则可见威胁患者生命的消化道出血，如大量的呕血，便血。所以应该注意观察其呕吐物中有无咖啡色液体，大便是否色黑、发亮、稀薄如漆状。如有可疑现象，应及时采取标本化验。还需注意观察有无呕血的先兆症状,如胃脘烧灼感,口感血腥味等。发现异常应及时通知医师,并做好止血抢救准备。

(三)贫血引起腹胀的护理

贫血是急性白血病最常见的临床表现,在疾病早期即可出现,胃肠道缺血致胃肠道功能下降,而出现腹胀等不适。

(1)监测红细胞、白细胞、血小板计数。

(2)评估患者对所有活动的耐受水平。

(3)可遵医嘱输血或浓缩红细胞,增加各组织器官的供氧。

(4)患者因贫血,懒言少动,活动过少,反致气血不畅,水湿难除。若病情允许,一般应多鼓励患者多动,特别是在情好天气时,多外出在阳光下活动。

(四)离子紊乱引起腹胀的护理

血清溶菌酶升高,损伤肾小管,使近曲小管功能不全,钾离子排出增多,细胞毒药物使钾离子容易进入细胞内,从而导致低血钾。而细胞大量崩解时又可出现高血钾。离子紊乱可引起肠道功能紊乱导致腹胀。

(1)维持营养:因白血病是严重消耗性疾病,所以应注意补充营养,可以静脉输入白蛋白、脂肪乳等。并要维持水、电解质平衡。

(2)预防感染:半数的患者以发热为早期表现,可低热,亦可高热,达40℃以上,伴有畏寒、多汗等,易出现离子紊乱。

(3)腹胀重时用艾灸神阙、中脘等穴位,可温化寒湿,理气消胀。

(4)腹胀甚者,可用松节油热敷腹部,或用其他温热疗法。内服沉香琥珀粉、砂仁蔻仁粉和木香合剂,能行气消胀,减轻痛苦,必要时用肛门排气法消胀。

(五)肝脾淋巴结肿大引起腹胀的护理

肝脾肿大可直接压迫胃肠道,腹腔肠系膜淋巴结肿大致胃肠不能下沉蠕动。

(1)每天测量患者脾脏大小,并做好记录。

(2)监测疼痛程度、部位、性质。

(3)嘱患者卧床休息,减少活动,以左侧卧位为佳,以减轻不适感。

(4)鼓励患者少食多餐,目的是减轻腹胀。

(六)化疗引起腹胀的护理

化疗药物多能损伤胃肠道黏膜,化疗药物所引起的恶心呕吐,更加重了胃肠道的损伤,此时患者多不能正常饮食,而胃肠道自身的营养多来源于直接吸收的营养。饮食物的不足,使胃肠道失去营养,引起胃肠道功能紊乱。为了缓解患者的胃肠道的反应,临床多应用中枢性镇吐药,这类药物在镇吐的同时,抑制了胃肠道的蠕动,因而亦引起腹胀不适。

(1)鼓励患者少食多餐,清淡为主的饮食,目的是减轻腹胀。

(2)正确应用中枢性镇吐药。

(3)指导患者精神放松,进行缓慢的深呼吸,以抑制呕吐感。

(七)腹胀饮食的护理

1.湿热证

饮食偏凉为宜,可选用滑利渗湿清热之品,如黄瓜、西瓜、冬瓜、黄花菜、鲤鱼、鲫鱼、赤小豆、山慈菇、芹菜等。

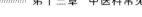

2.寒湿证

中药及饮食均宜温热服,多进有健脾温阳利湿作用的食品,如山药、薏苡仁、赤小豆、芸豆等,多用葱姜蒜做调料可以驱除体内寒湿之邪,禁忌生冷、黏腻饮食。

3.血瘀证

宜食行气活血的食品,如萝卜、橘子、山楂、酒酿、桃仁等。

4.阳虚证

饮食以温热为宜,忌生冷瓜果,可适当用姜、葱、芥、胡椒、大蒜等作作料。适当使用牛奶、鸡蛋、黄鱼、鳗鱼、鳝鱼、南瓜、扁豆、山药、栗子、土豆等补益之品。淡酒有助温阳通气,可少量引用。若脾虚食后腹胀,应少食牛奶、豆类等产气食品和硬固粗糙的食物。

5.阴虚证

饮食宜偏凉,可食甘蔗、百合、杨梅、柿子、花生等有凉润生津作用的食物。

（杨 慧）

第十四章

血液透析护理

第一节　连续性肾脏替代治疗技术及护理

连续性肾脏代替治疗(CRRT)是指每天持续 24 h 或接近 24 h 进行的一种连续性的体外血液净化疗法,目前已在 ICU 危重患者中广泛使用。

一、分类

(一)连续性动脉-静脉血液滤过(CAVH)

CAVH 利用人体动静脉之间的压力差,以对流的原理清除体内大中小分子物质、水和电解质。CAVH 是连续滤过,故比血液滤过更接近于肾小球滤过生理。CAVH 具有自限超滤、持续性、稳定性和简便性的特点。

(二)连续性静脉-静脉血液滤过(CVVH)

CVVH 清除溶质的原理与 CAVH 相同,不同之处是采用中心静脉留置单针双腔导管建立血管通路。深静脉留置导管安全性高,同时应用两条血管通路,不造成再循环。CVVH 已经逐渐取代 CAVH,成为标准的治疗模式。目前主张应用高通量的 CVVH,血流量可达 200～300 mL/min,应用前稀释置换液6～9 L/h,应用后稀释置换液 3～5 L/h。

(三)连续性动脉-静脉及静脉-静脉血液透析(CAVHD 及 CVVHD)

CAVHD 及 CVVHD 溶质转运主要依赖于弥散及少量对流。当透析液流量为 100～150 mL/min(此量小于血流量)时,可使透析液中全部小分子溶质呈饱和状态,从而使血浆中的溶质经过弥散机制清除。

CVVHD 的原理与 CAVHD 的原理的区别在于 CVVHD 采用静脉-静脉建立血管通路。

(四)连续性动脉-静脉及静脉-静脉血液透析滤过(CAVHDF 及 CVVHDF)

CAVHDF 与 CVVHDF 也是在 CAVH 的基础上发展起来的,它们加做透析以弥补 CAVH 对氮质清除不足的缺点。CAVHDF 的溶质转运机制已非单纯对流,而是对流加弥散,不仅增加了小分子物质的清除率,还能有效清除中大分子物质。CAVHDF 时应用高通量滤器,透析液逆向输入。

(五)缓慢连续性超滤(SCUF)

SCUF 主要原理是以对流的方式清除溶质和水分,也是 CRRT 中的一种类型,不同点是它

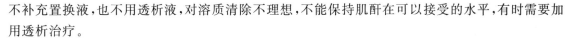

不补充置换液,也不用透析液,对溶质清除不理想,不能保持肌酐在可以接受的水平,有时需要加用透析治疗。

（六）连续性高流量透析(CHFD)

CHFD 应用合成膜血滤器进行无置换液血液透析滤过。这个系统包括连续性血液透析和一个透析液容量控制系统,用高通量血滤器 10 L 碳酸氢盐透析液以 100 mL/min 的速度再循环。超滤过程由速度不同的两个泵控制,一个泵输送已加温的透析液,另一个泵调节透析液流出量和控制超滤。当透析 4 h 透析液中尿素和肌酐浓度与血浆中浓度达到平衡后予以更换。接近零超滤时,透析器内同时存在超滤和反超滤现象,不仅存在弥散清除,也有对流清除,对中大分子物质的清除量增多。

（七）高容量血液滤过(HVHF)

持续进行 CVVH,每天输入置换液 50 L,应用高通量滤器,面积 1.6～2.2 m²,则称为HVHF。标准 HVHF 有两种方法:①标准 CVVH,超滤量维持在 3～4 L/h;②夜间标准 CVVH维持,白天开始超滤量为 6 L/h,超滤总量>60 L/d。

（八）日间连续性肾脏替代治疗(CRRT)

日间 CRRT 主要在日间进行,各种药物及营养液也主要集中在日间输入,在日间清除过多水分,使患者在夜间可获得足够休息,并减少人力消耗。

二、特点

（一）血流动力学稳定

CRRT 的特点就是容量波动小,胶体渗透压变化程度小,基本无输液限制,能随时调整液体平衡,因而对血流动力学影响较小。CRRT 也可能导致溶液大量丢失,故在治疗中要严密监测出入量。

（二）溶质清除率高

CRRT 与血液透析相比,其优点为连续性治疗,可缓慢、等渗地清除水和溶质,溶质的清除量在于超滤液中该溶质的浓度乘以超滤液量,与常规血液透析相比,CRRT 有更高的尿毒症毒素清除率,但置换液量必须加大,时间必须延长,频率必须增加。

（三）补充液体和胃肠外营养不受限制

行常规血液透析或腹膜透析的急性肾衰竭患者,由于少尿、补液量受限,限制了营养的补充,出现负氮平衡和热量摄入不足。CRRT 能根据患者营养需求补充大量液体,为营养支持治疗提供保障。

（四）清除炎症介质和细胞因子

临床证明,连续性血液滤过还可用于治疗败血症和多器官功能衰竭,可以清除肿瘤坏死因子(TNF-α)、炎症介质(白细胞介素-1、白细胞介素-6、白细胞介素-8)等。主要机制是通过对流和吸附清除溶质。

三、护理措施

（一）心理护理

接受连续性肾脏替代治疗的患者大多数是第一次透析,治疗时间长,一般可持续 72 h,患者往往存在紧张、恐惧的心理。因此,在治疗前要做好耐心细致的解释工作,让患者了解连续性肾脏替代治疗的过程,并在严密的监测系统下完成,以减轻患者的思想负担,积极配合治疗。

(二)严密观察病情变化

(1)采用24 h心电监护监测患者的血压、脉搏、呼吸、心率,每小时记录1次。观察患者有无发热、乏力、眩晕、出汗、呕吐等低血压症状。

(2)准确记录动脉压、静脉压、滤器压、跨膜压(TMP)和滤液测压等。

(3)监测治疗后24 h、48 h、72 h的肾功能、电解质、动脉血气值等。

(4)防止连接管路的脱落、扭曲而造成不必要的大出血或凝血。一般连接管路采用两道固定,即穿刺部位固定及床边固定。

(三)血管通路的护理

通常用双腔导管,血管通路护理同血液透析。

(四)置换液补充方法

1.前稀释法

置换液在滤器前输入,称为前稀释法(由动脉端输入)。其优点是血流阻力小、滤过率稳定、残余血量少、不易形成蛋白质覆盖层,同时因为置换液量大,又可降低血液黏稠度,减少滤器内凝血。其缺点是清除率低、所需的置换液量大(6~9 L/h),价格昂贵。

2.后稀释法

置换液在滤器后输入,称为后稀释法(由静脉端输入)。用量少(4~6 L/h),等量滤液内含溶质量比前稀释法多,增加了清除率,因为后稀释法血液未被稀释,滤液中溶质的浓度与血浆水平相同。

(五)配置置换液注意事项

CRRT时应用大量的置换液,如配置不当,会造成渗透压的改变,或被污染后引起毒血症,故配置置换液时必须遵循以下制度。

(1)严格无菌操作,配置前先洗手,戴帽子、口罩。

(2)配置前核对药物,配置时注意各种药物剂量的准确性。

(3)碳酸氢钠置换液应现用现配。

(4)将每一组置换液利用无菌技术注入静脉高营养袋中,形成密闭状态。

(5)必要时可检测置换液的电解质浓度。

(吴中均)

第二节 血浆置换治疗技术及护理

一、概述

(一)血浆置换

血浆置换(plasma exchange,PE)是一种用来清除血液中大分子物质的体外血液净化疗法,指将患者的血液引出体外,经离心法或膜分离法分离血浆和细胞成分,迅速地选择性地从循环血液中去除病理血浆或血浆中的病理成分(如自身抗体、免疫复合物、副蛋白、高黏度物质和蛋白质

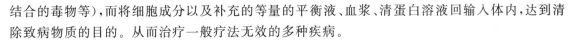

结合的毒物等),而将细胞成分以及补充的等量的平衡液、血浆、清蛋白溶液回输入体内,达到清除致病物质的目的。从而治疗一般疗法无效的多种疾病。

(二)每次血浆交换量

尚未标准化。每次交换2~4 L。一般来说,若该物质仅分布于血管内,则置换第1个血浆容量可清除总量的55%,如继续置换第2个血浆容量,却只能使其浓度再下降15%。因此每次血浆置换通常仅需要置换1个血浆容量,最多不超过2个。

(三)置换频度

要根据基础疾病和临床反应来决定。每次血浆交换后,未置换的蛋白浓度重新升高,通过从血管外返回血管内和再合成这2个途径。血浆置换后血管内外蛋白浓度达到平衡需1~2 d。因此,绝大多数血浆置换疗法的频度是间隔1~2 d,连续3~5次。

(四)置换液

为了保持机体内环境的稳定,维持有效血容量和胶体渗透压。

(1)置换液种类:①晶体液,如生理盐水、葡萄糖生理盐水、林格液,用于补充血浆中各种电解质的丢失;②胶体液,如血浆代用品,主要有中分子右旋糖酐、低分子右旋糖酐、羟乙基淀粉,三者均为多糖,能短时有效的扩充和维持血容量;血浆制品,最常用的有5%清蛋白、新鲜冰冻血浆,后者是唯一含枸橼酸盐的置换液。

(2)置换液的补充原则:①等量置换;②保持血浆胶体渗透压正常;③维持水、电解质平衡;④适当补充凝血因子和免疫球蛋白;⑤减少病毒污染机会;⑥无毒性,没有组织蓄积。

二、血浆置换的并发症及应对

(一)变态反应

1.原因

在血浆置换治疗过程中,由于弃去了含有致病因子的血浆,为了保持血浆渗透压稳定和防止发生威胁生命的体液平衡紊乱,在分离血浆后要补充等容量液体。新鲜冰冻血浆含有凝血因子、补体和清蛋白,其成分复杂,常可诱发变态反应。据文献报道,变态反应的发生率<12%。

2.预防

在应用血浆前静脉给予地塞米松5~10 mg或10%葡萄糖酸钙20 mL;应用血浆时减慢置换速度,逐渐增加置换量。同时应选择合适的置换液。

3.护理措施

治疗过程中要严密观察,如出现皮肤瘙痒、皮疹、寒战、高热时,不可让患者随意搔抓皮肤,应及时给予激素、抗组胺药或钙剂,可为患者摩擦皮肤缓解瘙痒。另外,治疗前认真执行三查七对,核对血型,血浆输注速度不宜过快。

(二)低血压

1.原因

置换与滤出速度不一,滤出过快、置换液补充过缓;体外循环血量多,有效血容量减少;疾病原因引起,如应用血制品引起变态反应;补充晶体液时,血渗透压下降。

2.预防

血浆置换术中血浆交换应等量,即血浆出量应与置换液入量保持平衡,当患者血压下降时可先置入胶体,血压稳定时再置入晶体,避免血容量的波动。其次,要维持水、电解质的平衡,保持血浆胶体渗透压稳定。

3.护理措施

密切观察患者生命体征,隔 30 min 监测生命体征 1 次。出现头晕、出汗、恶心、脉速、血压下降时,立即补充清蛋白,加快输液速度,减慢血浆出量,延长血浆置换时间。一般血流量应控制在 50～80 mL/min,血浆流速为 25～40 mL/min,平均置换血浆 1 000～1 500 mL/h,血浆出量与输入血浆和液体量平衡。

(三)低钙血症

1.原因

新鲜血浆含有枸橼酸钠,输入新鲜血过多、过快容易导致低钙血症,患者出现口麻、腿麻及小腿肌肉抽搐等低钙血症表现,严重时发生心律失常。

2.预防

治疗中常规静脉注射 10％葡萄糖酸钙 10 mL。

3.护理措施

严密观察患者有无低钙血症表现及血液生化改变,如出现低钙血症表现可给予热敷、按摩或补充钙剂等对症处理。

(四)出血

1.原因

血浆置换过程中血小板破坏、抗凝剂输入过多以及疾病本身导致。

2.预防

治疗前常规检测患者的凝血功能,根据情况确定抗凝剂剂量及用法。

3.护理措施

治疗中严密观察皮肤及黏膜有无出血点;进行医疗护理操作时,动作轻柔、娴熟,熟练掌握静脉穿刺技巧,尽量避免反复穿刺;一旦发生出血,立即通知医师采取措施,治疗结束时用鱼精蛋白中和肝素,用无菌纱布加压包扎穿刺点,术后 6 h 注意观察穿刺部位有无渗血。

(五)感染

1.原因

置换液含有致热源;血管通路感染;疾病原因引起的感染。

2.预防

严格无菌操作。

3.护理措施

血浆置换是一种特殊的血液净化疗法,必须严格无菌操作;患者必须置于单间进行治疗,治疗室要求清洁,操作前紫外线照射 30 min,家属及无关人员不得进入治疗场所;操作人员必须认真洗手、戴口罩和帽子,配置置换液时需认真核对、检查、消毒,同时做到现配现用。

(六)破膜

血浆分离的滤器因为制作工艺而受到血流量及跨膜压的限制,如置换时血流量过大或置换量增大,往往会导致破膜,故血流量应为 100～150 mL/min,每小时分离血浆 1 000 mL 左右,跨膜压控制于 50.0 kPa(约375 mmHg)。预冲分离器时注意不要用血管钳敲打排气,防止破膜的发生。

(吴中均)

第三节 血液灌流治疗技术及护理

一、概述

(一)血液灌流

血液灌流是指将患者的血液引出体外并经过具有光谱解毒效应的血液灌流器,通过吸附的方法来清除体内有害的代谢产物或外源性毒物,最后将净化后的血液回输患者体内的一种血液净化疗法。在临床上被广泛地用于药物和化学毒物的解毒,尿毒症、肝性脑病及某些自身免疫性疾病等的治疗。

(二)吸附剂

经典的吸附剂包括活性炭和树脂。

1.活性炭

活性炭是一种非常疏松多孔的物质,其来源相当多样,包括植物、果壳、动物骨骼、木材、石油等,经蒸馏、炭化、酸洗及高温、高压等处理后变得疏松多孔。活性炭吸附力强的主要原因就在于多孔性,无数的微孔形成了巨大的比表面积。活性炭的特点是大面积(1 000 m/g 以上)、高孔隙和孔径分布宽,它能吸附多种化合物,特别是极难溶于水的化合物,对肌酐、尿酸和巴比妥类药物具有良好的吸附性能。

2.树脂

树脂是一类具有网状立体结构的高分子聚合物,根据合成的单体及交联剂的不同分为不同的种类。血液净化吸附剂采用吸附树脂,吸附树脂又分为极性吸附树脂和非极性吸附树脂。XAD-4、XAD-7 等对有机毒物、脂溶性毒物的吸附作用大;XAD-2 树脂,对疏水集团毒素(如有机磷农药、地西泮等)的吸附力大;XAD 系列树脂的解毒作用优于活性炭,其吸附的毒物分子量为500~20 000 D。一般认为血液灌流的吸附解毒作用优于血液透析。如对苯巴比妥钠等镇静安眠药、解热镇静剂、三环类抗忧郁药、洋地黄、地高辛、茶碱、卡马地平、有机氯、百草枯等的解毒作用优于血液透析。对脂溶性高、分布容积大、易与蛋白结合的毒物解毒作用也优于血液透析。

(三)理想的血液灌流吸附必须符合以下标准

(1)与血液接触无毒无变态反应。

(2)在血液灌流过程中不发生任何化学反应和物理反应。

(3)具有良好的机械强度,耐磨损,不发生微粒脱落,不发生变形。

(4)具有较高的血液相容性。

(5)易消毒清洗。

二、血液灌流的方法、观察及护理

(一)方法

进行血液灌流时,应将吸附罐的动脉端向下,垂直立位,位置高度相当于患者右心房水平,用5%葡萄糖溶液 500 mL 冲洗后,再用肝素盐水(2 500 U/L 盐水)2 000 mL 冲洗,将血泵速度升至200～300 mL/min冲洗灌流器,清除脱落的微粒,并使碳颗粒吸水膨胀,同时排尽气泡。冲洗过程中,可在静脉端用止血钳反复钳夹血路以增加血流阻力,使冲洗液在灌流器内分布更均匀。灌流时初始肝素量为4 000 U左右,由动脉端注入,维持量高,总肝素量为每次 6 000～8 000 U,较常规血液透析量大,因活性炭可吸附肝素,要求部分凝血活酶时间、凝血酶时间及活化凝血时间达正常的1.5～2.0倍。

(二)血管通路

应用临时血管通路。首选股静脉、颈内静脉及锁骨下静脉。也可采用桡动脉-贵要静脉,足背动脉-大隐静脉。个别情况下也可使用内瘘或外瘘。血流量以 50 mL/min 开始,若血压、脉搏和心率稳定可提高至 150～200 mL/min。

(三)观察

每次血液灌流 2 h,足以有效地清除毒物。如果长于 2 h 吸附剂已被毒物饱和而失效。如果1 次灌流后又出现反跳时(组织内毒物又释放入血液),可再进行第 2 次灌流,但 1 次灌流时间不能超过2小时。血液灌流如与血液透析联合治疗,则灌流器应装于透析器之前;结束时把灌流器倒过来,动脉端在上,静脉端在下,用空气回血,不能用生理盐水,以免被吸附的物质重新释放入血。

(四)不良反应

1.血小板减少

临床上较多见。另外活性炭也可吸附纤维蛋白原,这是造成出血倾向的原因之一。

2.对氨基酸等生理性物质的影响

血液灌流能吸附氨基酸,尤其对色氨酸、蛋氨酸等芳香族氨基酸吸附量最大,但一般机体有代偿功能,若长期使用,应引起警惕。

3.对药物的影响

因能清除许多药物,如抗生素、升压药等,药物治疗时应注意剂量调整。

4.低体温

常发生于冬天使用简易无加温装置血液灌流时。

(五)护理措施及注意事项

(1)密切观察患者的生命体征、神志变化、瞳孔反应等,保持呼吸道通畅。呼吸道分泌物过多的昏迷患者,应将头侧向一边,并及时减慢血流速度,去枕平卧。使用升压药,扩充血容量,如补液及输血、清蛋白、血浆等。但药物应在血路管的静脉端注入,或经另外的补液途径注入,否则药物被灌流器吸附,达不到有效浓度。若患者在灌流之前血压已很低,则可将充满预冲液的管路直接与患者的动静脉端相连接。

(2)血液灌流前大多患者由于药物影响处于昏迷状态,随着血液灌流的作用,药物被灌流器逐渐吸附,1～1.5 h 后患者逐渐出现躁动、不安,需用床档加以保护,以防坠床;四肢和胸部可用约束带进行约束,但不能强按患者的肢体,防止发生肌肉撕裂、骨折或关节脱位;背部应垫上软垫防止背部擦伤和椎骨骨折;必要时用包有纱布的压舌板垫在患者的上下齿之间,防止咬伤舌头,并注意防止舌后坠。

(3)保持体外循环通畅。导管应加以固定,对躁动不安的患者适当给予约束,必要时给予镇静剂。防止因剧烈活动而使留置导管受挤压变形、折断、脱出,管道的各个接头须紧密连接,防止滑脱出血或空气进入导管引起空气栓塞。

(4)严密观察肝素抗凝情况,若发现灌流器内血色变暗、动脉和静脉壶内有血凝块,则应调整肝素剂量,必要时更换灌流器及管路。

(5)如用简易的血泵做血液灌流,没有监护装置,则必须严密观察是否有凝血、血流量不足和空气栓塞等情况。如出现动脉除泡器凹陷,则提示血流量不足,应考虑动脉穿刺针是否位置不当、动脉管道是否扭曲折叠、血压是否下降;若动脉除泡器变硬、膨胀,血液溢入除泡器的侧管,提示动脉压过高,灌流器凝血;若同时伴有静脉除泡器液面下降,则应适当增加肝素的用量;在无空气监测的情况下,一旦空气进入体内将会发生严重的空气栓塞,因此要密切注意各管道的连接,严防松脱,注意动静脉除泡器和灌流器的安全固定。

(6)维持性血液透析患者合并急性药物或毒物中毒需要联合应用血液透析和血液灌流时,灌流器应置于透析器之前,有利于血液的加温,以免经透析器脱水后血液浓缩,使血液阻力增大,导致灌流器凝血。

(7)患者有出血倾向时,应注意肝素的用法,如有需要,可遵医嘱输新鲜血或浓缩血小板。

(8)若患者在灌流1h左右出现寒战、发热、胸闷、呼吸困难等反应,可能是灌流器生物相容性差所致,可静脉注射地塞米松,给予吸氧,但不要盲目终止灌流,以免延误抢救。

(9)观察反跳现象:血液灌流只是清除了血中的毒物,而脂肪、肌肉等组织已吸收的毒物的不断释放、肠道中残留毒物的再吸收等,都会使血中毒物浓度再次升高而再度引起昏迷,会出现昏迷-灌流-清醒-再昏迷-再灌流-再清醒的情况。因此,对脂溶性药物如有需要,应继续多次灌流,直至病情稳定为止。如有条件,应在灌流前后采血做毒物、药物浓度测定。

(10)血液灌流只能清除毒物本身,不能纠正毒物已经引起的病理生理的改变,故中毒时一定要使用特异性的解毒药。如有机磷农药中毒时,血液灌流不能恢复胆碱酯酶的活性,必须使用解磷定、阿托品治疗。

(11)应根据病情采取相应的治疗措施,如洗胃、导泻、吸氧、呼吸兴奋剂、强心、升压、纠正酸中毒、抗感染等。

(12)做好心理护理。多数药物中毒患者都是因对生活失去信心或与家庭成员、同事发生矛盾而服药,故当患者神志逐渐清楚时,护士要耐心劝解、开导、化解矛盾,使患者情绪稳定,从而积极配合治疗。

(吴中均)

第四节 小儿患者血液透析技术及护理

一、适应证

(一)急性肾衰竭

利尿剂难治的液体超负荷导致高血压或充血性心力衰竭,高分解状态或因为支持循环需要大量肠外补充液体,以上情况合并持续少尿状态时需要透析。

(二)慢性肾衰竭

小儿慢性肾衰竭的年发病率为(2～3.5)/100万人口,病因与第一次检出肾衰竭时小儿的年龄密切相关,5 岁以下的慢性肾衰竭常是先天性泌尿系统解剖异常的结果;5 岁以上的慢性肾衰竭以后天性肾小球疾病为主。对慢性肾衰竭来说生化指标的改变比临床症状更重要,当小儿肾小球滤过率将为 5 mL/(min·1.73 m²)时,就相当于年长儿童血浆肌酐 884 mmol/L。慢性肾衰竭小儿透析指征见表 14-1。

凡具备以上任何一项都应开始透析,有条件时尽量提前建立动静脉内瘘,早期、充分透析可以预防出现严重并发症,如左心衰竭、致死性高血钾、心包炎等,有助于纠正营养不良及生长发育迟缓。

表 14-1 慢性肾衰竭小儿开始透析的指征

1.血肌酐:年长儿童>884 mmol/L,婴儿>442 mmol/L
2.血清钾>6.0 mmol/L
3.CO_2CP<10 mmol/L 或血磷>3.23 mmol/L
4.药物治疗难以纠正的严重水肿、高血压、左心衰竭
5.保守治疗伴发严重肾性骨病、严重营养不良及生长发育迟缓者

二、小儿血液透析特点

近 10 年由于血液透析新技术的应用使小儿血透更加安全,如血管通路的建立、专用的小儿透析材料和设备等,但是在不同国家和地区之间,小儿透析的开展还是有很大的差距。

(一)血管通路

良好的血液通路是小儿血液透析的关键。由于小儿透析患者血管细,合作不好,建立有效的血管通路是血透成功的关键。

1.经皮穿刺中心静脉置管

目前小儿临时血透血管通路以采用经皮中心静脉穿刺插管为主,穿刺部位常用股静脉、颈内静脉及锁骨下静脉,婴幼儿多选用穿刺技术简便又安全的股静脉,缺点是限制患儿活动,并易发生感染,导管留置时间不宜超过 1 个月,较大儿童能够合作可选择颈内静脉或锁骨下静脉,不影响患儿活动,导管留置时间较长,可达 3 个月,但穿刺技术要求高,要求患儿能够很好地配合,可考虑应用短效的静脉麻醉剂,并发症为误穿动脉、误穿腹膜等。

2.动静脉内瘘

用于需慢性血透的患儿,最常用的部位是上肢的桡动脉与头静脉。体重 5～10 kg 的小儿可利用大隐静脉远端和股动脉侧壁建立隐静脉袢内瘘,血管条件差者可行移植血管建立动静脉搭桥。由于小儿血管细,常需要应用显微外科技术建立动静脉内瘘,术后内瘘成熟期应足够长(1～6 个月),在成熟期内患儿应在医护人员指导下做一些有助于扩张血管的锻炼。过早使用动静脉内瘘易发生血肿或假性动脉瘤。

(二)透析器及血液管道

选择透析器型号和血液管道容量应依据患儿年龄和体重的不同而有所差异。透析器和血液管道总容量不应超过患者总血容量的 10%,小儿血容量约为 80 mL/kg,即透析器和血液管道总容量不应超过体重的 8%,最好选用小血室容量和低顺应性透析器,如中空纤维型、小平板型,而具有大血室容量和高顺应性的蟠管型就不适合。为防止透析后失衡综合征,首次透析选择透析器为尿素清除率不超过 3 mL/(min·kg),以后的规律透析也选择尿素清除率在 6～

8 mL/(min·kg)。一般情况下体重<20 kg者选0.2～0.4 m² 膜面积的透析器,20～30 kg者选0.4～0.8 m² 膜面积的透析器,30～40 kg者选0.8～1.0 m² 膜面积的透析器,体重超过40 kg者可选用成人透析器和血液管道。

小儿的血液管道容量为13～77 mL 不等,用直径1.5～3 mm 的管道可限制血流量在30～75 mL/min,如用大流量透析可选用短和直径大的管道,以减少体外循环血容量。

（三）血透方案设计

血透初期遵循频繁短时透析的原则,避免血浆渗透压剧烈改变。低蛋白血症患儿可在透析中输清蛋白1～2 g/kg。

1.血流量

血流量选择3～5 mL/(min·kg)。体重超过40 kg者可使血流量达250 mL/min。

2.抗凝剂

常规应用肝素,首次用量25～50 U/kg,维持量10～25 U/(kg·h),透析结束前30 min 停用。低分子肝素平均剂量为:体重低于15 kg者用1 500 U,体重15～30 kg者用2 500 U,体重30～50 kg者用5 000 U。有出血倾向者应减少肝素用量或无肝素透析。

3.透析液

为避免醋酸盐不宜耐受,主张全部应用碳酸氢盐透析液,钠浓度140～145 mmol/L,透析液流量500 mL/L,婴幼儿血流量小,则透析液流量减少到250 mL/L。

4.透析频率

一般每周2～3次,每次3～4 h,婴幼儿因高代谢率和对饮食适应性较差,有时需每周透析4次或隔天透析,透析充分性指标应高于成人透析患者,建议维持Kt/V在1.2～1.6。

三、小儿透析组织机构和人员设置

建议专为肾衰竭儿童设置肾病中心,包括小儿透析中心、儿科病房,透析中心除了成人透析中心应该配备的工作人员外,还应配备专门培训过的相应专业人员,如营养师、教师及心理医师等,这才能很好地控制小儿饮食等各方面,有助于教育和纠正患儿的心理障碍。

四、血液透析的护理

（一）一般护理

(1)做好透析患儿的心理护理。医务人员穿着白色服装,每次透析都由护士做血管穿刺等,血液透析的不舒适及透析中没有家长的陪伴,这些往往使患儿感到恐惧、紧张,作为医务人员可以通过与透析患儿交谈,努力成为他们的朋友,用温柔的言语和娴熟的技能缓解患儿的恐惧、紧张的心理。通过做好生活护理,及时发现和满足患儿的需求,拉近与患儿的距离,提高患儿在透析过程中的依从性。另外,要做好患儿家属及年龄较大患儿的宣教工作,告诉他们疾病的相关知识,透析间期血管通路的护理及饮食控制的知识,以及自我护理对疾病预后的重要性。

(2)小儿一般选择容量控制型的透析机,调节血流量和透析液流量,控制超滤量,降低透析失衡综合征和低血压的发生。应根据患儿的情况采用不同的透析处方,包括透析方式、透析液的温度和浓度。了解患儿的一般情况,如体重、年龄、血压、体温、有无出血倾向、有无并发症等,确定使用抗凝剂的种类及剂量,决定选用的透析器型号、超滤量及透析时间。回血时控制生理盐水的入量,以不超过100 mL 为宜。

(3)患儿的血管条件较成人差,穿刺技术不佳可以引起血肿,诱发动静脉内瘘闭塞,加重患儿对血液透析的恐惧,不利于治疗。因此要求护士操作技术规范、娴熟,可以由资深的护士进行血管穿刺,做到"一针见血",提高穿刺的成功率,有利于动静脉内瘘的成熟,并减轻患儿的恐惧心理。

(4)在透析过程中加强观察,包括:①穿刺处有无渗血;管道安置是否妥当,有无扭曲或折叠;②透析机运转是否正常;③管路内血液的颜色是否正常;④血流量是否正常;⑤血液、脉搏和体温情况。应经常询问患者有无抽筋、头痛、头晕和胸闷等不适。患儿年龄小,往往对不良反应敏感度较低,不能做到出现不适时及时告知医护人员,因此应通过对生命体征的密切观察,及早发现一些不良反应的早期征象,及时处理。

(5)对于有低蛋白血症的患儿,可以:①在透析过程中通过使用人血清蛋白或输注血浆提高血浆胶体渗透压;②对于严重低血压或严重贫血的患儿,可以增加预冲液量或使用新鲜血预冲体外循环系统,或在透析中使用升压药;③对于因体重增长过多使心脏前负荷过重或伴有急性肺水肿的患儿,应减少预冲液量;④对急性左心衰竭但不伴有高钾血症的患儿可以先行单纯超滤;⑤对合并高钾血症的患儿可以先用降钾药物,使高钾血症有所缓解,再行透析。

(6)保持呼吸道通畅,防止窒息;指导和督促患儿按时服药,定期注射重组人红细胞生成素,定期检查血液分析等各项检查。

(二)营养管理

小儿处于生长发育期,其代谢速度较成人快,活动量大,营养要求也高,但因疾病等原因,患儿食欲较差,且由于饮食控制使食物过于单调,加之透析丢失营养物质,因此患儿容易发生营养不良。因此可选择患儿喜爱的食物,经常变换烹饪方法,以保证患儿的营养需求。血液透析的患儿营养需求如下:优质高蛋白饮食,蛋白质摄入量为 $1.0 \sim 1.2$ g/(kg·d),男性患儿热量摄入为 251 kJ/(kg·d)[60 kcal/(kg·d)],女性患儿为 201 kJ/(kg·d)[48 kcal/(kg·d)],要求其中 35% 来自碳水化合物。

(三)并发症及其护理

许多成人透析的远期并发症,如肾性骨营养不良、贫血、高血压、心包炎、周围神经病变等,也同样发生于慢性透析的小儿患者。因为小儿处于生长发育期,透析中低血压、失衡综合征、"干体重"的监测方面有其特殊性,且并发症中肾性骨营养不良和贫血的治疗尤其重要。此外慢性透析小儿还受生长发育迟缓、性成熟延迟、心理障碍的困扰等。

1."干体重"的监测

小儿自我管理能力较差,对水、盐不能很好限制,透析间期食欲不佳,常并发营养不良,加之处于生长发育时期,随年龄增加或肌肉增长等"干体重"都会随之变化,每次透析都应精确计算脱水量,防止容量负荷过高,在血透过程中实时监测血细胞比容可防止透析中血液下降,定期根据心胸比等有关指标确定"干体重",注意防止因脱水过多导致血压降低或脱水不足导致心力衰竭。

2.透析中低血压

小儿对血流动力学改变非常敏感,每次透析应遵循出水少于体重的 5%,婴幼儿小于 3% 或除水速度小于 10 mL/(kg·h)的原则。体重不足 30 kg 的患者,每周血透 3 次,每次 4 h,65% 的病例出现循环衰竭、腹痛、恶心、呕吐等因急速除水引起的症状。体重 30 kg 以上的患者,只有 20% 的病例出现这些症状。发生这些症状主要与除水有关,其他原因还有选用大血室容量透析器或血液管道,非常仔细地观察透析当中生命体征,透析中最好配备血容量监控装置,回血时生理盐水不能过多(尽量不超过 100 mL)。当患儿血容量相对或绝对不足时,如重度贫血、低蛋白血症或较低体重(<25 kg),血透时没有相适应的小透析器而只能用较大透析器时,在透析前预冲血液或血制品(如血浆或清蛋白)于透析器和透析管道中可预防低血压的发生。透析中低血压的处理主要是输注生理盐水或清蛋白。

3.失衡综合征

若透析前尿素氮明显升高,超过 35.7 mmol/L(100 mg/dL)或使用大面积高效能透析器都易发生失衡综合征,常表现为头痛、恶心、呕吐或癫痫样发作,处理可静脉滴注甘露醇 1 g/kg,30%在透析开始 1 h 内滴入,其余在透析过程中均匀滴入,若频繁或大量使用,应注意对残余肾功能的影响,也可提高透析液葡萄糖浓度。若透析前尿素氮超过 71.4 mmol/L 就应频繁短时间的透析。

4.心理和精神障碍

透析小儿不仅要接受长期依赖透析生存的现实,还得应付一些透析治疗带来的问题,如穿刺的疼痛、透析过程中的不适、饮食的限制、与同龄儿童的隔阂及死亡的恐惧等,这些常常导致小儿情绪低落,精神抑郁,加重畏食。鼓励这些儿童建立生活信心,需要心理医师、护士、家长及学校教师共同配合。对这类儿童更要强调生活质量,主张回归社会,尽可能参加体育运动,应帮助患儿合理安排透析时间,与同龄儿童一样入学校完成学业。

总之,在小儿透析过程中,早发现、早处理是防治血液透析急性并发症的关键,加强对患儿及家属的宣教工作,做好饮食管理及采用个体化透析,是防治远期并发症、提高透析患儿的存活率和生活质量的前提。医务人员高超的透析技术、穿刺技术在缓解小儿不良心理情绪方面起着至关重要的作用。

从长远观点看,终末期肾衰竭患儿长期血透并非上策,因为它对患儿生活质量影响较大,故在接受一段时间透析后最终行肾移植。北美儿童肾移植协作组资料显示,12 岁以前肾移植有利于生长发育,13 岁以后肾移植未见预期的青春期加快生长,强调在青春期前进行肾移植有利于生长和性发育,与透析治疗比较,肾移植具有可以获得正常生活、较好职业的优点。

(吴中均)

第五节　妊娠期患者血液透析技术及护理

慢性肾衰竭患者由于月经紊乱和排卵异常,其生育能力降低,如妊娠前血肌酐大于 265.2 μmol/L(3 mg/dL),尿素氮大于 10.7 mmol/L(3 mg/dL),成功的妊娠是罕见的。随着血液透析治疗及其技术的不断进展,成功的妊娠和正常分娩的报道日益增多,据国际肾脏病协会统计表明,妇女透析患者妊娠发生率美国每年约 0.5%,沙特阿拉伯每年约 1.4%,我国目前尚无该方面的确切资料。由于透析患者妊娠可危及母亲和胎儿的安全,肾脏科、产科及儿科恰当的配合与处理可帮助患者顺利度过妊娠期、围生期,提高胎儿成活率。本节重点阐述妇女妊娠期透析。

妊娠过程中,妇女的血容量负荷增加,心脏处于高排出量状态;前列腺素分泌增加,肾血管阻力下降,肾血流增加,使早期肾小球滤过率增加 30%～50%,导致溶质的排泄率增加,血肌酐和尿素氮水平下降。Sim 等观察到正常非妊娠期妇女血清肌酐为(59.2±12.4)μmol/L、尿素氮为

(4.9±4.1)mmol/L,而血压正常妊娠妇女血清肌酐为(40.7±26.5)μmol/L,尿素氮为(3.1±0.5)mmol/L,因此认为妊娠期间血肌酐大于70.7 μmol/L时应进行肾功能检查。

一、透析患者妊娠及其后果

透析患者生育能力明显下降,据统计透析患者妊娠发生率每年在0.5%～1.4%,比利时一项研究表明发生率仅为每年0.3%。晚期随着促红细胞生成素的应用,透析患者生育能力有所改善,特别注意的是血液透析患者妊娠率约为腹膜透析的2～3倍。透析患者生育能力下降原因尚不明确,早先文献报道仅有10%的育龄妇女透析期间恢复月经,最近研究报道达40%。早在15～20年前就有证实透析患者存在激素水平异常,在月经周期卵泡雌二醇水平同正常一样,但缺乏黄体生成素和尿促卵泡素高峰,孕激素水平持续下降,约70%的妇女继发于高泌乳素血症而产生泌乳。以上研究提示慢性肾衰竭患者存在下丘脑-垂体-卵巢轴基础水平异常,缺乏典型的排卵高峰和对月经的周期性调节作用。慢性肾衰竭患者妊娠常发生在透析开始的前几年,但亦有报道妊娠发生在透析20年之久。多次妊娠亦较常见,美国国家透析患者妊娠登记(NPDR)资料显示,8例孕龄妇女妊娠2次,8例妊娠3次,1例妊娠4次。透析患者妊娠结局如何报道不一,婴儿生存仅是判断妊娠成功标志,其实大多数婴儿早产或生长发育迟缓,新生儿常合并呼吸窘迫综合征及其他早产并发症,NPRD报道116例成活婴儿中有11例发生呼吸窘迫综合征及1例死胎存在先天性异常。随诊资料较全的49例婴儿中有11例需长期医治或存在发育障碍,他们大多数归因于早产而非宫内氮质血症环境。

二、妊娠与透析

(一)透析治疗的时机

目前对于妊娠合并慢性肾衰竭的透析时机尚无统一标准,与非妊娠妇女相比,早期和充分透析是有益的。Hou提出,当血清尿素氮为30～40 mmol/L(80～100 mg/dL)时,必须开始透析。透析治疗有利于减轻宫腔内胎儿的氮质血症,改善胎盘功能不全,避免死产和自然流产。此外,透析治疗有助于控制孕妇的容量依赖性高血压,增加透析次数可以减少透析中低血压的发生,而且不需限制饮食,改善母婴的营养状况。妊娠末期,由于婴儿每天约产生540 mg尿素氮,透析时间必须适宜延长。

(二)透析时间

关于妊娠合并慢性肾衰竭,每周透析总时间和透析的目标,各家报道不一。有研究主张强化透析(每天透析),尽管强化透析价值尚没有最后确定,但从理论上是可以实施的。Kundaye等报道妊娠期间透析和残肾功能尚可,孕妇妊娠结局较满意,婴儿成活率达75%～80%,但尚不能区分是残余肾功能还是充分透析治疗改善了妊娠结局,但起码降低了胎儿暴露于代谢产物环境的概率。另外,每天透析,透析间期体重增加较适宜,降低了低血压危险。透析患者羊水过多较普遍,增加了早产概率,相对于婴儿正常肾功能,血清过高尿毒素可促使渗透性利尿,增加羊水过多的概率。来自NPDR资料主张每周至少20 h透析才能明显改善妊娠预后。

透析治疗对胎儿有害的证据不足,有些研究认为,透析可诱发早产。这是因为透析能使体内黄体酮下降10%,而早产与黄体酮减少有关。Sancbez-Casajus等在透析过程中对胎儿进行监测,结果提示胎儿对透析治疗的耐受力较好。透析中低血压可导致胎儿宫内窒迫,因此,必须防止妊娠过程中低血压的发生。

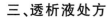

三、透析液处方

有关血液透析的处方建议很多,但能否改善母婴的预后不肯定。Hou 主张透析液钠浓度为 134 mmol/L,使之接近正常妊娠妇女血清钠较低的水平;增加透析液钙浓度至 2 mmol/L,以适应母婴钙的需求量;透析液中含糖量为 200 mg/dL,防止透析中出现低血糖;维持血压稳定的措施与非妊娠透析一致。

对于强化透析易引起电解质紊乱,需进行调整。如果每天饮食中钾的摄入量不能抵消透析丢失量,可导致血清钾水平下降,因而需适当增加透析液钾浓度。如果透析液中钙离子浓度仍为 0.875 mmol/L 可导致高钙血症,因而钙离子浓度为 0.625 mmol/L 较适宜。一般来说,透析液中 HCO_3^- 浓度设计为 35 mmol/L,可缓冲两天间期酸负荷,每天透析可致血清 HCO_3^- 浓度上升,导致代谢性碱中毒,因而需个体化调节 HCO_3^- 浓度。

四、抗凝治疗

过去妊娠患者要适当减少肝素用量,对于每天透析患者需用最小剂量肝素,然而因非妊娠患者降低肝素用量可增加体外循环凝血,尽管迄今尚无严格病例对照研究,但妊娠处于高凝状态,可适当增加肝素用量,肝素不能通过胎盘,因而无致畸作用,对于明显出血孕妇主张无肝素透析。华法林能通过胎盘,在妊娠前 3 个月有致畸作用,在妊娠后 3 个月可引起胎儿出血,因而,对于需用华法林预防血管通路高凝状态的孕妇应该用肝素皮下注射预防。随着低分子量肝素普遍使用,及其出血危险性低等优点,目前主张应用低分子肝素。

五、妊娠透析患者的营养指导

妊娠期间经各种营养支持满足母婴需要,透析本身会导致严重营养不良,因而妊娠透析期间需合理营养指导,如表 14-2 所示。

表 14-2 妊娠透析患者营养指导

热卡	35 kcal/(kg·d)+300 kcal
蛋白质	1.2 g/(kg·d)+10 g
维生素	
维生素 A	无须补充
维生素 B	无须补充
维生素 C	≥170 mg/d
维生素 B_1	3.4 mg/d
维生素 B_2	3.4 mg/d
维生素 B_3	≥20 mg/d
维生素 B_6	>5 mg/d
叶酸	1.8 mg/d
矿物质	

续表

钙	2 000 mg/d
磷	1 200 mg/d
镁	200～300 mg/d
锌	15 mg/d
卡尼汀	330 mg/d

六、透析患者产科问题

慢性肾衰竭妊娠对母婴均有极大威胁，因需泌尿科、产科、妇科、儿科通力协作，才能保证母婴平安。早产是慢性肾衰竭妊娠婴儿死亡率和发病率增加的关键因素，需加强指导，同预防先兆子痫一样，需补充镁离子，但小心避免镁中毒和孕妇呼吸窒迫，当血清镁离子浓度低于 5 mg/dL 时需给予负荷剂量并在每次透析后给予补充。吲哚美辛可促进胎儿成熟，使分娩延后 72 h，并可预防羊水过多，但过多应用可加重肾功能损害，引起高钾血症。由于死胎发生率增加，需密切观察胎儿生长发育状况，主张在孕 30 周后经腹壁羊膜腔穿刺抽吸羊水测胎肺成熟度，并注入地塞米松 10 mg 每周 2 次，促进胎肺成熟。对胎儿宫内发育迟缓的治疗，每天吸氧 3 次，每次 30 分钟，并口服解痉药，如沙丁胺醇或氨茶碱，同时加强营养支持。关于选择分娩时机尚有争论，一些作者主张如果胎儿肺成熟，选择 34～36 周分娩较佳，但现在多数主张孕妇 38 周分娩较好，但对于透析患者，往往由于早产和产科问题留给我们选择的时间不多。对于剖宫产仅适用于产科问题，而绝非肾脏本身，否则主张自然分娩较好。特别注意的是分娩过程避免水负荷增加和感染，因为催产素能增加水潴留的危险。至于新生儿处理尤为必要，透析患者婴儿分娩时血清尿素氮和肌酐水平同母亲一样，可导致出生后渗透性利尿，没有密切监测和适当补充，可导致血容量不足和电解质紊乱。新生儿血清钙离子浓度监测也尤为重要，因为婴儿长期暴露在高钙血症的环境，出生后易发生低钙血症和痉挛等危险。

妊娠合并慢性肾衰竭对母婴均有危险，孕前肾功能良好者，妊娠可能不会引起肾功能的损害，婴儿生存率高；孕前肾功能中度以上损害者，妊娠可能导致 1/3 的患者肾功能恶化，密切监测和早期终止妊娠，也难以保证肾功能的逆转；积极配合透析治疗，肾功能可能恢复，妊娠高血压疾病也是不可忽视的问题，需警惕高血压的危险。另外，自然流产、早产和死产的发生率高，对胎儿的生存威胁极大。透析治疗可提高母婴的生存率，必须早期和充分透析，掌握透析原则，避免透析并发症。

（吴中均）

第六节　老年患者血液透析技术及护理

血液透析疗法已成为治疗终末期肾脏病（ESRD）的有效措施。近年来透析人群中老年人比例显著增加，据欧洲肾脏病学会（ERA-EDTA）的登记报道，1995 年 EARD 进入透析治疗的患者平均年龄 56.8 岁，其中大于 60 岁者占 52%。美国大于 65 岁的透析患者已从 1973 年的 5%，

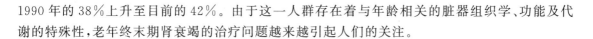

1990 年的 38% 上升至目前的 42%。由于这一人群存在着与年龄相关的脏器组织学、功能及代谢的特殊性,老年终末期肾衰竭的治疗问题越来越引起人们的关注。

一、疾病特点

老年尿毒症患者并发症多,透析中的急性并发症以低血压、抽搐和心律失常为主,慢性并发症以心血管系统疾病、感染、营养不良、脑血管意外、恶性肿瘤和肾性骨病较常见,死亡原因主要为心血管疾病。

老年尿毒症患者在透析前大多伴有高血压、糖尿病、骨质疏松、心血管系统疾病、呼吸系统及消化系统疾病,因此在透析过程中容易发生低血压、抽搐和心律失常,有部分患者在透析过程中会出现腹痛,要警惕有无小肠坏死或腹腔感染灶。

维持性血液透析患者在透析前往往已存在营养不良,进行血液透析后,营养不良则更为明显,其中老年患者更为突出。患者由于对透析不耐受导致透析不充分,伴有糖尿病、胃肠道等慢性病,或使用某些药物引起不良反应导致患者厌食,蛋白质摄入不足;特别是透析不充分、微炎症状态、透析过程中各种营养物质的丢失及透析的不良反应等,这些都是引起营养不良的主要原因。长期的营养不良会使机体的免疫力降低,引起呼吸系统、泌尿系统的感染率上升。维持性血液透析的老年患者若由于上呼吸道感染诱发肺炎、高热,会使病情加重,使营养不良的状况变得更加严重,导致患者对血液透析不耐受,如此恶性循环,使患者死亡的危险性大为增加。

二、透析时机及血管通路的建立

对老年患者透析时机目前尚无一致看法,一般认为 Ccr < 0.17 mL/(s · 1.73 m²) [10 mL/(min · 1.73 m²)],或血肌酐浓度 > 707.2 μmol/L 并有明显尿毒症症状(尤其有较明显的水、钠潴留,如明显水肿、高血压和充血性心力衰竭迹象),有较严重的电解质紊乱(如血钾 > 6.5 mmol/L),有较严重的代谢性酸中毒(CO_2CP ≤ 6.84 mmol/L)者,均应开始透析。

慢性肾衰竭老年透析患者,在透析前 4～6 周应安排行动静脉内瘘吻合术,使动静脉内瘘有充分的成熟时间,如需紧急透析而动静脉内瘘未建立,可以通过建立临时血管通路进行透析,如经皮静脉插管或直接进行血管穿刺。

三、血液透析的特点

(一)透析器

老年患者因疾病的特殊性,在透析中极易引起低血压、抽搐等不适,应尽量安排超滤稳定、有可调钠功能的机型。伴有心功能不全、持续性低血压者,应避免选择大面积、高通量的透析器,一般使用面积为1.2 m²的透析器。

(二)血管通路

建立合适的血管通路是血液透析得以进行的前提,亦是提供充分透析的必要条件。老年血透患者由于动脉粥样硬化、血管中层钙化、营养不良等因素,给自体动静脉内瘘的建立带来困难。常用的动静脉内瘘是在前臂进行桡动脉与头静脉的吻合。老年人由于桡动脉粥样硬化,造成桡动脉-头静脉瘘的失败率高达 56%,老年患者特别是年龄大于 74 岁者内瘘存活时间明显低于年轻者。

近期研究表明,老年人行直接的肘部内瘘(肱动脉合并行静脉吻合)优于任何其他形式的血管通路,早期失败率仅 1.8%,而前臂瘘大于 20%,血管移植建立动静脉瘘为 16.5%。当肘部瘘因流量不足而无法有效进行透析时,在相同血管通路改用移植血管建立动静脉内瘘均获得了成功。

如果不能建立肘部自体动静脉内瘘,用同种移植静脉建立血管通路优于聚四氟乙烯人造血管,主要是并发症少,宿主血管的依从性好,技术容易等。最常见的并发症是血栓形成,常需要血管成形术或搭桥术。

部分老年透析患者无论自体还是移植建立动静脉内瘘都有困难,可选用持久性双腔导管作为长期血管通路的有效补充形式。与普通双腔导管不同的是,持久性双腔导管长一些,柔韧性更好,对组织损害小,不易移动。此外,其在出皮肤处与穿刺点的平行距离至少有 2 cm,且皮下有一涤纶扣,被组织生长包绕,有利于导管在皮下的固定,并设置了自然抗感染屏障,延长了导管的使用时间。由于持久性双腔导管作为血管通路可立即使用,无动静脉分流,对心脏的血流动力学影响小,加之不需要忍受每次透析时穿刺的痛苦,使一些慢性肾衰竭患者容易接受,特别是无法建立有效血管通路时。

(三)血流量

不伴有慢性病的老年患者,血流量根据其年龄、性别、体重控制在 200~250 mL/min;伴有心血管系统疾病、肺心病、持续性低血压者,血流量应控制在 150~180 mL/min。流量过快可加重患者的心脏负担,引起心律失常及心动过速等。

(四)透析液浓度

根据患者在透析中存在的不同问题调节钠浓度。对于高血压的患者,可适当调低钠浓度,一般控制在 138~142 mmol/L;对于低血压、在透析中易出现抽筋的患者,可适当调高钠浓度,一般控制在142~148 mmol/L。

(五)透析液温度

透析液温度一般控制在 36 ℃～37 ℃,对于持续性低血压的患者将透析液温度调到 35.5 ℃～36.5 ℃,因低温透析可使患者外周血管收缩,对血压有一定的调控作用。对发热患者也可适当降低透析液温度。对于血压正常或较高,但在透析中易引起抽搐的患者,可将透析液温度适当调高,控制在 37 ℃～37.5 ℃,以减少透析中肌肉抽搐的发生。

(六)超滤量

根据患者体重的增长情况设定超滤量。若患者透析间期体重的增长超过了干体重的 4%,则应根据患者以往的透析资料确定超滤量。一般超滤率控制在 500 mL 以内,并根据患者透析中的情况和透析结束前 1 h 的血压适当增减超滤量。

对个别水肿严重或伴有腹水、胸腔积液的患者,可以通过序贯透析来减缓透析对患者心血管系统造成的影响,促使水分排出。

(七)每周透析的次数和时间

年纪较大的患者,一般不能耐受长达 6 h 的透析,所以大都安排每周透析 3 次,每次4 h。

四、护理

(一)一般护理

(1)病室环境应保持清洁,地面保持干燥,阳光充足,每天定时开窗通风,保持室内空气清新,保持室内温度在 18 ℃～20 ℃,湿度在 50%～60% 为宜。

（2）根据患者的病情及需求让其采取舒适的卧位，保持床单位清洁、干燥，床单位做到一人一用一更换。

（3）做好基础护理，满足患者的合理需求，对生活不能自理的患者，应帮助其进食和饮水。

（4）做好心理护理，仔细耐心地向患者及家属讲解关于血液透析的基础知识，让患者了解血液透析的意义及注意事项，消除患者紧张、恐惧的心理，使患者能配合治疗。生活上给予患者无微不至的关心，用温柔的言语、和蔼的微笑感染患者，对患者每一点微笑的进步都予以鼓励，使老年患者感到医院的温暖，保持健康、乐观的心情，增强战胜疾病的信心和勇气。

（5）体重监测。老年患者的记忆力减退，往往在季节变换时由于衣物增减弄错了自己的体重，护士应陪同患者测量体重，并做好详细记录，对透析间期体重增长过快的患者应提醒其注意控制饮食。

（6）透析前仔细询问患者有无出血倾向，合理选择抗凝剂；了解患者有无感染、发热，如有异常，先通知医师处理后再上机。根据患者体重增长情况及疾病的特点设定超滤模式、超滤量、血流量及透析液浓度等，给予患者个体化透析。

（7）加强永久性血管通路和临时性血管通路的护理。老年患者因某些慢性病，如糖尿病、肿瘤、慢性支气管炎等食欲下降，而分解代谢增加，消耗了体内蛋白质及脂肪的储备，引起营养不良，同时因尿毒症导致体内代谢和激素水平紊乱，故伤口不易愈合。老年患者大都伴有高血脂和肥胖，且疾病因素使患者血管条件较差，血管细、脆、易滑动，穿刺失败时易引起血肿，管壁修复较慢，这些给内瘘穿刺带来一定的难度。因此穿刺时应选择年资较长、技术较熟练的护士进行操作，有计划地选择动静脉内瘘穿刺点。

老年人因精力不足、经济条件的限制、自身照顾不周而不能做好个人清洁卫生，容易引起动静脉内瘘感染。因此护士对其进行动静脉内瘘穿刺前应先做好皮肤清洁，观察有无血肿、内瘘是否通畅、周围皮肤是否完好；穿刺时应严格执行无菌操作技术，认真执行操作规程，防止并发症的发生。

使用临时血管通路前，护士同样要做好皮肤的清洁消毒，观察伤口有无渗血、管道固定处有无缝线脱落、固定是否妥当。此外，还要做好患者动静脉内瘘及临时性血管通路的宣教工作，让其进行自我保护。

（8）给予吸氧：对伴有心肺疾病者，在透析开始时就可给予吸氧。

（9）保持呼吸道通畅：对于透析中出现恶心、呕吐者，应及时清理呼吸道，保持呼吸道通畅。

（10）透析过程中严格执行操作规程，避免发生不必要的医疗差错，造成患者身体上和心理上的痛苦。

（二）密切观察病情变化，做好记录

（1）在透析过程中加强观察：①穿刺处有无渗血；②管道安置是否妥当、有无扭曲或折叠；③透析机运转是否正常；④管路内血液的颜色是否正常；⑤血流量是否正常；⑥患者的血压、脉搏和体温情况。经常询问患者有无抽搐、头痛、头晕、胸闷等不适。有些老人对不良反应的敏感度较低，出现不适时不能及时告知医护人员，因此医护人员应通过对生命体征的密切观察，及早发现不良反应的早期征象，及时处理。

（2）在透析中，患者如需输血、输液，应严格掌握输液速度。为了使血液中的钾离子清除充分，输血应控制在透析结束前 2 h 结束；输液时根据不同的药物调节滴速，避免过快，一般控制在每分钟 30 滴为宜。用药时，密切观察患者有无输血反应、输液反应、药物变态反应等，以及用药后有何不适,如有异常应及时通知医师。

(3)透析结束后,对止血有困难的患者,应该帮助止血;告诉患者起床速度不要太快,避免发生直立性低血压;严密观察生命体征,待患者一切正常后才能护送出血透室。

(三)饮食护理

护士应关心患者透析期间的饮食、起居情况,加强与患者的沟通,讲解有关的营养知识,告诉患者饮食多元化的方法,把握机会和患者家属沟通,告知家庭支持的重要性。

对合并其他慢性病的老年患者,在饮食上要结合患者的不同情况,作出相应的调整。如患者伴有糖尿病,则应避免摄入含糖量过高的食物,主食以米、麦类碳水化合物为宜。

(四)并发症的护理

老年血液透析患者的急性并发症及远期并发症与常规透析患者的并发症基本相同,但由于疾病及年龄的特殊性,他们更易发生透析失衡综合征、心血管系统并发症、感染、营养不良、脑血管意外、肾性骨病及肿瘤等并发症。

1.透析失衡综合征

多见于首次进行血液透析的患者,在透析过程中后透析后 24 h 内发生以神经系统症状为主的一系列综合征,如头痛、失眠、恶心、呕吐和血压升高等,初次血液透析的患者应缩短血液透析时间,以 3～4 h 为宜;血流量不易过快,一般控制在 150～180 mL/min。若患者在透析中出现上诉症状,在无糖尿病的情况下,可以静脉推注高渗糖水。

2.心血管系统并发症

心血管系统并发症是 60 岁以上的老年血液透析患者的常见并发症,也是最常见的致死原因之一。老年患者多患有缺血性心脏病、高血压和心脏传导系统疾病,导致心脏功能储备减弱;体外循环破坏了血流动力学的稳定性,增加了心脏的负担。透析中的低血压、体液及电解质的急剧变化、动静脉内瘘的形成均是构成老年血液透析患者心血管系统并发症的诱因。

(1)低血压:老年患者由于机体耐受力下降,多伴有心血管系统慢性病,在透析过程中极易发生低血压,应根据产生的原理认真分析,采取相应的防治措施。

患者如在透析一开始就出现血压下降,可能与伴有心血管系统疾病或体外循环的建立、血流量过大致患者不能耐受有关。可通过减慢血流量、减慢超滤、增加预冲液量或使用新鲜血液预冲管道等方面减轻患者的不适,使患者顺利完成血液透析。

如在透析过程中或透析结束前突然出现血压下降、打哈欠、恶心、呕吐、出冷汗、胸闷或伴有下肢肌肉痉挛,可能与患者透析间期体重增长过多,以致在透析时超滤量过多、速度过快有关,也可能是透析中进食过多所引起,应立即减慢血流量、减慢或停止超滤水分,补充生理盐水,待症状改善后继续透析。但要注重控制补液量,避免因补液过多造成透析结束后体内仍有过多水分潴留,诱发急性左心力衰竭。对于在透析中经常出现低血压、抽搐的患者,通过适当调高透析液钠浓度能使患者顺利地完成透析治疗。做好饮食宣教工作,让患者知道因饮食控制不佳而导致透析过程中出现各种并发症的危险性,使患者自觉遵守饮食常规,同时宣教患者在透析过程中避免过多进食。

(2)心绞痛:由于体外循环的建立,患者可出现暂时的冠状动脉供血不足,在透析过程中突然出现胸骨后疼痛、胸闷,心电图可见 ST 段压低、T 波平坦或倒置,应立即减慢血流量及超滤量,或停止超滤,吸氧,并通知医师,根据医嘱给予硝酸甘油舌下含服,待情况好转后继续透析。如症状不缓解,应立即停止透析治疗。

(3)心律失常:在透析过程中患者感觉心悸、胸闷,出现心动过速、心律不齐,严重者可以出现室性或房性心律失常,应立即减慢血流量及超滤量,或停止超滤,吸氧,针对病因给予抗心律失常的药物,严重者应停止透析治疗。

(4)高血压:多见于患者饮食控制不佳,摄入过多水钠,患者过于紧张、肾素依赖性高血压、透析液浓度过高、超滤不足、失衡综合征、降压药物被透出,药物因素如重组人红细胞生成素的使用等。

加强宣教工作,使患者了解饮食控制的重要性,严格控制水、钠的摄入;每次透析都应完成透析处方;鼓励患者在透析间期按时服药,使高血压能得到有效控制;或改变透析方式,如进行血液滤过治疗;检查透析液的浓度是否过高;对在透析中有严重高血压的患者可以使用药物加以控制。

(5)心力衰竭:患者突发呼吸困难、不能平卧、心率加快、血压升高,在排除高钾血症的情况下,可以先给患者行单纯超滤,然后改为血液透析,这样可以减轻心脏负担,给予患者半卧位,吸氧或必要时用50%乙醇湿化给氧。积极控制贫血,平时注意充分超滤,及时拍胸片以了解心胸比例,特别在发热或换其他疾病后,应警惕因体重减轻引起的水分超滤不足,预防透析后未达到干体重而诱发心力衰竭。

3.感染

老年患者由于疾病及年龄因素,免疫力低下,加上营养不良,易发生感染性疾病,特别是呼吸系统、泌尿系统感染及结核。上呼吸道感染易并发肺炎,老年血液透析患者感染的发生率仅次于心血管并发症。因此,应鼓励患者平时注意饮食的合理均衡,进行适度的锻炼,注意在季节变换时及时增减衣物,防止上呼吸道感染。一旦发生感染应立即去医院就医,按时服药,使感染得到有效控制。同时,在透析过程中,应注意严格执行无菌操作技术,防止医源性感染。

4.营养不良

长期血液透析的老年患者大多合并其他慢性疾病,由于消化吸收能力减弱,对蛋白质的吸收和利用能力降低,更易发生营养不良。很多患者独居,不愿给儿女带来负担,因此缺乏照顾,因疾病因素使其精力有限,不能做到饮食的多元化;因饮食需要控制,故饮食单一乏味;或由于缺乏营养知识,蛋白质及能量摄入减少,这些都会导致营养不良。

5.脑血管意外

老年患者由于高血压、高血脂、脑动脉硬化的发生率较高,反复使用肝素后,在动脉硬化的基础上,更易发生脑出血。患者往往表现为持续头痛、无法解释的痴呆、神志的改变,严重的出现偏瘫、死亡。有些患者因脑动脉硬化、降压幅度过大,诱发脑循环障碍,脑血栓形成,引起脑梗死。

因此,对高血压患者应鼓励其在透析间期严格做好自身防护,定期测量血压,按时按量服药,严格控制水分摄入,注意劳逸结合,避免过度疲劳。同时,对严重高血压的患者,应避免短时间内降压幅度过大。对已出现脑血管意外的患者,应避免搬动,在透析中严格控制血流量及超滤量,严密观察生命体征。因病情需要进行无肝素透析的患者应注意血流量、静脉压、跨膜压的变化,防止体外凝血。

6.肿瘤

老年血液透析患者因其免疫功能低下,恶性肿瘤的发生率是正常人的 3～5 倍,且预后差。对于患有恶性肿瘤的患者,做好心理护理极为重要。在透析过程中更要给予无微不至的关怀,密切观察病情,尽量减少急性并发症的发生。

7.老年血液透析胃肠道出血

老年人消化道憩室、毛细血管扩张、癌症的发生率高于年轻人,因而胃肠道出血的发生率也增高。出血原因以出血性胃炎占首位,其次为毛细血管扩张,可发生在任何部位,常为多发性,确诊靠内镜检查。结肠憩室穿孔的症状不典型,以低热和模糊的腹痛为初发症状,须提高警惕。

8.精神心理问题

首先,慢性疾病的存在导致了患者对治疗的依赖性,维持性血液透析患者则更多依赖医师、护士,依赖透析机。其次是由于疾病自身及由此产生的依赖性,他们不得不进行调整,改变生活方式,并寻求在新的水平上的平衡,这常常是不舒服的,并由此产生一系列心理问题。国内统计资料表明,老年透析患者常存在着焦虑和抑郁,常有一些模棱两可的感情和行为,特别是那些集体活动受阻而致功能损害,不得不依赖他人者。国内资料显示,老年血透患者抑郁、焦虑自评量表总分,明显高于中青年组,血液透析患者情感障碍严重者,可影响康复及预后,更加严重的可造成血液透析治疗中并发症的发生率增多,使血液透析中不稳定因素增加,治疗的风险性加大。尤其应注意的是老年患者血液透析时高血压的发生率较高,Kennedy发现抑郁症增加冠心病患者心源性猝死的危险性。有研究发现,抑郁症状患者在血液透析中心律失常的发生率明显增加,中青年患者出现抑郁症状时,虽然心律失常增加,但更多则表现为胃肠反应。

临床上绝大多数疾病背景下的抑郁未获得及时诊断和治疗,因此对患者抑郁症状发作的再认识已是临床上不可忽视的问题。老年血透患者抑郁症状的产生使临床医师面临更为复杂的医疗问题。两种疾病的并存和相互影响使得对躯体疾病治疗的难度增加。

患者在透析过程中出现不适时会紧张、焦虑,医护人员若能准确、快速、沉稳地做出处理,缓解患者的不适,既能减轻患者的痛苦,又能增加患者的信任感,提高患者在治疗过程中的依从性,改善患者的透析质量和生活质量。

随着血液透析技术的不断成熟、更新和发展,年龄不再是血液透析考虑的首要因素,但如何提高老年患者的透析质量和生活质量,仍然是我们继续探讨的话题。

（吴中均）

第七节 糖尿病患者血液透析技术及护理

一、概述

随着人们生活水平的提高,以糖尿病为原发病的终末期肾衰竭发病率逐年上升。糖尿病肾病是糖尿病的重要并发症之一,在欧美等西方国家糖尿病肾病终末期占肾衰竭终末期(ESRD)的40%～50%,居首位。糖尿病肾病患者发展到尿毒症时大多伴有视网膜病变、神经病变、胃肠道疾病、周围血管病变、冠状动脉粥样硬化性心脏病以及持续性的糖代谢紊乱,以致患者在接受透析治疗中极易出现心血管并发症,同时给动静脉内瘘的制作、穿刺及保养都带来一定的难度。因此,如何提高糖尿病肾病患者的透析质量、减少透析并发症、提高生存率是严峻考验。

糖尿病肾病患者病情发展迅速,四肢血管的粥样硬化使建立血液透析动静脉内瘘较困难或内瘘术后栓塞发生率高,为了保护动静脉内瘘,促进其成熟,建议非糖尿病肾病患者更早地建立动静脉血管通路。在糖尿病肾衰竭 Ccr＜20 mL/min 时,就可以建立动静脉内瘘。为了减少窃血综合征,一般首选端-侧吻合,端-端吻合次之。国外使用 Gore-Tex 人造血管做内瘘的报道较多,糖尿病肾衰竭患者人造血管搭桥术后 1 年继续使用率达 81％以上。需要紧急血液透析者可以建立临时深静脉置管。

二、透析指征

糖尿病是因胰岛素分泌绝对或相对缺乏,引起糖、蛋白质、脂肪以及水、电解质代谢紊乱的一种以高血糖为主要表现的疾病,可分为胰岛素依赖型和非胰岛素依赖型。糖尿病肾病是全身性疾病的一部分,当其进入晚期肾衰竭阶段时,往往伴有其他系统的严重并发症。患者由于尿液中蛋白质的丢失以及因糖尿病导致的蛋白质合成障碍,存在低蛋白血症,血肌酐水平与疾病的严重程度往往不符。此类患者由于蛋白质缺乏及肾功能减退,致使促红细胞生成素生成减少,其贫血、水和钠潴留及全身中毒等症状均较非糖尿病肾病患者明显。当血肌酐＞325 μmol/L,其进展异常迅速,为此不少学者认为糖尿病肾衰竭者较非糖尿病肾衰竭者应更早地接受透析治疗。

透析指征:①当存在严重代谢性酸中毒、水和钠潴留、胃肠道反应、心力衰竭、高钾血症时,应于血肌酐 440 μmol/L 左右时开始透析;若一般情况尚可,无严重并发症,应于血肌酐528 μmol/L 时接受治疗。②糖尿病肾病时由于蛋白合成障碍,肌肉体积总量下降,血肌酐水平往往不能反映疾病的严重程度,当 Ccr＜15 mL/min 或 Ccr＜20 mL/min 时接受治疗可改善预后。

三、护理要点

糖尿病血液透析患者的护理与非糖尿病血液透析患者大致相同。由于原发病不同,在透析过程中或透析间期的并发症略有不同,本小节主要介绍糖尿病血液透析患者并发症的护理。

从事血液透析的护士应了解每一位患者的原发病,针对患者的不同特点采用积极有效的护理措施,对患者接受治疗过程中的并发症能做到早发现、早预防、正确诊断、早处理。

(一)低血压

临床观察表明,与非糖尿病肾衰竭患者相比,糖尿病肾衰竭患者在血液透析中的急慢性并发症和死亡率增加了 200％,透析过程中低血压的发生率增加了 20％,同时恶心、呕吐的发生率也多出了 300％。低血压还可以伴随心绞痛和心肌梗死而突然发生,或作为隐匿性心肌梗死的表现。

1.原因

首先,心肌收缩力下降是导致透析中经常性低血压的主要因素,与左心室顺应性和充盈下降为特征的舒张功能有关,该功能与缺血性心肌病和糖尿病心肌病相关。其次,糖尿病肾衰竭患者因自主神经病变导致血压调节功能减退,从而引发症状性低血压,其发生率可达 20％～50％。另外,患者在透析过程中,血糖下降、血浆渗透压降低可导致低血压;饮食控制不好,体重增长过多,导致单位时间内超滤过多可致低血压;使用无糖透析液透析,刺激糖原异生和分解,造成负氮平衡,以及高血压患者透析前服用降压药等也是引起低血压的原因。

2.护理

护理工作包括以下方面。①合理选择个性化的治疗模式,包括采用碳酸氢根透析液、使用钠曲线模式、控制超滤速度、采用序贯透析、合理使用促红细胞生成素使患者的血细胞比容维持在30％或以上,适当降低透析液温度。②定时巡视,密切观察患者有无神志恍惚、脉搏细速、皮肤湿冷、出冷汗、面色苍白。如有异常,紧急情况下应立即停止超滤,减慢血流量,迅速输入生理盐水,同时通知医师。③密切观察患者的血压、脉搏,脉压小于 4.0 kPa(约 30 mmHg)说明循环血量不足;注意患者脉搏力度与节律的变化,如有心律不齐、脉率加快且无力等低血压的先兆,应做出及时处理。④对于糖尿病患者在透析过程中出现的低血压,应区分是何种原因,可以通过患者体重增长的情况、超滤量的设定情况及低血压的出现时间来判断,通过血糖仪测量可确诊是否为低血糖。一般情况下,低血糖引起的低血压出现在透析开始后的 1~2 h,输入生理盐水不易缓解,静脉推注高渗糖水可立即缓解;因体重增长过多、单位时间内水分超滤过多导致循环血量不足引起的低血压,一般发生于透析结束前 1 h 左右,通过补充生理盐水、减少超滤量可迅速缓解。⑤合理服用降压药,鼓励患者在透析过程中进行腿部收缩练习以改善静脉回流。⑥加强与患者的沟通,及时了解患者有无不适,教育患者有任何不适应都应告知护士。

(二)高血钾

1.原因

透析间期,糖尿病肾病患者因胰岛素缺乏和抵抗、醛固酮不足以及高血糖时细胞内外液体转移,使其更易发生高血钾。

2.护理

护理工作包括以下两方面。①加强对患者的健康宣教,特别是新患者的宣教工作,告知患者饮食及胰岛素治疗的重要性,要求患者严格做好饮食控制,每天根据血糖浓度调整胰岛素剂量,按时完成胰岛素治疗,定期查糖化血红蛋白,了解胰岛素治疗的效果。②告知患者如出现口角、四肢发麻,应警惕高血钾,立即来医院进行紧急治疗。

(三)高血压

1.原因

患者由于全身血管病变,其高血压的发生率较非糖尿病患者高,且此类患者多为容量依赖型高血压。据统计,糖尿病血液透析患者中约 50%需要抗高血压药物治疗,而非糖尿病血透患者只有27.7%需要抗高血压药物。

2.护理

护理工作包括以下方面。①严格控制透析间期体重的增长。糖尿病患者在透析间期有体重增长过多的趋势已得到普遍认同,糖尿病患者比非糖尿病患者在透析间期体重多增加 30%~50%。②正确评估患者的干体重。③加强透析管理,使患者做到透析充分。④对服用降压药的患者,应告诉患者透析当日避免服用。⑤对服用血管紧张素转换酶抑制剂或血管紧张素受体拮抗剂的患者,应警惕高血钾的发生。⑥降压治疗的同时,应防止降压幅度过大导致的低血压。

(四)感染与营养不良

1.原因

患糖尿病性胃瘫的患者进食差、血糖控制不良导致糖原异生、肌肉分解、蛋白质合成障碍,以及透析液和尿液中蛋白质的丢失,使者更易发生营养不良,伤口愈合延迟,易发生感染。长期高血糖引起周围血管硬化,此类患者血管条件较非糖尿病患者差,而且穿刺后血管的修复也较为缓慢,易引起穿刺失败、血肿、动静脉内瘘闭塞和感染。

2.护理

护理工作包括:①严格执行无菌操作;②血液透析当日要求患者将穿刺部位洗净,穿刺时应进行严格消毒,防止感染;③糖尿病患者伤口愈合较慢,血管条件较差,为防止动静脉内瘘伤口裂开大出血,可适当延长拆线时间;④要求患者做好个人卫生,勤洗澡、勤更衣,饭前、饭后漱口,防止皮肤及口腔感染;⑤季节变换时应注意冷暖,防止上呼吸道感染,避免到人多拥挤的公共场所;⑥加强营养摄入,少尿、无尿的患者应控制水分、钠盐及钾的摄入。

(五)视网膜病变

糖尿病视网膜病变发病率达 5% 以上,严重者可导致失明,活动极为不便,应给予患者生活上细致的照顾,如帮患者喂饭,透析结束后护送患者出病房。同时加强与患者的沟通,发现患者各种心理问题时,给予开导,帮助患者树立战胜疾病的信心,以良好的状态接受治疗。以往有学者认为,血液透析会加速糖尿病患者视网膜病变;现在的观点是:血液透析和腹膜透析的糖尿病患者视网膜病变进展情况无差异。曾经有人认为血液透析开始后,应用肝素可导致失明;目前已被否定。高血压和血糖控制好,失明会明显减少。

(六)外周血管病

1.原因

糖尿病患者出现糖尿病足溃疡者约 4%,血糖控制不佳、外周血管神经病变是糖尿病患者截肢的主要危险因素。

2.预防性护理

注意保持足部清洁、干燥;经常检查脚趾、趾甲、足底和脚趾间的折痕处;穿着舒适、宽松的鞋袜;如长期卧床应使用保护足跟的袜套;使用热水袋应注意水温,避免烫伤;冬季注意足部保暖,修剪趾甲时应注意避免受伤、感染;如有受伤应及时救治。

除了做好上述并发症的护理外,还应指导患者加强饮食控制和严格执行胰岛素治疗,告知患者饮食及胰岛素治疗对于预防和减少并发症的重要作用。①糖尿病透析患者大多伴有高三酰甘油血症,故应限制单糖及饱和脂肪酸的摄入,同时要增加纤维素的摄入,纤维素可降低患者餐后 2h 的血糖浓度及不饱和脂肪酸的浓度。三餐热量的分配依次为 1/5、2/5、2/5 或 1/3、1/3、1/3。提倡食用粗制米、面和适量杂粮,忌食葡萄糖、蔗糖、蜜糖及其制品,忌食动物脂肪,少食胆固醇含量高的食物(动物内脏、海鲜等),对伴有糖尿病性胃轻瘫的患者鼓励患者少量多餐。②胰岛素治疗中,应指导患者使用血糖测定仪测定指端末梢血葡萄糖水平,通常每天至少 1 次,一般 2~3 次。根据测得的结果调整胰岛素剂量。定期测量糖化血红蛋白,了解胰岛素治疗的效果。指导患者注射胰岛素的正确方法,包括注射时间、部位、注意点及药物的不良反应。饮食、胰岛素的治疗及护理贯穿于糖尿病血液透析患者治疗的始终,极为重要,是提高患者生活质量、透析质量和降低透析并发症的关键。

（吴中均）

参 考 文 献

[1] 白志芳.实用临床护理技术与操作规范[M].长沙:湖南科学技术出版社,2019.

[2] 万霞.现代专科护理及护理实践[M].开封:河南大学出版社,2020.

[3] 叶志香,吴文君,邵广宇.外科护理[M].武汉:华中科技大学出版社,2018.

[4] 李勇,郑思琳.外科护理[M].北京:人民卫生出版社,2019.

[5] 任潇勤.临床实用护理技术与常见病护理[M].昆明:云南科学技术出版社,2020.

[6] 高清源,刘俊香,魏映红.内科护理[M].武汉:华中科技大学出版社,2018.

[7] 吴欣娟.临床护理常规[M].北京:中国医药科技出版社,2020.

[8] 吴小玲.临床护理基础及专科护理[M].长春:吉林科学技术出版社,2019.

[9] 李秋华.实用专科护理常规[M].哈尔滨:黑龙江科学技术出版社,2020.

[10] 孙大芳,李芬,官昌艳,等.现代护理技术与临床护理实践[M].哈尔滨:黑龙江科学技术出版社,2018.

[11] 张蕾.实用护理技术与专科护理常规[M].北京:科学技术文献出版社,2019.

[12] 蔡华娟,马小琴.护理基本技能[M].杭州:浙江大学出版社,2020.

[13] 王林霞.临床常见病的防治与护理[M].北京:中国纺织出版社,2020.

[14] 石翠玲.精编护理操作技术[M].上海:上海交通大学出版社,2018.

[15] 程娟.临床专科护理理论与实践[M].开封:河南大学出版社,2020.

[16] 姜永杰.常见疾病临床护理[M].长春:吉林科学技术出版社,2019.

[17] 赵霞.临床外科护理实践[M].武汉:湖北科学技术出版社,2018.

[18] 赵安芝.新编临床护理理论与实践[M].北京:中国纺织出版社,2020.

[19] 刘阳.常见疾病护理常规[M].北京:科学技术文献出版社,2018.

[20] 潘洪燕,龚姝,刘清林,等.实用专科护理技能与应用[M].北京:科学技术文献出版社,2020.

[21] 张宏.现代内科临床护理[M].天津:天津科学技术出版社,2018.

[22] 陈春丽,任俊翠.临床护理常规[M].南昌:江西科学技术出版社,2019.

[23] 刘彩凤.现代临床护理技术[M].上海:上海交通大学出版社,2018.

[24] 韩美.现代临床消化病护理思维与实践[M].昆明:云南科学技术出版社,2020.

[25] 马秀芬,王婧.内科护理[M].北京:人民卫生出版社,2020.

[26] 沈燕.实用临床护理实践[M].北京:科学技术文献出版社,2019.

[27] 杨凡.妇产科护理精要[M].长春:吉林科学技术出版社,2018.

［28］杨玉梅,余虹.基础护理[M].北京:北京出版社,2020.

［29］张海霞,刘瑛.现代内科诊疗与护理[M].汕头:汕头大学出版社,2018.

［30］时玉昌,陆静波.中医护理[M].北京:人民卫生出版社,2020.

［31］张素秋,孟昕.中医护理实用手册[M].北京:中国医药科技出版社,2019.

［32］靳红君.基础护理[M].长春:吉林科学技术出版社,2018.

［33］张文霞.实用临床护理思维[M].长春:吉林科学技术出版社,2019.

［34］梁玉玲.基础护理与专科护理操作[M].哈尔滨:黑龙江科学技术出版社,2020.

［35］杨波,刘启维,陈丽超.中医护理[M].北京:中国科学技术出版社,2018.

［36］周丽琴.延续护理在COPD伴呼吸衰竭患者护理中的应用[J].系统医学,2020,5(23):174-177.

［37］韩晓利,季锋,韩新巍,等.胃食管反流病合并慢性阻塞性肺病急性发作的护理[J].中华胃食管反流病电子杂志,2018,5(2):92-93.

［38］吴志娥.急性阑尾炎手术患者的护理要点[J].中国药物与临床,2020,20(3):476-477.

［39］孔晨曦.护理干预和常规护理在急性阑尾炎患者中的护理效果对比观察[J].世界最新医学信息文摘,2020(37):222-223.

［40］刘平.无缝隙护理在提高鼻窦炎手术患者围术期护理质量的效果分析[J].医药前沿,2020,10(20):177-178.